解剖学・生理学・運動学に基づく
動作分析

▌編著者代表　奈良　勲

▌編著　木林　勉
　　　　佐藤香緒里
　　　　清水順市
　　　　松川寛二

医歯薬出版株式会社

■編著者代表
奈良　勲　　金城大学特任教授，広島大学名誉教授

■編　著（五十音順）
木林　勉　　金城大学大学院総合リハビリテーション学研究科
佐藤香緒里　金城大学大学院総合リハビリテーション学研究科
清水順市　　東京家政大学健康科学部リハビリテーション学科
松川寛二　　広島大学大学院医歯薬保健学研究科

■執筆者（執筆順）
佐藤香緒里　同上
松川寛二　　同上
木林　勉　　同上
山崎俊明　　金沢大学医薬保健研究域保健学系理学療法科学講座
内山　靖　　名古屋大学大学院医学系研究科理学療法学講座
奈良　勲　　同上
淺井　仁　　金沢大学医薬保健研究域保健学系リハビリテーション科学領域
渡辺豊明　　金城大学医療健康学部作業療法学科
松尾善美　　武庫川女子大学健康・スポーツ科学部健康・スポーツ科学科
角田晃啓　　森ノ宮医療大学保健医療学部理学療法学科
上村一貴　　富山県立大学工学部教養教育
小島　悟　　北海道医療大学リハビリテーション科学部理学療法学科
永井将太　　金城大学大学院総合リハビリテーション学研究科
立花　孝　　信原病院リハビリテーション科理学療法士
亀田　淳　　信原病院リハビリテーション科理学療法士
網本　和　　首都大学東京健康福祉学部理学療法学科
能登真一　　新潟医療福祉大学医療技術学部作業療法学科
清水順市　　同上
能登谷晶子　京都学園大学健康医療学部言語聴覚学科
奥田裕紀　　金城大学大学院総合リハビリテーション学研究科
畑田早苗　　土佐リハビリテーションカレッジ学生支援室作業療法士
山本大誠　　神戸学院大学総合リハビリテーション学部理学療法学専攻
若林秀隆　　横浜市立大学附属市民総合医療センターリハビリテーション科医師
渡邉直子　　横浜市立大学附属市民総合医療センターリハビリテーション部理学療法士
河野光伸　　金城大学大学院総合リハビリテーション学研究科
鈴木　誠　　埼玉県立大学保健医療福祉学部作業療法学科
磯　直樹　　医療法人稲仁会三原台病院作業療法士
岡部拓大　　医療法人祥仁会西諫早病院作業療法士

藤村昌彦（ふじむらまさひこ）	広島都市学園大学健康科学部リハビリテーション学科理学療法学専攻
浦辺幸夫（うらべゆきお）	広島大学大学院医歯薬保健学研究院スポーツリハビリテーション学研究室
加賀野井聖二（かがのいせいじ）	医療法人おくら会芸西病院理学療法士
佐藤貴一（さとうきいち）	北海道せき損センター理学療法士
三木拓也（みきたくや）	車いすテニスプレイヤー
高間達也（たかまたつや）	社会医療法人財団董仙会恵寿総合病院作業療法士
井上 薫（いのうえかおる）	首都大学東京健康福祉学部作業療法学科
猪狩もとみ（いがりもとみ）	金城大学医療健康学部作業療法学科
松村真裕美（まつむらまゆみ）	福井大学医学部附属病院理学療法士
亀井絵理奈（かめいえりな）	福井大学医学部附属病院作業療法士
辻 清張（つじきよはる）	福井県こども療育センター理学療法士
気谷祥子（きだにさちこ）	福井県こども療育センター作業療法士
津田浩史（つだこうじ）	医療法人社団アルペン会アルペンリハビリテーション病院理学療法士
山田 唯（やまだゆい）	医療法人社団アルペン会アルペンリハビリテーション病院作業療法士
矢野浩二（やのこうじ）	医療法人共和会介護老人保健施設伸寿苑作業療法士
須子智浩（すこともひろ）	医療法人共和会小倉リハビリテーション病院理学療法士
金谷さとみ（かねやさとみ）	社会医療法人博愛会菅間記念病院在宅総合ケアセンター理学療法士
横田里奈（よこたりな）	社会医療法人博愛会菅間記念病院在宅総合ケアセンター作業療法士
山中裕司（やまなかゆうじ）	医療法人社団光生会平川病院理学療法士
長尾巴也（ながおともや）	医療法人社団光生会平川病院作業療法士
伊藤美希（いとうみき）	医療法人社団曙会シムラ病院作業療法士
俵屋真弥（たわらやしんや）	医療法人社団曙会シムラ病院理学療法士
須釜淳子（すがまじゅんこ）	金沢大学新学術創成研究機構看護師
関川清一（せきかわきよかず）	広島大学大学院医歯薬保健学研究科
森山英樹（もりやまひでき）	神戸大学生命・医学系保健学域
浜村明徳（はまむらあきのり）	小倉リハビリテーション病院名誉院長・介護老人保健施設伸寿苑施設長

This book was originally published in Japanese
under the title of：

KAIBOUGAKU SEIRIGAKU UNDOUGAKU NI MOTOZUKU DOUSABUNSEKI
(Analysis of Human Movements based on Anatomy, Physiology and Kinesiology)

Editors
NARA, ISAO et al
Specially Appointed Professor of Kinjo University

© 2018 1st ed

ISHIYAKU PUBLISHERS, INC.
  7-10, Honkomagome 1 chome, Bunkyo-ku,
  Tokyo 113-8612, Japan

序　文

　これまで，解剖学，生理学，運動学の3基礎科学に関連した書籍は，数多く発刊されている．しかし，それらの学問は個別的に体系化されたもので，医療系分野の教育カリキュラム編成においても，それぞれの学問的見地より個別的に教授されている．そのため，理学療法士・作業療法士を含む看護師，言語聴覚士，介護福祉士などを目指す学生には，縦割り式的に学習した各科目の知識・技能を統合する能力が要求される．これは，いかなる専門分野についても同様なことが言える．つまり，上記のごとく，学生には個別的に学習・修学する科目を統合する高い能力が求められるのである．

　しかし，初等教育とは異なり高度に細分化されて発展した基礎科学の学問体系を大学や専修学校などの高等教育水準で教授する教員に対して，統合された形態で授業を行うことを期待することは，至極難解であろう．とはいえ，各科目を担当する教員の心がけとしては，学生の立場を十分に考慮したうえで，可能な範囲で関連科目との関係性を念頭に置いて教授することが望ましいと考える．

　今後の医療系大学教育では，実際の臨床場面で勤務する関連専門職種との対話と連携とを通じて，現実的な保健・医療・福祉領域の動向を的確に掌握し，社会の要請に応えるために，適時柔軟にカリキュラムを再編成して善処することが望まれる．リハビリテーション医療領域における関連専門職者は，あらゆる臨床場面で日常的に遭遇する対象者を診る，もしくは観察する際に，さまざまな学問を基軸にした臨床推論力で日々の生活の基盤となる動作を分析統合できる能力が求められるからである．なお，通常の人間の生活をはじめ，作業やスポーツなどの遂行場面では，反射(reflex)，反応(reaction)，動作(motion)，行為(action)，行動(behavior)が連動していることは言うまでもない．本書では動作分析とその統合を主眼としているが，本書の執筆者には可能な限り基礎科学との関係性を念頭に置いて解説していただくことをお願いした．

　本書では『解剖学・生理学・運動学に基づく動作分析』とのタイトルのごとく，基礎科学の分野の総合的視点から，より具体的かつ包括的内容を提供して，統合的に学習可能な書籍となるように努めた．よって，本書は，主にリハビリテーション医療領域の初学者や若手専門職者に役立つことを願っている．なお，本書の特徴は，基本的な側面から生活に関連することで，日常的に繰り返される身近な動作に焦点を絞って，基礎科学的視点からリハビリテーション医療領域において応用可能な統合された知識・技能の学習・修学の一助になることに心がけたことである．

2017年12月

編著者代表　奈良　勲

目 次

第1章 リハビリテーション医療の基礎知識

1. 解剖学（身体の構造）の概要 ……………………………………（佐藤香緒里） 2
2. 生理学（身体の作用・機能）の概要 ……………………………（松川寛二） 38
3. 運動学（身体の運動・動作）の概要 ……………………………（木林 勉） 85
4. 廃用症候学 …………………………………………………………（山崎俊明） 114

第2章 解剖学・生理学・運動学に基づく さまざまな動作の分析と統合

1. 国際生活機能分類とそれに準じた簡易総合評価 ……………（内山 靖・奈良 勲） 138
2. 臥位からの立ち上がり・立位・片足立ち ……………………（角田晃啓・松尾善美） 148
3. 車いす・車いす座位 ………………………………………………（渡辺豊明） 160
4. 歩 行 ………………………………………………………………（木林 勉） 173
5. ステップと跨ぎ ……………………………………………………（上村一貴・内山 靖） 188
6. 階段昇降 ……………………………………………………………（小島 悟） 200
7. 走 行 ………………………………………………………………（永井将太） 212
8. 投げる ………………………………………………………………（立花 孝・亀田 淳） 226
9. 姿勢保持と制御（立位・座位） …………………………………（淺井 仁） 239

第3章 解剖学・生理学・運動学に基づく 日常生活活動の分析と統合

1. 作業分析学 …………………………………………………………（清水順市） 254
2. 言語的コミュニケーション機能の分析と統合 …………………（能登谷晶子） 262
3. リハビリテーション医療分野における行動分析学 ……………（奥田裕紀） 276
4. 精神疾患者の作業療法と理学療法
    精神疾患者の作業療法 …………………………………………（畑田早苗） 292
    精神およびメンタルヘルス関連疾患の理学療法―ヨーロッパを中心とした世界の動向―
    ………………………………………………………………………（山本大誠） 298
5. 栄養と食事 …………………………………………………………（渡邉直子・若林秀隆） 306
6. 調 理 ………………………………………………………………（岡部拓大） 320
7. 排尿・排便 …………………………………………………………（河野光伸） 330
8. 更衣・整容 …………………………………………………………（鈴木 誠） 342
9. 入 浴 ………………………………………………………………（磯 直樹） 350
10. 高次脳機能からみた日常生活活動 ……………………………（網本 和・能登真一） 360

索引 …………………………………………………………………………………………… 406

コラム

① 臨床におけることばは医療行為の要でごわんす！ ……………………………………（奈良　勲）374
② テーブル上のコップの中の水を飲む ……………………………………（河野光伸・木林　勉）376
③ 「持ち上げ」動作の科学 ……………………………………（藤村昌彦）378
④ ゴルフ動作の科学—コーチを行う際に対象の機能不全水準をどう考慮するか— ………（浦辺幸夫）379
⑤ "精神疾患患者の理学療法"への挑戦 ……………………………………（加賀野井聖二）380
⑥ 脊髄損傷者のトランスファー ……………………………………（佐藤貴一）381
⑦ 車いすテニスの極意 ……………………………………（三木拓也）382
⑧ 脳血管損傷者の自動車運転再開支援 ……………………………………（高間達也）384
⑨ コミュニケーション・ロボットを活用した認知症を呈する人々に対するケア ………（井上　薫）386
⑩ 作業療法士が担うスプリント療法の現状と課題 ……………………………………（猪狩もとみ）387
⑪ 入院期間の短い急性期病院における理学療法士と作業療法士の協働 …（松村真裕美・亀井絵理奈）388
⑫ こども療育センターの役割の変遷に想う ……………………………………（辻　清張・気谷祥子）389
⑬ 回復期リハビリテーション病棟における理学療法士と作業療法士の二人三脚
　　　　　　　　　　　　　　　　　　　　　　　　　　　　　　　（津田浩史・山田　唯）390
⑭ 介護老人保健施設における理学療法士と作業療法士の二人三脚 …（須子智浩・矢野浩二）391
⑮ 在宅における理学療法士と作業療法士の二人三脚—役割をもって在宅生活を送るための支援—
　　　　　　　　　　　　　　　　　　　　　　　　　　　　　　　（金谷さとみ・横田里奈）392
⑯ 認知症病棟における理学療法士と作業療法士の二人三脚 …………（山中裕司・長尾巴也）394
⑰ 緩和ケア病棟における理学療法士と作業療法士の二人三脚 ………（伊藤美希・俵屋真弥）395
⑱ 褥瘡の予防と治療の進歩 ……………………………………（須釜淳子）396
⑲ 運動生理学的負荷量の調整 ……………………………………（関川清一）400
⑳ 運動器疾患の基礎科学的病態を診る ……………………………………（森山英樹）402
㉑ 個々人のニーズに応えるための身体の理解とフィールドワークの意義 ……（浜村明徳）404

第1章

リハビリテーション医療の基礎知識

1. 解剖学（身体の構造）の概要

序説

　解剖学は正常な形態と構造を研究する学問である．解剖学は大きく肉眼解剖学と局所解剖学とに分けられる．理学療法士や作業療法士にとっては肉眼解剖学の知識は非常に重要である．しかしながら，治療を行い対象者が改善していくときには，目に見えない部分，つまり顕微鏡レベルで治癒がなされていることは容易に想像できるであろう．本項では，最初に解剖学総論として顕微解剖学について説明する．続いて顕微鏡レベルでの損傷や治癒の理解のために必要な総論的な事柄を説明する．また，肉眼解剖学としては，関節構造を説明する．関節構造は運動を理解するだけでなく，疾患を理解することにも役立つ．正常構造から多くの知識を発展的に関連させて記憶に留め，臨床に応用してほしい．

解剖学総論

　生物の最小単位は細胞と呼ばれる．ヒトは約60兆個の細胞とその生成物によって構成されている．

組織

　同じ構造と機能をもつ細胞群と細胞間質を合わせて組織と言う．人体の組織は，上皮組織，支持組織，筋組織，神経組織の4つに分類される．

1. 上皮組織

　上皮組織は身体の外表面と内表面を覆う組織である．その機能に基づいて表面上皮，腺上皮，感覚上皮に大別される．また，細胞の形と配列から，単層扁平上皮（血管内皮など），単層円柱上皮（胃や腸の粘膜上皮など），多列上皮（鼻腔粘膜，気管支粘膜上皮），重層扁平上皮（表皮，口腔・食道粘膜上皮など）などに分けられる（**図1**）．

2. 支持組織

　支持組織は細胞と細胞間質の違いによって，結合組織，軟骨組織，骨組織，血液・リンパに分類される．

①結合組織

　結合組織は全身に広く分布し，器官，組織，細胞の間隙を埋めている．結合組織には多くの機能がある．

- ・構造の支持作用：骨や軟骨とともに靭帯，腱などの結合組織には支持作用がある．
- ・物質交換の媒体：細胞と血管の間で老廃物，栄養分，酸素などを交換する媒体として作用する．
- ・身体の防御と保護：結合組織の線維成分は微生物の侵入や拡散を防ぐ物理的な障壁となって身

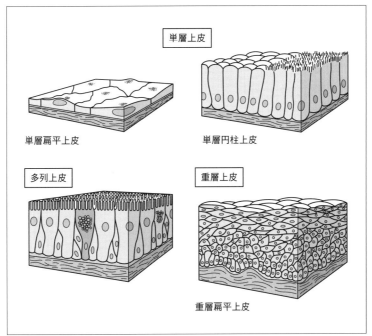

図1　上皮の種類[7]より改変

体を保護している．
・脂肪の貯蔵：脂肪細胞は結合組織の一種である．脂肪組織は，脂肪細胞の周りを細網線維が取り囲んでいる．

a. 結合組織内の線維（図2）

細胞間質（細胞外基質）は基質と線維からなり，圧力や張力に対して抵抗性を示す．細胞間質の線維には，膠原線維と弾性線維と細網線維がある．膠原線維と細網線維はコラーゲンタンパク質によって，弾性線維はエラスチンタンパク質によって構成される．

膠原線維は線維芽細胞で産生され，弾力性には乏しいが引っ張りに対して極めて強い抵抗力を有する．

弾性線維も線維芽細胞で産生されるが，黄色い線維でゴムのように弾力性に富んだ特徴を有する．断裂することなく元の長さの1.5倍にも引き伸ばされるが，緩めると再び元の長さに戻る．動脈や皮膚の弾力性は弾性線維によるものである．

細網線維は，かつてはコラーゲンとは全く異なると考えられていたが，現在ではコラーゲンタンパク質からなる膠原線維の一部と考えられている．

b. 結合組織の分類

結合組織には疎性結合組織，密性結合組織，細網組織，脂肪組織の4種類がある．

疎性結合組織（図3）は一般的な結合組織で，ある程度圧力はかかるが，あまり摩擦が生じないような多くの構造を支持する．疎性結合組織は基質が豊富で，その中に膠原線維や弾性線維，細網線維などがまばらに存在している．疎性結合組織は真皮の乳頭層，皮下組織，体腔の中皮の下，血管外膜，腺の間質など，身体の空間を満たすように存在する．

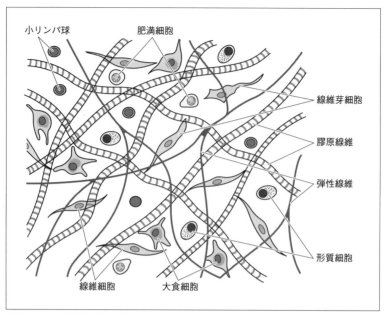

図2　結合組織の模式図[2]

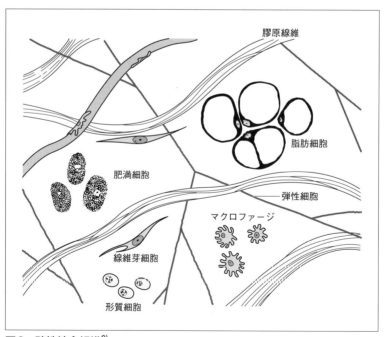

図3　疎性結合組織[9]
基質の中に膠原線維や弾性線維，細網線維などがまばらに存在している

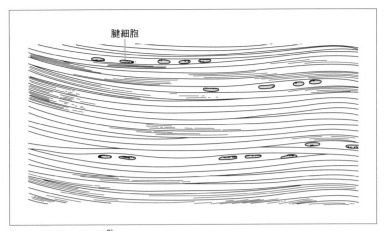

図4 密性結合組織[9]
膠原線維が一定方向に密に並んでいる

密性結合組織は（図4），疎性結合組織とほぼ同じ成分で構成されているが，疎性結合組織と比べ線維が豊富で細胞が少ないという特徴を有する．密性結合組織の膠原線維の方向と配列は，外力に対する組織の抵抗性を生み出している．膠原線維束が一定の方向性をもたずにランダムに配列している場合，それは密性不規則性結合組織と呼ばれ，あらゆる方向からの外力に対して抵抗性がある．膠原線維束が平行または一定方向に規則的に並んでいる場合は密性規則性結合組織と呼ばれ，配列している方向への張力に対して抵抗性を有する．腱，靱帯は密性規則性結合組織の例である．

②軟骨・骨組織

軟骨および骨組織については後述する．

③血液・リンパ

血液とリンパも結合組織に分類される．血液の場合は細胞成分が赤血球，白血球，血小板からなり，細胞間質が血漿からなる．リンパの場合は細胞成分がリンパ球，細胞間質がリンパ漿からなる．

3. 筋組織

筋組織については1章-3「身体の動きに関係する骨格筋」で解説する．

4. 神経組織

神経組織については1章-2「神経系の機能」で解説する．

◆臓器と器官

器官とは複数の組織からなり，一定の形態と機能を備えたものを指す．心臓，肺，肝臓，腎臓や胃，小腸，大腸，胆嚢，膀胱などがそれぞれ器官である．

多数の器官が集まって一定の連結をなして機能するものを器官系または系統と呼ぶ．これは，骨格系，筋系，消化器系，呼吸器系，泌尿器系，生殖器系，循環器系，内分泌系，神経系，感覚器系の10系統に区分される．また，これら10系統が集まり，構造的にも機能的にも統一された全体像を個体と言う．

骨の基礎知識

構 造

1. 形状による分類

骨は集まって骨格を作る．骨の形状は機能や存在する位置によってさまざまであるが，形状によって次のように分類される．

①長管骨（長骨，図5）

上腕骨や大腿骨のように長い骨を長管骨（長骨）と呼ぶ．その他，橈骨や尺骨，脛骨や腓骨など四肢の骨の多くはこの骨に分類される．

②扁平骨（図6）

肩甲骨や頭蓋の多くの骨のような平たく板状の骨を扁平骨と呼ぶ．

③短骨（図7）

手根骨や足根骨は小さな塊状を呈しており，このような骨を短骨と呼ぶ．

④不規則骨（図8）

①～③に属さないような複雑な形状を呈している骨を不規則骨と言い，椎骨や蝶形骨などが分類される．

⑤種子骨（図9）

種子骨は主に手や足の腱の中にはめ込まれており，腱にかかる圧を軽減するような働きがある．膝蓋骨は人体最大の種子骨であり，その他には豆状骨などがこの骨に分類される．

2. 肉眼的構造（図10）

長管骨の場合，骨の両端は骨端，中央部は骨幹と呼ばれる．骨の周囲は関節面を除いて骨膜と呼ばれる線維性の膜で覆われている．骨膜は関節では関節包に移行し，関節面は関節軟骨に覆われる．骨膜の内側には骨の実質があり，表層部の緻密質と内部の海綿質に区別される．緻密質は堅固な材質の骨質で，長管骨の場合，骨皮質とも呼ぶ．海綿質は細かな骨小梁で構成された海綿状を呈している．扁平骨の場合は2枚の緻密質の板板の間に海綿質がみられる．

長管骨の骨幹では，骨質に囲まれた髄腔があり，髄腔やそれに続く海綿質の小腔は骨髄で満たされる．骨髄には造血機能を有する赤色骨髄と，それが脂肪組織化し造血機能をもたなくなった黄色骨髄がある．幼少期の骨髄はすべて赤色骨髄であるが，成長とともに脂肪組織化され，成人では四肢の長管骨のほとんどが黄色骨髄に置き換わる．椎骨，胸骨，肋骨，腸骨などは高齢者になっても赤色骨髄を残している．

長管骨の場合，骨端には骨端線と呼ばれる骨端軟骨の骨化した部分が骨端の断面にある．

骨膜の基本的機能は，骨組織への栄養供給と，骨の成長あるいは修復のために骨芽細胞を絶えず供給することである．骨膜は外層の線維層と内層の細胞層からなる．線維層のコラーゲン線維束は貫通線維（シャーピー線維）と呼ばれ，骨基質を貫通して骨膜と骨を結合させている（図11-A）．細胞層には骨芽細胞へと分化する間葉性幹細胞の骨原性細胞が存在し，骨の成長や修復に重要な役割を果たしている．また，骨膜には血管，リンパ，神経が分布している．一方，骨の内表面，つま

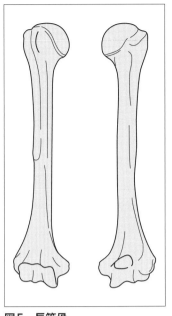
図5 長管骨

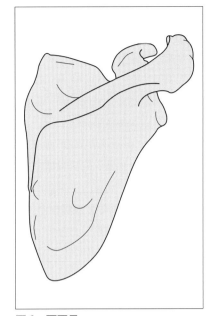
図6 扁平骨

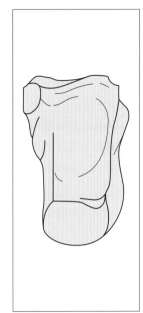
図7 短骨

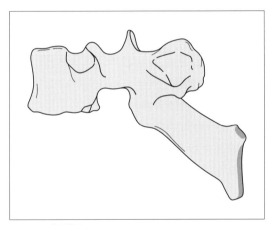
図8 不規則骨

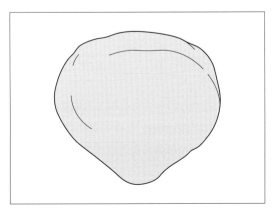
図9 種子骨

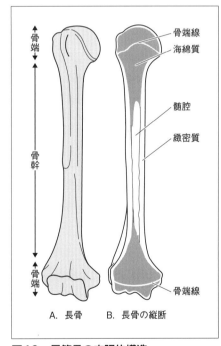
図10 長管骨の肉眼的構造

り髄腔の内表面は骨内膜によって覆われている．

　骨は支持組織の一部であり，体重を支え，骨格を維持することが役割の1つである．そのため荷重に耐えうるだけの十分な強度を要し，骨自体の重量を増す必要がある．内部に髄腔という空洞を有することで骨の重量を必要最低限にすることができる．材料力学の観点から，棒ではなくパイプ構造を呈することで，骨には重量を軽くしても強度を保てるという利点がある．

3．顕微鏡的構造

　顕微鏡レベルでは骨は一次骨（未熟骨）か二次骨（成熟骨）に区別される．最初に形成された骨は一次骨で，後に吸収され，二次骨に置換される．二次骨はゆっくりではあるが生涯にわたって吸収され続ける．

　一次骨は未熟な骨で，発生の過程（胎生期）や骨の修復期に最初に形成される骨である．ほとんどの一次骨は二次骨に置換される．二次骨は成熟した骨で，骨層板が平行あるいは同心円状に配列し，骨細胞は骨層板の間に規則正しく並んだ骨小腔内に位置している．二次骨の骨基質の石灰化の度合いは一次骨より高く，そのため骨の強度も高い．

　骨組織は骨細胞と線維と線維間質からなる骨基質によって構成される．骨細胞は骨基質内の小腔である骨小腔の中に存在する．骨基質は1型コラーゲン，カルシウム，リンからなるヒドロキシアパタイトの結晶である．

　顕微鏡下で骨を観察すると，緻密質には小腔を欠き密であり，小腔が連結しあった領域が海綿質である．緻密質には骨の長軸と平行に血管を通す管であるハバース管と，ハバース管と交通するフォルクマン管がある．フォルクマン管は骨の表面からおおむね垂直に侵入してハバース管と交通し，骨膜側から侵入した血管が骨質や骨髄へと分布する（**図11-B**）．

　骨の構成単位は骨単位あるいはハバース系と呼ばれ，ハバース管を中心に5～20層の骨質の層板（骨層板）が同心円状に重なって円柱を形成している．骨層板は先に述べた骨基質によってできており，骨層板の間に骨小腔が存在し，その中に骨細胞が配置されている．骨小腔からは無数の骨細管が出ており，それは隣の層の骨小腔の骨細管と連絡している（**図11-C**）．この骨細管を介してハバース管からの酸素や栄養が供給される．

　骨への血流に関して，長管骨の場合には2系統の血管分布がある．1つは骨膜側からフォルクマン管へと細い血管が入り，主に緻密質の外側部に栄養を補給する．もう1つは栄養孔と呼ばれる孔から緻密質を貫き，髄腔へと向かう血管（栄養管）が骨髄，海綿質，さらにはフォルクマン管から緻密質の内側部に栄養を補給する．

骨の発生とリモデリング

1．骨の発生

　骨組織の発生には膜内骨化と軟骨内骨化の2種類がある．どちらの様式でも同じ骨組織が形成される．骨が新しく形成されることを骨新生と呼び，骨芽細胞が自ら分泌した骨基質に取り囲まれ，骨細胞となり，骨基質が石灰化する．骨吸収とは，破骨細胞が酸や酵素により骨を破壊・吸収することである．

①膜内骨化

　大部分の扁平骨は膜内骨化によって形成され，この過程を経て作られた骨は膜性骨（結合組織性

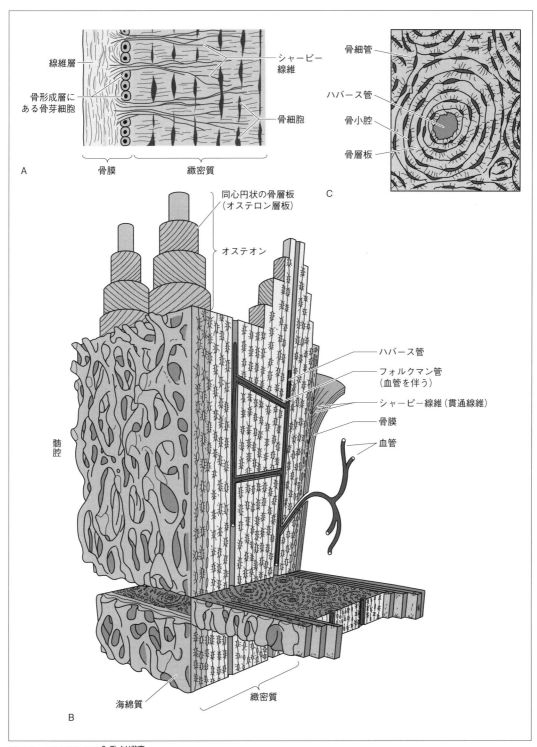

図11 骨の模式図[3, 7)より改変
A. シャーピー線維
B. 骨の顕微鏡的構造
C. 骨の顕微鏡的横造(横断図)

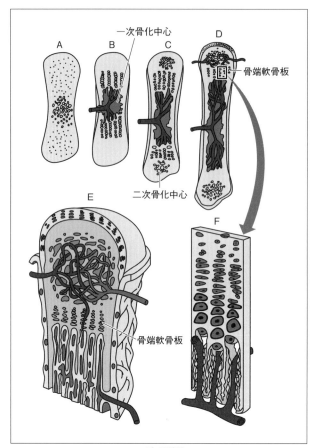

図12 軟骨内骨化の模式図[7]より改変

骨）と呼ばれる．膜内骨化は原始脊椎動物（甲冑魚）の頭部の外骨格に由来し，結合組織内に骨化点が出現する．膜様組織が形成され，骨芽細胞の分化が起こり，石灰化し，不正な島状の骨組織が形成される．その後，骨芽細胞と破骨細胞との働きによって扁平な板状の骨となる．

②**軟骨内骨化（図12）**

人体の大部分の長管骨と短骨は軟骨内骨化によって成長し，この過程を経て作られた骨は置換骨と呼ばれる．

間葉細胞（未分化の疎性結合組織）より骨の原基となる硝子軟骨が作られた後，その軟骨の骨幹中央部で軟骨内骨化（一次骨化中心）が始まる．軟骨骨幹の中央に向かって血管が侵入し骨幹中央部の軟骨組織が変性，溶解し腔所が形成される．この腔所は将来的には髄腔となる．骨芽細胞が出現し，骨組織が形成され始めると，骨化はしだいに両方の骨端に向かって進行する．骨幹の両端（骨端軟骨板）では軟骨細胞の分裂・増殖が盛んに起こり，一次骨化中心に向かって軟骨細胞は柱状に並ぶ．柱状に並んだ先端に近づくと，軟骨基質は石灰化し，さらには変性し，破骨細胞などに吸収され，その結果髄腔が拡大する．

成長している骨の骨端には二次骨化中心が現れる．骨原性細胞が骨端の軟骨に侵入し，骨芽細胞に分化し，骨形成がなされる．この骨化は骨幹よりも盛んに起こり，やがてこの骨端の軟骨は関節

表面や骨端軟骨板を除いて骨として置換される．

2. 骨の長軸の成長と太さの成長

骨端軟骨板にある軟骨細胞は増殖して軟骨内骨化に関与する．骨端軟骨板の骨端側で軟骨細胞の増殖が起こり，骨幹側では骨への置換が起こり，髄腔は拡大し，骨は骨端側へ長さを増していく．成長が停止すると骨端軟骨板も骨化するが骨端線として残る．

骨幹の横方向への成長，つまり径の成長は付加成長と呼ばれる．骨膜の細胞層（骨形成層）にある骨原性細胞は増殖して骨芽細胞に分化し，骨膜下の骨表面に骨基質を分泌する．そして，骨芽細胞は骨基質に閉じ込められるように周囲を囲まれ骨細胞となる．これは骨成長のすべての期間において持続的に起こり，成長した長管骨では骨幹の径の増大は骨膜下の膜内骨化によって起こる．骨の外側で骨形成が行われるときには，内部での破骨細胞による骨吸収も伴っており，そのために髄腔の拡大が起きる．

3. 骨のリモデリング・骨の修復

①リモデリング

大人になり骨が一度形成されると，その後の骨には変化がないように感じられる．実際には破骨細胞による骨吸収と骨芽細胞による骨新生の繰り返しによって，骨の古い部分が新しく生まれ変わっている．これを骨のリモデリングと言う．

海綿質の骨芽細胞や骨原性細胞は骨髄の中にあるため，骨髄細胞によって制御されていると考えられている．緻密質の骨原性細胞や骨芽細胞は骨膜の内側の細胞層やハバース管の内腔にあり，カルシトニンや上皮小体ホルモンなどのホルモンに反応する．

骨は骨にかかる圧に対応するために，ある部位では吸収され，別の部位では新生され，絶えず置き換わっている．ハバース系が吸収されると骨細胞は死滅し，骨基質を吸収するために破骨細胞が現れ骨を吸収する．ある程度吸収された段階で血管が侵入し，骨吸収は終了する．骨芽細胞が血管の周囲に新しく同心円状の層板を作ってハバース管系を構築する．

②骨の修復（図13）

骨折が起こると，骨基質が損傷・破壊され骨細胞が死滅する．また，骨膜の断裂や骨片の転移が起こることもある．血管は骨の損傷部の近くで切断され出血を生じ，その結果，血餅が形成される．血餅がマクロファージによって除去されると，損傷部周囲の骨基質も破骨細胞によって吸収される．骨折部の骨膜と骨内膜は骨折部位を取り囲み，骨折した骨の断端部分を覆う線維軟骨様組織の仮骨を形成する．軟骨内骨化と膜内骨化の両方の骨化の過程を経て一次骨（未熟な骨）が形成される．そして一次骨が形成される過程で骨折の断端をつなぐように仮骨が形成される．

損傷部位の再構築の過程で一次骨は二次骨（成熟した骨）に置換され，骨折の修復部位は強化され，仮骨は吸収される．骨折部位での修復や再構築は，骨折部位にかかる圧力に対する反応によって起こり，やがて骨折部位は元の形と強度を取り戻すが，他の結合組織とは異なり，骨組織は瘢痕を形成することなく治癒する．

◆骨の機能

骨の機能は次のとおりである．

・骨は骨格を形成，保持し，体重を支える．

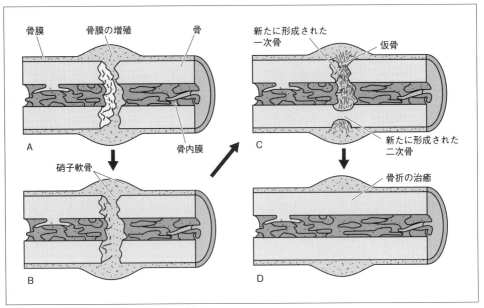

図13　骨折の修復過程を示す模式図[7]

- 骨が集まって腔所を形成し，そこに臓器を入れて保護する．
- 骨格に付着する筋との協働による運動を行う．
- 造血機能のある骨髄の貯蔵：前述したように髄腔には骨髄が貯蔵されている．赤色骨髄には造血作用があり，赤血球，白血球，血小板が骨髄で作られる．
- カルシウム・リンの貯蔵場所：人体のカルシウムの99％はヒドロキシアパタイト結晶として骨に貯蔵され，残りの1％は細胞内や血漿中にあり，骨と血液の間では絶えずカルシウムの移動が生じている．カルシウムは多くの酵素が活動するために必須の物質であり，膜透過性，細胞接着，血液凝固，筋収縮などで機能する．血中カルシウム濃度を維持するために，骨からカルシウムイオンが提供されるが，このカルシウムイオンはまだ完全に鉱質化していない新しい骨単位に由来し，古い骨単位からはほとんど利用されない．

軟　骨

　軟骨は，軟骨小腔の中に入った軟骨細胞と軟骨細胞から分泌された細胞間質によって構成される．軟骨組織は硝子軟骨，弾性軟骨，線維軟骨の3種類に分類される．どの軟骨であっても軟骨基質にはコラーゲン，ヒアルロン酸，プロテオグリカン，少量の数種類の糖タンパク質が含まれている．また，軟骨は血管構造を欠いており，隣接する結合組織の毛細血管からの拡散や関節腔内の滑液からの栄養供給を受けている．血管構造を欠くことから軟骨の代謝活性は低い．それに加えて，軟骨にはリンパ管と神経も欠如している．

1．硝子軟骨（図14-A）

　硝子軟骨は，やや青みがかった白色を呈し，透明感がある．硝子軟骨は関節表面の関節軟骨や肋軟骨，気管軟骨，骨端軟骨板に存在する．硝子軟骨は生体の中では最も多い軟骨である．硝子軟骨

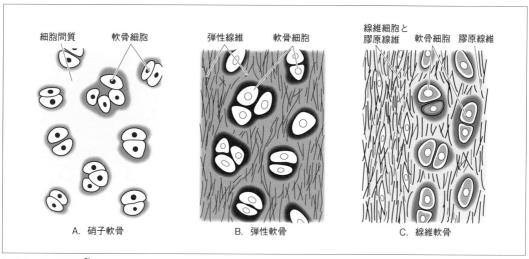

図14 軟骨組織[2]

の基質はⅡ型コラーゲン，プロテオグリカン，糖タンパク，細胞外液を含んでいるが，乾燥重量の40%以上はコラーゲンが占めている．膠原線維と基質の屈折率はほぼ同じことから光学顕微鏡では基質は均一にみえる．

関節軟骨の場合，下肢の関節のようにより荷重がかかる関節の硝子軟骨の方が，荷重の少ない硝子軟骨に比べてより多くのグリコサミノグリカンを含んでいる．

2. 弾性軟骨（図14-B）

弾性軟骨は，その基質においてⅡ型コラーゲンに加え多量の弾性線維が微細な網目状構造を形成している点以外は硝子軟骨とほぼ同じである．弾性線維はエラスチンを含むため，やや黄色味を帯びている．弾性軟骨は耳介や喉頭蓋に存在する．

3. 線維軟骨（図14-C）

線維軟骨は密な結合組織と硝子軟骨との中間の組織である．細胞数が少ないが，硝子軟骨と同様に多量の膠原線維の束が含まれ，Ⅰ型コラーゲンが豊富である．この膠原線維の方向は線維軟骨に加えられる負荷の方向に依存している．線維軟骨は椎間円板，恥骨結合にみられる．

関節構成体の基礎知識

骨の連結

骨はヒトの体の中で，単体として存在しているわけではなく，他の骨と隣り合って連結して存在している．連結の方法は，線維性連結，軟骨性連結，滑膜性連結の3種類に分類される．

1. 線維性連結

線維性連結は線維性結合組織が介在し隣り合う骨が連結するものを指し，これには可動性はほとんどない．線維性連結には，縫合，靭帯結合，釘植の3種類がある．

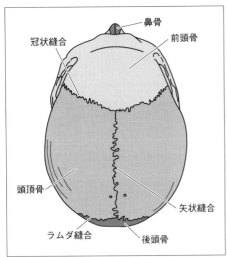
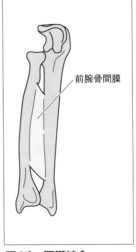
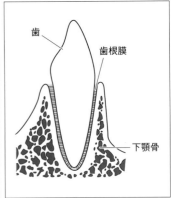

図15 縫合 **図16** 靱帯結合 **図17** 釘植

- 縫合（**図15**）：頭蓋骨にみられる連結で，頭蓋骨の継ぎ目が結合組織によって連結している．
- 靱帯結合（**図16**）：連結部に強靱な密性結合組織が介在している結合である．膠原線維あるいは弾性線維が含まれている．前腕骨間膜や下腿骨間膜は代表的な靱帯結合であるが，これらは膠原線維から構成されており非常に強靱である．
- 釘植（**図17**）：歯は歯槽の中に結合組織を介してはまり込んでいるが，これを釘植と言う．

2. 軟骨性連結

軟骨性連結は，連結部に軟骨組織が介在しているものであり，軟骨組織には弾性があるためわずかに可動性がある．軟骨性連結には，軟骨結合と線維軟骨結合の2種類がある．

- 軟骨結合：連結部に硝子軟骨が介在する連結であり，この結合では前述した硝子軟骨が骨端軟骨板や小児期の腸骨，恥骨，坐骨の結合部分（**図18**）にみられる．これらの結合は成長期が終わると骨結合に変わる．
- 線維軟骨結合：線維軟骨結合は結合部分に線維軟骨を介しているものであり，これは生涯続く結合で，恥骨結合（**図19**）などがこれに分類される．

3. 滑膜性連結

滑膜性連結とは連結部に滑膜が介在するものであり，いわゆる関節のことを指す．次の節で説明する．

関節の基本構造と付属装置

1. 基本構造（図20）

関節は，2つ以上の骨の関節面が合わさった構造であり，この関節面は関節軟骨によって覆われている．関節軟骨は硝子軟骨からなり，関節によって厚みは異なるが通常1～3mm程度の厚さである．関節軟骨は歪むことで関節面同士の適合性を高め，衝撃を吸収する働きがある．関節面の間を関節腔と呼び，これは関節包によって閉鎖された腔所となっている．

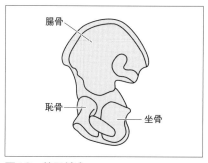

図18　軟骨結合
小児期の寛骨を内側からみると腸骨と恥骨と坐骨の間には軟骨が介在している．成長が終わると骨組織に置き換わる

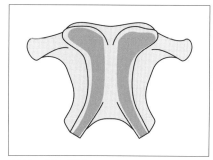

図19　恥骨結合

　関節包は内層を滑膜，外層を線維膜と呼び，関節腔内は滑液によって満たされており，滑液は滑膜から分泌される．滑液はヒアルロン酸を多く含み無色あるいはやや黄色みがかった透明を呈している．滑液には関節面の摩擦を軽減する潤滑作用，関節面同士に起こる衝撃の吸収作用があり，さらに血管のない関節軟骨へ栄養を供給する．関節腔内の滑液量は少量で，膝関節のような大きな関節であっても3〜5mlである．
　関節腔内は閉鎖された空間であるため，陰圧となり，物理的な結合力として関節脱臼などの予防に役立っている．
　線維膜は骨膜に続く膜で，結合組織で構成された丈夫な膜である．滑膜は，さらに内膜と内膜下層に分けられる．内膜にはA細胞とB細胞があり，B細胞で滑液が産生される．A細胞は使用済みの滑液の再吸収や，バクテリアや細胞断片の食作用を有する．

2．付属装置

　関節は前述のような基本構造に加えて，関節に合わせて付属装置を有している．

①靭帯（図21）

　関節には，関節の結合力を高めるために，関節包を補強する靭帯が備わっている．靭帯にはそれ以外の作用として，運動方向を支持する作用や運動を制限する作用などを有する靭帯がある．
　靭帯の分類には関節包外靭帯と関節包内靭帯という分け方がある．関節包内にある靭帯として前十字靭帯や後十字靭帯，大腿骨頭靭帯がその例にあげられるが，明らかに関節包内にはない靭帯は関節包外靭帯と呼ばれる．関節包内靭帯と関節包外靭帯とどちらの場合でも，靭帯は直接滑液に触れることはない．大腿骨頭靭帯のように関節腔内にあるようにみえる靭帯でも，必ず滑膜に取り囲まれている．

②関節円板・関節半月（図20）

　関節円板と関節半月は膠原線維の多い線維軟骨性の結合組織によって構成されている．関節円板・半月は向かい合う関節面の間に介在し，関節面の適合性を高めるとか，関節面の一部に圧が集中するのを緩衝する働きがある．関節円板は関節腔を完全に二分し，関節半月は関節腔を不完全に分けている．

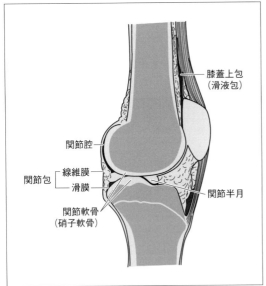

図20　関節の肉眼的構造（膝関節の断面）

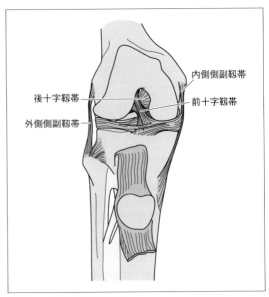

図21　右膝関節の靱帯

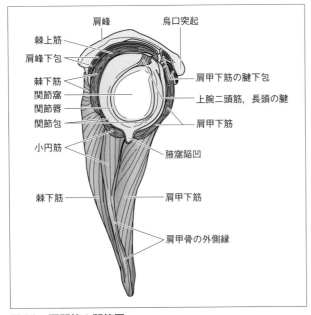

図22　肩関節の関節唇

③関節唇（図22）

　関節唇は関節窩の周縁に存在し，線維軟骨性結合組織からなる．肩関節や股関節にあり，関節面を拡大するのに役立っている．

④滑液包（図20）

　腱や筋が，皮膚や骨あるいは筋と接する部分に滑液を含んだ滑膜の小嚢が存在することがあり，これを滑液包と言う．滑液包には摩擦を軽減する作用があり，滑液包と関節包に交通があるものもある．例として膝蓋上包（図20）や肩峰下包（図22）がある．

関節の分類

　関節は，関節を構成する骨の数や，関節面の形態などから以下のように分類される．

1. 関節を構成する骨の数による分類

　関節包内で関節を構成する骨が2つの際には単関節，それらの骨が3つ以上の際には複関節と言う．単関節と複関節とは構成する骨の数がただ単に異なるだけではなく，複関節では，炎症などが生じたときに複数の骨の間で動きによって痛みが生じるなど，複数の骨の間での動きの制限が複雑

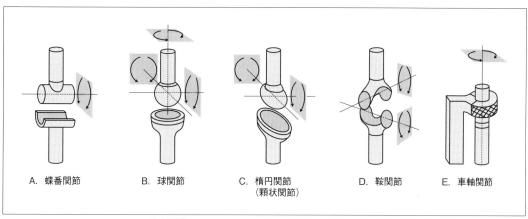

図23 関節の形状と関節運動[3]より改変

に生じることを意味する．したがって，理学療法・作業療法においても関節包内の骨の動きには注意を払う必要がある．

2. 運動軸の数による分類

運動軸による分類では一軸性関節，二軸性関節，多軸性関節に分けられる．

3. 関節面の形態による分類

関節体の凸面となっている方を関節頭，凹面となっている方を関節窩と呼ぶ．これら関節窩と関節頭の形状により，関節はいくつかに分類される．

①蝶番関節（図23-A）

関節頭は骨の長軸に直交する円柱状を呈し，その表面には溝があり滑車状を呈する．関節頭にはこの溝に対応した隆起がある．溝と隆起によって関節運動方向は規制され，扉にある蝶番のような動きとなる．蝶番関節の中で，溝と隆起の方向が円柱の長軸に垂直ではなく，運動がねじのらせんに沿う形で行われる関節があり，それをらせん関節というが，蝶番関節の一種である．

蝶番関節とらせん関節は一軸性関節である．

②球関節（図23-B）

球関節は関節頭が球の形の一部で，関節窩もそれに応じた丸いくぼみとなっている関節である．運動方向は3方向となり，多軸性関節である．

球関節の中で特に関節窩が深いものを臼状関節（臼関節）と言う．

③楕円関節（図23-C）

楕円関節は，関節頭は楕円球状で，関節窩もそれに応じた楕円形のくぼみとなっている関節である．球関節の変化したもので，楕円の長軸と短軸が運動軸となっている2軸性の関節である．

④顆状関節

顆状関節とは，関節頭と関節窩の形状からは球関節に属するが，関節に付属する靱帯や腱の走行などから2軸性の運動のみが可能で，回旋運動は不可能な関節である．

⑤鞍関節（図23-D）

鞍関節は向かい合う関節面の両方ともが馬の鞍のような形をし，互いに直行した状態の関節であ

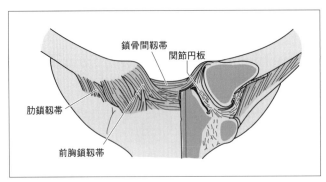
図24 胸鎖関節

る．2軸性の関節である．
⑥平面関節
　平面関節は向かい合う関節面がいずれも平面に近く，相互にずれるような関節運動が行われる．
⑦車軸関節（図23-E）
　車軸関節は，関節頭は骨の長軸に一致した運動軸をもつ円盤状あるいは車輪状でその周辺に関節面を有し，関節窩はその側面に応じて弯曲した切痕となっている関節である．関節頭を運動軸とし，その周りを関節窩が回旋する1軸性の関節である．

関節学各論

上肢の関節と靱帯

　上肢は，末端で動きが明らかにわかる自由上肢と，自由上肢と体幹の間をつなぐ上肢帯とに大きく分けることができる．上肢帯骨は鎖骨と肩甲骨である．
1．上肢帯の関節
①胸鎖関節
　胸鎖関節は，胸骨と鎖骨と第1肋骨との間にある関節である．胸鎖関節には関節円板があり，関節円板によって関節腔が二分されている．胸鎖関節は，形態の分類では鞍関節に分類される．しかし，関節円板が存在することで，関節は3軸方向に動き，機能的には球関節に分類される．
　胸鎖関節には，肋鎖靱帯，前胸鎖靱帯，後胸鎖靱帯，鎖骨間靱帯がある（図24）．肋鎖靱帯は強力な靱帯で，鎖骨の挙上を制限している．
②肩鎖関節（図25）
　肩鎖関節は，肩甲骨の肩峰関節面と鎖骨の肩峰端の間の関節である．肩鎖関節には，しばしば関節円板があることもあるが不完全なことが多く，関節腔を完全には二分していない．形態の分類では平面関節に分類される．
　肩鎖関節には関節包の上面に肩鎖靱帯，烏口突起と鎖骨の間に烏口鎖骨靱帯（図26）がある．烏口鎖骨靱帯は2つに分けられ，前外側部を菱形靱帯，後内側部を円錐靱帯と言う．烏口鎖骨靱帯は

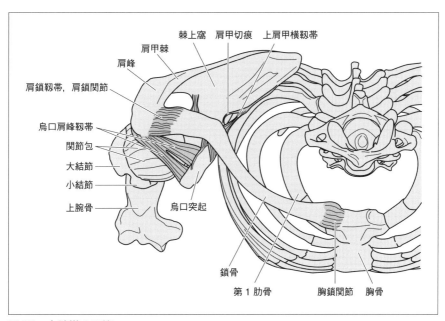
図25　上肢帯の関節

鎖骨骨折の際の骨片の転移や重症度に関わる靱帯である.

2. 自由上肢の関節
①肩関節（図26）

　肩関節は，肩甲骨の関節窩と上腕骨の上腕骨頭の間の関節で，肩甲上腕関節とも呼ばれる．形態の分類では球関節に分類される．肩甲骨関節窩は浅く狭く，上腕骨頭の1/3～2/5程度の接触面しかない．そのため関節窩の周縁には関節唇が存在し，関節窩を補っている．関節窩の面積の狭さは肩関節が脱臼しやすい要因ではあるが，一方では，関節窩が狭いからこそ肩関節の可動域の大きさが得られる．肩関節包自体は，薄く非常にゆったりした構造をしているが，関節包の腋窩部には腋窩陥凹という関節包の緩みが存在し，この構造も肩関節の可動域の大きさを確保する要因となっている．

　肩関節には多くの靱帯が存在する．烏口肩峰靱帯は肩甲骨の烏口突起と肩峰の間に張る靱帯で，肩関節を上方から補強している．また，烏口上腕靱帯も肩関節を上方から補強している．関節上腕靱帯は，肩関節の前方を補強する靱帯で，上・中・下に分かれ関節包を内面より補強するために存在する．これ以外に肩関節には，上腕二頭筋長頭腱が結節間溝から外れないように上腕横靱帯が，肩甲上神経の通過する孔を作るように肩甲切痕の上に上肩甲横靱帯が張っている．

　肩関節の前方，上方には靱帯があるが後方には靱帯がない．肩関節の後方は回旋筋腱板が上腕骨だけでなく関節包後部に付着することで後方の安定性を担っている．また，この回旋筋腱板は関節包に付着し，肩関節運動時に関節包が関節腔内に引き込まれ関節面に挟まるのを防ぐ関節筋としても作用する．

a. 広義の肩関節

　みかけ上の肩の動きは，解剖学的な関節である肩鎖関節，胸鎖関節，肩甲上腕関節と機能的に関

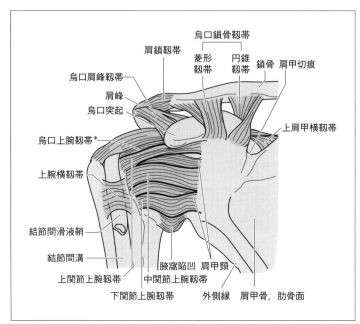
図26 肩関節と肩関節の靱帯

節として作用する第2肩関節（上腕骨頭と烏口肩峰靱帯）と肩甲胸郭関節の5つの関節による．この5つの関節を合わせて広義の肩関節と称する．肩の治療に際しては，病態に応じてこれら5つの関節の動きを詳細にみて介入方法を検討する必要がある．

b．鎖骨の存在

ヒトの鎖骨には上肢にかかった力を体幹に伝える役割があり，肩鎖関節と胸鎖関節によって力が伝わる．しかし，ほとんどの四足動物には鎖骨がなく，肩甲骨と体幹は結合組織でつながっている．これは，四足動物では歩行時に上肢にかかった衝撃や振動を体幹に伝えない，つまり脳への衝撃を防ぐためであると考えられる．ヒトは歩行時に上肢を使うことがないので，むしろ鎖骨を介して体幹へ力を伝達することで上肢の自由運動を得ていると考えられる．

②肘関節

肘関節は，腕尺関節，腕橈関節，上橈尺関節の3つの関節からなる複関節である（**図27**）．

腕尺関節は，上腕骨の上腕骨滑車と尺骨の滑車切痕の間にある蝶番関節である．腕橈関節は，上腕骨の上腕骨小頭と橈骨の橈骨頭窩の間にある球関節である．上橈尺関節は尺骨の橈骨切痕と橈骨の関節環状面の間にある車軸関節である．肘関節の動きは屈曲伸展と前腕の回内外運動である．腕橈関節は球関節ではあるが，球関節の動きをするのではなく，腕尺関節や上橈尺関節の動きに追従して動く．

肘関節の関節包も薄く緩いのが特徴である．肘関節を補強する靱帯（**図28**）としては，上腕骨外側上顆に付着する外側側副靱帯，上腕骨内側上顆に付着する内側側副靱帯がある．この2つの靱帯のもう一方の付着は尺骨に付着する．また，肘関節の靱帯として橈骨輪状靱帯もあるが，橈骨輪状靱帯も尺骨の橈骨切痕の前縁と後縁に付着する．肘関節においては，橈骨に靱帯は付着しないという特徴がある．前腕の回内・回外運動の際に橈骨頭は橈骨の長軸を軸として回転するように動く

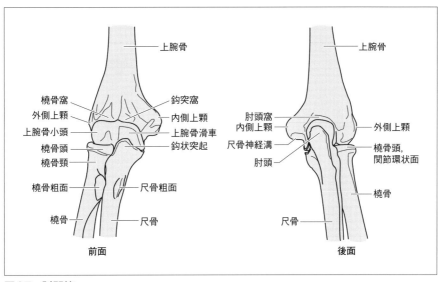

図27 肘関節

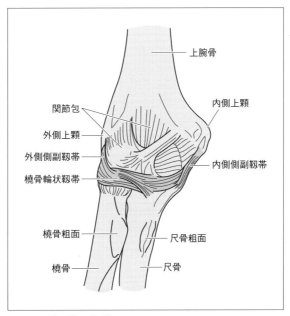

図28 肘関節の靱帯

(図29)ため,橈骨頭の可動性が得られるように靱帯は付着していない.

　また,肘関節は複関節である.関節の分類の節で説明したように,肘関節内の炎症やそれに付随する可動域制限は,肘関節内の3つの関節に同時に起こるので,肘関節疾患をみる際には注意が必要である.

③前腕の連結

　尺骨と橈骨の連結は,上部は上橈尺関節,下部は下橈尺関節,骨幹部は前腕骨間膜によって連結

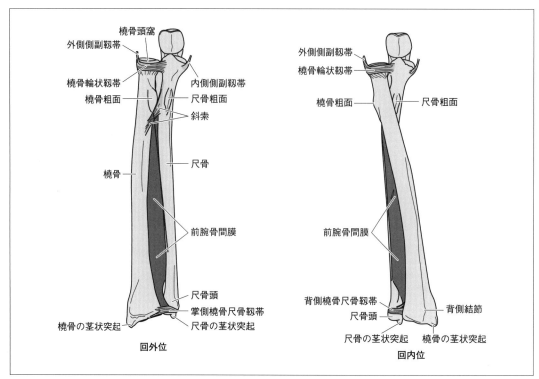

図29 前腕の回外位・回内位

されている(図29).下橈尺関節は尺骨の関節環状面と橈骨の尺骨切痕によって構成される車軸関節である.下橈尺関節は,上橈尺関節とは違い,尺骨頭のまわりを橈骨の下端が回転するように移動し,前腕の回外・回内運動が生じる(図29).

前腕骨間膜は,橈骨と尺骨の連結維持だけでなく,手や上腕から伝わる力を橈骨と尺骨の間で伝える働きがある.そのため前腕骨間膜は非常に強い結合組織で構成されている.

④手関節(図30)

手関節として手首の動きに関わる関節には,橈骨手根関節,手根中央関節,手根間関節がある.

a. 橈骨手根関節

橈骨手根関節は橈骨の手根関節面と舟状骨・月状骨・三角骨と関節円板によって構成される楕円関節である.橈骨手根関節には豆状骨は関与しないのが1つの特徴である.また,同様に尺骨も橈骨手根関節には関与しない.関節円板が下橈尺関節の関節腔の下壁となっているため,尺骨は橈骨手根関節の関節腔内には含まれていない.しかし,橈骨手根関節の関節腔は下橈尺関節や手根間関節と交通していることはある.

橈骨手根関節の関節円板は三角線維軟骨とも呼ばれ,関節から転倒した際に損傷を負ったりすることがある.解剖学と臨床医学の間で名称の違いがある点に留意する.

b. 手根中央関節・手根間関節(図31)

手根中央関節は,豆状骨を含まない手根骨の近位列と遠位列の間の関節である.手根間関節は隣り合う手根骨の間の関節であるため,広い意味では手根中央関節は手根間関節の一部である.手根

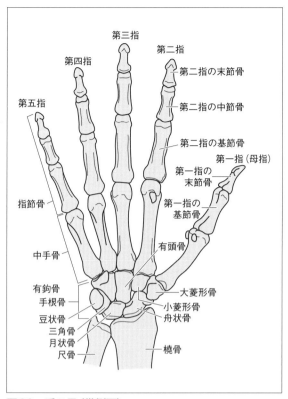

図30 手の骨（掌側面）

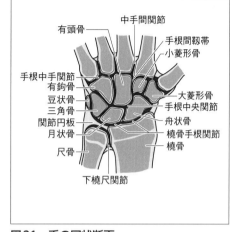

図31 手の冠状断面

中央関節も含めた手根間関節では関節腔を共有しており，手関節の運動においてはすべての手根骨の動きに影響を及ぼすことになる．手根間関節は形態の分類では平面関節に分類されるが，手根中央関節はS字状の関節腔となり，内側は有頭骨と有鉤骨を関節頭とし，舟状骨・月状骨・三角骨との間に楕円関節を，舟状骨と大・小菱形骨の間に平面関節を形成する．

⑤手指の関節（図30, 32）

指の動きに関わる関節には，手根中手関節，中手指節関節，指節間関節などがある．

a. 手根中手関節

手指の動きでは，母指が最も重要度の高い指である．それは，母指が他の指と対立位をとることで物をつまむことができるからである．母指と他の指の対立，つまり指腹同士を合わせるためには中手骨の掌側面同士が向き合った位置にある必要があり，それは手根中手関節の動きとなる．

2〜5指の手根中手関節は，手根骨の遠位列と2〜5指の中手骨底の間の複関節で，その関節腔は手根間関節などと交通している．形態の分類では平面関節に分類され，可動域は狭い．

母指の手根中手関節は大菱形骨と第1中手骨底の間にある鞍関節である．関節包は緩く広く，他の手根中手関節から独立し，稼働しやすい関節構造になっている．

b. 中手指節関節

中手指節関節は1〜5指の中手骨頭と基節骨底の間の関節で，形態の分類では顆状関節に分類される．ここには，靱帯として第2〜5中手骨頭の掌側面を横走し，過剰に開かないように結び付け

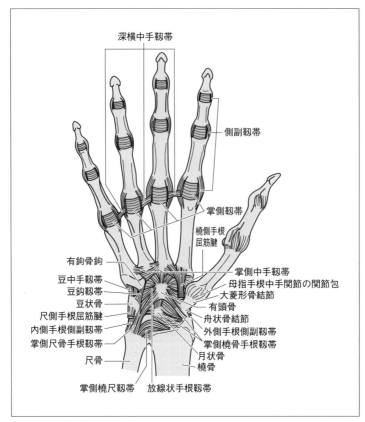

図32　手の靱帯（手掌面）

ている深横中手靱帯がある．

c．指節間関節

　基節骨頭と中節骨底の間を近位指節間関節と言い，中節骨頭と末節骨底の間を遠位指節間関節と言う．中手指節関節とこの近位および遠位指節間関節には側方に指が曲がることを防ぐように側副靱帯がある．また，関節が背側に反り返るのを防ぐ掌側靱帯があるが，これは掌側板とも呼ばれ，掌側板骨折などの診断名にてリハビリテーションの対称となることがある．

下肢の関節と靱帯

　下肢では，大腿骨以遠を自由下肢と言い，両側の寛骨が下肢帯骨となる．骨盤は下肢帯骨と脊柱が一緒になっており，上肢と体幹の重量を支持すると同時に両下肢へその重量を分散させている．

1．下肢帯の連結・関節

　骨盤は両側の寛骨と仙骨と尾骨によって構成される．

①仙腸関節（図33）

　仙腸関節は仙骨の耳状面と腸骨の耳状面の間の関節で，可動域が極めて小さく，平面関節あるいは半関節に分類される．滑膜性の関節包を有していることから動きは可能であるが，仙腸関節だけを動かす筋は存在しないので，下肢あるいは脊柱の動きに連動した受動的な運動を行う．

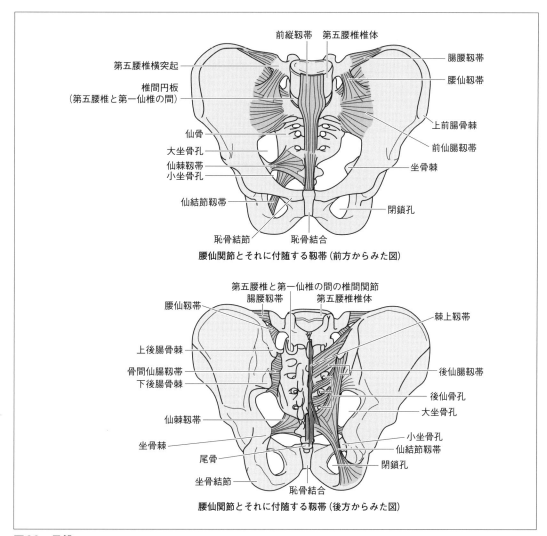

図33 骨盤

　仙腸関節には，関節包を補強する前・後仙腸靱帯や，仙腸関節の連結を強固にする骨間仙腸靱帯，腸腰靱帯，仙結節靱帯，仙棘靱帯などがある．仙結節靱帯，仙棘靱帯によって筋や神経が通過する大坐骨孔と小坐骨孔が形成される．

②恥骨結合

　恥骨結合では，両側の恥骨結合面が薄い硝子軟骨で覆われ，間に線維軟骨性の恥骨間円板が介在している．恥骨結合は線維軟骨性の連結に分類され，可動性はほとんどない．しかし，出産時などではわずかな動きが生ずると言われている．

・仙骨と骨盤の性差

　骨盤には最もよく性差が現れる．女性の仙骨は幅広で，短く，仙骨の彎曲が少ないが，男性は長さが長く，彎曲が強い．骨盤の性差を**表1**に示す．

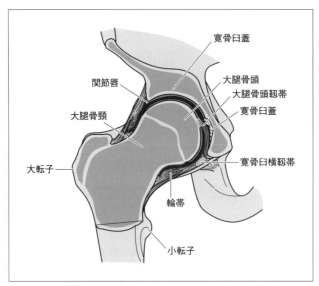
図34 股関節の冠状断

表1 骨盤の性差

	男性	女性
骨盤腔	狭く漏斗状	広く，低い円筒状
骨盤上口・下口	女性の方が大きい	
恥骨下角 （左右の恥骨下肢の開き具合）	60〜70°	80〜90°
腸骨翼の開き	大きい	直立

2. 自由下肢の関節
①股関節

　股関節は大腿骨の大腿骨頭と寛骨の寛骨臼との間の球関節である．寛骨臼縁には関節唇が付着し，寛骨臼と関節唇とで大腿骨頭の2/3を覆う関節であることから，臼関節にも分類される．

　股関節には関節包内靱帯として大腿骨頭靱帯がある（**図34**）．大腿骨頭靱帯は股関節の安定性にはほとんど関与しないが，大腿骨頭への栄養動脈である大腿骨頭動脈を導く経路としての働きをする．関節包外靱帯としては，腸骨大腿靱帯，恥骨大腿靱帯，坐骨大腿靱帯（**図35**）がある．腸骨大腿靱帯は前方に，恥骨大腿靱帯は内側に，坐骨大腿靱帯は後方に位置している．特に，腸骨大腿靱帯は股関節の過伸展を防止する靱帯で，股関節屈筋の代わりとして立位支持に利用することもある．また，人体の中で最も強い力に耐えうる靱帯とも言われている．

②膝関節（図36）

　膝関節は大腿骨と脛骨と膝蓋骨の間にある複関節である．大腿骨内側顆・外側顆と脛骨内側顆・外側顆との間の関節を脛骨大腿関節と言い，大腿骨の膝蓋面と膝蓋骨の関節面との間の関節を膝蓋大腿関節と言う．膝関節は関節面の硝子軟骨が比較的厚いのが特徴で，形態の分類では蝶番関節に

1. 解剖学（身体の構造）の概要　27

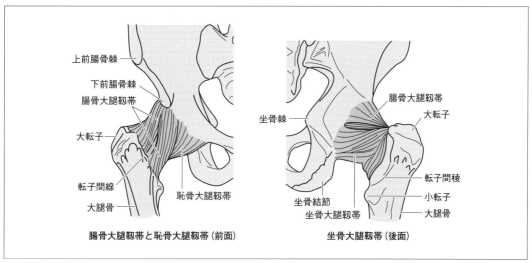

図35　股関節の靱帯

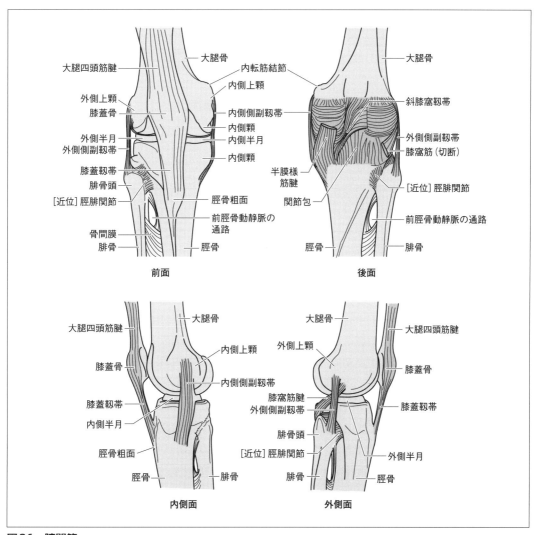

図36　膝関節

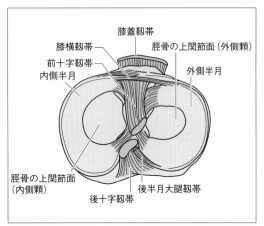

図37 膝関節の関節半月

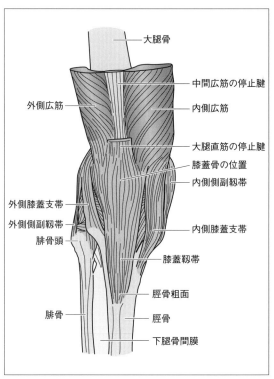

図38 膝蓋支帯

分類され，屈伸運動が可能である．

膝関節には線維軟骨性の内側半月と外側半月とがあり，脛骨と大腿骨の適合性を高めている．内側半月は半月状（C字状），外側半月は環状（O字状）を呈し（図37），両半月とも前角と後角で脛骨の顆間区に付着する．内側半月は外周すべてが関節包と癒着し，関節包を介して内側側副靱帯とも癒着しているのに対し，外側半月は関節包や外側側副靱帯には癒着しない．そのため，内側半月は外側半月より可動性が少なく，損傷頻度は内側半月の方が高い．

膝関節には膝蓋靱帯，内側側副靱帯，外側側副靱帯，前十字靱帯，後十字靱帯など多くの靱帯がある．膝蓋靱帯は大腿四頭筋腱の遠位の続きで膝蓋骨尖と脛骨粗面の間に付着する．内側側副靱帯は，大腿骨内側上顆と脛骨内側顆との間に付着する扁平で幅広な靱帯で，関節包と内側半月に癒着している．内側側副靱帯は膝関節が外反するのを防止する．外側側副靱帯は，大腿骨外側上顆と腓骨頭との間に付着し，円柱状の形状を呈する．外側側副靱帯は膝関節が内反するのを防止する．前十字靱帯は脛骨前顆間区と大腿骨外側顆の内側面との間に付着し，脛骨の前方逸脱を防止する．後十字靱帯は脛骨後顆間区と大腿骨内側顆の外側面に付着し，脛骨の後方逸脱を防止する．前十字靱帯と後十字靱帯は関節包内靱帯である．膝関節には，これらの靱帯以外に膝蓋骨の側方動揺を阻止する機能として膝蓋支帯（内側膝蓋支帯・外側膝蓋支帯）（図38）や，滑液包として膝蓋上包，膝蓋前皮下包，膝蓋下皮下包や，脂肪体として膝蓋上脂肪体，膝蓋下脂肪体などがある（図39）．

③下腿の連結（図40）

下腿は，近位は脛腓関節，遠位は脛腓靱帯結合，骨幹部は下腿骨間膜によって連結されている．

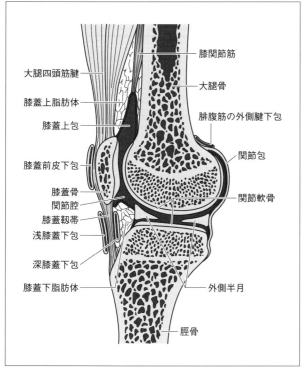

図39　膝関節の矢状断

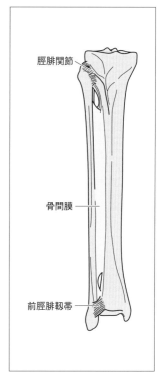

図40　下腿の連結

脛腓関節は脛骨の腓骨関節面と腓骨の腓骨頭関節面との間の平面関節である．脛腓靱帯結合は脛骨の腓骨切痕と腓骨の下端との間の結合で，前面は前脛腓靱帯により，後面は後脛腓靱帯により補強されている．脛腓靱帯結合は通常は関節腔を有しない．

④足部の関節（図41〜43）

a．足関節

足関節は，脛骨の下関節面と内果関節面，腓骨の外果関節面，距骨の距骨滑車の間で作られる関節である．形態の分類では蝶番関節に分類され，屈伸運動が可能である．左右方向への動きを制限するために，外側には前距腓靱帯，踵腓靱帯，後距腓靱帯が，内側には三角靱帯がある．

b．距骨下関節

距骨と踵骨との間には関節が2つあるが，距骨下関節は，その後方の方の関節を指す．形態の分類では顆状関節であり，一般的には独立した関節包をもつ．ここは骨間距踵靱帯という強力な靱帯で結合している．

c．距踵舟関節

距踵舟関節は距骨と踵骨と舟状骨との間の複関節である．この関節には底側踵舟靱帯がある．底側踵舟靱帯は舟状骨粗面と踵骨載距突起との間にあり，この靱帯の上部に距骨を載せ，支えている．この靱帯は弾性線維を含んでいるため弾性に富み，スプリング靱帯とも呼ばれる．また，この靱帯は足弓を維持するのに重要な役割を果たしている．

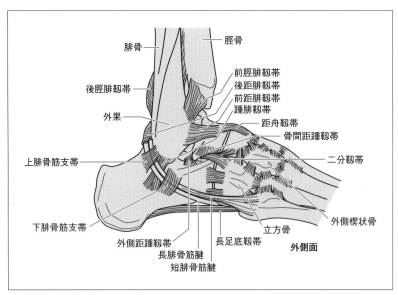

図41 足部の外側面

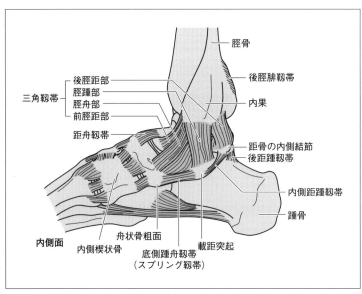

図42 足部の内側面

d. 横足根関節

距踵舟関節と踵骨と立方骨との間の関節(踵立方関節)とを合わせて横足根関節,またはショパール関節と言う.足部の切断の際に,この関節が離断する場所となることがある.

e. 足根中足関節

足根骨遠位列(内側・中間・外側楔状骨と立方骨)と中足骨底との間の関節を足根中足関節と言い,リスフラン関節とも呼ばれる.可動性が少なく骨折も多い.

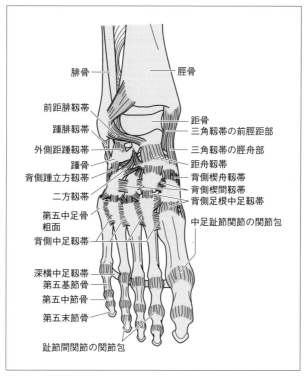

図43 足部の前面

f. 中足指節関節

中足指節関節は中足骨頭と基節骨底との間の関節である．形態の分類は手の中手指節関節と同様に顆状関節である．

脊柱と胸郭の関節と靱帯

32〜34個の椎骨と椎間円板とが連結して脊柱を構成する．椎孔は連結して脊柱管となり中を脊髄が通る．脊柱では頸部と腰部が前弯し，胸部と仙骨・尾骨が後弯している．

1. 椎体の連結

椎体の上面と下面は薄い硝子軟骨で覆われ，椎体の間には椎間円板が介在している．

①椎間円板（図44）

椎間円板の中央は髄核と呼ばれ，その70〜90％が水分であるゲル状の糖タンパクからなる．その周囲は線維軟骨からなる線維輪が取り巻いている．線維輪は後方が前方より狭くなっており，髄核はやや後方に偏移している．そのため，椎間板ヘルニアのような髄核の突出や脱出は後方（脊柱管側）へ起こりやすい．椎間円板は脊柱を安定させ，脊柱に加わる衝撃を吸収する役割がある．

②ルシュカ関節（鉤状関節）（図45）

ルシュカ関節は第3〜7頸椎の間の存在する．下位頸椎の鉤状突起と上位頸椎の椎体との間にできる二次的な関節である．

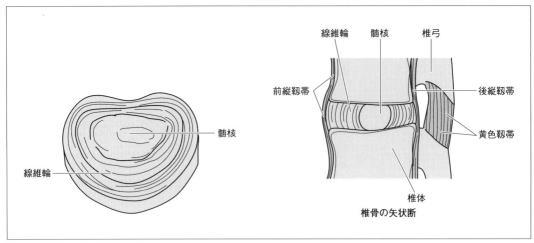

図44 椎間円板

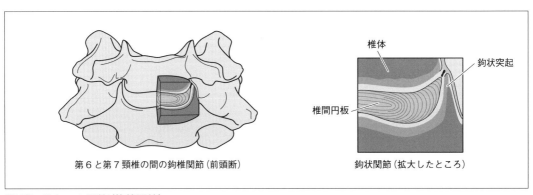

図45 ルシュカ関節(鉤状関節)

③椎体の靱帯(図44, 46)

椎体と椎間円板に，前方から前縦靱帯(図46-A)が，後方から後縦靱帯(図46-B)が付着する．前縦靱帯は椎体の前面を走る帯状の靱帯で，椎体の上縁と下縁と椎間円板には付着するが，椎体中央部には付着しない．後縦靱帯は椎体の後面を上下に走る靱帯である．この靱帯は椎間円板に強固に付着している．椎間円板に付着するところは幅が広くなっており，線維輪の後部を補強している．

2. 椎弓間の連結

①椎間関節(図47)

椎間関節は椎骨の上関節突起と下関節突起との間の関節で，形態の分類では平面関節に分類される．椎間関節の関節面は頸部，胸部，腰部で異なる向きになっている．1つひとつの椎間関節の動きは小さいが，その動きが合わさりさまざまな方向へ動く脊柱としての可動域となる．

②椎弓の靱帯

椎弓の椎弓板には黄色靱帯(図46-D)が張っている．黄色靱帯は多量の弾性線維を含んでいるの

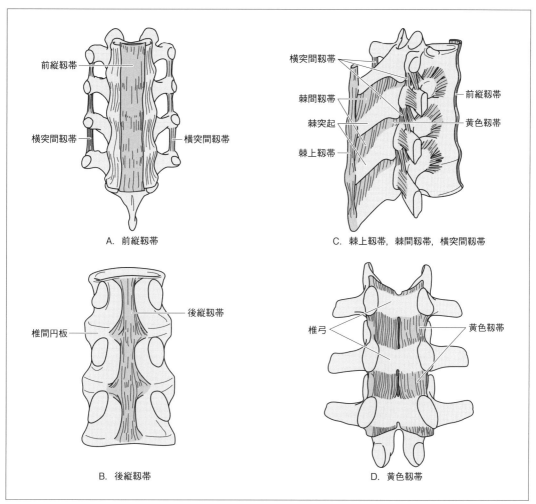

図46 脊柱の関節

で黄色を呈している．

棘上靱帯（**図46-C**）は第7頸椎から仙骨までの棘突起の先端を結んでいる靱帯である．棘上靱帯の深層には棘間靱帯（**図46-C**）がある．棘間靱帯は棘突起の間に張っている靱帯である．項靱帯（**図48**）は後頭骨の外後頭隆起から第7頸椎棘突起に張っている靱帯で，この靱帯に棘上靱帯や棘間靱帯が続く．横突間靱帯（**図46-C**）は横突起間に張っている短い靱帯である．

3. 脊柱と頭蓋の連結
①環椎後頭関節
　環椎後頭関節は環椎の上関節窩と後頭骨の後頭顆との間の関節で，形状の分類では顆状関節に分類される．この関節は左右にある．
②環軸関節
　環椎と軸椎との関節は環軸関節と呼ばれるが，正中環軸関節と外側環軸関節に分けられる．

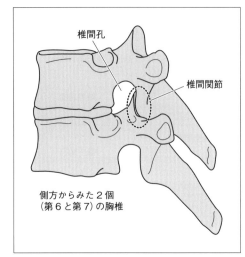

図47 椎間関節

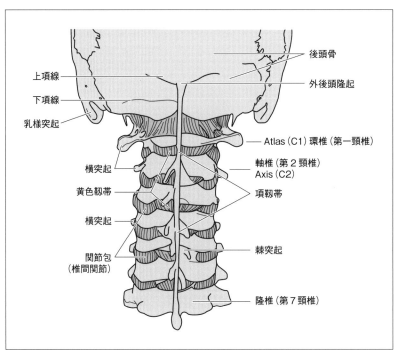

図48 項靱帯

a. 正中環軸関節

正中環軸関節は，軸椎の歯突起の前関節面と環椎の歯突起窩との間と，軸椎の歯突起の後関節面と環椎横靱帯との間にそれぞれ別の関節腔をもつ関節である．形態の分類では車軸関節に分類される．

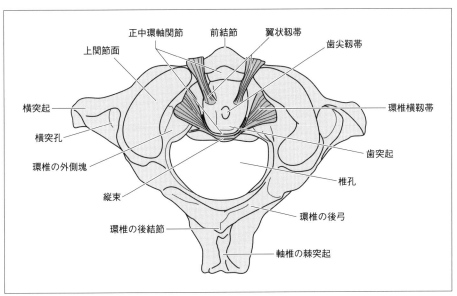
図49 環椎十字靱帯

b. 外側環軸関節
外側環軸関節は，環椎の下関節窩と軸椎の上関節面との間の関節で，形態の分類では平面関節に分類される．

c. 環椎十字靱帯（図49）
環椎十字靱帯は，環椎横靱帯と縦束とを総称したものである．環椎十字靱帯は左右の外側塊の間に張る靱帯である．上下に縦走する部分は縦束と呼ばれ，この2つの靱帯は十字になっているので，環椎十字靱帯と呼ぶ．この靱帯は軸椎の歯突起が後方へ偏位することを防ぐ重要な靱帯である．

4. 胸郭
胸郭は胸骨と12対の肋骨と12個の胸椎とで形成される．

①肋椎関節（図50）
肋椎関節は肋骨頭関節と肋横突関節の2つから構成される．

a. 肋骨頭関節
肋骨頭関節は，肋骨の肋骨頭関節面と胸椎の肋骨窩との間にある関節である．肋骨窩は第1～9胸椎では上肋骨窩と下肋骨窩があるため，第2～10肋骨の肋骨頭は同じ番号の胸椎の下肋骨窩と1つ下の胸椎の上肋骨窩とに付着し関節を作る．第1，11，12肋骨は同じ番号の胸椎の肋骨窩と関節を作る．

b. 肋横突関節
肋横突関節は，肋骨の肋骨結節関節面と同じ番号の胸椎の横突肋骨窩との間にある関節である．

②胸骨結合（図51）
胸骨は，胸骨柄と胸骨体と剣状突起に分かれている．胸骨柄と胸骨体との間を胸骨柄結合で連結している．この連結部はやや前方に突出しており，胸骨角またはルイ角と呼ばれる．この結合は，

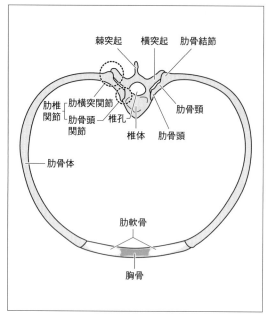

図50　肋椎関節

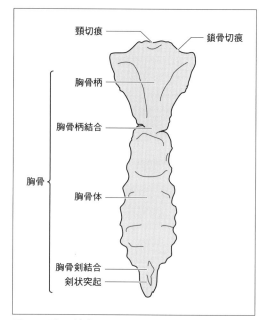

図51　胸骨結合

最初は硝子軟骨が介在する軟骨結合であるが，成長後は線維軟骨結合に変わる．また，高齢になると骨化して不動化することもある．

胸骨体と剣状突起の間は胸骨剣結合と言い，線維軟骨結合であるが，多くは思春期までに骨化する．

③胸肋関節

胸肋関節は，両側の第1～7肋軟骨と胸骨の肋骨切痕との間の関節である．第2肋軟骨と第2肋骨切痕との間の関節のみ終生関節腔が存続するが，その他の関節では年をとるにつれ関節腔がなくなる．

結　語

本項では組織や関節の基本構造，各関節の特徴や靭帯などについて説明した．解剖学は基礎的な学問であるので，臨床へすぐ応用できる部分にすぐには気づきにくい．しかし，正常を知ってこそ異常がよく理解できるものである．骨折の治癒過程や，その他組織の修復過程では，修復の目標となる組織構成が解剖学で説明される正常組織である．目指す目的地点は解剖学的に正常と言われる構造である．解剖学だけでなく生理学や運動学といった基礎的な学問を統合して，臨床治療に応用してほしい．

参考文献

1) 森　於菟・他：分担解剖学　第11版．pp19-248，金原出版，1982．
2) 野村　嶬・他：標準理学療法学・作業療法学　解剖学　第4版．pp11-18，27-144，医学書院，2015．

3) 坂井建雄・他：プロメテウス解剖学アトラス解剖学総論/運動器系 第2版. pp38-53, 98-141, 236-289, 402-461, 医学書院, 2011.
4) ヘルガ・フリッツ・他：解剖学アトラス 原著第10版. pp5-35, 54-66, 91-113, 文光堂, 2012.
5) 塩田浩平（訳）：グレイ解剖学アトラス. pp198-207, 274-332, 350-395, エルゼビアジャパン, 2008.
6) Netter FN・他：ネッター解剖学アトラス 原書第6版. pp404-425, 南江堂, 2016.
7) L. P. ガートナー・他：最新カラー組織学. pp75-134, 西村書店, 2003.
8) 坂井建雄・他：ジュンケイラ組織学 第3版. pp91-115, 131-149, 2011.
9) 猪俣賢一郎・他：イラストレイテッド組織学. p45, ユリシス出版部, 1991.

〔佐藤香緒里〕

2. 生理学（身体の作用・機能）の概要

序説

　普段，何気なく行っている起立・2足歩行・階段昇降・書字などの日常的動作・活動には，骨格筋（筋力を発揮する車のエンジンに相当）の収縮が必要である．さらに，運動遂行のため全身の骨格筋群をどのように活動させるかのソフトウエア面が必須であり，それを中枢神経系および運動神経が担当する．心肺循環器系，内部臓器系（肝臓・消化器・腎臓など），内分泌系は，全身の内部環境および筋肉の内部環境を最適に設定する．スポーツ選手では，運動トレーニングによって各項目の能力を上昇させ，運動機能を最大限に高めている．一方，病態下では，これらの生体システムの変調・機能不全によって代償的な変化が生じる．本項では，運動に随伴するさまざまな生理機能の変化や相互関係性について記述する．

神経系の機能

　末梢神経は運動神経（遠心性神経）と感覚神経（求心性神経）からなる．これらの神経は，骨格筋・皮膚・関節などに分布する体性神経と血管平滑筋・心筋・分泌腺組織などに分布する自律神経に分かれる[1~3]．特に，骨格筋に分布する末梢神経の構成や特徴を**表1**に示す．骨格筋には，①筋線維を支配する運動神経，②筋に存在する各種受容器からの感覚神経，③筋血管の平滑筋を支配し筋血流量を左右する遠心性交感神経である．興味深いことに，神経線維の総数としては，有髄線維に比較して，無髄線維である交感神経や求心性Ⅳ群線維が多数を占める[1,2]．

　骨格筋に分布する運動神経は軸索直径と伝導速度により分類され，主にAαとAγ有髄線維そして無髄C線維からなる（**表1**）．Aα線維は錘外筋線維を，Aγ神経線維は錘内筋線維を支配し収縮させる．C線維は骨格筋組織内の小動脈・細動脈・細静脈にある血管平滑筋を支配する血管運動神経である．生理機能として，Aα線維は骨格筋の収縮を，Aγ線維は錘内筋線維の収縮を介して筋紡錘受容器の感度を調整する．C線維は交感神経血管収縮線維および血管拡張線維であり，運動と並行して，骨格筋に供給する血流量を調節する．

　一方，感覚神経も軸索直径と伝導速度によりⅠ群，Ⅱ群，Ⅲ群そしてⅣ群線維に分類される．Ⅰ群からⅢ群線維は有髄線維であるが，Ⅳ群は無髄線維である．機能的には，Ⅰ群およびⅡ群線維は筋紡錘やゴルジ腱器官からの感覚情報を中枢へと送る．Ⅱ群からⅢ群線維はパチニ小体・ルフィニ小体・自由神経終末（特殊構造を有しないとの意味）から主に機械的刺激に対する感覚情報を，Ⅳ群線維は自由神経終末であり，主に筋収縮で産生された代謝産物による化学的刺激により興奮する．Ⅰ群およびⅡ群線維は筋肉の長さや張力という固有感覚に関する情報を中枢に送り，運動の反射性制御や高位中枢性制御に関与する．他方，Ⅲ群およびⅣ群線維は運動時に興奮し，その情報は自律神経中枢へと送られ反射性循環調節を行う．

　体性神経系と自律神経系とが協調して，運動制御とそれに適応した内部環境の最適調節を行う．

表1 骨格筋に分布する神経とその生理機能

(遠心性神経)

	機能	直径 (μm)	伝導速度 (m/s)	有髄/無髄	ネコ下腿三頭筋に分布する神経軸索数(本)	%
α運動神経	骨格筋線維を支配する	15	70-120	有髄	396	16
γ運動神経	筋紡錘内の筋線維を支配する	5	15-30	有髄	324	14
C交感神経	筋血管の平滑筋を支配する	1	0.5-2	無髄	1700	70
					計2,420	100

(求心性神経)

	機能	直径 (μm)	伝導速度 (m/s)	有髄/無髄	ネコ下腿三頭筋に分布する神経軸索数(本)	%
Ⅰa群神経	筋紡錘からの求心線維	15	70-120	有髄	144	8
Ⅰb群神経	ゴルジ腱器官からの求心線維	15	70-120	有髄	72	4
Ⅱ群神経	筋紡錘からの求心線維など	8	30-70	有髄	154	9
Ⅲ群神経	自由神経終末からの求心線維	3	3-15	有髄	110	6
Ⅳ群神経	自由神経終末からの求心線維	1	0.5-2	無髄	1300	73
					計1,780	100

以下に,それぞれの神経系の特徴と生理機能,そして中枢の働きについて述べる.

体性神経系と運動中枢

1. 運動ニューロンと運動単位とは

　筋肉の収縮は,筋細胞の興奮,すなわち活動電位とその発火頻度(firing rate)により制御される.活動電位の波形・筋力の大きさや時間経過は,筋肉の種類(骨格筋・心筋・平滑筋)に応じて大きく異なる.例えば,骨格筋細胞は,神経細胞と同様に,短い持続(数ms)の活動電位を発生し,わずかな時間遅れで筋力を発揮する.α運動ニューロンは,大型の神経細胞(直径30〜70μm)で1本の太い軸索(直径10〜18μm)をもつ.この運動神経軸索は最長1mにも達し数本から数千本へと多数の枝に分かれ,それぞれの軸索分枝は骨格筋線維を支配する.この1個の運動ニューロンとそれが支配する複数の筋線維群を合わせて運動単位(motor unit)と言う(図1).運動ニューロンの軸索は枝分かれして平均640個の筋線維群を支配する[1〜3].

　骨格筋は一般的に随意的な制御を受ける.α運動神経の軸索終末から筋線維に興奮が伝えられる部位は,神経筋接合部または終板と呼ばれ,そこは神経情報が運動神経から骨格筋細胞へ化学伝達されるシナプスである.脊髄前角にある運動神経細胞(ニューロン)の活動電位が軸索終末に到達すると,神経末端からアセチルコリンはシナプス間隙に放出される.アセチルコリンは,神経筋接合部において筋線維の細胞膜上に高密度に存在するアセチルコリン受容体と結合して興奮性後シナプス性電位(EPSP)を発生させる.このEPSPは活動電位の閾値よりも十分大きく,1回の運動神経の活動電位に応じて1回の筋線維の興奮が生じる.神経筋接合部にあるアセチルコリンは,分解酵素であるコリンエステラーゼにより迅速に代謝される.また,1個の運動ニューロンに支配される筋線維群の数を神経筋支配比と言う.微細な巧緻性運動を行う筋(動眼筋・顔面筋・手指筋など)に比べて,粗大だが大きな筋力を要する運動を行う筋(体幹筋・上下肢筋など)では神経支配比は

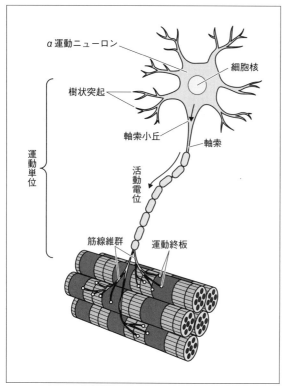

図1　運動単位[2)]より改変
1個のα運動ニューロンとそれが支配する筋線維群を合わせて，運動単位と言う

大きい．大切なことは，同一の運動単位に属する筋線維群はすべて同期して興奮することである[1~3)]．したがって，神経筋支配比に比例した筋力が発生する．

2. 運動単位の種類

運動単位は，3種類［slow（S），fatigue-resistant（FR），そしてfast-fatigue（FF）］に分類される[1~3)]．S運動単位に属する運動ニューロンの細胞体の大きさや軸索の直径は，最も小さくその伝導速度も遅い．しかし，末梢からの感覚入力（例えば筋紡錘からのIa求心性線維）や高位中枢からの下降性入力は，運動ニューロンの細胞体近傍に興奮性シナプスを作る．さらに，細胞体サイズが小さく膜インピーダンスが大きいので，興奮性後シナプス電位（EPSP）が大きくなり閾値を容易に超え，活動電位を発生させる（**図2**）．一方，FF運動単位に属する運動ニューロンは，その細胞体や軸索の直径は最も大きく，その伝導速度も速い．末梢からの感覚入力や高位中枢からの下降性入力は，運動ニューロンの細胞体から離れた樹状突起に興奮性シナプスを作る．また，細胞体サイズが大きく膜インピーダンスが小さいので，興奮性後シナプス電位（EPSP）は小さく緩やかな波形となり，活動電位の閾値を容易に超えない（**図2**）．

運動単位に対応して，筋線維も組織化学的・生理学的な特性によって3種類（Type Ⅰ，Type Ⅱaそして Type Ⅱb）に分類される（**表2**）．同一の運動単位に属する筋線維群は，すべて同じ筋線維タイプである．筋線維内のミトコンドリアにおける好気的アデノシン3リン酸（ATP）合成に関わる酵素活性ならびに毛細血管密度は，Type Ⅰ＞Type Ⅱa＞Type Ⅱbの順に高い．逆に，嫌気的ATP合成に関わる酵素活性は，Type Ⅱb＞Type Ⅱa＞Type Ⅰの順に高い．Type Ⅰ筋線維はその収縮速度は遅く発揮筋力も小さいが，疲労しにくく持久性に優れている．対照的に，Type Ⅱb筋線維は収縮速度や発揮筋力が大きいが，疲労しやすい特徴がある．Type Ⅱa筋線維は，Type ⅠとType Ⅱb線維の中間的な性質をもつ．

実際の筋は，これら3種類の筋線維群の混成物である．Type Ⅰ筋線維を多く含む筋（例えば下腿ヒラメ筋）は，赤筋あるいは遅筋と呼ばれる．また，Type Ⅱb筋線維を多く含む筋（例えば下腿腓腹筋）は，白筋あるいは速筋と呼ばれる．速筋または遅筋は収縮速度と関連し，筋の色はミオグロビン含有量（myoglobin）と関連する．ミオグロビンは，赤血球に含まれるヘモグロビンと同様に酸素分子を結合し一時的な酸素の貯蔵庫として働く．ミオグロビン量が多いと赤くみえる．

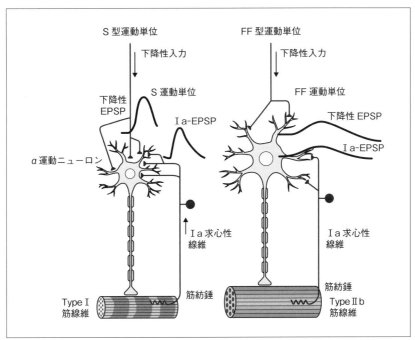

図2 S型運動単位とFF型運動単位の比較

表2 筋線維の分類

	特徴	Type I	Type IIa	Type IIb
形態学的	色	赤	白/赤	白
	筋線維の直径	小さい	中	大きい
	毛細血管密度	高い	中程度	低い
	ミトコンドリア容積	高い	中程度	低い
生化学的	ミオシンATPase能	低い	高い	高い
	嫌気的解糖能	低い	高い	高い
	好気的酸化能	高い	中程度	低い
収縮機能	収縮速度	遅い	速い	速い
	易疲労性	低い	中程度	高い
	張力の大きさ	小さい	中程度	大きい

3. 運動単位の発火頻度と動員（リクルートメント）

　筋収縮機構には不応期はないので，短い間隔で筋線維が興奮すると収縮の加重が生じ，より大きな筋力を発揮する．よって，筋力の総和は，個々の運動単位の興奮頻度（発火頻度）と参画する運動単位の動員数（リクルートメント）の積となる[1〜3]．

　下腿の内側腓腹筋は速筋であり，主にFRおよびFF運動単位から構成される．一方，遅筋であるヒラメ筋は，主にS運動単位から構成される．ネコの姿勢変化や低速歩行時には，ヒラメ筋（SOL）は筋力を発揮するが，内側腓腹筋（MG）は動員を受けず収縮していない（図3）．走行・ギャロップ・ジャンプでは大きな筋力を必要とし，腓腹筋も動員される（図3）．1つの骨格筋において複数の運動単位の活動を記録した際，筋力が小さいときには小さい発揮筋力の運動単位が動員される．筋力を増加すると，より大きな発揮筋力を有する運動単位が加わる（図4）．このように，運動モードや筋力の大きさに応じて，S運動単位からFR運動単位，そしてFF運動単位へと，運動単位群が動員される．このしくみをサイズの原理と呼ぶ．この結果は，個々の運動単位の動員が，高位中枢による詳細な指令によらず，脊髄内で自動的に調節されるという階層的制御を示す[4]．

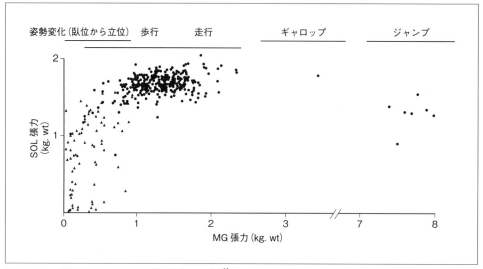

図3 ネコ運動時にみられる発揮筋力の関係[1]
[下腿ヒラメ筋(SOL)と内側腓腹筋(MG)の比較]

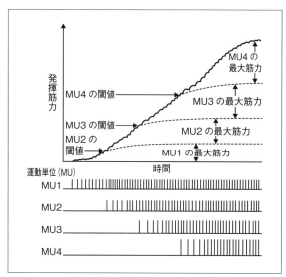

図4 運動単位のリクルートメントと発火頻度[5]

4. 筋固有受容器と脊髄反射回路

骨格筋の固有受容器には，2種類の受容器(筋紡錘やゴルジ腱器官)があり，それぞれ脊髄反射を引き起こす(**図5**)．筋紡錘は錘外筋線維(通常の筋線維のこと)と並列配置され，筋肉の長さやその変化速度を検出する．ゴルジ腱器官は筋肉と腱の移行部に直列配置され，筋力を検出する．筋紡錘からのIa求心性線維は同名筋(受容器が存在する筋肉)の運動ニューロンに単シナプス性興奮を与える．これをIa reflex(伸長反射，stretch reflexとも呼ばれる)と言う(**図6**)．ゴルジ腱器官からのIb求心性線維は，同名筋の運動ニューロンに2シナプス性抑制を与える．これをIb reflexと言う(**図6**)．これらの反射は，同名筋に留まらず，協同筋や拮抗筋に作用を与える(後述を参照)．さらに，受容器を介する脊髄反射とは異なるが，運動ニューロンの軸索は分枝して抑制性レンショウ介在細胞(Renshow細胞)を興奮させ，その活動電位は単シナプス性に運動ニューロンを抑制する(**図6**)．これを反回抑制(recurrent inhibition)と言い，運動ニューロンの発火頻度を制限する機能を有する．

5. 高位中枢による脊髄反射の修飾

大脳皮質運動野や脳幹にある運動核から下降する指令は，α運動ニューロンへの直接作用のみな

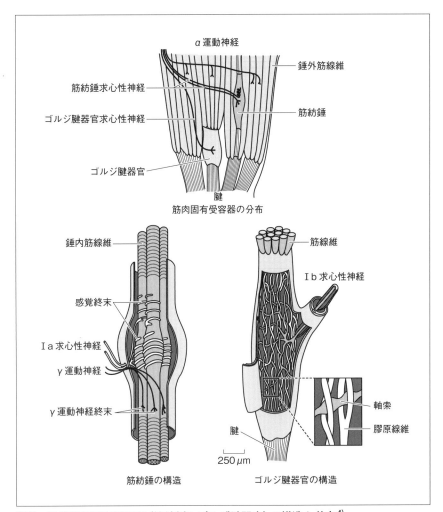

図5　骨格筋内固有受容器（筋紡錘とゴルジ腱器官）の構造と分布[4]

らず，γ運動ニューロンを興奮させる．γ運動ニューロンの興奮は，筋紡錘の錘内筋線維を収縮させることで，筋紡錘の機械受容器の感度を増加させ，Ia reflexを亢進させる．α運動ニューロンが興奮し筋肉が収縮すると，筋肉の長さやその速度は短縮する方向に動く．このshortening contractionは，筋紡錘受容器の機械的負荷を減少させるため（unloadingと呼ぶ），Ia reflexが働かなくなる．しかし，α運動ニューロンとγ運動ニューロンが同時に興奮したときには，筋収縮中であってもIa reflexを動かすことができる．これをα－γ連関と呼び（図7），このときに高位中枢はどの程度反射を調整しているかを知る必要があり，γ運動ニューロンの興奮度は高位中枢にフィードバックされていると思われる．これを遠心性コピー（efferent copy）と言う．

　高位中枢は，運動ニューロン以外にも，脊髄反射回路の修飾を行う．これはIaおよびIb抑制性介在ニューロン，そしてRenshow細胞という介在ニューロンを介して行われる[4]．高位中枢からの下降性入力によって，介在ニューロンの興奮性が調節され反射ゲインの修飾が行われるのである（図6）．

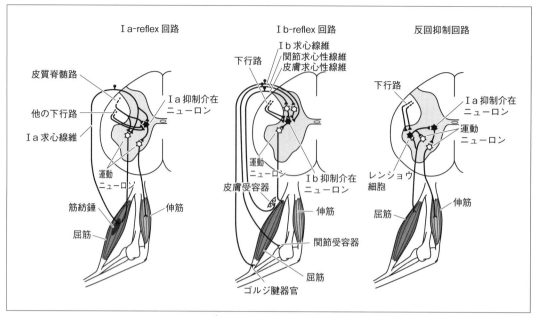

図6 脊髄反射回路と介在抑制ニューロン[4]
介在抑制ニューロンには上位中枢からの下降性入力が収束し反射感度を修飾する

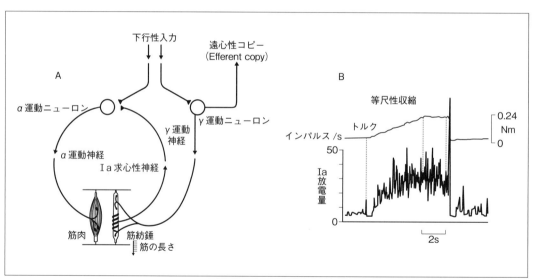

図7 α-γ関連[1]より改変
A：α-γ関連と遠心性コピーの模式図
B：等尺性収縮時にみられたIa求心性線維放電の増加．これはα-γ関連を示唆する

6. 脊髄内神経回路でできること
①肢内協調 (Intralimb coordination)

同じ関節において，同名筋と同じ働きをする筋群を協同筋と言い，逆の働きをする筋群を拮抗筋と言う．IaおよびIb reflexは，同名筋と同じ反射作用を協同筋に与え，相反的作用を拮抗筋に与

える．また，皮膚侵害刺激が加わった際には，多関節に及ぶ屈曲筋群の多シナプス性興奮と伸展筋群の抑制が生じる（屈曲反射）．

②肢間協調 (Interlimb coordination)

屈曲反射は対側肢の伸展筋群の興奮を誘発し，これを交叉伸展反射と呼ぶ．肢間協調の一例である．歩行時に片肢の足底部に侵害性の刺激が加わると，すぐさま離地と遊脚相の増加・過屈曲という踏み直り反応が生じる．その際に，反対側の肢は，すぐさま接地し体重支持を行うという合目的な反射が生じる．この反対肢の反射応答は，脊髄動物では生じることはなく，除脳動物以上で観察されるので，小脳・脳幹を介する反射と考えられる．

四足動物の脊髄を頸髄レベルで切断した際，脊髄ショックから回復後，動物の体重支持をしてトレッドミル上に置き適当な刺激を与えると，四足歩行様運動が現れる．このような所見から，動物のリズミックな歩行運動や引っ掻き運動に関するパターン発生回路 (Central Pattern Generator, CPG) は脊髄内に存在することが明らかになった．脊髄動物は立位姿勢の維持や体重支持を自ら行えず，これらの姿勢・体平衡の調節は脊髄回路では不可能であり，上位運動中枢からの運動指令に基づく[1,4]．さらに，ヒト2足歩行の際にもCPGが存在するか，またどの程度大脳皮質運動野や脳幹運動核が歩行運動制御に関わるのか否かは残された課題である．

▶上位中枢による運動制御

①運動制御のしくみ

脊髄と高位運動中枢間の神経回路網を**図8**に示す．この図から2つの重要な点がわかる[1,4,5]．第1は，大脳皮質−脳幹運動核−脊髄が直列回路を形成することである．これは運動指令の出力回路として働く．大脳皮質運動野や脳幹運動核の神経細胞は脊髄まで長軸索の投射を行い，α運動ニューロンの活動や脊髄反射を調節する．第2は，大脳基底核は，脊髄への直接投射をもたず，大脳皮質との間に視床を介する閉ループ回路を作ることである（**図8**）．同様に，小脳皮質も視床を介する閉ループ回路を作る．さらに，小脳皮質は脳幹運動核との間にも閉ループ回路を作っている．よって，小脳皮質については，大脳皮質への投射のみならず，脳幹運動核を介して脊髄α運動ニューロンへ影響を与えることが可能である（**図8，9**）．

②脳幹運動核と階層的な運動制御

脳幹運動核として（**図9**），3つの運動核が存在する［中脳にある赤核・橋から延髄にある網様体核そして延髄にある外側前庭核（ダイテルス核とも呼ばれる）］[1,4,6]．それらの軸索は脊髄まで下行し，α運動ニューロンと単シナプス性または多シナプス性に連絡する．それぞれの軸索群は脊髄白質内で集合体を形成し，それらは赤核脊髄路・網様体脊髄路・前庭脊髄路と呼ばれる．赤核脊髄路は主に遠位にある屈筋群のα運動ニューロンを興奮させて，手指や足関節の巧緻性運動を調節する．網様体脊髄路および前庭脊髄路は体幹筋や近位筋の運動ニューロンを支配し，姿勢や体平衡，そして歩行運動の調節に関与する．網様体脊髄路は，屈筋群や伸筋群のα運動ニューロンと連絡し，前庭脊髄路は伸筋群の運動ニューロンと連絡する．

表3に示すように，4足動物の脳幹をさまざまなレベルで切断して，残存する運動機能が調査された．その結果，運動機能は階層的な制御を受けており，中脳・橋・延髄にある運動中枢は姿勢反射の調節，抗重力筋の緊張ならびに歩行運動の駆動に連動すること，間脳にある運動中枢は自発的

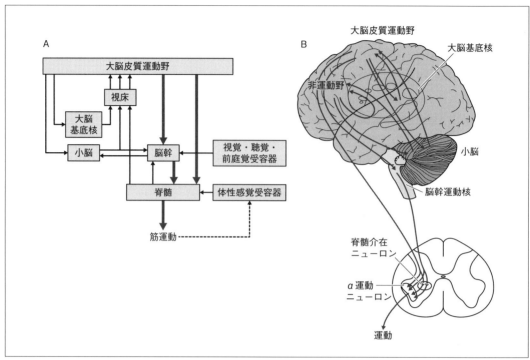

図8 運動制御のしくみ[2]
A：運動中枢間の神経信号の流れ．太い矢印は運動指令の方向を指す
B：大脳皮質運動野と大脳基底核および大脳皮質運動野と小脳半球との閉ループ回路を表す

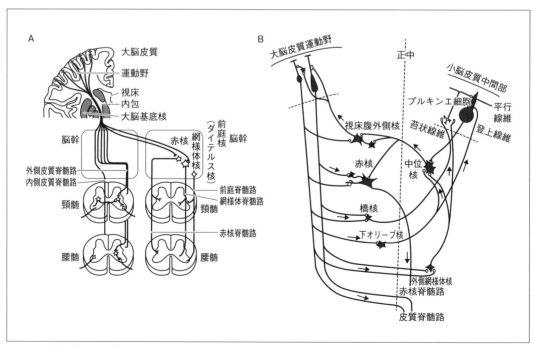

図9 皮質脊髄路と脳幹からの下行路
A：大脳皮質運動野および脳幹運動核からの下行路[2]
B：脳幹運動核への大脳性および小脳性入力の収束[6]

表3 運動中枢と階層的な役割

切除レベル	残存する主な運動機能
間脳（視床と視床下部）	自発的な立位および歩行運動
中脳	除脳固縮の消失 立ち直り反射 righting reflex 姿勢制御および体平衡制御
橋	除脳固縮 decerebrate rigidity 伸筋群活動の亢進・四肢の伸展
小脳	伸張反射の亢進・γ運動ニューロン活動の亢進 緊張性迷路反射（前庭器管：頭の位置と動きの情報）
延髄	緊張性頸反射（頸の固有受容器：頭と体幹のなす角度）
脊髄	脊髄反射 脊髄内歩行リズム発生回路 脊髄内肢間連絡回路

な立位や歩行の発生機構と連動することがわかった．このような階層的な制御によって運動機能の分業化が行われ，大脳皮質はより高度な随意運動の調節に関与していることが示唆される．しかし，ヒトにおいても同じことが当てはまるか否かは不明である．奈良[7]は，臨床的に片麻痺患者の麻痺側下肢の交互性伸展・屈曲を誘発する方法論を模索している．その中で，患者の非麻痺側を下に横臥位にして，緊張性迷路反射を抑制した姿勢にて，股・膝関節を屈曲位に保ち，麻痺側を保持して非麻痺側の股関節の伸展・屈曲運動に抵抗を加えると，麻痺側の伸展・屈曲運動が生じることを紹介している．

③歩行中の脳幹運動核および小脳皮質の活動

除脳動物を用いて，歩行運動中の脳幹運動核および小脳皮質活動が記録されている．赤核および網様体核ニューロンは，大脳皮質運動野からの興奮性入力と小脳核からの興奮性入力を受ける[5]．小脳皮質出力細胞（プルキンエ細胞と言う）の興奮は小脳核ニューロンとダイテルス核ニューロンを単シナプス性に抑制する．よって，小脳皮質プルキンエ細胞活動の増加は，脳幹運動核活動を脱促通し，プルキンエ細胞活動の減少は，脳幹運動核活動を脱抑制する（図9）．

歩行運動中に，脳幹運動核活動および小脳皮質プルキンエ細胞活動は，歩行周期と同期したリズミックな放電活動を示し，また，活動位相はα運動ニューロンの活動位相と対応していた．実際に，小脳皮質を冷却して一時的にプルキンエ細胞活動を低下させると，小脳皮質中間部冷却では，遊脚相の過屈曲が生じ[8,9]，小脳皮質虫部の冷却では接地前後の過伸展が生じた（図10）．この結果は，小脳皮質や脳幹運動核神経ニューロンの活動は，歩行運動の制御に重要であり，毎ステップごとに，4足の動きのみならず，着地・離地のタイミングや空間的な位置を調節することを示唆している．これは，小脳皮質の梗塞や出血によって，起立姿勢の困難さや2足歩行時の体平衡不全が生じることに対応する．

④随意運動の調節

内包部の梗塞や出血（皮質脊髄路の損傷）に伴う運動機能不全の観察から，大脳皮質運動野は主に遠位筋の巧緻性動作を行うような随意運動と関連し，その関与度は高等動物になるほど大きい．このような巧緻性随意運動には，運動の企画と精巧な運動プログラムの作成・実行を要する．その制御回路の模式図を図11に示す[4]．

運動前野・補足運動野は，皮質連合野の広い領域から入力を受けている．また，大脳基底核や小脳皮質半球部から視床を介した入力を受けている．運動前野の出力は，脊髄や大脳皮質運動野へ投射する．大脳皮質運動野は，当然ながら脊髄に直接投射するが，その一部は脳幹運動核を介して間接的にも脊髄へ投射する．運動パフォーマンスは，脊髄視床路から小脳皮質（虫部・中間部）・脳

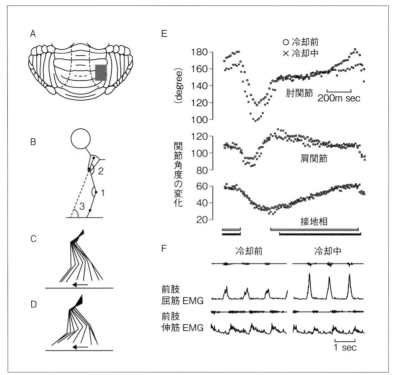

図10 ネコ小脳皮質中間部による歩行運動への影響[8]
A：小脳皮質の冷却部位（斜線部，皮質前葉中間部）．B：前肢の関節角の定義（1，肘関節；2，肩関節；3　関節）．C，D：前肢の歩行中動作（C，冷却前；D，冷却中）．E：前肢の関節角の動き（○，冷却前；×，冷却中）．F：前肢屈筋および伸筋EMGの変化

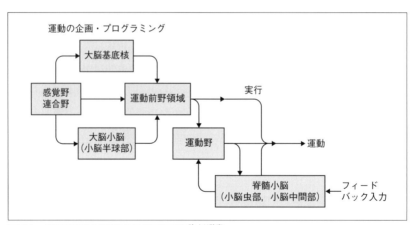

図11 随意運動を制御する神経回路[2]より改変

幹運動核－視床路を介して，大脳皮質にフィードバックされる．

　ヒトの随意運動時の大脳皮質活動を計測することは困難である．fMRIやPETなどを用いて，脳血流量を記録し皮質活動を推測したものを**図12**に示す．単純な手指運動では，一次運動野と体性感覚野の血流量が増加しているが，補足運動野の血流量は変化していない．複雑な手指運動では，

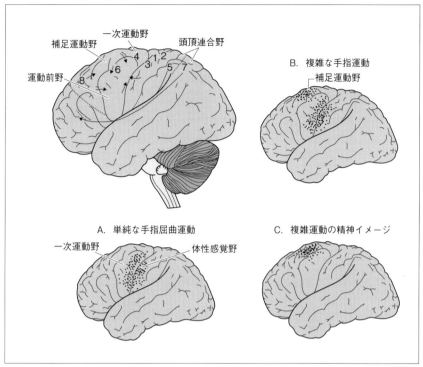

図12 大脳皮質運動野，運動前野および補足運動野と局所脳血流量の変化[4)より改変]

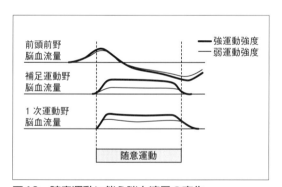

図13 随意運動に伴う脳血流量の変化
前頭前野の脳血流量は随意運動の開始に約5秒先行して増加し，その後減少する．対照的に，補足運動野ならびに一次運動野の脳血流量は運動開始と同時に増え，その増加は運動中持続する．また運動強度に対する依存性にも差がみられる

補足運動野の血流量も増加する．運動イメージのみで運動を実施しないときには，補足運動野においてのみ血流量が増加する[4)]．この結果から，補足運動野は複雑な運動の企画・計画に加わるが，必ずしも運動実施とは関連していない可能性がある．

最近，近赤外分光計（NIRS）を用いて，運動関連領域（一次運動野・運動前野・補足運動野）および前頭前野でみられる脳血流量変化と自発的な随意運動との関連性がリアルタイムで調べられた（**図13**）．その結果，運動関連領域の血流量は運動開始と同時に増加すること，前頭前野の血流量は，運動開始に約5秒先行して増加することが判明した．この点から，自発的な随意運動時には，運動関連領域のみならず他の皮質領域も活動することがわかる．この前頭前野の活動は運動開始に大きく先行することから，運動関連領域に対する出力や随意運動に伴う自律神経系や循環器系の調節と連動していることが示唆される．

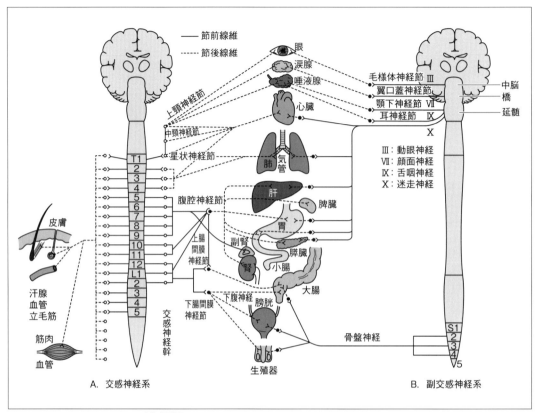

図14 自律神経系の遠心路[10]より改変

自律神経系と自律中枢

生命維持に重要な役割を有する循環・消化・代謝・内分泌・体温維持・排泄・体液量調節・排泄・生殖などの生理機能は自律機能と呼ばれ，随意的な制御を受けない[2, 10, 11]．自律機能を支配する神経系は自律神経系と呼ばれ，交感神経系と副交感神経系からなる．基本的には，自律神経は遠心性回路を構成する．

1. 自律神経回路と生理機能の調節

交感神経の起始細胞である節前神経細胞は，第1胸髄から第2腰髄に存在する（**図14**）．その軸索は脊髄前根を経て交感神経節で節後神経細胞にシナプス連絡する．節後細胞の軸索は，全身の効果器に投射して心筋細胞・平滑筋細胞・腺細胞を支配する．その神経伝達物質はノルアドレナリンである．一方，副交感神経系の節前細胞は，脳幹と第2～4仙髄に存在し，その軸策（節前線維）は，効果器の内部または近傍にある副交感神経節へ投射して節後神経細胞にシナプス連絡する．節後細胞の軸索は，顔面領域・心肺領域・消化器・膀胱・生殖器を支配し，その神経伝達物質はアセチルコリンである．

2. 支配領域と相反作用

副腎・腎臓・骨格筋・皮膚にある血管平滑筋・尿細管細胞・カテコラミン分泌腺細胞は，交感神

表4 主な自立性効果器に対する交感神経と副交感神経の作用[10]

効果器	交感神経 アドレナリン作動性神経 α受容体	交感神経 アドレナリン作動性神経 β受容体	交感神経 コリン作動性神経 N受容体	交感神経 コリン作動性神経 M受容体	副交感神経 コリン作動性神経 M受容体
眼	瞳孔散大筋収縮（散瞳）	毛様体筋弛緩			瞳孔括約筋収縮（縮瞳） 毛様体筋収縮
唾液腺	粘稠な分泌	アミラーゼ分泌			多量の希薄な分泌
心臓		心拍数，心収縮力伝導速度の増加			心拍数，心房収縮力，伝導速度の低下
血管	収縮	拡張		骨格筋血管拡張	頭部，生殖器の血管拡張
気管		気管支筋弛緩			気管支筋収縮
胃腸	平滑筋弛緩 括約筋収縮 分泌抑制	平滑筋弛緩			平滑筋収縮 括約筋弛緩 分泌促進
肝臓	グリコーゲン分解	グリコーゲン分解			グリコーゲン合成
膵臓	膵液分泌減少 インスリン分泌抑制	インスリン分泌促進			膵液分泌促進 インスリン分泌促進
腎臓	レニン分泌減少	レニン分泌促進			―
膀胱	膀胱三角，括約筋の収縮	排尿筋弛緩			排尿筋収縮 膀胱三角，括約筋の弛緩
生殖器	射精				勃起
副腎髄質			カテコラミン分泌		―
汗腺	局所的分泌			全身的分泌	―
立毛筋	収縮				

N受容体＝ニコチン様受容体，M受容体＝ムスカリン受容体，―は副交感神経が分布していない

経系のみの支配を受けるが，それ以外の自律機能は交感神経と副交感神経の2重支配を受ける．また，その作用は概ね相反的である（表4）．例えば，心臓交感神経は，心拍周期・房室伝導時間を短縮して心収縮力を増加するが，心臓副交感神経には反対の作用がある．

3. 自律神経中枢

自律神経系の中枢は，視床下部と脳幹に存在する（図15）．視床下部は，体温・体液量・浸透圧・血糖値・ホルモン分泌・概日リズム・飲水・摂食・生殖行動など多数の自律機能を調節する．脳幹には，呼吸循環・排泄・嚥下・嘔吐・焦点や瞳孔調節などに関わる多数の自律中枢が存在する．これらの中枢神経細胞は，交感神経系および副交感神経系を介して効果器を制御する．大脳皮質前頭前野・大脳辺縁系（帯状回・島皮質・偏桃体・海馬など）・小脳皮質は，前述の自律中枢と神経連絡を保ち自律神経中枢の活性化や修飾を行うと思われるが，その詳細はまだ不明である．

4. 体性感覚刺激と自律神経反射

皮膚・関節・骨格筋・結合組織へ物理的刺激（機械的・温冷湿布・侵害刺激など）や電気的な刺激を与えた際にみられる交感神経および副交感神経活動の応答を図16に示す．これらの体性感覚刺激は，心臓・副腎などを支配する交感神経活動を高め，標的臓器の血流量変化・副腎からのカテ

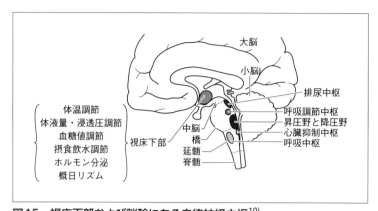

図15 視床下部および脳幹にある自律神経中枢[10]
特に，視床下部にはさまざまな自律機能を調節するニューロン群が存在する

コラミン分泌・免疫活性の変化などを誘発する[2,10,11]．胃と膀胱には，脊髄分節性の脊髄内反射を誘発する[11]．例えば，会陰部の体性感覚刺激のみが膀胱平滑筋の収縮を促すことができるが，これは脊髄損傷者における排尿誘発に有効である．

5. 軸索反射

通常の反射は受容器と効果器の間に反射中枢を含むが，軸索反射という中枢神経系を介さない反射がある（**図17**）．皮膚に侵害刺激が加わると中枢神経系へ侵害感覚情報が送られ，同時に，活動電位は軸索側枝を伝導し同一の皮膚組織を支配する．軸索末端から神経ペプチド（サブスタンスP，CGRP，VIPなど）を放出し，これらの神経伝達物質は皮膚細動脈を血管拡張し紅潮反応をきたす．また，皮膚にある肥満細胞に作用してヒスタミンを遊離させる．ヒスタミンは毛細血管壁の透過性を亢進させ浮腫の起因になる[10]．

6. 自律神経調節に関わる受容器

人体の内部環境を調節する受容器は，心臓・肺・消化器系・腎臓・膀胱・生殖器などほとんどの内臓器に存在し，臓器の状態を自律神経中枢にフィードバックする．ここでは，全身の循環器系を調節する重要な末梢受容器ならびに脳内に存在する受容器について記述する．

①動脈血圧受容器

動脈血圧受容器は，両側の頸動脈洞ならびに大動脈弓部にある動脈壁の伸展を感知する機械受容器である．動脈血圧に比例した活動を中枢へと送る．動脈血圧が上昇したときには，心拍出量および末梢血管抵抗を減少させ血圧を元に戻し，動脈血圧が低下したときには逆方向の反射性応答が生じるが，これを動脈血圧反射と言う．標的器官は心臓と全身の血管系である．頸動脈洞血圧受容器は，脳循環系への入り口の動脈血圧をモニターし，大動脈弓血圧受容器は，大動脈血圧をモニターすることから，それぞれ異なる生理機能をもつと予想されるが，未解決の課題である．

②心肺部圧受容器

中心静脈・心房・肺血管は低圧で伸展される．心肺部圧受容器は，これら低圧系の伸展を感知する機械受容器であり，心房壁や肺血管に存在する．心肺部圧受容器の活動は中心静脈圧（大静脈と右心房の合流部付近の静脈圧）や心房内圧と比例するので，その活動は静脈還流量や心房容積をモニターしている．間接的には，循環血液量や体液量をモニターしている．主な標的器官は腎臓であ

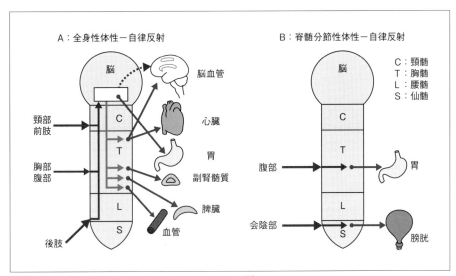

図16 全身性および分節性体性-自律神経反射[11]
A：全身性反射．種々の部位の刺激により脳幹を介して起こる反射であり，標的器官は全身性に広く分布する
B：脊髄分節性反射．特定領域の刺激によって起こる脊髄反射であり，標的器官は主に胃や膀胱などである

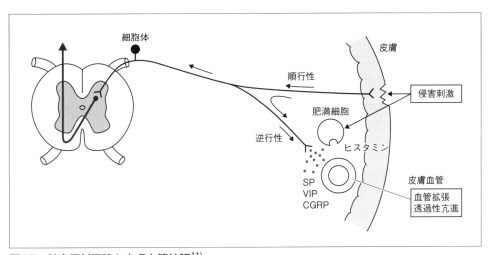

図17 軸索反射回路と皮膚血管拡張[11]

り，日常の運動活動や暑熱時の脱水などで静脈還流量や血液量は大きく変動し，心肺圧受容器反射は大切な役割を果たしている．静脈還流量が低下した状態を考えてみると，心肺部圧受容器の活動も減少する．その結果，下垂体後葉からバゾプレシン（抗利尿ホルモン）の分泌が増え，腎臓での水分の再吸収量が増え尿量は減少する．また，腎交感神経活動が高まり，それは近位尿細管での水分・Na^+イオンの再吸収を増やす．また腎からのレニン分泌が増えるため，レニン-アンギオテンシン活性は上昇し副腎皮質からのアルドステロンが分泌される．アルドステロンは，腎臓遠位尿細管や集合管に作用してNa^+イオンや水分の再吸収量を増やす．全身の交感神経活動も高まり，

血管抵抗が大きくなり動脈血圧を上昇させる．静脈還流量が増加したときには，逆方向の変化が生じる．

③動脈化学受容器

両側の頸動脈洞および大動脈弓領域には，頸動脈体および大動脈体と呼ばれる特別な組織がある．そこには，動脈血中のO_2分圧・CO_2分圧・pHを感知する化学受容器が存在する．通常の日常生活時にO_2分圧が低下することはないが（肺疾患や高地性低酸素血症を除く），CO_2分圧・pHは高強度運動では変化する．次に述べる中枢内化学受容器によるモニターと合わせて，呼吸循環系を調節する．

④脳に存在する中枢受容器

延髄の腹外側野には中枢性化学受容器が存在する．動脈血中CO_2分圧やpHに一致して，脳脊髄液中のCO_2分圧やpHも変わる．中枢内化学受容器は，脳脊髄液中のCO_2分圧やH^+イオンの上昇によって興奮し，呼吸循環反応を発動する．この中枢化学受容器は，末梢動脈化学受容器よりも大きな影響を及ぼし，換気亢進・徐脈・交感神経活動増加の要因となる．中枢化学受容器以外に，視床下部には浸透圧受容器ならびに温度感受性ニューロンが存在する．それぞれ脳脊髄液内の浸透圧や脳深部温をモニターしている．

筋肉収縮のしくみ

骨格筋の特徴

人体内で興奮できる性質（すなわち活動電位を発生できる能力）を有する細胞は，神経細胞と筋肉細胞のみである．筋肉細胞は骨格筋，心筋および平滑筋細胞に分類される．その中で，骨格筋は体重の約40％を占め心筋や平滑筋は約10％を占める．また骨格筋は基礎代謝の40％を占める重要な臓器である．人体には660個以上の骨格筋があり，1つの骨格筋はさらに数千から数万という多数の筋細胞（筋線維，muscle fiberとも呼ばれる）から構成される（図18）．それぞれの骨格筋細胞は，複数の細胞核を有する細長い多核細胞であり，直径が10～100μmで長さは数mmから20～30cmに及ぶ．その両端は腱組織を介して骨に付着し，骨格筋の収縮は筋の長さが短縮する長軸方向に筋力を発生させる．

骨格筋細胞は隣り合う細胞とギャップ結合をもたず電気的に隔絶されている．よって，骨格筋細胞の間では興奮伝導は起こらない．また，骨格筋はペースメーカ細胞をもたず自ら興奮を発生することがない．そのため，心筋や平滑筋とは異なり，骨格筋細胞は外来の運動神経支配を受け，その神経興奮に従ってのみ活動電位を発生させることが可能となる．

骨格筋細胞はタンパク質であるアクチンフィラメントとミオシンフィラメントの相互作用で構成される収縮装置を備えている（図18）．この筋収縮装置は，筋の活動電位により活性化され筋力を発揮する．

筋収縮タンパクの微細構造

骨格筋細胞の中には，収縮要素である筋原線維（myofibril，直径1μm）が約1万本以上含まれる．

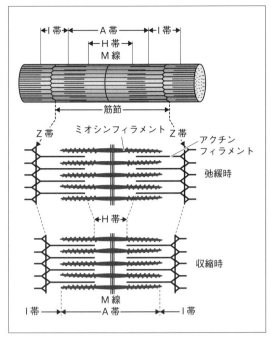

図18 筋原線維の横紋構造とアクチンおよびミオシンフィラメント[3]より改変

筋原線維では，部位により光屈折率が異なるので，筋の長軸に対して明瞭な横紋が観察される（**図18**）．筋原線維は明るいI帯と暗いA帯という規則正しい繰り返し構造をもち，I帯の中央に直角に走る密度の濃い線をZ帯と呼ぶ．Z帯から隣り合うZ帯までの間隔は，筋節（サルコメア，sarcomere）と呼ばれ，収縮要素の最小単位である．弛緩した状態で筋節の長さは2〜2.4μmである．筋が他動的に伸展されると，筋節は延長する．一方，筋収縮により筋が短縮すると，筋節も短くなる．

筋原線維に含まれる直径15nmの太いミオシンフィラメントと直径7nmの細いアクチンフィラメントは，収縮タンパク質であり，筋収縮のための最小要素でもある．規則的な横紋は，これら2種類のフィラメントの配列で生じる．アクチンフィラメントの部分がI帯を，ミオシンフィラメント部分がA帯をなす．太いミオシンフィラメントは，数百のミオシン分子の集合体であり，1個のミオシン分子は，分子量が50万でゴルフクラブ状の構造を成し，2つの球状の頭部と1本の長い尾部の付いたタンパク質線維からなる．ミオシン分子の頭部には，アクチン分子と結合し架橋（クロスブリッジ）を作る部位とATPを加水分解する触媒部位とがある．一方，細いアクチンフィラメントは，300〜400個のアクチン分子の2重らせん状重合体であり，その他にトロポミオシンやトロポニンと称するタンパク分子を含む．弛緩状態の筋細胞では，トロポニンIはアクチンのミオシン結合部位を覆い，ミオシンとアクチンの相互干渉を抑制する．

筋収縮のしくみ

運動神経の興奮から筋収縮が起こるまでのプロセスを**図19**にまとめる[3]．運動神経の興奮がシナプス伝達され，発生した筋活動電位は筋線維の細胞膜に沿って長軸方向に2m/sの速度で伝播する．また，活動電位は細胞表面から深く陥入する横行小管（またはT管）を経て筋細胞深部に伝播する．T管膜が脱分極すると，膜電位感受性のあるジヒドロピリジン受容体によって，Ca^{2+}貯蔵庫である筋小胞体が活性化される．そして筋小胞体からCa^{2+}イオンが筋細胞内へ放出され，細胞内Ca^{2+}イオン濃度は約1,000倍に上昇する．細胞内Ca^{2+}濃度の上昇によって，トロポニンCを介してトロポニンIとアクチンの結合構造が変化し，アクチンのミオシン結合部位が露出する．その結果，アクチンとミオシン頭部の架橋が形成され，ミオシン分子頭部の首振り作用による滑走，つまり，収縮が生じる．それに続いて，ATPがミオシン頭部に結合すると，アクチン−ミオシン間の架橋はずれてしまう．ATPが酵素（ATPase）によって加水分解されると，ミオシン分子は元の静

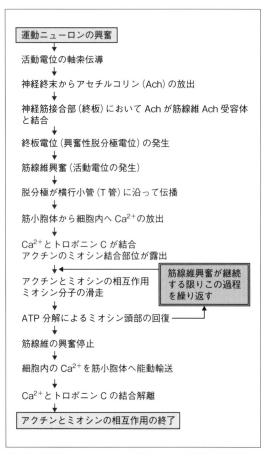

図19 運動ニューロンの興奮から筋収縮の終了までのプロセス[3]

止状態に戻る．ATPがアデノシン2リン酸（ADP）と無機リン酸（Pi）に加水分解されるときに，化学的自由エネルギーが発生し，それがミオシン分子の構造変化に利用される．このように筋収縮ならびにATPの加水分解は，酸素（O_2）を必要とせず，嫌気的に生じる．しかし，このサイクルを持続させ筋収縮を継続するためには，Ca^{2+}イオンとATPが供給される必要がある．

$$ATP + H_2O \xrightarrow{ATPase} ADP + Pi + 自由エネルギー(7.3 kcal)$$

活動電位の発生が停止すると，細胞内Ca^{2+}イオンは筋小胞体へ能動輸送され，再貯蔵される．それゆえ，ATPはミオシン分子の滑走としての筋収縮ならびにCa^{2+}イオンの能動輸送に必要であり，筋収縮と弛緩の両方に関与する．

興奮-収縮連関

骨格筋の興奮-収縮連関と呼ばれる一連の過程は驚くべきスピードで遂行され，1回の筋興奮に伴う筋力の発揮は10msの潜時で始まり，100～150ms持続する（これを単収縮，twitchと呼ぶ）．筋収縮機構には不応期はないので，短い間隔（約8～10Hz）で筋線維が興奮すると収縮の加重が起こり，より大きな筋力を発揮する．単一筋線維を高頻度（60～100Hz）で人工的に電気刺激すると，1つひとつの収縮が融合して滑らかな曲線となり最大筋力が得られる．このような収縮状態を強縮（テタヌス，tetanus）と言う．しかし，随意運動や歩行などで観察されるα運動ニューロンの興奮頻度は，高くても30～40Hzほどであり，テタヌスのように滑らかな筋力は発生しないはずである．実際には，個々の運動単位の興奮頻度（発火頻度，firing rate）と参画する運動単位の数（リクルートメント，recruitment）の積が筋力の総和を決める．生理的条件下では，人工的な電気刺激のような同期的な一斉興奮が生じるわけではない．運動単位群は非同期的に興奮することから，テタヌスよりも低い発火頻度であっても筋力の総和は平滑化される[1,3]．

筋力と筋の長さとの相互関係は，筋原線維のサルコメア長とミオシン-アクチンフィラメント間架橋の形成度によって定まる．筋が伸展しすぎると，サルコメアも大きく伸展され，架橋形成の長さが短くなる．逆に，筋が短縮しすぎると，架橋形成が困難となる．発揮筋力はサルコメア長に依存した凸形の曲線を示し，ほぼ自然長に対応する筋長（これを至適長L_0と呼ぶ）の際に最大となる．筋肉の長さが至適長よりも長くなっても短くなっても，発揮張力は減少する．弛緩している筋肉を

外力（負荷）で引き伸ばすと，筋弾性によって張力が発生する．この張力を静止張力と言う．外力による伸展が大きくなればなるほど，静止張力も大きくなる．無負荷の状態（伸展方向に加わる外力がないとき），最大速度の求心性収縮（shortening contraction）が生じる．この短縮速度は負荷量の増加とともに減少する．最大発揮張力に等しい負荷が加わると，筋長の変化速度はゼロとなる（すなわち等尺性収縮となる）．さらに，負荷量を増やすと，筋は伸展されながら遠心性収縮（lengthening contraction）が生じる．このような遠心性収縮は階段を降りる際にみられ，筋・腱・靱帯に大きな筋力が加わり損傷の起因となりやすい．

ATP合成機構

筋細胞内に存在するATP濃度は，極めてわずかであり約10回の筋収縮に相当する程度である．そのため筋収縮を継続するには，ATPを継続して合成する必要がある．ATP合成機構として，次の3種類の化学反応が知られている．

①クレアチンリン酸（PCr）の分解：PCr＋ADP→Cr（クレアチニン）＋ATP
②嫌気的解糖（無酸素的）：グルコース＋2ATP→2乳酸＋4ATP
③好気的解糖（有酸素的）：グルコース＋2ATP→$6CO_2$＋$6H_2O$＋40ATP
　　　　　　　　　パルメチン酸（脂肪酸）→CO_2＋H_2O＋140ATP

細胞質内（Cytoplasm）の酵素反応で生じるATP合成として，クレアチンリン酸（PCr）の分解とグルコースの嫌気的解糖がある．PCr分解によって約50回の筋収縮が可能となる．嫌気的解糖の燃料はグルコースである．グルコースは，血漿中に溶存している物質やその重合体として肝臓や骨格筋内に貯蔵されているグリコーゲンが分解されて得られる．嫌気的解糖によるATP合成反応は短時間で生じるが，ATP合成量は少ない．この嫌気的過程の最終生成物質であるピルビン酸は乳酸に分解される．短時間（10〜20秒）の最大仕事（例えば，短距離走）を行うときには，以上のようなPCr分解と嫌気的解糖系によって必要なATPが合成される．

嫌気的過程の最終生成物であるピルビン酸は，ミトコンドリア内において，好気的解糖過程（クエン酸回路）の燃料としても使われる（図20）．ピルビン酸は，CO_2とH_2Oに酸化され，同時にATPが大量に合成される．運動を長時間持続する際には，この好気的ATP合成が重要となる．例えば，60分ほどの長距離走に必要なATP量は，ほとんど好気的代謝で得られる．実は，好気的ATP合成には，糖代謝よりも脂肪酸の酸化による脂質代謝が重要である（図20, 21）．

脂質成分として，血漿中や筋組織に在る脂肪酸やトリアシルグリセロール（TG）がある．骨格筋や脂肪に含まれるTGは，筋肉組織中にある酵素によって脂肪酸とグリセロールに分解される．脂肪酸代謝の大きな特徴は，グルコースと比較して極めて大量のATPが得られることである[3]．図21は，有酸素運動の強度（最大酸素摂取量に対する比）と筋肉エネルギー消費に占める脂質と糖質の割合を示す．低運動強度では，血漿由来の脂肪酸の燃焼でほとんどのATPが合成され，血漿由来のグルコースおよび筋細胞内TGの貢献は少ない．運動強度の増加とともに，血漿由来の脂肪酸の燃焼が相対的に減少し，筋肉内TGおよびグリコーゲンの役割が重要となる．特に高強度運動ではグリコーゲンの燃焼が大きい．血漿由来のグルコースの燃焼は運動強度にかかわらず一定である．高強度運動時には，クエン酸回路によるピルビン酸の消費が足りなくなると，ピルビン酸は乳酸に代謝される．その結果，細胞質内で増加した乳酸は血漿中へと流出する．また，組織内pH緩

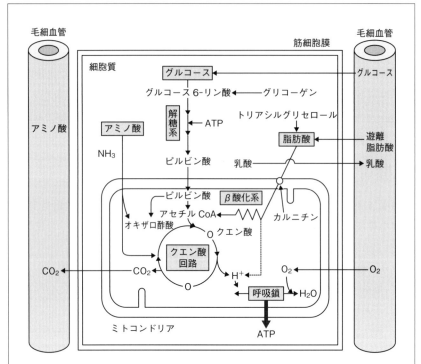

図20 筋線維のATP合成反応[3]

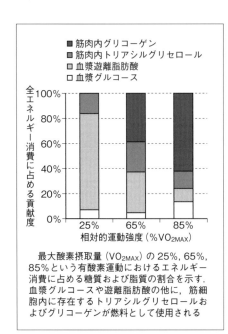

最大酸素摂取量（VO_{2MAX}）の25％，65％，85％という有酸素運動におけるエネルギー消費に占める糖質および脂質の割合を示す．血漿グルコースや遊離脂肪酸の他に，筋細胞内に存在するトリアシルグリセロールおよびグリコーゲンが燃料として使用される

図21 有酸素運動のエネルギー消費に占める糖代謝および脂質代謝の割合[3]

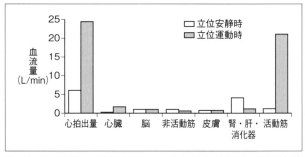

図22 安静時と最大運動時にみられる心拍出量と臓器血流量[3]

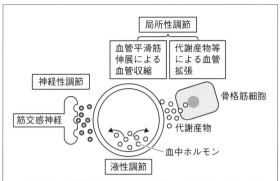

図23 筋抵抗血管口径の調節メカニズム[3]

小動脈・細動脈は抵抗血管と呼ばれ、その血管口径の変化は血流抵抗を変え毛細血管への血流量を増減させる。血管口径の調節には、筋収縮などに伴う代謝産物や血管平滑筋伸展という機械的刺激による局所性調節、血管運動神経による神経性調節、アドレナリンなど血漿ホルモンによる液性調節がある

衝能力を超えて乳酸が蓄積すると、細胞内のpHは低下する。それによって、酵素活性は抑制され、ATP不足が生じることで筋疲労の一因となる。

筋血管運動の調節

　安静時に、骨格筋へ流れる血流量は心拍出量（5L/min）の20％に相当する。しかし、筋組織の単位重量当たりの血流量は低く、安静時にみられる筋血管系の血管抵抗は高いことがわかる。最大運動時には、心拍出量は大きく増加し（20〜25L/min）、その80％が活動筋へ供給される（**図22**）。その際に、筋血管抵抗は安静時の約20分の1にまで減少する。このように筋活動は筋血管系に大きな影響を及ぼす[1,2,3]。

　骨格筋を栄養する分配動脈は、筋組織内で数回にわたり分岐し、小動脈・細動脈に至る。これらの細い動脈は抵抗血管として働き、その血管口径が縮小すると血管抵抗は増加し、筋血流量は減少する（血管収縮）。逆に、血管口径が拡張すると、血管抵抗は減少し筋血流量は増加する（血管拡張）。このような血管抵抗の変化は血管平滑筋の収縮・弛緩によって能動的に生じ、それは下流側にある毛細血管網に供給する血流量を変えることになる。1個の筋細胞の周囲を平均約5個の毛細血管が取り囲んでいるが、安静時にすべての毛細血管に血液が流れているわけではない。毛細血管は、平滑筋を含まず血管内皮細胞から構成されているため、収縮性はなく口径変化や血管抵抗の変化はない。このように、前毛細血管に位置する細動脈は、毛細血管網への開通度や血流速度を定め、毛細血管壁での物質交換に関わる有効表面積を左右し物質交換能に大きな影響を及ぼす。

　筋血管運動の調節因子として、①交感神経性調節（骨格筋血管には交感神経のみが分布する）、②ホルモンによる液性調節、③筋収縮に伴う代謝産物による調節、④血流や血圧の変化による局所的な自動調節がある（**図23**）。微小電極を用いて記録されたヒト筋交感神経活動は自発活動を示し、これらの交感神経は、ノルアドレナリンを神経伝達物質とするアドレナリン作動性線維であり、α受容体を介して血管平滑筋を収縮させる作用がある。安静時には筋交感神経活動によって筋血流量は低い値に維持されている。アドレナリン作動神経以外に、筋交感神経は、アセチルコリンを伝達物質とするコリン作動性神経を含む。コリン作動性神経には血管拡張作用があり、運動開始時に神経性に筋血流量を増やす作用があると予想されている[12]。重要なホルモンとして、副腎髄質から分泌されるアドレナリンがある。アドレナリンは、α受容体よりもβ受容体に結合し筋血管拡張作用を示す。運動時に起こる筋血管拡張は、筋収縮に伴う代謝産物に大きく依存する。代謝産物としては、水素イオン（H^+）、カリウムイオン（K^+）、アデノシン、リン酸、乳酸、プロスタグランジンなどの候補があり、これらの物質が複合的に作用すると考えられている。動脈血圧が低下したときには、血圧低下が局所性筋血管拡張を生じることで血流量は一定に保たれる（これを自動能と呼

ぶ）．自動能とは別に，動脈血圧や心拍出量の増加などで筋血流量が増えたときには，流量増加に比例して血管内皮細胞から一酸化窒素（NO）が産生される．NOは血管平滑筋を弛緩させ血管拡張して，血流量を一層増加させる作用を有する．

運動イメージ

運動イメージとは能動的な認知活動であり，「実際の運動出力や感覚入力を必要とすることなく運動を想起することであり，脳内の運動ワーキングメモリーの再生」と定義される[13]．運動イメージの様式により，一人称および三人称イメージがある．一人称運動イメージは，自らが運動を遂行するイメージであり，三人称運動イメージとは，他者が遂行する運動場面を観察するイメージである．スポーツにおけるメンタルトレーニングやリハビリテーション臨床における運動機能の改善・向上手段として，運動イメージが用いられている．以下では，一人称イメージに関する基礎的な知見と臨床応用について考察する．

運動イメージと大脳皮質血流量

基礎的研究としても，大脳皮質活動の賦活様式を実際の運動やその精神イメージと比較することは，運動制御のしくみを考察するうえで意義がある．ヒトの脳活動は組織血流量の増減から推測されており，脳活動の活性化に応じて代謝性に組織血流量が増えると解釈されている．実際の片側手指運動では，反対側の一次運動野・体性感覚野に加えて，反対側運動前野・両側補足運動野・両側前頭前野の組織血流量が増加する．その運動イメージにおいては，補足運動野の血流量が増加し，この領域は運動想起に関わる（図12）．この所見は，運動イメージが運動想起として脳活動を活性化すること，そしてその脳部位を特定できることを示す．しかし，運動イメージに伴う脳活動は，実際の運動時と全く同一ではなく，筋力発揮で生じる感覚フィードバックや遠心性コピーの重要性を示唆する．

大脳皮質運動野の興奮性変化

前述の脳血流結果で，運動イメージは，大脳皮質一次運動野の脳活動を興奮させないとの結果になり，皮質脊髄路ニューロンが興奮しないことと対応する．しかし，皮質脊髄路ニューロンにおける閾値下の興奮性変化や皮質介在神経細胞に関する情報は残されていた．経頭蓋磁気刺激法（Transcranial Magnetic Stimulation, TMS）を用いて運動野に励起電流による弱い刺激を与えると，皮質脊髄路細胞は閾値を超えて活動電位を示す．この活動電位は，脊髄α運動ニューロンを興奮させ，同時に誘発筋電位（Motor Evoked Potential, MEP）を発生させる．そのため，皮質脊髄路細胞の閾値下における興奮性を明らかにできる手法である．図24に示すように，MEPの大きさを比較すると，安静時よりも，運動イメージを実施したときにはMEP振幅は大きく増え，運動イメージに伴う皮質脊髄路細胞の閾値下興奮性の上昇を示す[14]．対照として，記録されたH反射の応答は運動イメージの最中に変化することはなく，脊髄運動ニューロンの興奮性や脊髄反射は，運動イメージによって影響されないことがわかる．このように，グロスな脳血流量変化とTMS実験結果は必ずしも一致しないため注意を要する．

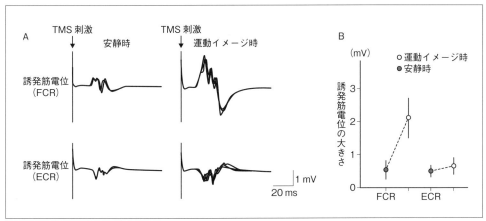

図24　手指運動イメージと経頭蓋磁気刺激（TMS）により誘発された筋電位（MEP）[14]
橈側手根屈筋，flexor carpi radialis muscle（FCR）．橈側手根伸筋，extensor carpi radialis（ECR）

運動イメージの定量化

　運動イメージにおいては，運動出力を発揮するわけではないため，脳内現象である運動イメージの大きさや時間経過を定量化することは困難である．これは，運動イメージの臨床応用が進捗しない理由の1つである．一流アスリートでは，運動イメージによって呼吸循環反応（換気量，心拍数や動脈血圧の増加）が生じたことから，これらの応答から運動イメージの脳内事象を予測できるとの報告がなされた[15]．しかし，非運動者では，運動イメージに対する有意な循環応答はなく，この予測には疑問が残る．

　最近，筆者らは[12]，運動イメージに関わる肢の大腿動脈血流量や筋組織血流量がイメージの最中に増えることを発見した（図25）．一方，単純な図形（例えばCircle図形）の想起では，いずれのパラメータも有意な変化を示さなかった．特に，この筋血管反応は，運動選手のみならず，一般人や高齢者においても観察されたことから，運動イメージの定量化として広く応用できると考えられる．筋組織血流量の増加の時間経過は，運動イメージの主観的な鮮明度の時間経過と明らかに一致した．興味深いことに，片脚運動のイメージを行った際に，両脚の筋組織血流量が増加していた（図25）．つまり，運動イメージに伴う筋血管反応は，運動イメージを行った肢に限局されず，対側肢においても同程度生じることが明確になった[12]．この結果は，運動イメージを行う脚で筋血流量を評価できないときに，反対脚の筋組織血流量を用いて運動イメージを評価できることを示唆している．

　組織中の酸素動態は，携帯型近赤外分光計（Near Infrared Spectroscopy, NIRS）を用いて記録できる．リハビリテーション臨床やスポーツ現場で運動イメージの定量的評価法として，NIRSによる筋組織における酸素動態の記録が薦められる．NIRSは，局所筋血管内でみられる酸素化ヘモグロビン濃度（Oxy-Hb）や脱酸素化ヘモグロビン濃度（Deoxy-Hb）をリアルタイムで計測できる．活動筋では，筋収縮によって毛細血管の静脈側や静脈内の酸素化ヘモグロビン濃度（Oxy-Hb）は減少し脱酸素化ヘモグロビン濃度（Deoxy-Hb）が増加するので，Oxy-Hb動態は筋組織血流量の変化

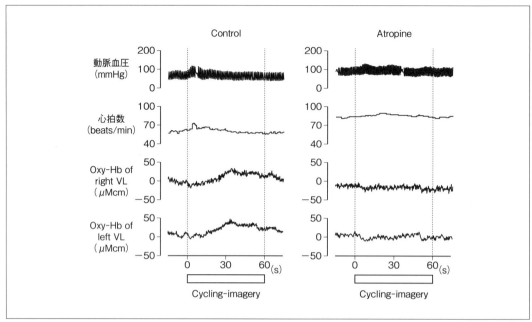

図25　右脚回転運動のメンタルイメージと外側広筋 (VL) 酸素化ヘモグロビン濃度変化[12]
Oxy-Hb of right VL：右VLの酸素化ヘモグロビン濃度．Oxy-Hb of left VL：左VLの酸素化ヘモグロビン濃度．Oxy-Hbは筋組織血流量のモニタとなり，右脚回転運動イメージは両側のVL Oxy-Hbを増加させた．一方，動脈血圧や心拍数は運動イメージ中変化しなかった．VL Oxy-Hbの増加はアトロピン静注により消失した

とは一致しない．しかし，非活動筋においては，筋血流量が増えれば，Oxy-Hbも増えるがDeoxy-Hbはあまり変化しない．そのためOxy-HbやDeoxy-Hb動態から筋組織血流量の変化を推測できる．

人体内部環境の調節

　循環調節系・体液量調節系・体温調節系は，人体の内部環境を最適に維持するために機能する．それぞれの調節系は，単独で機能するのではなく相互に干渉する．人体活動時，例えば運動や作業時には，その活動を援助するように内部環境を調節する．このような統合的な調節には，自律神経系や内分泌系が大きく関与する．以下，個別の調節系の生理機能と相互干渉とについて記述する．

循環調節系

　循環器系は心臓と血管系から構成され，血管系は体循環系と肺循環系に分かれる．心臓は右心ポンプと左心ポンプに分かれる．右心ポンプは肺循環系へ血液を拍出し，左心ポンプは体循環系へ血液を拍出する（**図26**）．心拍出量は心拍数と一回心拍出量の積で与えられる．この2つの変数は独立したものと思われる．2つの心臓ポンプの間で心拍動リズムは一致し，一回心拍出量もほぼ一致する．心拍数は外因性調節である心臓自律神経活動と血中アドレナリンの影響を受ける（**図27**）．一回心拍出量は，これら外因性調節に加えて，心室の拡張期末期血液充満度（これを前負荷と言う）

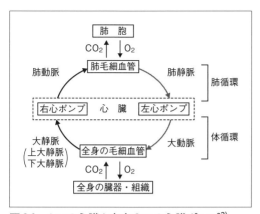

図26 1つの心臓と左右2つの心臓ポンプ[2]

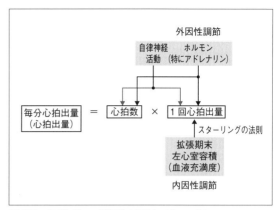

図27 心臓ポンプ機能の調節メカニズム

による内因性調節の影響を受ける．心室筋は血液充満で伸展される程度に比例して，心収縮力が大きくなり一回心拍出量が増える（これをスターリングの心臓法則と言う）．心室拡張期末期の血液充満度は末梢から心臓へ戻る血液流量（これを静脈還流量と言う）に直接的な影響を受け，また，血液量や細胞外液量による影響も受ける．つまり，静脈還流量や血液量の低下は，一回心拍出量と毎分心拍出量とを減少させることになる．

　心拍出量は運動強度に比例して増加する．健常者の最大動的運動時のそれは，安静時の約5倍に増えるが，これは心臓ポンプ機能の上限となる．スポーツ選手の心拍出量は一層増加するが，逆に高齢者や心臓疾患者では減少する．興味深いことに，心臓ポンプ機能（心拍出量）の最大値は運動トレーニング・性差・加齢・心臓疾患など個人の状態によって異なるが，いかなる状態においても心拍出量と運動負荷強度との関係は，ほぼ同一直線上を移動する（**図28**）．つまり，特定の運動負荷を課すために必要な心拍出量は定まっていることになる．

　健常者の最大運動時には，心拍数は3倍以上になり（60 beats/min ⇒ 200 beats/min）一回心拍出量は約50%増加することから，心拍出量の主要な決定因子は心拍数である．しかし，心臓移植者の動的運動では，心拍数の増加はわずか10〜20%程度であり，心拍出量の調節は主に一回心拍出量で行われている[15]．移植心では，アドレナリンによる体液性調節と血液充満に伴う内因性調節は温存されているが，自律神経性調節は失われている．この結果は2つのことを示しており，第1に健常者の運動時にみられる心拍数調節は自律神経活動に依存すること，第2に心臓移植者の心拍出量の調節において一回心拍出量の役割が増すことである．このように，心拍出量の調節は極めて柔軟性に富むことを示している．

　心拍出量は，末梢血管抵抗（末梢血管系における血液流動の指標）とともに，血圧の発生に寄与する．体循環系の大動脈血圧は心拍出量と体循環系の末梢血管抵抗の積で与えられる．心臓は大動脈血圧（これを後負荷と言う）がある程度変動しても一定の血液量拍出を行うという性質を有するので，動脈血圧の調節に関して，心拍出量と末梢血管抵抗は独立した2因子として考えられる．同様に，肺循環系の肺動脈血圧は心拍出量と肺循環系の末梢血管抵抗の積で与えられる．体循環血管抵抗は肺循環血管抵抗に比して10倍大きく，大動脈血圧は肺動脈血圧に比して約7倍大きい．加齢に伴い，動脈血圧上昇が起こるが，この高血圧は末梢血管抵抗の増加に由来する．後負荷の増加が

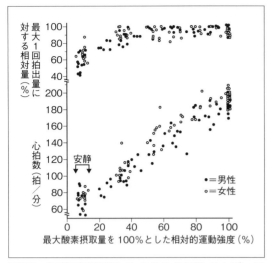

図28 有酸素運動時にみられる心拍数および一回心拍出量の変化[5]

長期間にわたり続くと，心室筋のリモデリングをきたし心室壁が肥厚する．これは一回心拍出量を低下させる．

さて，動脈血圧に比例して血液循環が生じるが，体循環系では多数の臓器は並列回路を構成する．それぞれの臓器に流れる血流量の和は心拍出量に一致する．臓器を流れる血流量は，臓器入口にある動脈血圧と臓器出口にある静脈血圧の差分（これを還流圧と呼ぶ）と臓器血管抵抗の商として計算される．血管抵抗は，小動脈・細動脈の血管口径の4乗に逆比例すると考えられている（ポアズイユの法則）．前述のように，これらの細い動脈の口径が広くなれば（血管拡張），血流量は増加する．血管口径が小さくなれば（血管収縮），血流量は減少する．これらの抵抗血管の口径は外因性（自律神経性および体液性）ならびに内因性（代謝産物など化学的刺激・ずり応力や血圧など機械的刺激）の調節を受ける（**図23**）．臓器ごとに生じる抵抗血管の調節は，心拍出量の再配分を行い，臓器ごとの血流量を変化させる．それは，下流に位置する毛細血管網に流す血流量を決定し，毛細血管網における血漿と細胞間質の間で生じる物質交換に影響を及ぼす．

運動遂行のために，人体は心臓血管系を統合的に調節する．筋活動による筋収縮に伴う代謝性血管拡張が生じて筋血流量は増加する．この血管拡張は末梢血管抵抗を低下させる．一方，前述のように心拍出量の増加には制限があるので，血管抵抗の低下は動脈血圧の減少を起こしかねない．動脈血圧が低下すれば，全身の臓器への血流量も低下することになる．このような状態を防ぐため，交感神経活動の活性化によって内臓器や非活動筋の血管抵抗は上昇する．このような心臓血管系の統合的調節は，中枢神経系で制御される．

体液量および循環血液量の調節系

ヒトの体液量（水分量）は，細胞内液量（体重の約40％）と細胞外液量（体重の約20％）とに区分され，さらに，細胞外液量は間質液量（体重の約15％）と血漿量（体重の約5％）に区分される．細胞内液と細胞外液の境界は，細胞膜であり，間質液と血漿の境界は毛細血管壁である（**図29**）．細胞膜は，水分子や脂溶性分子を透過させるが，ほとんど物質（電解質や巨大分子など）を基本的には透過させない半透膜としての性質を有する．そのため，電解質や水溶性分子は浸透圧の発生に寄与する．仮に，細胞内液と細胞外液の間で浸透圧の相違があれば，水分子が浸透圧差に従って移動し，新たな平衡状態（等浸透圧）が生まれる．

毛細血管壁は，タンパク巨大分子以外のほとんどの物質を透過させるので，間質液と血漿の浸透圧の違いに寄与する物質は，タンパク質分子濃度のみである（タンパク質分子による浸透圧を膠質浸透圧と言う）．境界間の静水圧差（毛細血管内圧と組織圧の相違）と膠質浸透圧差の差分に比例し

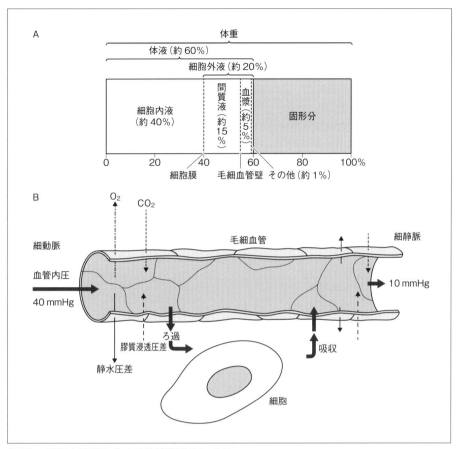

図29　毛細血管壁を介する体液移動のしくみ
A：体液の区分と体重に占める割合[10]
B：毛細血管壁を介する体液移動
血管内圧に伴う静水圧 (hydrostatic pressure), タンパク質による膠質浸透圧 (colloid osmotic pressure)

て，水分子が移動する．通常では，体循環系の毛細血管内圧は25 mmHgであり，組織圧は低く(約0 mmHg)維持されている．また，血漿膠質浸透圧は25 mmHgであり，組織間の膠質浸透圧は2 mmHgである．毛細血管内圧は血漿から間質へ水分をろ過し，血漿の膠質浸透圧は間質から血漿へ水分を吸収する作用がある(**図29**)．高血圧状態では，毛細血管内圧が増加する．さらに，栄養不良(低タンパク質摂取による低血漿膠質浸透圧)の状態では，毛細血管壁からのろ過量が増え再吸収量は低下する．その結果，浮腫(間質への水分貯留)をまねくことになる．

　細胞外液の浸透圧は，細胞膜を介する水移動量を決め，細胞機能を維持するうえで極めて重要である．それは，主にNaClイオン濃度で決定される．浸透圧の増加あるいは減少は，視床下部にある浸透圧受容器でモニターされ，下垂体後葉から分泌されるバゾプレシン(抗利尿ホルモン，antidiuretic hormone, ADH)量が増加または減少する．バゾプレシンは，腎臓の遠位尿細管や集合管に作用し，水再吸収量を増加させ尿排泄量を減少させる．また，細胞外液の浸透圧変化は，細胞外液量や血漿量の変化をきたすため，心肺部圧受容器活動による反射性調節を要する(前述を参照)．

表5 日常生活およびスポーツの場合のRMR[2]

日常生活		スポーツ	
食事	0.4	100m走	195
入浴	0.7	400m走	54
通勤（歩き）	3	1,500m走	22.7
通勤（乗り物）	0.4〜2.2	マラソン	14.3
階段上り	10.0	100m自由形水泳	41.4
階段下り	2.5	1,500m自由形水泳	18.4
休憩	0.2	遠泳	6.8
立ち休み	0.4	ゴルフ	2.0
炊事	1.0〜2.5	社交ダンス	3.0
歩行（50m/min）	1.6	野球（140分）	
歩行（60m/min）	1.8	投手	5.8
歩行（70m/min）	2.2	捕手	4.5
歩行（80m/min）	2.8	野手	2.0
歩行（90m/min）	3.6	軟式庭球	
歩行（100m/min）	4.7	前衛	4.1
		後衛	7.0
		ラグビー	11.1
		バスケットボール	12.0
		ボート	24.0

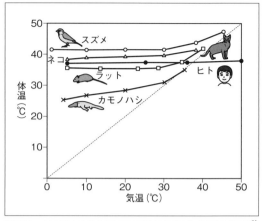

図30 いろいろな動物における気温と体温の関係[2]

体温調節系

体温は熱産生と熱放散のバランスで決まる[2]．双方とも環境温の影響を強く受ける．生命維持に必要な細胞活動で発生する最低限のエネルギーを基礎代謝率，覚醒・安静状態におけるエネルギーを安静代謝率と言う．運動や活動に伴う代謝率を運動時代謝率と言い，安静代謝率と運動時代謝率との比は，代謝当量（Metabolic Equivalent, MET）と定義される．また，運動代謝率と安静時代謝率の差分と基礎代謝率との比をエネルギー代謝率（Relative Metabolic Rate, RMR）と呼ぶ[2]．RMRは運動作業に起因するエネルギーに相当し，表5に日常生活やスポーツ競技場面におけるRMRをまとめた．日常生活ではRMRは0〜5の範囲内であるが，スポーツ場面では2〜195と競技内容に応じて大きな幅がある．動物種の中でも，ヒトの体温調節能は優れており，さまざまな環境温の変化に対して深部温を維持できる．特に，高い気温に対する反応に優れている（図30）．ここで注意すべき点は，身体の核心部の深部温は維持されても，外殻部にある皮膚表面温は環境温や皮膚血流量の影響を受け，大きく変動することである．

以下に，暑熱時の体温調節反応について記述する．暑熱時に起こる熱放散反応は，非蒸散性熱放散と蒸散性熱放散に分かれる．非蒸散性熱放散は，身体表面と環境との温度差に応じて熱が放散する．そのため，皮膚血管を拡張し皮膚血流量を増やすことが重要である．手足の末梢皮膚血管には，動静脈吻合（arteriovenous anastomosis, AVA）が発達している．AVAが開通すれば，毛細血管網へ経由せずに細動脈と細静脈を短絡して皮膚血流量を大きく増加できる．しかし，環境温が皮

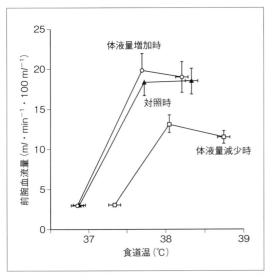

図31 等張性体液量の変化と運動時体温調節反応（前腕血流量変化）[16]
体液量減少時には，体温調節反応の閾値が増加し反応振幅が減少した．食道温は深部温のモニターとして使われている

膚表面温度以上になれば，逆に熱は身体方向へと移動する．そのようなときには，発汗による蒸散性熱放散は有効である．100gの汗で58kcalの気化熱を奪うので，体温を約1℃低下させることができる．非蒸散か蒸散かを問わず，これらの熱放散反応は，皮膚交感神経によって制御されている．この交感神経性調節に加えて，日陰への移動，体表面積の変化，衣服やクーラーの使用・着脱といった行動性調節が行われる．

汗には，細胞外液（約300mM）よりも薄い濃度のNaCl（30～110mM）が含まれているため，暑熱下の運動時には発汗のため水分が選択的に失われることになる．これにより，浸透圧が高く体液が不足した状態（高張性脱水）をきたす．続いて，発汗量の増加とともに，汗に含まれるNaCl濃度が増し，NaClも失われていく．

調節系間の干渉

前述のように，暑熱下の運動時には，細胞外液の浸透圧が高く体液が不足した状態（高張性脱水）となる．実験的に利尿剤を用いて等張性に脱水させると，体液量の減少は，運動時の体温上昇に対する皮膚血管拡張反応を抑制した（図31）．体液量減少によって心肺部圧受容器からの信号が低下し，それが皮膚血管の体温調節反応を抑制したと思われる．同様に，血漿浸透圧の上昇は（高張性食塩水を輸液したとき），運動時にみられる皮膚血管反応および発汗に対する深部温閾値を増加させ体温調節反応を抑制した（図32）．換言すれば，循環調節系や浸透圧調節系は，体温調節反応に干渉し，結果的に深部温をより上昇させることになり，悪循環をもたらす（熱中症の起因となる）（図33）．

それとは逆に，運動時に糖・電解質水溶液を補給したときには，いかなる反応が生じるのだろうか．図34に示すように，運動時に行った糖・電解質水溶液の補給によって，一回心拍出量，心拍出量，血液量は維持され，深部温（直腸温）の増加は軽減した．また，運動トレーニングならびにタンパク質摂取による膠質浸透圧の増加で，事前に体液量および血液量を増やすことができれば，体温調節反応の抑制が生じなくなり熱中症を予防できる（後述を参照）．

痛みの機序

痛みとは不思議な感覚であり，それは脳で認知される．遺伝性疾患である先天性無痛症が知られているが，これらの患者では四肢あるいは全身の温痛覚の消失が生じる．そのため，反復性脱臼・

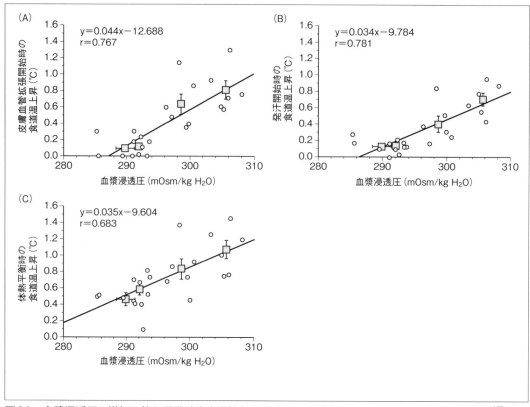

図32　血漿浸透圧の増加に伴う運動時皮膚血管拡張（A）や発汗（B）閾値の上昇ならびに体温の上昇[17]

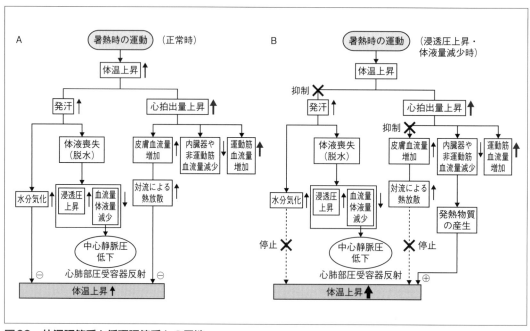

図33　体温調節系と循環調節系との干渉
A：暑熱運動時の体温調節反応
B：発汗に伴う浸透圧上昇ならびに体液量減少が亢進し体温調節反応が抑制された状態（熱中症の発生）

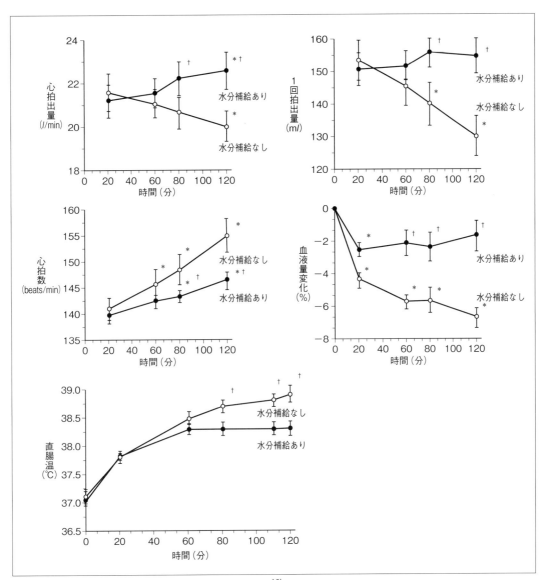

図34 運動時の糖および電解質溶液の経口補給効果[18]

骨折・熱傷などさまざまな合併症の起因となる．この結果，痛みの受容が人体の警告システムとして極めて重要であることが明示される．痛覚求心性信号は，直接的に脊髄性屈曲反射を誘発する．また，痛覚の認知によって回避行動をとらせる．

侵害受容器

侵害受容器には，強い機械的刺激・温冷感覚刺激・化学刺激に対するそれぞれの侵害受容器と複数の刺激に反応するポリモダール侵害受容器がある．侵害受容器からの信号は，有髄Ⅲ群線維（伝導速度3〜35m/s）と無髄Ⅳ群線維（伝導速度0.5〜2m/s）との2種類の軸索で伝えられる．Ⅲ群線維の神経伝達物質は，グルタミン酸で痛みの位置や強さを判別できる一次痛を伝えるが，Ⅳ群線維

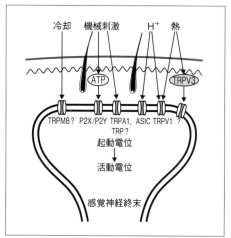

図35 皮膚侵害性刺激の受容体機序[19]
侵害性刺激に反応する受容体を一過性受容器電位チャンネル (TRP) と言い, それには複数のタイプがある
ASIC：酸感受性イオンチャンネル. P2X/P2Y：イオンチャネル型プリン受容体. TRPVl：バニロイドTRPチャンネル

の伝達物質は, サブスタンスPで鈍くびまん性の二次痛を伝える.

皮膚侵害受容器は, 特殊化した形態をなさない自由神経終末である. 神経終末部には, 一過性受容器電位チャンネル (Transient Receptor Potential Channel, TRP) と呼ばれる非選択的な陽イオンチャンネル群がある (図35). また, 唐辛子成分であるカプサイシンのような化学物質により活性化されるバニロイドTRPチャンネル (TRPV1) がある. この受容器チャンネルは, 強い熱刺激によっても活性化される. 侵害性の機械的刺激は, アンキリンTRPチャンネル (TRPA1) を活性化させATPを遊離させる. 続いて, ATPは自由神経終末部のプリン受容体 (P2X/P2Y) を活性化させる. プリン受容体によって発生する陽イオンチャンネルの開孔によって, 自由神経終末部の脱分極が起こり, それが閾値を超えると活動電位が発生し中枢神経系に痛み信号が伝わる[19].

痛み感覚の上行経路

体性感覚の大脳皮質への上行経路は, 触覚・振動感覚・固有感覚を伝える後索路−内側毛帯路と痛み・温度感覚を伝える腹外側脊髄視床路に分かれる (図36). 後索路では, 感覚線維は脊髄後索を通って同側性に延髄に投射し, そこで交叉して, 反対側の視床後外側腹核 (VPL), そして大脳皮質一次体性感覚野に投射する. 他方, 腹外側脊髄視床路では, 感覚線維は脊髄内で交叉して脊髄腹外側部を上行し, 反対側の視床後外側腹側核 (VPL) を介して大脳皮質一次体性感覚野に投射する (図36).

半側脊髄損傷では (ブラウン・セカール症候群), 損傷部よりも尾側において, 同側性の触覚・振動感覚の弁別が消失するが, 同側性の痛み・温度感覚は残存する. しかし, 反対側の痛み・温度感覚が消失することになる.

関連痛と痛覚のゲートコントロール

内臓痛が離れた体性組織の痛みとして認識されることを関連痛と言う. その機序は, 脊髄後角にある痛覚求心路の神経細胞に, 内臓痛覚線維と体性痛覚線維とが収束するためである (図37). この神経細胞の興奮自体が体性組織の痛みとして知覚されるが, 実際には内臓組織損傷のシグナル (危険信号) である. 例えば, 狭心症による心臓痛は, 左腕の内側面に関連痛を随伴することが知られている.

この脊髄後角にある痛覚求心路細胞は, 延髄の縫線核や吻側腹内側部にあるカテコラミン細胞やセロトニン細胞から投射を受けて抑制される. このような抑制性下降経路は, 痛みのゲートコント

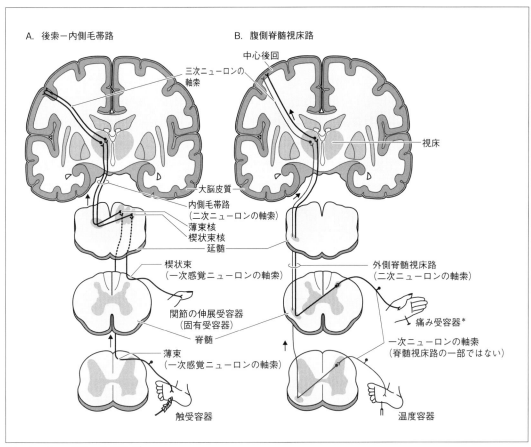

図36 痛み感覚の上行路[19]
体性感覚の上行路は、触覚・振動感覚・固有感覚（非痛み感覚）を伝える後索-内側毛帯路（A）と痛み・温度感覚を伝える腹外側脊髄視床路（B）に分かれる

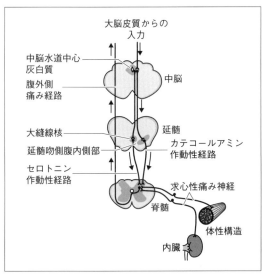

図37 関連痛のメカニズムと下行性入力による痛覚のゲートコントロール[19]

ロールとしての作用を有する．また，脊髄後角にある痛覚求心路細胞には，オピオイドペプチドに対する受容体が付随しており，オピオイドによって過分極が生じて抑制される．このようなオピオイドを分泌する介在ニューロンは，脊髄後角に存在し，カテコラミン細胞やセロトニン細胞による抑制の一部は，オピオイド介在ニューロンの興奮を引き起こすのである．

慢性疼痛

慢性疼痛は，糖尿病性ニューロパチー，虚血，外傷などによる神経損傷から生じる．カウザルギア（灼熱痛）と呼ばれる激痛が持続

し，痛覚過敏や異痛の起因となる．痛覚過敏は，痛覚刺激に対する感受性の高まりであり，異痛は，非侵害性刺激に対して痛み感覚が生じることである．従来，この慢性疼痛には交感神経系の過剰活動が起因し，それは損傷部の血流低下を誘発して痛覚求心性活動を増悪させると考えられ，反射性交感神経性ジストロフィー（reflex sympathetic dystrophy）と呼ばれてきた．しかし，必ずしも交感神経活動の亢進を伴わない症例がある．つまり，この疼痛には交感神経系の遮断が痛みを軽減するケースとしないケースとがあることが判明したのである．そこで，現在では複合性局所疼痛症候群（complex regional pain syndrome）と呼ばれ，慢性疼痛は次のような複合的な因子に起因すると考えられている[11]．①神経損傷による求心性活動の異常，②脊髄内でシナプス伝達機構の異常，③交感神経活動の異常興奮による血流低下，④交感神経活動による求心性活動の変調である．このような過程の悪循環によって激痛が生じるのであろう[11]．レイノー症候群では，寒冷刺激や精神的ストレスによって交感神経活動が過度に活性化すると，細動脈の著しい血管収縮によって痛みを増悪させてしまう．

内分泌系

　内分泌腺から放出されるホルモンは，毛細血管を介して血液中に入り標的器官に到達する．これらの標的器官は自律機能と関連し，自律神経系による調節とともにホルモンによる体液性調節を受ける．自律神経系では，神経線維が個々の標的器官や組織を支配して，個別的でかつ迅速に調節する．また，自律神経系は脳による統合的な調節をも可能とする．一方，体液性調節では，標的器官にあるホルモン受容体が血中ホルモンと結合すると生理作用を発現し，緩慢ではあるが長期的な影響を及ぼす．

　全身には50種以上のホルモンが存在していることが知られている．それらは，ペプチドホルモン（視床下部ホルモンや下垂体ホルモンなど），ステロイドホルモン（副腎皮質ホルモンや性ホルモン），アミンホルモン（カテコラミンや甲状腺ホルモン）の3種類に大別される[2]．自律中枢は自律神経活動を統合的に制御するが，体液調節ではそのような統合的な調節はみられない．しかし，ホルモンの影響は時間をかけて分泌腺や分泌中枢へフィードバックされる．その際に，①分泌されたホルモン自体の分泌腺に対するフィードバック，②ホルモンに応答する物質の血中濃度が分泌腺に及ぼすフィードバック，③ホルモンがその分泌腺を調節する上位組織に及ぼすフィードバックがみられる．例として，甲状腺ホルモンが増えると，下垂体前葉からの甲状腺刺激ホルモンや視床下部から分泌される甲状腺刺激ホルモン放出ホルモンが抑制される．

視床下部と下垂体前葉ホルモン

　下垂体前葉からは，成長ホルモン（GH），プロラクチン（PRL），甲状腺刺激ホルモン（TSH），副腎皮質刺激ホルモン（ACTH），卵胞刺激ホルモン（FSH），黄体形成ホルモン（LH）の6種類のホルモンが分泌される．これらのホルモン分泌量は，視床下部で分泌される放出ホルモンと抑制ホルモンとの調整を受ける．

視床下部と下垂体後葉ホルモン

下垂体後葉からは，バゾプレシン(抗利尿ホルモン，ADH)とオキシトシンの2種類のホルモンが分泌される．これらのホルモンは，視床下部の視索上核と室傍核にあるニューロンで合成され，軸索末端まで運ばれる．そして，神経末端から下垂体後葉に分泌され循環血中に入る(これらのホルモンは神経ホルモンと呼ばれる)．

バゾプレシンは，腎臓の遠位尿細管や集合管に作用して水の再吸収量を増加させ，尿量を減少させる．オキシトシンは，乳腺から乳汁を分泌させ子宮筋を収縮させる．

甲状腺および副甲状腺ホルモン

甲状腺は気管の腹側にある分泌腺で，副甲状腺は甲状腺の背側に左右2対ある内分泌腺である．甲状腺からサイロキシン(T4)，トリヨードサイロニン(T3)およびカルシトニン(CT)が分泌される．副甲状腺からはパラソルモン(PTH)が分泌される．T3およびT4は，代謝亢進・酸素消費の増加・熱産生・骨や神経細胞の髄鞘の成長を促し，下垂体前葉から分泌される甲状腺刺激ホルモン(TSH)の支配を受ける．甲状腺ホルモンの減少(橋本病など)は，基礎代謝の低下，手足の浮腫や精神活動の低下の要因となる．この症状に際しては，合成甲状腺ホルモン剤(チラージンなど)を内服する．逆に，甲状腺ホルモン分泌の亢進(バセドウ病など)は，基礎代謝の増進，頻脈，発汗促進の要因となる．CTは，骨のCa^{2+}遊離の抑制(すなわち骨形成の維持)および腎臓からのCa^{2+}排泄を促進し，血中のCa^{2+}濃度を低下させる．PTHには，CTと反対の作用があり，血中のCa^{2+}濃度を高め，同時に腎臓においてビタミンDを活性型分子へ代謝させる(活性型ビタミンDには，腸管からのCa^{2+}吸収を促進する作用がある)．CTとPTHの拮抗的な調節によって，血中Ca^{2+}濃度は維持される．

膵ホルモン

膵臓にあるランゲルハンス島と称する内分泌腺からは，重要なホルモンであるインスリン，グルカゴン，ソマトスタチンが分泌される．インスリンは膵臓β細胞から分泌され，組織間から細胞内へのグルコース摂り込みを促進する．肝臓においてグルコースからグリコーゲンへの合成促進，肝臓・脂肪組織においてはグルコースから脂肪合成の促進，骨格筋においてはタンパク質合成の促進などの広範囲な作用があり，結果的に血糖値を低下させる(**図38**)．インスリン分泌は，血糖上昇や副交感神経の刺激によって支配される．グルカゴンは，肝臓のグリコーゲン分解を促進して血中グルコースを増やし，脂肪分解を促進して血中遊離脂肪酸も増やす．グルカゴンは空腹時の低血糖や交感神経・副交感神経の刺激により分泌される．ソマトスタチンは血糖上昇やグルカゴンにより分泌され，インスリンやグルカゴンの分泌を抑制する．これらのホルモンの作用によって血糖値が調節されている．

糖尿病は，近い将来には，罹患群と予備群とを総計すると約2,000万人に達すると予測されている深刻な慢性疾患である．血糖を下げるホルモンはインスリンのみであり，その他のすべてのホルモン群には血糖値を上げる作用がある(**図38**)．そのため，糖尿病はインスリン分泌異常と関連している．自己免疫異常によってインスリンを合成する膵細胞が破壊されて，インスリン分泌が欠乏

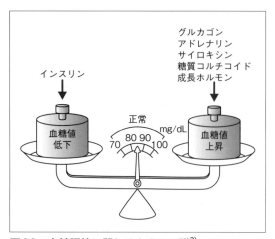

図38 血糖調節に関わるホルモン群[2]
血糖値を上昇させるホルモンは複数あるが，血糖値を下げるホルモンはインスリンのみである

する1型糖尿病とインスリン分泌の低下とその生理作用の機能不全（これをインスリン抵抗性と呼ぶ）を伴う2型糖尿病がある．いずれの病態においても，インスリン作用の低下による細胞内グルコース摂り込み異常および肝臓からのグルコース産生の亢進をきたし，高血糖症の要因になる．正常な血糖値では，腎臓糸球体でろ過されたグルコースは，尿細管細胞にすべて再吸収され尿中には糖成分は含まれない．高血糖の状態では，ろ過されたグルコースをすべて尿細管細胞に再吸収できないため，糖が尿の一部として排泄される（糖尿）．また，尿細管腔内のグルコース濃度が高くなり，浸透現象によって水分も尿細管腔内へ移動するため多尿や頻尿となるため，脱水状態となりやすく，飲水行動が多くなる（多飲）．また，グルコースの細胞内摂り込みの減少によって，エネルギーを補うための多食行動をとるようになる．当然ながら，体力・体重の減少や免疫力の低下をきたすことにもなる．

　糖尿病に随伴する合併症は，糖尿病網膜症・細小血管機能不全・糖尿病腎症・末梢神経機能不全などである．高血糖に随伴して網膜毛細血管の閉塞や破壊，腎臓の糸球体細胞機能不全による腎ろ過機能の低下，手足など末梢神経において高血糖による浮腫や細動脈の閉塞による感覚神経および運動神経に異常な症状が現れる．また，自律神経異常によるさまざまな自律機能不全も生じる．さらに，動脈硬化の進行によって，大きな血管に動脈硬化が生じ，脳梗塞・心筋梗塞・閉塞性動脈硬化症などの起因になる可能性が高くなる．

副腎髄質および皮質ホルモン

　左右1対ある副腎は約10 gの小さな組織であり，内側の髄質と外側の皮質からなる．副腎髄質からアドレナリン，ノルアドレナリン，ドパミンが分泌されるが，主としてアドレナリンのみがホルモンとしての生理作用を示す．アドレナリンの分泌量は，副腎交感神経活動に比例する．アドレナリンには，①心筋の収縮力を高め，心拍数を増やして末梢血管や気管支を拡張させる，②肝臓や筋肉にあるグリコーゲンの分解を促進して，血糖値を上昇，脂肪組織の脂肪を分解して，血中遊離脂肪酸を増加させる，③組織の糖代謝や脂肪代謝を亢進させる，などの作用がある．特に，運動時や血圧低下時・低血糖時には重要な役割を果たすホルモンである．

　副腎皮質では，コレステロールから生合成される3種類のステロイドホルモン（糖質コルチコイド・電解質コルチコイド・副腎アンドロゲン）が分泌される．糖質コルチコイドとして，コルチゾールとコルチコステロンの2種があるが，生理活性はコルチゾールが高く，分泌量もはるかに多い．生理作用として，①肝臓においてアミノ酸からの糖新生を促進し血糖値を上昇するとともに，脂肪を分解し遊離脂肪酸を増やす，②抗炎症作用および免疫反応を抑制し，抗アレルギー作用を有

する．③甲状腺ホルモン，インスリン，カテコラミンなど多数のホルモン群が生理作用を発現するには，糖質コルチコイドの存在を必要とする．糖質コルチコイドの生成・分泌は下垂体前葉から放出されるACTHによって促進され，さらに，ACTH分泌は視床下部から分泌されるCRHによって促進される．種々のストレス時には，糖質コルチコイドが上昇して，血糖や血中遊離脂肪酸が増える．そのため，ACTH，CRH，コルチゾールは，ストレスモニターとして利用されることが多い．電解質コルチコイドとして，アルドステロンがある．アルドステロンは，腎臓の遠位尿細管や集合管に作用して，Na^+イオンの再吸収を促進する．Na^+イオンの再吸収に伴い，水分も受動的に再吸収され，尿量が減少する．よって，体液量や血液量を増やすことができる．アルドステロンの分泌は，腎臓から分泌されるホルモンであるレニンによって活性化されたアンギオテンシンⅡが調節する．副腎アンドロゲン（男性ホルモン）は，精巣から分泌されるアンドロゲン（テストステロンと呼ばれる）に比べて，その分泌量は，約1％程度であり生理活性も低い．しかし，これは，女性においても分泌される男性ホルモンであり重要な役割がある．また，副腎皮質から，女性ホルモンもわずかであるが男女を問わず分泌されている．

性腺ホルモン

　生殖腺から分泌される男性ホルモンや女性ホルモンは，生殖機能と関連して，人体の成長を促す．いずれのホルモン分泌も視床下部－下垂体による調節を受けている．思春期になると，視床下部からゴナドトロピン放出ホルモン（GnRH）が分泌され，それは下垂体前葉に作用してゴナドトロピン（性腺刺激ホルモン）を放出する．ゴナドトロピンには，卵胞刺激ホルモン（FSH）と黄体形成ホルモン（LH）とがあり，異なる機能を有する．これらの性腺刺激ホルモンは，女性ならびに男性生殖器の成長を促す．

1．男性ホルモン

　男性化作用を有する天然および合成物質を男性ホルモン（アンドロゲン）と言う．アンドロゲン受容体は，脳・腎臓・生殖器・前立腺・骨に存在する．精巣から分泌されるアンドロゲンは，テストステロンである．テストステロンは，男性生殖器の発達・第二次性徴を促し，筋肉や骨基質のタンパク合成を促す（タンパク同化作用）．女性でも，副腎皮質と卵巣からテストステロンが分泌される．男性の血中テストステロン濃度は，女性の血中エストロゲン濃度（女性ホルモン）に比較して約100倍高い．加齢に伴い男性ホルモンの血中濃度は減少するが，それでも70歳代の男性は青年期のほぼ70％の濃度をもつ．これは，女性の閉経に伴う女性ホルモンの減少とは大きく異なり，女性のテストステロン濃度もエストロゲン濃度の約5倍高いのである．不思議なことに，アンドロゲンは酵素によってエストロゲンに変換されて，エストロゲン受容体に影響を及ぼすようになる．

2．女性ホルモン

　卵巣から分泌される女性ホルモンとして，卵胞ホルモン（エストロゲン）と黄体ホルモン（プロゲステロン）とがある．エストロゲンの生理作用は，①卵胞の発育，②卵子の子宮腔への輸送や子宮内膜・膣上皮の増殖，③乳管の発育，④第二次性徴の促進や性欲の亢進である．プロゲステロンの作用は，①受精卵の着床・妊娠の維持，②乳腺の発育，③体温上昇を促す．女性ホルモンの血中濃度は35歳頃から減少し始め，50歳を超えると急激に低下する（閉経）．男性においても，いずれの女性ホルモンも副腎皮質や精巣からわずかに分泌されている．

エストロゲン受容体は，男性ホルモン受容体よりも，脳・心臓血管系・乳腺子宮・肝臓消化器・腎臓・骨など多くの臓器により広範囲に分布する．そのため，生殖機能以外に，エストロゲンは脂質・糖代謝の改善，血管機能の改善，骨量の維持などに関与する．腎臓ホルモンであるレニンは，アンギオテンシノーゲンをアンギオテンシンIに変換し，アンギオテンシン変換酵素（ACE）は，アンギオテンシンIをアンジオテンシンIIに変換することで，初めて生理作用を有するのである．アンギオテンシンIIは，副腎皮質からアルドステロンを分泌し，さらに血管収縮作用と中枢作用を有する（前節を参照）．エストロゲンは，このレニンの分泌やACE活性を低下させる．また，エストロゲンは，膵臓β細胞を保護しインスリン分泌を維持し，インスリン感受性を改善することから，エストロゲンは糖尿病に対する抵抗性を与える．

内分泌器官としての骨格筋

骨格筋内の血管は交感神経支配を受けるので，交感神経節後線維の末端から放出されたノルアドレナリンの一部は間質内そして毛細血管から血中へと拡散する．ノルアドレナリンの分泌量（spillover）は，筋交感神経活動のモニターとなる．近年，Pedersenらのグループは，骨格筋の動静脈内物質濃度の比較から，筋肉がノルアドレナリン以外に多様なサイトカイン類（マイオカインと呼ばれる）を分泌することを明らかにした[20]．

運動習慣と食生活の改善は，2型糖尿病・循環器疾患・乳がん・直腸がん・認知症の発症リスクを大きく下げることが大規模な疫学調査で実証されている．その背景は，不活動により肥大した内臓脂肪が炎症経路（inflammatory pathways）を活性化させ，インスリン抵抗性・動脈硬化・神経変性・腫瘍形成の要因になるためであると思われる[20]．運動習慣が慢性的炎症作用に拮抗できれば，これらの生活習慣病の発症リスクを減少できると考察される．

そこで，Pedersenら[20]は，骨格筋も内分泌器官であり，抗炎症性サイトカイン物質（IL-6，IL-8，IL-15，BDNFなど）が筋収縮に関連して分泌されるとの仮説を立て，それを実証したのである（**図39**）．サイトカイン（cytokine）とは，免疫・炎症に関与する低分子量のタンパク質分子の総称である．血中インターロイキン-6（IL-6）は，運動中および運動後に100倍以上にもなる．Type IおよびType II筋線維からIL-6が放出され，それは筋肉内の作用としてグルコースの細胞内への摂り込みや脂肪酸代謝を促進する．IL-6が循環血中に拡散した際にはホルモン様の機能を示し，肝臓での糖新生や脂肪組織での脂肪分解を促進する．インターロイキン-15（IL-15）も運動筋から分泌され，骨格筋の成長因子および脂肪代謝に作用すると考えられている．血中IL-15濃度と内臓脂肪量には逆相関があると報告されている．脳由来神経栄養因子（brain-derived neurotrophic factor, BDNF）は，神経細胞の成長・維持に重要な役割がある．BDNFも運動筋内で産生されると報告されたが，そのBDNFは，筋肉内に留まり筋の脂質代謝を促進するようである．生体内では，炎症促進性（pro-inflammatory）サイトカイン（TNF-α，IL-1βなど）と抗炎症性（anti-inflammatory）サイトカイン（IL-1ra，IL-10など）が作用している．IL-6は炎症促進性および抗炎症性の両側面を有するが，IL-6の投与は，TNF-αの産生を抑制し，IL-1raやIL-10の産生を促進することが最近報告された．このように，筋から分泌されたIL-6が遠隔輸送され，さまざまな臓器で抗炎症作用を与えると思われる（**図39**）．

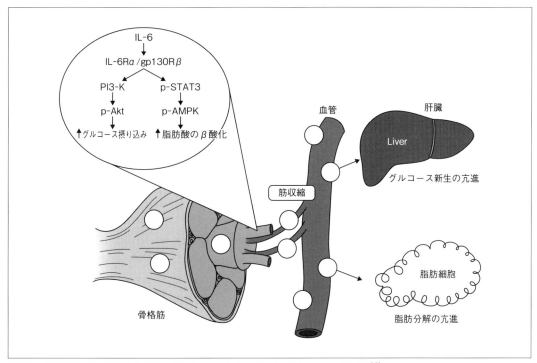

図39 運動筋から産生されるサイトカイン（インターロイキン-6，IL-6）[20]
IL-6は肝臓からの糖新生（glucose production）および脂肪分解作用（lipolysis）を働かせる．また骨格筋においては，グルコース摂り込みや脂肪酸のβ酸化を亢進させる

加齢による生理的変化と運動トレーニング

加齢に伴う生理機能の変化

　大脳皮質の脳神経細胞の数は加齢に伴い減少するが，脳幹では大きな神経細胞数の減少はみられない．しかし，大脳皮質のみならず脳幹においても，神経伝達物質の放出量は低下する．短期記憶・認知機能・情報処理速度は加齢に伴い低下するが，洞察力・想像力・判断力は温存される．これには，神経細胞の新生や神経回路の可塑的変化が関連している可能性がある．

　心筋細胞は再生しないので，加齢に伴い固有心筋細胞の脱落によって心収縮力が減少し，心臓ポンプ機能が低下する．また，心臓の興奮伝導系細胞の脱落は不整脈や房室ブロックをきたす．動脈硬化の進行によって，動脈血圧が上昇し，左心室壁が肥厚する．そのため，左心室拡張能が低下して，一回心拍出量が減少する．また，脳梗塞や心筋梗塞の起因となる．

　内分泌系では，インスリン分泌が減少し，インスリン抵抗性が増える．また，女性では閉経によってエストロゲンの著しい減少が生じ，総コレステロール量が増える．加齢に伴いCa^{2+}吸収が低下し，副甲状腺ホルモン（PTH）が増え骨からのCa^{2+}放出を促し（骨吸収），骨粗鬆症をきたす．副腎皮質ホルモンであるアルドステロンの分泌量が低下すれば，腎臓でのNa^+再吸収量は減少し，

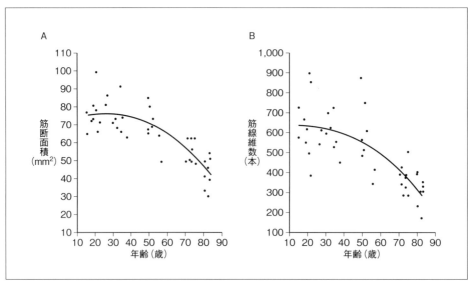

図40 加齢に伴う筋横断面積（A）および筋線維数（B）の変化[2]

Na$^+$および水分の尿排泄が増える．また，下垂体後葉から分泌されるバゾプレシンに対する応答性が低下すれば，腎臓での水分再吸収量も低下する結果，尿排泄量が増える．それに加えて，口渇による飲水行動自体も鈍化し，脱水に陥りやすい．そのため，高齢者では，体液量および循環血液量は減少する．体温調節の項で記述したように，暑熱負荷がかかり発汗で深部温を維持する状況下では，少ない体液量では即時に浸透圧が上昇する．そのため体温調節反応が抑制されて，熱中症のリスクが高くなる．

加齢に伴う筋萎縮と筋力の低下

筋容積は筋線維の数と平均筋線維の断面積の積であり，筋萎縮（atrophy）は筋容積の減少を示し，筋肥大（hypertrophy）は筋容積が増えることである．加齢に伴い，運動ニューロン数の減少・筋タンパク質合成能の低下・筋衛星細胞数の低下によって，筋線維の再生能が減少し脱落現象が生じる．この筋断面積や筋線維数の低下は，運動量および筋力を大きく減少させる（図40）．これをサルコペニア（sarcopenia）と呼ぶ．同人物の65歳時と77歳時の値を比較すると，筋力は20～30％減少し，筋量の減少は13～16％減少する．つまり，筋力は毎年2～5％低下し，筋量は毎年1％低下する．筋力低下による転倒リスクは増える傾向がある．結果的に，運動不足による廃用性萎縮も進行すれば，悪循環をまねき寝たきり状態となりやすい．

サルコペニアでは，TypeⅡ筋線維数がより減少し，相対的にTypeⅠ線維数の割合が増加する．この特徴は不活動に伴う廃用性萎縮とは異なる．関節固定・ギブス固定による不動や長期臥床など運動量の低下によって生じる筋萎縮を廃用性萎縮と称するが，その際には，TypeⅠおよびTypeⅡ筋線維の平均断面積が減少するが，より顕著な現象は，姿勢保持筋であるTypeⅠ筋線維に生じることである．しかし，筋線維の総数は変化しないと思われていることから，サルコペニアと廃用性萎縮とでは，それぞれ異なる機序が作用していると思われる．

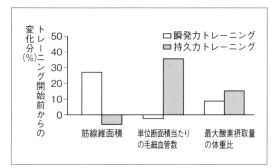

図41 高齢者における瞬発力トレーニング（レジスタンストレーニング）と持久力トレーニングの効果[21]
各トレーニングは9週間（3回/週）実施された

前述のように，加齢に伴い，運動不足，低栄養，ホルモン分泌の低下，慢性的な炎症反応，インスリン抵抗性などが生じる．これらはサルコペニアの複合的な要因と考えられるが，未だ不明である．例えば，男女ともに，加齢に伴い男性ホルモンであるテストステロンの分泌（筋肉や骨基質のタンパク合成作用あり）が減少する．同様に，インスリン様成長因子（IGF）は，タンパク質合成作用を有するが，その分泌は低下する．さらに，胃で産生されるホルモンであるグレリン（摂食亢進や抗炎症作用あり）の分泌も低下し，グレリンは摂食中枢に作用するので食欲が減少する．

運動トレーニングによる運動筋への効果

　筋肥大（muscle hypertrophy）とは筋量が増えることである．若年者では，筋力抵抗トレーニングによって，筋線維が肥大して筋横断面積が増える．その際，最初にTypeⅡ線維が肥大し，その後にTypeⅠ筋線維が肥大するので，TypeⅡ/TypeⅠ筋線維の相対断面積比は大きくなる．しかし，この際の筋線維の総数は変化しないと言われている．一方，持久性トレーニングによる筋肥大はわずかであり，TypeⅡ/TypeⅠ筋線維の断面積比も変わらない．しかし，TypeⅠ筋線維では毛細血管数・ミトコンドリア量・好気的解糖系酵素活性が増強すると言われている．

　それでは，高齢者の運動トレーニングでは，いかなる効果が得られるのであろうか．Heppleら[18]は，高齢者を対象にして，9週間の筋力トレーニングによって筋横断面積が増え，持久性トレーニングによって筋単位面積当たりの毛細血管数や最大酸素摂取量が増えることを報告している（**図41**）．また，Smithら[22]は，75歳の高齢者に対して5年間にわたる縦断的研究を行い，高齢者を3群（5年間の運動トレーニング群・2年間の運動トレーニング＋3年間休止群・トレーニングなし群）に分けて，5年間にわたり追跡調査した．5年間の運動トレーニング群では筋力が44％増え，2年間の運動トレーニング群では16％増えたが，対照群では筋力低下の結果となった．このように，高齢者においても，長期間にわたる筋力・運動トレーニングは，経験的に筋力・持久性・平衡能などを改善し，ある程度，転倒予防や筋有酸素能を改善することは知られているが，それらの基礎的機序の解明は今後の課題として残されている．

運動に対する中心循環および筋血管運動の反応：加齢の影響

　有酸素運動に対する中心循環系の反応を高齢者と若年者とで比較してみると（**図42**），高齢者の運動能力の低下によって最大酸素摂取量は減少することがわかる．しかも，同じ酸素摂取量に対する心拍出量の応答は減少する．これは，心拍数の上昇にもかかわらず，一回心拍出量が低値をとるためである．低い一回心拍出量は，前負荷減少・後負荷の増加・心収縮力の低下に起因する[23]．また，収縮期動脈血圧の上昇はより大きく，末梢血管抵抗の低下は減弱する．この結果は，同じ酸素

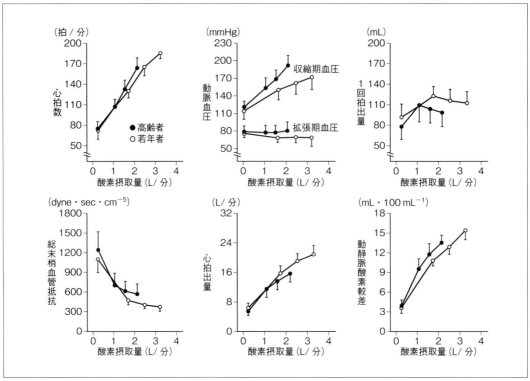

図42 高齢者（63±3歳）と若年者（27±3歳）におけるトレッドミル歩行中の中心循環応答[23]

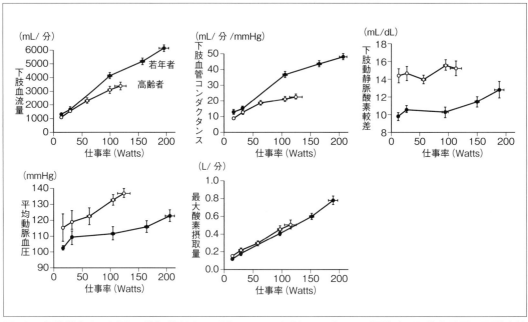

図43 高齢者（70±2歳）と若年者（20±1歳）における下肢エルゴメータ運動時の下肢血流量．下肢血管コンダクタンス・動静脈酸素濃度較差[23]

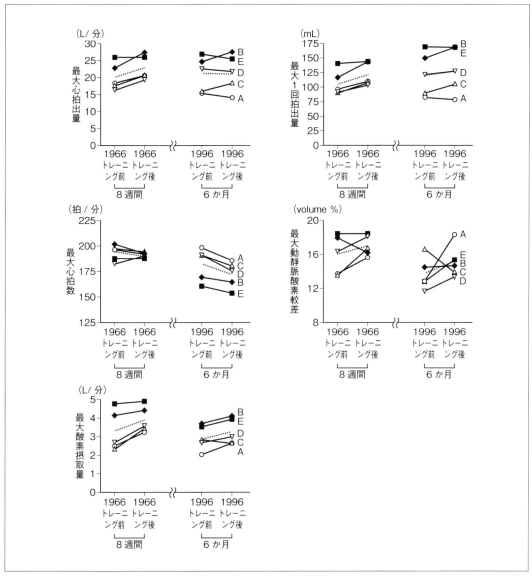

図44 同一の5名の被験者を用いて20歳代および50歳代（30年後）の運動トレーニング効果を調べた縦断的研究[23]

摂取量に関して，末梢血管抵抗の反応は弱く，その分，動脈血圧が上昇増加するためである．また，より少ない心拍出量で酸素摂取量を維持するために，動静脈酸素較差は増大する．

有酸素運動に対する活動肢の循環反応を高齢者と若年者とで比較すると（図43），同じ仕事率に対して，酸素摂取量は同一曲線上を推移する．高齢者では，動脈血圧は，安静値時ならびに運動中にはより高値をとるにもかかわらず，下肢血流量の増加応答は減弱する[23]．しかし，筋血流量応答の減少にもかかわらず，運動肢の動静脈酸素較差は大きく増大し，活動筋における酸素の抜き取りを増やして酸素摂取量を維持している様子がわかる（図43）．

前述の結果は，加齢の影響に関する横断的研究であるが，同じ被験者を用いて30年の間隔をお

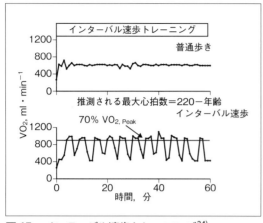

図45 インターバル速歩トレーニング[24]

き(20歳代と50歳代の比較)運動に対する中心循環反応と運動トレーニングの影響が調査された(図44).運動トレーニング前では,加齢に伴い,最大酸素摂取量・最大心拍数・最大動静脈酸素較差は減少したが,一回心拍出量および毎分心拍出量にはほとんど差がみられなかった.これは,前項のデータとは異なり,被験者の年齢が50歳代であったためであると推察される.次に,運動トレーニングによって低下した最大酸素摂取量は増えたが,最大心拍出量には差がみられなかった.そのため,運動トレーニングは,最大動静脈酸素較差を増大させたことになる.これは,トレーニングによる活動筋への血流量配分の増大あるいは酸素摂取能の改善を意味する[23].

インターバル速歩法とタンパク質摂取

信州大学の能勢らの研究グループは,高齢者の運動トレーニング様式として,インターバル速歩法を開発し,その有効性を大規模な縦断的研究を用いて実証している[24].インターバル速歩法とは,有酸素歩行運動時に間歇的に最大酸素摂取量の70%以上まで歩行速度を上昇させるものである(図45).同一の平均運動量を低速度歩行運動によって実施したときに比べ,インターバル速歩法は下肢筋力・最大酸素摂取能を改善した.そのうえ,動脈血圧や血糖値を減少させ,血液量や体液量を増大させた(図46).さらに,運動トレーニング直後に栄養摂取として糖質を含むタンパク質(例えば,牛乳)を摂取させることで,膠質浸透圧・血液量・体液量を増大できることを明らかにした[25].

このような運動効果の背景として,運動筋からマイオカイン群が運動強度依存性に分泌されている可能性がある.マイオカインは,運動筋肉への作用としてグルコース細胞内摂り込み・脂肪酸代謝を促進し,さらに遠隔作用として肝臓での糖新生や脂肪組織での脂肪分解を促進し,内臓脂肪を減少させる可能性がある(前述を参照).また,膠質浸透圧の上昇により,循環血液量や体液量を増やして,熱中症になりにくい身体をつくることができる.

結 語

本項は,日常的動作や運動活動に随伴するさまざまな生理機能(例えば,運動器系,循環器系,内分泌系など)の変化,そしてそれらの機能を調節する運動神経および自律神経の作用ならびに統合的な制御を担う中枢神経系の役割などについて記した.世界保健機関の統計によると,2015年の日本人男女の平均寿命は83.7歳であり,健康寿命は74.9歳である.ともに世界一の記録であるが,人生最後の約9年間は不健康であることになる.理学療法や作業療法によるリハビリテーションは病態の軽減やQOL向上にとって有効であるが,その機序の基礎的な解明は残された課題であ

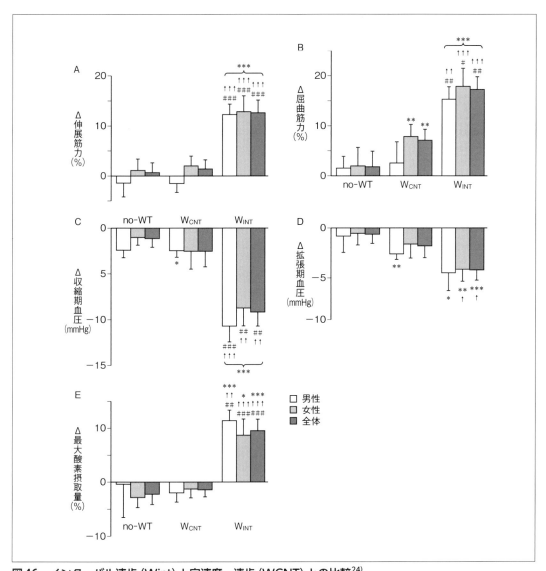

図46 インターバル速歩（Wint）と定速度・速歩（WCNT）との比較[24]
Wintは，WCNTや非トレーニング群（no-WT）に比べて，有意に筋力や最大酸素消費量を増加し，動脈血圧を減少させた

る．また，運動イメージの臨床応用など新しい治療手段の開発についても生理学的な理解が重要である．最後に，本項の後半で記した高齢者における運動トレーニングや栄養摂取に関する最新の知見を参照していただき，健康寿命を延ばすことができれば幸いである．

引用文献

1) 松川寛二，村田 潤：筋の生理学［奈良 勲，岡西哲夫（編）：筋力］．pp20-41，医歯薬出版，2004．
2) 二宮石雄・他（編）：スタンダード生理学 第3版．文光堂，2013．
3) 松川寛二：第5章 筋肉・運動の生理［桑名俊一，荒田晶子（編）：生理学］．pp101-126，理工図書，2016．

4) Kandel ER, et al：Essentials of neural Science and behavior. Appleton & Lange, 1995.
5) Åstrand P-O, Rodahl K：Textbook of Work Physiology 3rd Edition. McGraw-Hill, 1986.
6) Eccles JC：The Understanding of the Brain. McGraw-Hill, 1972.
7) 奈良　勲：Gait Patterning for Hemiplega（反射と中枢プログラミングの観点から）．理学療法と作業療法，12（3）：165-171, 1978.
8) Udo M, et al：Hyperflexion and changes in interlimb coordination of locomotion induced by cooling of the cerebellar intermediate cortex in normal cats. *Brain Res*, **166**：405-408, 1979.
9) Udo M, et al：Cerebellar control of locomotion：effects of cooling intermediate cortex in high decerebrate and awake walking cats. *J Neurophysiol* **44**：119-134, 1980.
10) 佐藤昭夫・他：自律機能生理学．金芳堂，1995.
11) 鈴木郁子（編）：やさしい自律神経生理学．中外医学社，2015.
12) Ishii K, et al：Evidence for centrally induced cholinergic vasodilatation in skeletal muscle during voluntary one-legged dynamic exercise and motor imagery in humans. *Physiol Reports* **1**：e00092, 2013.
13) 梁　楠：運動イメージのリハビリテーションへの応用．作業療法ジャーナル，**45**：688-695, 2011.
14) Kasai T, et al：Evidence for facilitation of motor evoked potentials（MEPs）induced by motor imagery. *Brain Res*, **744**：147-150, 1997.
15) Wuyam B, et al.：Imagination of dynamic exercise produced ventilator responses which were more apparent in competitive sportsmen. *J Physiol* **482**：713-724, 1995.
16) Nadel ER, et al：Effect of hydration state on circulatory and thermal regulations. *J Appl Physiol*, 49：715-721, 1980.
17) Takamata A, et al：Osmoregulatory inhibition of thermally induced cutaneous vasodelation in passively heated humans. *Am J Physiol*, 273：R197-R204, 1997.
18) Hamilton MT, et al：Fluid veplacement and glucose infusion during exercise prevent cardiovascular drift. *J Appl Physiol*, 71：871-877, 1991.
19) 岡田泰伸（監訳）：ギャノング生理学　原書24版．丸善，2013.
20) Pedersen BK, Febbraio MA：Muascle as an endocrine organ：focus on muscle-derived interleukin-6. *Physiol Reviews*, **88**：1379-1406, 2008.
21) Hepple RT, et al：Resistance and aerobic training in older men：effects in VO2peak and the capillary supply to skeletal muscle. *J Applied Physiol*, **82**：1305-1310, 1997.
22) Smith K, et al：Two years of resistance training in older men and women：the effects of three years of detraining on the retention of dynamic strength. *Can J Appl Physiol*, **28**：462-474, 2003.
23) 松川寛二・他：加齢と循環調節．［斉藤　満（編）：循環Ⅱ-運動時の調節と適応］．pp207-224，ナップ，2007.
24) Nemoto K, et al：Effects of high-intensity interval walking training on physical fitness and blood pressure in middle-aged and older people. *Mayo Clin Proc*, **82**：803-811, 2007.
25) Okazaki K, et al：Protein and carbohydrate supplementation increases aerobic and thermoregulatory capacities. *J Physiol*, **587**：5585-5590, 2009.

〔松川寛二〕

3. 運動学(身体の運動・動作)の概要

序説

運動学

　太古の時代から人間は食料となる動植物を確保するために，狩猟・採取あるいは牧畜・農耕，漁業に従事してきた．また，危険から身を守るために攻撃，逃走するなど，報酬を得るための労働条件としての身体運動も求められてきた．運動学(kinesiology)は，どのように運動が遂行されているのかを総合的に体系化する学問であり，さらに隣接学際領域として解剖学・生体力学・生理学の理論を融合させ，身体運動について研究する学問である．本項で述べる身体運動とは，人間の身体または身体の一部が筋(骨格筋)の活動によって，時間とともにその空間的位置を変えることを指している．歩く，走る，跳ぶなど大きな動きだけではなく，日常的に行われている話す，読む，呼吸に関与する心肺機能などの人間の身体運動は，個々人の生命を守るための重要な基本行為(action)を含む行動(behaivior)である．つまり，身体運動とは，安静にしている状態よりも多くのエネルギーを消費するすべての営み全般のことを指している．本項では具体的な身体運動を，解剖学や生理学との関連性を念頭に置きながら分析・統合する．

　運動を表現する用語の1つにボディメカニクス(生体力学)がある．これは解剖学と力学とを併合して身体の動きを考える学問でもあり，リハビリテーション医療分野では極めて重要である．

　人類は，石器時代には種々の労働に伴う身体運動を効率的に遂行するために，目的に応じた多種多様な道具を工夫してきた．現代社会にいたっては，大小のコンピューターが機器に内蔵され，人工知能を駆使したロボットなども開発されている．しかし，忘れてはならない重大な原則は，「人の身体自体は道具の原型である」との認識である．つまり，人の身体運動を蔑ろにして，便利という理由だけで道具に依存してしまうと，機能的身体運動は退化してしまいかねない．その結果としてこの現象を阻止できないとすれば，総体的リハビリテーションの基本理念に反することにもなる．

身体の動きに関係する骨格筋

骨格筋の構造

1. 筋収縮のしくみ

　身体を動かすための筋組織は骨格筋である．運動の動力源となること以外に体温維持のための熱源，血液循環の補助，外的衝撃からの身体保護といった役割がある．骨格筋は，1つひとつ筋内膜で覆われた繊維状の細胞が筋線維として束になって構成されており，その筋線維は筋原線維と呼ばれる．さらに細い線維状のタンパク質で構成され，層状の形状になっていることで強度が保たれて

いる．筋原線維はアクチンフィラメントとミオシンフィラメントと言われる2種類のタンパク質から構成されている．アクチンフィラメントはミオシンフィラメントより細く，それぞれが交互に噛み合っている．ミオシンフィラメントの先端には魚のヒレのようなものが複数付いており，その部分が水をかくように動いてアクチンフィラメントを引き寄せる．その結果アクチンフィラメントがミオシンフィラメントと深く重なり合うことで筋原線維全体が短くなる．このミオシンフィラメントの魚のヒレのような部分が動くこと自体が筋の収縮活動であり，エネルギー消費につながる．筋自体が収縮することは可能であるが，自力で伸張することはできない．一見伸びたようにみえるが，実は他の筋が収縮することで伸ばされているのである．

2. 筋の構造

骨格筋の基本的な形は，中央部分が膨らんで，両端には骨に付着する結合組織があり細く紐状になっている．部位の名称は中央の膨らんだ部分を筋腹，両端の身体の中心に近い方を筋頭，末梢側を筋尾と言う．原則として筋頭が付く場所を起始，筋尾が付く場所を停止としている．

骨格筋は基本的に1つ以上の関節を走行して（跨いで）両端が骨や腱に付着している．

3. 筋の名称

骨格筋は全身的に何層にも重なっており，基本的には表層部に大きな筋，深層部には細かな筋がそれぞれの役割を担い作用している．例えば，背部の表面には僧帽筋や広背筋といった広い筋が付着している一方，その深層部には肩甲骨に付く大菱形筋・肩甲挙筋，脊柱の両側を走行する脊柱起立筋が，そして股関節周囲には大殿筋という大きく厚みのある筋が付着しており，その深層部には骨盤側方の中殿筋などの小さい筋がある．

また，骨格筋は筋線維の走行や長さから，平行に長く走行する紡錘状筋と斜めに短く走行する羽状筋に分類される．紡錘状筋は，断面積が小さく力は弱いが，筋の配列の距離が長いため収縮の速さが増す．具体的には上腕三頭筋や縫工筋などがそれにあたる．羽状筋は断面積が大きいため力を発揮しやすいが収縮速度が遅い特徴があり，三角筋や腓腹筋がそれにあたる．それぞれの特徴を活かすため，例えば紡錘状筋である上腕二頭筋は，上腕や前腕など素早く動かす必要がある部位に多く，羽状筋は大腿部や下腿部など大きな力を発揮する部分に多くみられる（図1，2）．

▶関節の走行する（跨ぐ）筋の種類による相違

1. 単関節筋と二関節筋

1つの関節だけを走行している筋を単関節筋，2つの関節を走行している筋を二関節筋と呼ぶ（図3）．単関節筋である上腕筋は肘関節を走行している関節運動に対する作用は肘関節の屈曲のみに関わる．また二関節筋である上腕二頭筋は肩関節と肘関節を走行していて，肘関節の屈曲，前腕の回外，肩関節の屈曲の複数の補助運動に関わる．2つの関節間で発揮トルクのバランスを調節することによって，筋活動の細かい運動制御による運動方向の調整ができるとも言われている．また，関節可動域においては，一方の関節で筋を緊張させているときでも，他方の関節を起始に近づけることで，可動域を確保ができるメリットがある．投球動作やキック動作のように，四肢末端が強いトルクを出力する際には，主動作筋の筋長を最大限にすることができる．レバーアーム長が長いことも大きなモーメント発揮に有利であると考えられる．特殊な例として，垂直跳びなどの踏み切りの際には，大腿四頭筋が収縮して膝を伸ばす力を，腓腹筋は地面を蹴る力に有効に変換すると言わ

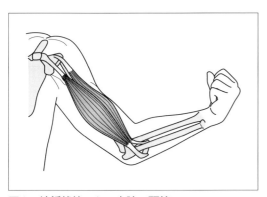

図1　紡錘状筋である上腕二頭筋

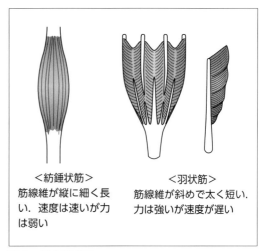

図2　筋の模式図

＜紡錘状筋＞
筋線維が縦に細く長い．速度は速いが力は弱い

＜羽状筋＞
筋線維が斜めで太く短い．力は強いが速度が遅い

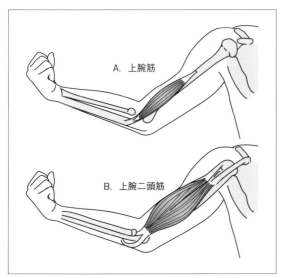

図3　単関節筋（A）と二関節筋（B）

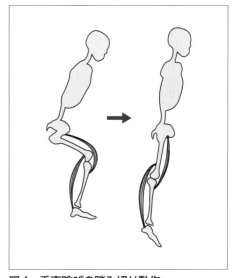

図4　垂直跳びの踏み切り動作
大腿四頭筋が収縮して膝関節を伸ばす．膝が伸展すると腓腹筋の起始部が引っ張られ，足関節底屈が強化される

れている．これは，大腿四頭筋が膝を伸ばすと腓腹筋の起始部が引っ張られ，腓腹筋の収縮にプラスアルファの力が足関節の底屈に加わるためである（**図4**）．少しかがんだ姿勢からジャンプする際には，膝の伸展と同時に腓腹筋の張力が伝わり，足の力強い底屈力が発揮できる．

　二関節筋は，ダイナミックな動作を安全かつ高度に遂行するための重要な役割を果たしている．二関節筋には，上腕三頭長筋，半腱様筋，薄筋，大腿二頭筋長頭，縫工筋，大腿筋膜張筋，腓腹筋がある．骨盤付着の二関節筋はすべて体幹姿勢の影響を受けるとも言われている．二関節筋は，比較的表層に位置し，関節を動かす大きな力を発揮する．よって，筋炎や腱炎，肉離れなどは二関節

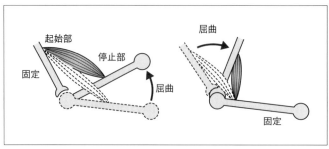

図5 リバースアクション模式図[4]

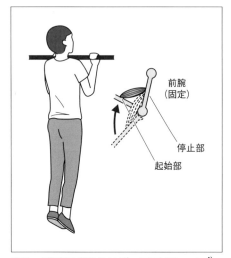

図6 懸垂におけるリバースアクション[4]

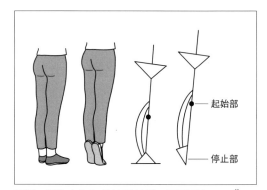

図7 爪先立ちにおけるリバースアクション[4]

筋特有の損傷と言っても過言ではなく，さらに二関節筋の過剰な運動参加は関節不安定性をきたしやすく，機能不全に結びつきやすい．それとは反対に単関節筋は二関節筋に比べて深層に位置し，関節運動時に1つの関節を安定させる作用がある．

2．リバースアクション（筋の反作用）

　筋の停止部が起始部に近づくことを筋の正作用と呼び，反対に起始部が停止部に近づくことをリバースアクション（筋の反作用）と呼んでいる（**図5〜7**）．通常は，基本的に動かない方を筋の起始と定義しているが，リバースアクションはこの定義に当てはまらない動きを指す．頸髄損傷患者の寝返り動作や起き上がり動作には，上腕二頭筋や上腕筋，腕橈骨筋，大胸筋などのリバースアクションが度々用いられる（**図8，9**）．

筋の役割からみた分類

1．役　割

　人が行動を起こす際には，外界や身体内部の状況を把握したうえで，状況に応じて目的を達するための行動を選択し，運動を実行するためのプログラミングが行われる．さらには実行中の行動を点検し，必要に応じて修正しながら行動を続ける．行動過程はすべて動作の連続であり，動作遂行

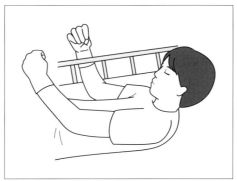

図8 頸髄損傷患者の寝返り動作
手すりに右前腕を固定して上腕筋，腕橈骨筋，上腕二頭筋のリバースアクションを利用して寝返りを行う

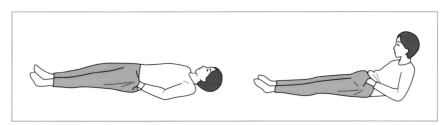

図9 頸髄損傷患者の起き上がり動作
殿部やズボンのポケットに手を入れ固定して上腕筋，腕橈骨筋，上腕二頭筋のリバースアクションを利用して起き上がる

の主役となる筋と脇役となる筋の2種類がある．肘を曲げる動作を例にすると，力こぶと呼ばれるところが上腕二頭筋の収縮によって盛り上がる部分で，これが主役になる．しかし，この力こぶの状態にあるときに作用している筋は，上腕二頭筋のみではない．実は身体が何らかの動作を遂行する際に1つの筋が単独で作用することはあり得ない．脇役の筋として補助筋が作用しているのである．このように複数の筋が協同して収縮（縮む）と弛緩（緩む）をしている．

2．分類

①主動作筋

運動を遂行する際に最もその中心として作用する筋である（**図10**）．徒手筋力検査（Manual Muscle Test，MMT）などで検査される．

②共同筋

運動を円滑に遂行するために共同で働く筋である．動作筋同士の収縮によって不必要な動きを抑制，もしくは多関節の中間部を固定する．フィードバックによる運動の微調節には共同筋の細かな活動が大きく影響を及ぼす．

③安定筋（固定筋）

動作を効率良く行うために姿勢を維持もしくは関節を固定する筋である（**図11**）．関節のずれを防ぐ作用もある．実際に動く関節と関係のない場所に存在し陰ながら支えることもあり，作用の内

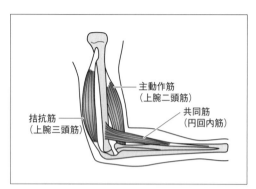
図10　主動作筋とその他の筋

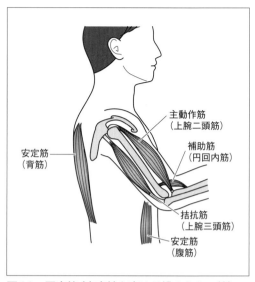
図11　固定筋（安定性を高める働きをもつ筋）

容によって器用さが変わることもある．例えば，腕立て伏せの姿勢では，頭部が重力方向へ下がらないように，頸部伸筋群は固定筋として収縮する．

④拮抗筋

　主動作筋とは逆の作用をする筋である．主動作筋と拮抗筋の関係は重要で，運動が始まった際に，拮抗筋が作用しないと関節は屈曲しない．主動作筋の運動の速さや強さの変化に応じてそれを調整するために伸張性の収縮（遠心性収縮）が生じる．主動作筋が作用するときに適度に緩むことも大きな役割である．拮抗筋は立位時の下肢筋のように，しばしば主動作筋と同時に収縮しその姿勢を保つ作用がある．

3. 拮抗抑制（相反性抑制）

　多くの関節には機能的に相反する作用を発揮する主動作筋と拮抗筋が存在する．例えばコップを口に持っていく動作でみられる「肘を曲げる」という動作では，屈筋である上腕二頭筋が収縮すると肘は屈曲するが，同時に伸筋である上腕三頭筋は弛緩する．また，コップを机の元の位置に戻すために「曲がっている肘を伸ばす」動作には，逆に上腕三頭筋が収縮し，上腕二頭筋は弛緩する．つまり，ある筋が引き伸ばされると，その筋の筋紡錘が刺激されⅠa群線維の興奮に伴う伸張反射が生じて屈筋が収縮すると同時にⅠa群線維は脊髄内で抑制性介在ニューロンを刺激する．その結果，抑制性介在ニューロンが拮抗筋（伸筋）の運動ニューロン活動を抑制するため，拮抗筋は弛緩する．この抑制性の反応は拮抗抑制と呼ばれる．

テコ（lever）と滑車

　身体の運動や姿勢は力の相互作用で制御されている．基本的には筋が関節を動かすときは「テコの原理」が働いている．力は「テコの機構」を介して変換され，具体的には直線的に引く力を回転力に変えるしくみになっている．これは筋収縮が関節の運動を生んでいることを示している．身体に

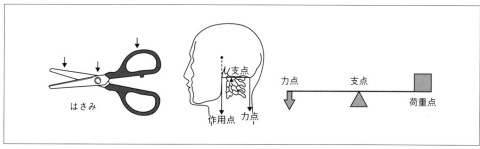

図12　第1のテコ

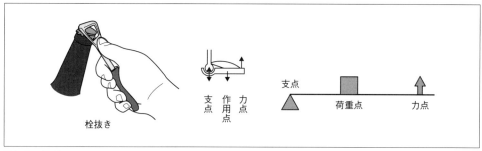

図13　第2のテコ

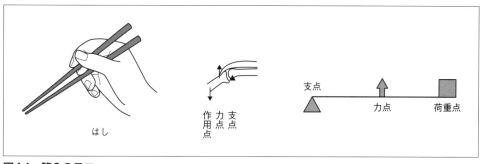

図14　第3のテコ

ある関節と筋の関係はほぼすべて次に示す3つのテコに当てはまる．

1．力点（筋力の作用する点）と作用点（荷重が加わる点）の間に支点があるもの

　第1のテコである（**図12**）．シーソーの形と言われ，安定性に有利なテコである．関節の動きに注目すると，筋がわずかに収縮しただけでも指先などの細かな動作を大きく動かすことが可能である．力の大きさではなく，筋の小さな動きを大きな動きに変換する構造と言える．

2．力点と作用点がともに片側にあり，力点が作用点よりも遠い位置にあるもの

　第2のテコである（**図13**）．力に有利なテコであり，一輪車の手押し車，棒をテコにして大きな岩を動かそうとする状態などがこれにあたるが，人体内ではこのテコの作用点は少ない．

3．力点と作用点がともに片側にあり作用点が力点よりも遠い位置にあるもの

　第3のテコである（**図14**）．速度に有利なテコであり，関節と力点，関節と作用点の距離の関係によって，作用点で発揮する力よりも大きい筋力が必要となる．力学的には不利であるが速さと距

離（関節可動域）において有利とされ，しなやかな動きはこのテコの利点とも言える．人体にある関節の多くは，このテコの構造をしている．

筋力を高めるしくみ

1. 生理学的なしくみ

　筋力の大小は，筋内にある筋線維のうちどれほどの運動単位が動員されるかによって決まる．筋は適切な運動によって筋線維の直径が肥大し，筋全体が太くなることを筋肥大と呼ぶ．筋線維の太さの違いによって筋の横断面積に差が生じる．筋の断面積が大きくなると筋線維の中に含まれるアクチンフィラメントとミオシンフィラメントの数も多くなり，それに応じて発揮できる力も大きくなる．運動により筋線維は小さな断裂を起こしているが，一定の休憩によってその断裂は修復され，その都度筋線維は太くなる．また筋線維の質も筋力に影響を及ぼすため，筋線維の質は収縮が速く瞬間的に大きな力を発揮する速筋線維と，収縮が遅く発揮できる力は小さいものの持久性に富む遅筋線維の2つに大別される．ミオグロビンという酸素を運搬する働きをする赤みの強い色素タンパク質の量が多い遅筋線維は赤筋，速筋線維は白筋と呼ばれる．同じ太さの筋であれば速筋線維の占める割合が多い筋ほど筋力は大きくなる．一般的に速筋線維と遅筋線維の数の割合はほぼ1対1と言われている．女性の方がわずかに遅筋線維の割合が多いとの説もある．ただし，遺伝やトレーニングでその割合は変化する．最近は，速筋の中でも速度はやや劣るが持久性があり遅筋と速筋の中間的な性質をもち合わせているものを，ピンク筋と分類されている．

2. 筋力増強の原則

①過負荷の原則

　筋に大きな負荷をかけている（過負荷）ときは，8〜12回可能な程度の抵抗運動が適切と言われている．最大筋力の70％以上の負荷がないと筋線維の肥大は起こらない．

②運動配列の原則

　大きな筋群の運動を小さな筋群よりも先に行う．

③漸進性の原則

　運動に慣れてきたところで定期的に負荷を増大させる．同じ負荷で13回以上できるようになった時点でさらに負荷を上げて8〜12回の間に収まるように調整する．

④特異性の原則

　特定のスポーツや競技に必要な筋を特定し運動プログラムを検討する．

⑤筋走行の原則

　効率良く筋力の増強を図るためには筋の走行を理解することが大切である（図15）．例として腹斜筋を鍛えるには外腹斜筋と内腹斜筋がそれぞれ筋の走行が逆方向になっていることを考慮し体幹の屈曲・回旋の要素を入れる．

⑥意識づけの原則

　動作としては非効率的ではあるが主動作筋の作用を意識することで補助筋群の関与を減らし，集中的に負荷をかけることができる．さらに拮抗筋の負荷が加わるためにトレーニング効果は高まる．

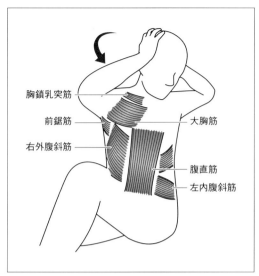
図15　筋走行の原則の例（腹斜筋を鍛える）

⑦生体リズムの原則

　活動性の高い時間帯である午前10時から夕方までは，交感神経の働きが高まり体温が上がりトレーニングする時間帯としては効果的である．代謝を優先的に考えるのであれば午前中にトレーニングを行う方が効果が期待できる．

⑧継続性の原則

　定期的に継続して行うことでトレーニング効果の向上が期待できる．しかし，筋疲労が生じるトレーニングをしたときには回復するまでに72時間を要すると言われている．特に二関節筋であるハムストリングスのトレーニングは，筋断裂（肉離れ）が起こりやすいことから負荷と頻度には注意が必要である．

3．筋の長さと張力の関係

　私たちは経験的に，日常生活での動作やスポーツ動作において，効率的に力を発揮できる「姿勢」や「フォーム」があることを知っている．筋自体の発揮する最大筋力は，その長さが変われば変化する．筋の張力が最大になる長さを「至適長さ」と呼び，この「至適長さ」より短くなっても長くなっても筋力は低下する．「至適長さ」は関節の角度によって決まるため，ある動作で目的の筋の力を最大限発揮するには，どの角度で行うかの判断が重要なカギとなる．例えば，腕相撲をする際の肘関節の屈曲については，関節角度110°が最大であることから，この角度を意識すると勝負を有利に進めることができる．筋の張力は腱と筋の接合部にあるゴルジ腱器官でモニターされており，伸展に伴いゴルジ腱器官の発火頻度が増加し張力を一定に保とうとする．

中枢神経による筋力のコントロール
　随意最大筋力は，骨や腱に負担がかからないように中枢神経系の作用によって抑えられている．筋を構成するすべての筋線維が活動した際に発揮される筋力を生理学的最大筋力と呼び，随意最大筋力はそのうちの70〜90％程度に抑えられている．筋力を抑制する中枢神経の作用を低減させる方法としてかけ声がある．スポーツ選手が「ここが大切！」と感じたタイミングで大きな声を上げるのは腹圧を上げて体幹の安定化を図るだけではなく，この理屈も含まれる（シャウト効果）．

4．運動単位（モーターユニット）

　脊髄にある神経は枝分かれした後，筋を形成する筋線維につながる．この神経細胞からそれらが支配するすべての筋線維までの経路をまとめて運動単位（モーターユニット）と呼ぶ．つまり，1つの神経から電気的刺激が伝わり，その刺激によって収縮する複数の筋線維を合わせたものである．筋収縮により発揮される力は，運動単位のサイズ（寸法）や支配している筋線維の数によって異なる．瞬時に大きな力を発揮する速筋（白筋）に含まれる運動単位はサイズが大きく，小さな力を長時間にわたり出力し続けることのできる遅筋（赤筋）には，サイズの小さな運動単位が多く含まれている．1つの神経が支配する筋線維の数は，その筋の活動にどれだけ調整が必要であるかによって大きく異なる．例えば，眼球運動を行う筋は非常に細かい調節が必要であり，運動単位に含まれる筋線維は数本である．多くの神経が微細な眼球のコントロールを行っているのである．手，指など繊細な動きの調整に必要な筋筋線維の数は数本〜100本程度であり，ダイナミックな動きをする下肢の筋では運動単位に含まれる筋線維は数百本，体幹背部や殿部の筋では数千本と言われている．

5．リズミックスタビリゼーション（Rhythmic Stabilization）

　固有受容性神経筋促通法（Proprioceptive Neuromusclar Facilitation，PNF）の1つの手技で，関節可動域の拡大と筋力の増強，関節の安定性とバランス能力の向上を図る効果があると言われている．その中に，関節運動を起こさずに等尺性収縮による共同収縮を促しながら拮抗する反対方向に交互に抵抗を加える手技として，「リズム的安定化」がある．特に動作時に痛みがある部位では，関節をほとんど動かさずに痛みを誘発することなく筋力増強と同時に関節および各体節部の安定化を図ることができる．開放性関節運動連鎖（open kinetic chain）か閉鎖性関節運動連鎖（closed kinetic chain）かにかかわらず負荷の少ない肢位から行うことができるというメリットがある．健常者では反射レベルで反応するが，それが困難な対象者については，最初は口頭指示を与えて意識レベルおよび視覚的フィードバックに訴えて，関節可動域の中間位から開始して各体節部を保持するように要求する．関節面には常に圧縮（approximation）を加えて筋収縮が起こりやすいようにするなどの留意を要する．小脳性の運動失調症の患者に用いると協調性の改善に効果があるとの報告もある．

アスリートは筋増強剤 (アナボリックステロイド) で強くなれるのか

筋増強剤はWorld Anti-Doping Agency (世界アンチドーピング機構) で使用が禁止されているドーピング禁止物質の1つである．しかし，アスリートによる筋増強剤の使用は後を絶たない．筋増強剤の効果としては，タンパク同化作用による筋増強，赤血球と血液の酸素運搬料を増加させることなどがある．しかし，これらの作用が確実に効果を発揮しているのか否かについて，筋増強剤使用者で筋の等尺性収縮力の増強および筋量の増加による体重増加を認めたとする報告はある．単純な運動を競うのであれば筋増強剤の利点はあると思えるが，複合的で多様な技術と働きを伴うスポーツ競技においては，筋活動の協調性改善の効果の有無に関して意見が分かれており，持久性についても明らかにされていないのが現状である．

その一方，筋増強剤は医療分野で使用されることがある．タンパク同化作用を活用して骨粗鬆症や慢性の腎疾患の治療に，また赤血球を増加させる作用は再生不良性貧血の治療に用いられており，極力副作用の起きない範囲での使用も考えられるのではないだろうか．

冬眠明けのクマはなぜ廃用症候群にならないのか

約5〜7か月にわたり冬眠するクマは，なぜ廃用症候群や骨粗鬆症にならないのだろうか．通常，冬眠する動物は体温が10℃低下するごとに代謝機能が半減すると言われている．しかし，アラスカに生息するアメリカクロクマは体温を5〜6℃下げるだけで，代謝機能を4分の1にまで落としているらしい．さらに，クマは「冬眠特異的タンパク質」によって組織や骨，筋に対し体が活動中だと思わせることで，冬眠明けでも冬眠前と同じように活動できるのではないかと推測されている．代謝機能を大幅に減少させても生存することが可能なクマの身体メカニズムが明らかになれば，筋疾患や心疾患の治療に応用される日がくるかもしれない．

腱のエネルギー

1．腱の役割

筋と骨との連結部位には腱と呼ばれる紐状あるいはシート状の形をした組織がある．筋線維と腱線維の間は直接に結合しておらず，筋線維末端で筋内膜が膠原線維に移行している．また腱と骨の部分では，腱線維は一部骨膜に付着し，一部は骨質内に入り込んでいる．筋は筋細胞と結合組織から構成されているが，腱は結合組織だけで構成されているため，腱は筋に比較して硬い組織であり，それ自体に収縮して力を発揮する能力はない．しかし，非常に弾力性があり，筋内で発生した力を骨に伝える役割を有し，特にアキレス腱は顕著である．これは，腓腹筋とヒラメ筋に共通の腱であり，ゴムやバネのように伸ばされると，その張力に対し元に戻ろうとするエネルギーを蓄積することが可能である．このエネルギーは弾性エネルギーと呼ばれ，走る，跳ぶなどの動作を効率的にする役目がある．ただし，筋から腱へと変化する筋腱移行部と呼ばれる部位については，ほとんど伸縮性はない．突然の力が加わるとか方向転換などで腱が断裂するのは，この部位の強度が張力に対して耐え切れないときである．アキレス腱の断裂者には，腹臥位で膝関節を90°に屈曲した状態で下腿三頭筋を強くつまむと，正常でみられる足関節底屈がみられない (Thompson test陽性)．

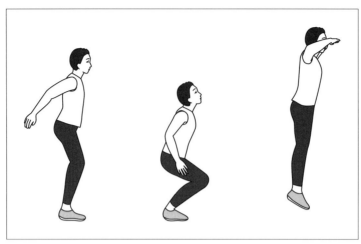

図16　ジャンプ（反動動作の例）

2. 反動運動

　反動運動とは遠心性収縮※もしくは求心性収縮※※に素早く切り替わる動作のことである．例えば，ジャンプ動作ではかがんで反動をつける際に大腿四頭筋が伸ばされ（遠心性収縮），踏み切る際には膝を伸ばすために収縮（求心性収縮）する（**図16**）．遠心性収縮で腱が引き伸ばされる際に，弾性エネルギーが蓄積され，溜め込んだエネルギーを求心性収縮で一気に利用するため，爆発的に大きな力が発揮されるが，腱が大きく伸張されるため筋の短縮速度が遅くなる．つまり，「力－速度曲線」から筋が大きな力を出しやすくなる（**図17**）．

◆関節の可動範囲

　関節の可動範囲は骨や関節の形状，靱帯，筋腱複合体（筋と腱が一体となっているという意味）の3つの要素によって決定される．骨や関節の形状は構造上の理由から物理的に衝突があり，一定の範囲を超えて動くことは不可能である．また，靱帯はその固定力の強さによって関節可動域をコントロールしている．靱帯は腱と構造的に類似しておりコラーゲンを主成分としているが，腱よりも密度の濃い硬い組織で伸縮性はほぼない．靱帯の役割は，骨と骨とが離れないように位置関係を保持する役割を果たしている．さらに，筋と靱帯の比較において関節を制御する時間の差異があげられる．関節に機能不全が生じてそれに対応するまでの間，筋からの情報は脳や脊髄に伝達された後に，指令を受ける順序がある．靱帯はその硬さ自体が即時的に制御に作用するが，許容可能な力の強さの比較においては，周辺の筋と協力して必要な強度を生み出す筋よりも靱帯はもろいため，限界を超えると断裂しやすい．「野球肘」は，本来，内側にしか曲がらない肘関節が，投球動作によって外側に反り返る力を受け続けることで内側側副靱帯が損傷した状態である．

　関節可動域について手関節を例にあげる．この部位は2本の前腕骨と8個の手根骨で構成されている（**図18**）．このうち橈骨手根関節は舟状骨，月状骨をまるでタイヤのベアリング（軸受け）のよ

※　遠心性収縮：伸張性収縮とも呼ばれ，筋が伸張しながら力を発揮する際の収縮．
※※　求心性収縮：短縮性収縮とも呼ばれ，筋が短縮しながら力を発揮する際の収縮．

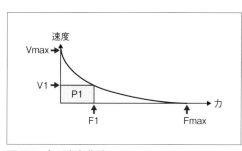

図17　力-速度曲線

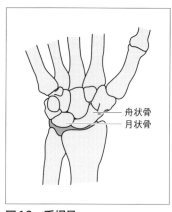

図18　手根骨

うに細かく動かすことによって，さまざまな方向への運動を可能としている．手根骨同士は強固な靱帯で連結されているが，連動して動くことで関節運動をスムーズに行えるようにしている．手根骨は，橈骨と直接関節を形成しているため橈骨の関節面は手関節の動きに大きな影響を及ぼす．関節面は斜めに傾いているため掌屈，尺屈の方に動きやすくなっている（**図19**）．また，手をついた際の衝撃は橈骨に80％伝わるとされている（尺骨と三角骨の間には三角線維軟骨があり，クッションとして衝撃を和らげている）．つまり，転倒時に手をついたときの骨折は橈骨に起こりやすい．橈骨の手関節に近い部位で骨折し，遠位骨片が手背方向へ転位するのはコーレス骨折（Colles' fracture）と呼ばれ，高齢者に多い骨折である．

　筋腱複合体の伸張については，特に拮抗筋の弛緩状態が影響を及ぼすことから，動きが柔らかい人は，種々の動作で拮抗筋の力を抜くことができていることを意味している（**図20**）．

身体運動の調節

運動の指令のしくみ

1. 神　経

　筋への運動指令を司るのは一次運動野（primary motor area）であり，その活動水準と筋出力には，正の相関関係がある．また，一次運動野は，運動の企画調整や情動を司る前頭前野の影響を受け活動する．その運動指令を伝える経路である神経系は，大きく中枢神経と末梢神経に分かれており，さらに末梢神経は脳神経・脊髄神経（感覚神経，運動神経）と自律神経（交感神経，副交感神経）とに分類される．末梢神経は，伝達方向によって末梢から中枢に向かう求心性と中枢から末梢に向かう遠心性とに分けられる．皮膚や目から入った刺激は，それぞれの受容器から入力されて求心性経路で脳まで伝達され，処理された後の指令は遠心性経路を介して筋などの効果器において反映される（**図21**）．

　神経を組織する神経細胞（ニューロン）は神経細胞体と樹状突起，そこから長く伸びる軸索によって構成される．神経細胞が情報を受けて電気的に興奮し，それが軸索を伝わって神経終末へと向

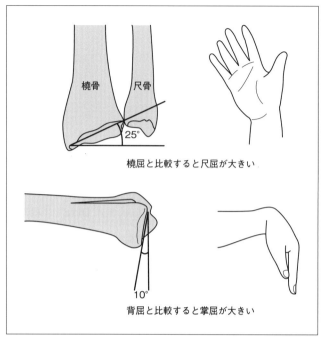

図19 関節面の角度

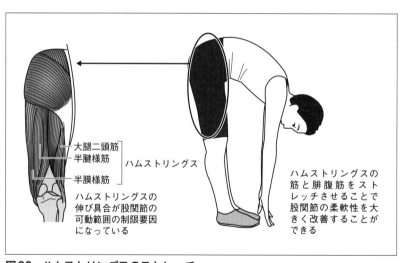

図20 ハムストリングスのストレッチ

かっていくことを「興奮の伝導」と呼ぶ．神経細胞から他の神経細胞に興奮がバトンリレーされることを「興奮の伝達」と呼び，その接合部位はシナプスと呼ばれる（図22）．

2．大 脳

　左右2つの大脳半球は中央の脳梁でつながった形をしている．生体としての基本的な機能である知覚や運動の他に，人の脳には思考力判断力，芸術的感性・認知などの高度な機能が備わっている．これらの高度な機能に関しては，左右の大脳半球でそれぞれ特長的な分野がある．右の大脳半

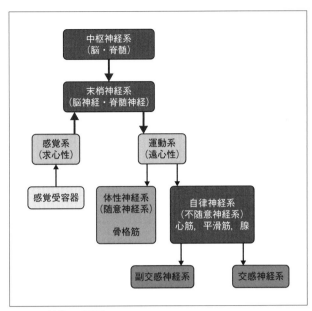

図21 神経の種類

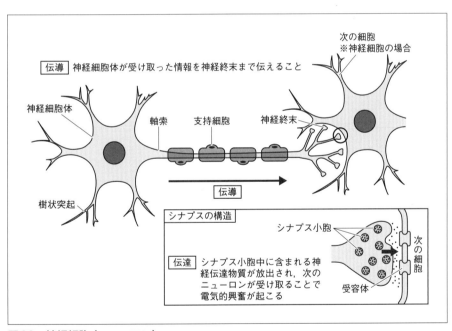

図22 神経細胞（ニューロン）

球は「感覚脳」とも呼ばれ，図形や絵画，音楽などのイメージや空間構成および現象を感覚的，直感的にとらえることに優れている．一方，左の大脳半球は「論理脳」とも呼ばれ，言語や計算，分析を担い論理的思考および抽象論的認知に優れている．なお，一般的に男性は左脳が大きく，女性は左右差がないと言われている．

　大脳の表層は灰白質からなる大脳皮質で覆われていて，多数の神経細胞が集合している．さら

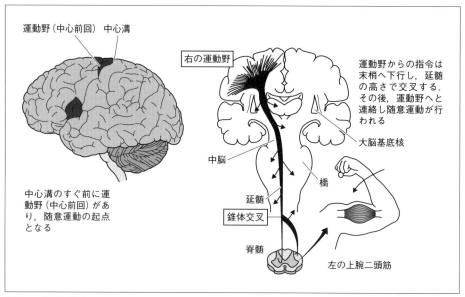

図23 運動感覚

に，そこから派生している軸索は，大脳髄質を形成し，脊髄，末梢神経となる．大脳皮質には領域と呼ばれるそれぞれ異なった機能局在があり，部位によって役割が定まっている．前頭葉には運動野，頭頂葉には体性感覚野があり，それぞれが運動や感覚を司る中枢となっている（図23）．細かい運動や繊細な感覚が要求される手指や口腔は脳の中でも広い領域を占めている．これは手指や顔などが多くの神経細胞によって繊細にコントロールされていることを示している．視覚は後頭葉の後方に位置して，その外側溝（フランス人の解剖学者シルビウスの名に準じてシルビウス溝と呼ばれる）に面した側頭葉の上方にあり，嗅覚は側頭葉内部で感知される．

3. 間脳と脳幹

間脳には視床下部と呼ばれる数多くの神経核があり，ここは自律神経や内分泌系の中枢として作用している．視床下部のコントロールのもと，自律神経は交感神経と副交感神経で，内分泌系はホルモンで身体の機能を調整する．例えば，視床下部には血糖値や体内の水分量を調節する中枢があり，血糖値が低下すると視床下部は空腹感を引き起こし，「何か食べよう」とする行動，また体内の水分が不足すると「喉が渇いた」との感覚を喚起して，水分補給の行動をとる．

脳幹は中脳，橋，延髄からなり，小脳の前方に位置し，多数の脳神経の神経核が存在する．中でも延髄は循環や呼吸の中枢部であり，生命活動に直接関わる調節を司っている．中脳には姿勢を立て直す姿勢反射や瞳孔反射の1つである対光反射（脳死判定基準）中枢，橋には排尿や覚醒の中枢があり，大脳皮質からの運動性出力を脊髄や小脳に伝達する役割を担う．

意識がない状態における植物状態と脳死との違い
脳幹の機能が失われておらず，呼吸や血液循環などの機能がある程度保たれている状態は"植物状態"であり，人工呼吸器などの生命維持装置を必要とする脳死とは区別されている．

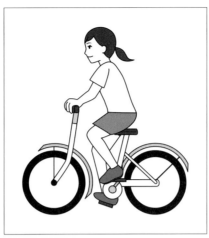

図24 自転車の運転
小脳の作用により運動は安定化し，時間が経過しても温存される

4．小　脳

　小脳は橋と延髄の後方にあり，大脳の1/10ほどの大きさである．しかし，ニューロンの数は圧倒的に多く，大脳の数倍に達すると言われている．小脳の役割は身体が円滑な運動が行えるように，筋緊張の調節や平衡や姿勢の維持に関わっており，大脳から運動の指令が生じると指令を受けた骨格筋の収縮によって，身体運動として表出される．その様相は骨格筋や腱，関節などにあるセンサーがモニターとして作用して，実際にいかなる運動が遂行されたかとの情報を中枢神経に伝達する．小脳は，大脳から発信した指令とその結果として生じた運動の様相を照合して運動遂行に格差があれば筋緊張を微調整し，望ましい動きや適切な姿勢に修正する．さらに，小脳は調整した運動遂行の格差の程度を次の運動調整に反映させるように，同じ運動を反復する際に事前の運動を記憶しておく機能を有する．自転車操作などのように最初はバランスを保つことが困難な運動は，反復練習を通じて小脳の作用によって安定化し，時間が経過しても温存されるしくみになっている（**図24**）．

5．脊　髄

　脊髄は，延髄から連なる細長い円柱状の器官であり，長さは40～45cmで，椎孔が重なって形成された脊柱管内を走行している（**図25**）．灰白質の前側（前角）には上下肢・体幹の筋に情報を送る運動神経細胞が，後側（後角）には末梢からの感覚情報を脳へ伝達する感覚神経細胞が存在する．灰白質の周囲にある白質には神経線維の束があり，運動の情報を末梢に伝える下行性伝導路と感覚の情報を脳に伝える上行性伝導路とがある（**図26**）．

6．運動のコントロール

　運動をコントロールするために，脳から微弱な電気信号のインパルスが神経細胞を介して運動指令として発信される．インパルスは脊髄の錐体路を経由し，各運動神経を介して細かな筋に指令が伝達される．これは随意運動と呼ばれ，これらの信号の伝達速度は，金属に電気を流したときに比べてはるかに遅く，40～70m/sと言われている（**図27**）．これは脳が指令を発信してから筋が動き

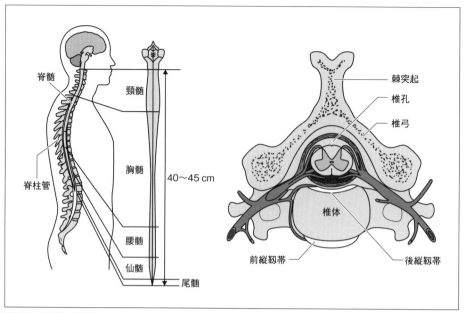

図25 脊髄と脊椎

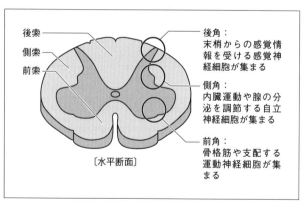

図26 脊髄神経

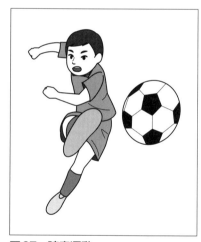

図27 随意運動
運動野からの伝達は約0.05秒で筋に伝わる

始めるまでの間にわずかな時間差が生じるためである．

　意思とは関係のない反応として反射がある（**図28**）．これは身体に加わった刺激を受容器と呼ばれるセンサーから求心性神経を経て反射中枢に伝達され，最終的に効果器へ伝達されることによって生じる．深部反射（腱反射）を例にあげると，筋紡錘と呼ばれる筋の長さの変化をとらえる受容器（センサー）が反応し，その情報がⅠa求心性線維を経て，脊髄内に伝えられる．さらに，脊髄内で求心性神経からα遠心性神経線維に伝わり腱反射が出現する．深部反射による筋の反応を見分け

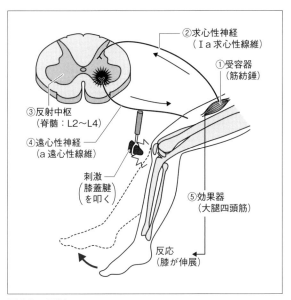

図28　反射

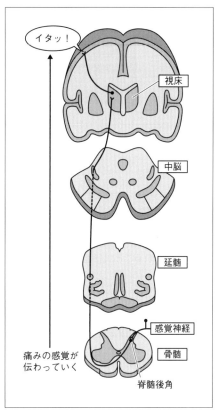

図29　痛覚の伝わり方

ることは，神経系の異常を判断する有力な情報になる．

　皮膚感覚の1つである侵害受容性疼痛は，強い刺激や圧迫，極端な温度差などによって組織損傷が生じた際の痛覚である．刺す・叩くといった機械的な刺激によって組織損傷が生じると発痛物質（プロスタグランジンやブラジキニンなど）が生成され，神経線維の先端にある自由神経終末と呼ばれる痛み受容センサーが反応し，その情報を脳に伝える（**図29**）．この情報を伝達する神経線維にはAδ線維とC線維があり，これらはサイズが異なるために痛みが脳に伝わるまでに時間差が生じる．

　深部感覚は骨（骨膜），筋・腱，関節から生じるジンジン，ズキズキと鈍く疼くように感じる痛みを示す．例えば，雨が降るときや雨が降りそうなときに関節が痛むとの話を聞くことがある（**図30**）．これは，大気圧が低くなることで関節内の圧のバランスが崩れて，関節包が膨れるような圧力が発生することが1つの原因とされている．外部的な対処法として，圧力を抑えるサポーターなどが有効なこともある．大気圧の変動は酸素濃度にも影響を及ぼすため，痛みに対する感受性にも関与する自律神経の域値へも波及するものと考えられている．

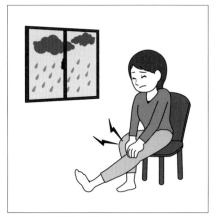

図30 悪天時の膝痛
大気圧の低下により関節内圧のバランスが崩れることが一因とされる

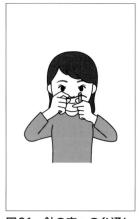

図31 針の穴への糸通し
動作の予測と修正を適宜行っている（フィードバック制御）

運動学習（動作が上達するメカニズム）

1. 情報と制御

　随意運動には脳の大脳皮質にある運動野だけではなく，脳の多くの領域の神経細胞が関与している．運動がスムーズに遂行されるためには，錐体路による制御のみではでは不十分である．例えば，コップの水を飲む動作について考えてみると，①水の入ったコップに手を伸ばす，②コップを持ち口に近づける，③コップを傾ける，④水を飲むなどの動作が連続的に行われている．その過程では筋の活動と出力を調整する必要性がある．つまり，随意運動においても，大脳皮質だけではなく，意思や記憶などに関与する大脳辺縁系や動作習慣の形成に関与する大脳基底核，さらには筋緊張や姿勢などを調節する小脳なども運動野から発信される指令を円滑に実行するために作用する必要がある．これ以外にも動作の順序や種類の選択にも関与する補足運動野や，運動の方向と規模にも関与する運動前野，運動の制御系としての前頭前野などの作用も大切である．

2. 動作の予測

　動作の前に脳は，それを予測して筋に指令を送り，数多くの筋を収縮させながら調節を図りスムーズに動作ができるようにする．この際には，あらかじめ運動計画が組まれて運動指令が行われる．例えば，針の穴に糸を通す際，穴の手前まで糸先を運ぶことをフィードフォワード制御と呼ぶ．しかし，針穴に糸を通す際にはゆっくりと集中して糸先を操作する．このように状況に応じて，脳が手指をはじめ姿勢全体の動きを制御しながら修正している．つまり，予測のもとに動作しても状況の変化に応じて新たな感覚情報を察知し，これをもとに動きを修正しているのである．これはフィードバック制御が作用していることを示している（**図31**）．

3. 手続き記憶

　手続き記憶とは，運動に関わる記憶を指し，反復練習で習得するものであり，数年の空白期間があっても同じ動作を行うことが可能な長期記憶である．動作の指令には大脳から直接的に筋へ送られる経路と，小脳を介して送られる経路の2種類があり，動作の成否の情報は小脳にフィードバッ

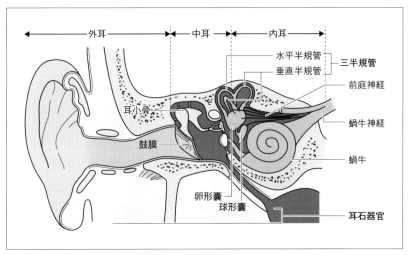
図32 耳の構造

クされる．運動遂行に失敗した際には，小脳の回路のシナプス信号の伝達は抑制され，成功した際の回路のみが温存されて動作を記憶する．身体を使って覚える運動記憶の内容は，長期の休憩中に整理されることがある．このように，反復練習において即時的な成果が得られなくても，長期の休憩を挟むと成績が向上する記憶改善現象のことをレミニッセンス効果と呼んでいる．これはスポーツの世界でよく使われる「体で覚える」ということであり，いくつもの動作を覚えて小脳に蓄え，それらの中から必要に応じて適切な場面で再現できることを言う．

バランスを維持する・立て直す

1. バランス反応

人はバランスを調整しながら姿勢を保持しているが，このバランスが崩れたときには，どのように感知しているのだろうか．このような場面で最も重要な作用をするのは耳の奥にある内耳の2つの器官，三半規管と耳石器官からなる前庭器官による感覚である（**図32**）．三半規管はリンパ液の動きによって前後，左右，水平方向の平衡を感知し，耳石器官は重力などの垂直方向の加速度を感知する．

また視覚や深部感覚から得られた情報も姿勢制御に重要な役目がある．深部感覚のうち筋，関節の感覚は，常に身体の位置情報や動きを感知して運動を制御している．それらは，筋や腱にある筋紡錘やゴルジ腱器官と関節包や靱帯などに存在する関節受容器である．人の身体にはバランスを崩した際に安定性を保とうとする機能があり，これをバランス反応と呼ぶ．さらにバランス反応は立ち直り反応と平衡反応に分けることができる．立ち直り反応は，閉眼時でも身体を重力に対して垂直姿勢に戻そうとする反応であり，平衡反応はバランスが崩れそうなときに姿勢を修正しようとする反応である．

2. 立位姿勢を維持するしくみ

立位姿勢は力学的にみるとかなり不安定な状態と言える．身体は数多くの可動性を伴う関節をもち，それらが重なり合った動揺性に富む分節構造物である．分節構造物がバランスを保つために

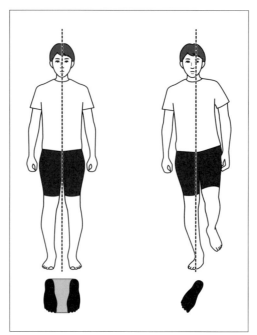

図33 片脚立ち

は，上位分節の重心線が下位分節との接触面内にあること，全体の重心線が最下位分節の支持基底内にあることが条件となる．たとえ静的な立位姿勢であっても実際には身体内部では動揺しやすい関節を筋活動の調整で安定化を図りながら重心位置を調整して，常にバランスを保っている．それらの筋の中で立位姿勢を保持するために作用する筋は抗重力筋と呼ばれる．それらの筋は，身体が前に倒れるのを防ぐ下腿三頭筋，前後のバランスを保つハムストリングス，大殿筋，腸腰筋，そして体幹を垂直に保持する脊柱起立筋などがある．抗重力筋は，他の筋と同様に20歳代まで発達し続けるためバランス能力もそれに伴い向上する．しかし，一般的に筋力が衰える高齢者は，身体を復元する範囲が小さくなるため，バランス能力も低下する傾向が強い．その他に安定した立位姿勢を構成する要素として状況の質量や重心の高さ，心理的要因などがある．

3．片脚立ちの原理

　高齢者の介護予防の指標にもなっている片脚立ち試験は，バランスを測るために度々用いられている（図33）．これは支持基底面を極端に小さくし，重心線をその上に移動し姿勢を保持する動作であり，中殿筋による第1のテコである．片脚で前後左右のバランスを保つためには，重心位置を微調整する能力と骨盤の位置を補正するために中殿筋をはじめとする骨盤周囲の筋力，さらに各筋を適切に制御する中枢神経系の能力が必要となる．特に持ち上げた方の下肢の重さによって，軸足の股関節に大きな回転トルクが生じるため，軸足の中殿筋を使って骨盤の反対側を引き上げてバランスの保持に努める．さらに，姿勢を保持するためには，中殿筋の作用によって側方から骨盤を支えて固定する大きな力を持続的に発揮する必要がある．片脚立ちをしている姿勢の傾きの程度を測定すれば中殿筋の活動量を知ることができる．

臨床場面における運動学の重要性

（疾患の理解と症状の機序・治療の観点から例をあげて説明する．）

1．肩関節のしくみ

　肩関節は狭義の意味では，肩甲骨と上腕骨をつないでいる肩甲上腕関節である．しかし，肩全体の肩甲帯の運動は，肩甲上腕関節だけではない．ヒトの進化の過程において，上肢をはじめ手を使って道具を作り操るために細かい動きを可能にする高度な手の機能を獲得した．よって，手の筋や神経，感覚器は他の部位と比べてより細かく配置され，前述のごとく脳の手を司る部分も大きくなっている．また上肢の動く範囲は拡大し肩の動きをみるとわかるように，あらゆる方向に動くことが可能である．細かい動きを可能にするために本来1つの筋であったものが複数に分かれたとされており，これは作業効率を上げるために有利であった力を減少させることになったと言われている．つまり，力を犠牲にして器用さを獲得したと解釈できる．さらに，肩の運動には肩甲骨や鎖骨が連動して動く必要があり，それらをつなぐ関節（肩鎖関節）も随時作用している．鎖骨と胸をつなぐ胸鎖関節，肩甲骨と肋骨の間にある肩甲胸郭関節なども重要な作用をして複雑な動きを可能にしている．また，肩峰と烏口突起を結ぶ烏口肩峰靱帯と上腕骨との間にも関節がある．これら3つの骨と5つの関節が関与して肩の動きは構成されているため，1つの骨あるいは関節の動きは連動して生じているのである．このように1つの運動に対して2つの関節が関わっている際には，双方の関節可動域を加算した値が動作の可動域となる．例えば，肩関節の外転標準関節可動域は180°とされており，内訳は肩甲上腕関節120°と肩甲骨の外転の働き60°である．このように肩甲上腕関節と肩甲骨が2：1の割合で使われることでスムーズな運動が保たれることを肩甲上腕リズムと呼ぶ（図34）．

　肩甲骨を上方回旋させるときには，僧帽筋と前鋸筋との関与がある．カップリングフォースとも呼ばれ，これら2つの筋がペアになって作用することによって，肩甲骨の上方回旋がスムーズに作用する．

2．肩関節の機能不全

　肩甲上腕関節は，肩甲骨側にある関節窩と球状の上腕骨頭によって形成されている．関節面の結合が浅く多方向への運動が可能となっている反面，不安定で滑りやすくなっている特徴がある．そのため，関節面を安定させるための特殊な構造がみられる．例えば関節唇と呼ばれる軟骨組織が関節窩周囲を取り巻くように存在し，くぼみの深さを補っている．また，深層筋には棘上筋，棘下筋，小円筋，肩甲下筋の4つの筋からなるローテータカフをはじめとした外旋筋群が，不安定な肩関節を緩むことなく適切な位置に保つために内側から支持している．ボールを投げる動作では，表層筋の大きな筋（三角筋，僧帽筋，広背筋，大胸筋など）を使って強い伸展・内旋運動を行うために肩関節には大きな負担がかかり，深層筋が十分に機能していないと投球損傷に陥る可能性がある．

3．前腕部の特殊な動き

　身体の中でも前腕部の動きは特殊であり，これは橈骨と尺骨の2本の骨がねじれてできる特殊な作用によって生じる．茶碗を持つ動作と取っ手付きのコップを持つ動作には，このねじれによる相違が生じる．尺骨を中心軸にした動きの際には，橈骨が手のひら側に回転する．例えばパチンコの

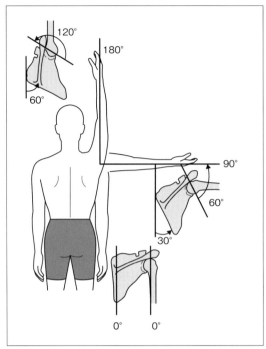

図34　肩甲上腕リズム

ハンドルを調節する動作，飲水時のコップを傾ける動作などは細かな調節がしやすい．

4．絶妙な動きを生む指の関節

　指は，基本的に基節骨，中節骨，末節骨の3つの骨がつながっている単純な関節だが，絶妙な動きを作り出すことが可能である．中節骨を曲げる浅い筋と指全体を曲げる深い筋の2つの屈筋で成り立っている．しかし，指を効率的に曲げるために，指の骨の腹側についているトンネル状の組織である屈筋滑車が重要となる．この屈筋滑車の中を深指屈筋が通り，筋と運動軸の距離を一定にしている．

　第1指（親指）はさらに複雑な動きを可能にしている．他の4指と比較して構造や役割が異なり，第1指は基節骨と末節骨の2つで形成され，他の指より関節が少ない代わりに中手骨が単独で動くようになっている．また，指の付け根部位に鞍（馬の鞍の形の凹凸）関節である手根中手関節は，特長的な対立運動を可能にする．対立運動は第1指と他の4指の指腹を合わせる運動で，ペットボトルの蓋を開ける，コインを拾うときなどに頻繁に使われる．指の関節の動きは上肢や手の動作の範囲と機能とを飛躍的に広げており，ピンチ力として握力と別に測定されるほど重要な動作である．

5．股関節を支持する筋機構

　股関節は四足歩行から二足歩行への進化の過程で骨盤の長さが短くなり，股関節の安定性を保つ大殿筋や中殿筋などの筋群も同様に短くなった．このことで体重支持には不利になった反面，大腿四等筋やハムストリングス，腓腹筋などが長くなったため推進力を生み出す力が増したと言える．股関節は安定性を保ちながらも動作を生み出せるようにするため，相反する機能の双方を有する関節である．臼状の形をした多軸性の関節はあらゆる方向に動くことが可能であり，多数の筋によっ

て協働している．急激で突発的な動きに対しては靱帯が瞬時にかつ強固に固定機能として反応し，安定性に寄与している．

6. 膝の機構

　股関節と足関節の中間関節である膝関節は下肢の調整役である．膝関節を取り巻く筋のほとんどは，2関節筋である．これは膝以外の関節を走行している筋の状態によって，大きく左右される．膝関節の主たる役割は，動きが大きい股関節と地面と直接的に接触する足関節との調節である．バランスを崩した際の立ち直りにおいては，若年者では足関節戦略で，高齢者では股関節戦略で対応されると言われているが，膝関節がその中心になることはない．

　スポーツによって関節痛が多発する部位は膝関節である．膝関節は安定性を保ち体重を支持しながら関節を動かすため，可動範囲は制限され，ある一定の強さを超えた動作をすると半月板や靱帯に損傷をきたしやすい（図35）．半月板は骨と骨に挟まれた線維質軟骨であり，その機能は衝撃吸収だけではなく，関節接触面積は約3倍と大きくなり安定性の確保にも寄与している．また，膝関節はらせん関節のため伸展時に終末強制回旋運動が生じ，外側半月板が大きく動くことで回旋を容易にし，動きをスムーズにしている．半月板は，膝のねじれやジャンプ時の着地など許容範囲を超える大きな衝撃が加わると損傷する．特に膝を屈曲した際に捻転した状況下で損傷が発生しやすく，「裂ける」との表現が用いられる．膝の靱帯は前後の安定性を保つ前十字靱帯と後十字靱帯，側方の安定性を保つ内側側副靱帯と外側側副靱帯などがあり，限界以上に伸展されると断裂する．前・後十字靱帯損傷では前者が80％である．強力な外力によって，外転強制に捻転が加わると内側側副靱帯損傷に加え前十字靱帯損傷，内側半月板損傷を合併することも少なくない．これを不幸の3徴（unhappy trias）と呼び，この種の膝関節損傷の予後は不良であると言われている．

7. 下肢のアライメント（配列）

　骨や関節の配列のことをアライメントと言う．主に体重を受ける下肢のアライメントに異常があるときには，スポーツ損傷をきたしやすいので注意を要する．例えば，O脚（内反膝）やX脚（外反膝）では靱帯にストレスがかかりやすい（図36）．O脚では，膝の外側にストレスがかかるので持続的に刺激が加わる長距離ランナーなどは腸脛靱帯の炎症をきたしやすい．また，X脚では，膝に対する外側からの外力に脆いため，外側半月板，内側側副靱帯，前十字靱帯の損傷が生じやすい．特に女性に多発しやすいのでコンタクトスポーツをする際には注意が必要である．

コンタクトスポーツとは
　コンタクトスポーツ（contact sport）とはスポーツや格闘技などにおいて，プレーヤー間の接触の度合いを段階付ける際に用いられる表現である．具体的にはラグビー，ホッケー，ハンドボールなどのフルコンタクト，バスケットボールや野球といったセミコンタクト，テニスやボーリング，水泳などのノンコンタクトと分類され，医療上，対象者の身体条件がそのコンタクトスポーツに対応できるかの診断時の判断材料の1つとなる．

8. 足の機能と地面との協調性

　足関節は1軸性の螺旋関節である．距腿関節は距骨の挟み方が特徴的であり，支える機能と動く機能の双方を兼ね備えている．脛骨と腓骨で挟まれている部位である距腿滑車は前方が広く，後方

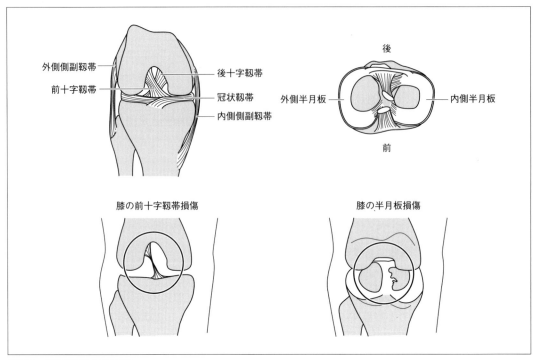

図35　膝の靭帯と半月版

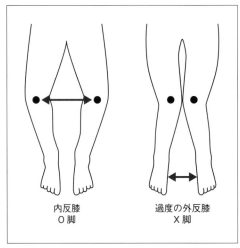

図36　O脚（内反膝）とX脚（外反膝）

が狭い構造になっている．足をあげる背屈時には関節が左右に動きにくくなり，それとは逆に足先を下げる底屈時には関節が緩み左右への動きは大きくなる．階段を昇るときや速く歩くとき，走るときには，推進力を確実に一定の方向に伝えるために，この背屈機構は重要である．底屈時の関節の自由度は臨機応変な姿勢へ対応できる反面，足関節損傷の原因の多くを占めている．特に捻挫では外反捻挫より内反捻挫が圧倒的に多く，スポーツ時の外傷として前距腓靭帯の部分的な断裂症状が頻繁にみられる．内果，外果で結ばれる関節軸が前額水平軸より傾いていることが原因とされて

いる．また，踵骨の幅と距腿関節の全体の幅には差異があり，力学的にバランスが不良な状態になることから，靱帯が各骨を強固に補強し，安定性を確保している．なお，足指は手指ほど器用さが求められない代わりに，地面に密着させて荷重を分散し，安定性を向上させる機能がある．足のアーチは体重移動をスムーズにして推進力を効率的にする作用がある．土踏まずと呼ばれている内側アーチをはじめ外側のアーチ，横アーチには，地面の形状に合わせて足底角度を調整する役割がある．柔軟性が高い中足骨頭が中心になって各アーチは形成されており，着地時の衝撃吸収も可能にしている．歩行時に踵部から足底部が地面に接地する際にアーチに体重が負荷されると，アーチが伸ばされ沈み込む．その後に踵が浮き始めて体重が免荷されると，アーチは元の高さに戻る．この反動が蹴り出しの力を増幅させ，推進力を増すと言われている．これはウィンドラスの巻き上げ機構と呼ばれており，これは足の振り出しだけではなく，体幹の回旋や重心の移動にも影響を及ぼす．

9. 扁平足

扁平足とは，足裏の内側にある縦アーチが著しく低いアライメントになっていることである．前述のとおり足裏のアーチは，走行時やジャンプの着地時などに衝撃を吸収する役割があるため，これが不十分であれば足部周辺の疲労骨折やアキレス腱の炎症などのランニング困難の要因となる．静的な状態では正常であっても運動時にそれが保てなければスポーツ損傷が生じやすいので注意を要する．また，上からの荷重に対して最も支持力が高い構造がアーチであることから，足のアーチが低いあるいは消失している状態では荷重を十分に支えきれず，膝関節や足関節に負担がかかる．一般的に偏平足は立位・歩行時に疲れやすいと言われている．

10. 筋断裂

筋断裂は，想定外の強い力や大きな力が局所的に加わって筋の結合組織の膜が破れる，あるいは裂けることである．これは筋膜の血管や神経の損傷をと伴うことから出血や強い痛みが出現する．一般的には「肉離れ」と呼ばれる状態である．肉離れは筋が収縮している最中に引き伸ばされる伸張性収縮が生じているときに大きな力が不均一にかかることが要因になる．さらに，筋疲労や寒冷で筋の柔軟性が低下していることなども要因になり得る．筋の伸張性収縮は中央部では収縮が，両端付近では伸張が生じるため両端付近に損傷を受ける危険性が高い．また，前述のごとく筋腱移行部は伸縮性が乏しいことも要因の1つとなる．

11. 筋膜炎

皮膚の下には膜がありその下に筋がある．筋膜はこの膜を指し，身体を外的刺激から守る，心臓や肝臓などの臓器位置を保持する，骨や靱帯，腱を被って身体を支える，筋がスムーズに収縮できるように摩擦を軽減するなどの役割を有する．筋膜は痛みを感知する受容器が多いこともあり，筋膜炎の症状は筋膜の炎症から派生する痛みが主である．断裂した症状ではなく過度に刺激が加えられた結果の過用による症状であり，これを過用症候群（overuse syndrome）と称する．改善策としては十分に休養するなどしてその部位に負担のかかりすぎない運動を工夫することが望ましい．

12. 不良姿勢

体幹の機能は，身体の支持性を高めることに向けて進化してきた．二足歩行に進化することによって脊柱が地面と垂直になり，重力に抗した姿勢を保つことが必要になってきた．そのための脊柱構造の変化の1つがS字曲線である．身体に加わる体重や重力および外力に対して，スプリングのように，過度な負荷や衝撃に柔軟に対応してできる役割を有する．また，身体の安定性としなや

かさを必要とすることから抗重力筋が発達した．不良な立位姿勢は反りかえり姿勢であるロードーシス (lordosis)，S字曲線の強いスウェーバック (swayback)，平背であるフラットバック (flatback) の3つのタイプに分類される．ロードーシスという姿勢は別名ミリタリーとも呼ばれている．いわゆる兵隊の姿勢である．この姿勢は腰椎の前弯が強く骨盤が前傾しており，腰部の筋の柔軟性が失われやすいと言われている．スウェーバックは，胸椎の後弯が強くなり相対的に腰を前に突き出すような姿勢である．頭が前方に移動し，腸腰筋の筋力低下がみられ，ハムストリングスが短縮しやすい状態になる．フラットバックは，脊柱が棒状になり，胸腰椎の弯曲が減少して，骨盤が後傾し頭が前方に移動する．ピンクパンサーとも呼ばれている．この姿勢が持続すれば腹筋が硬くなるためハムストリングスが短縮しやすくなる．

13. 体幹の動き

一般に「腰を回す」という表現があり，日常的に何の疑いもなく使われている．スポーツにおいて，特に野球やゴルフで「もっと腰を回して！腰の捻りが弱い！」とコーチされることが多い．しかし，構造・運動学的に腰椎は回旋できない．実際に「腰を回す」運動は，胸椎と股関節が関わっている．胸椎は肋骨の影響で前後左右の動きは制限されるが，回旋運動では自由度が高い．また，股関節は多軸関節で両側にあるので多彩な動きを行うことが可能である．腰椎の前後左右の動きに加えてタイミング良く動かすことで，スムーズに「腰を回す」運動が可能となる．腰椎の動きは前後屈と側屈が主であり，前後屈においては体重支持下による動きになるため大きな外力がかかる．腰椎の椎間板は外力を吸収して，衝撃を和らげる役目を果たしている．普通に立っているだけでも3番目と4番目の間の椎間板には体重の2倍の圧力がかかっていると言われており，この状態を100%とした場合，椅子に座っている姿勢で150%，立って前にかがんだときには250%の力がかかるとの報告がある．大きな外力がかかった状態を頻繁に繰り返していると椎間板線維輪から髄核が飛び出す椎間板ヘルニアになりやすく，髄核が脊髄神経を圧迫すれば感覚麻痺や運動麻痺といった神経症状が出現する．

14. 脊柱の後弯（円背）

高齢者で脊柱の後弯（円背）になる主な原因は，骨粗鬆症による脊椎圧迫骨折と体幹を支える筋の低下である．脊柱で体重を支える椎体の前の部分が潰れてくさび状になるためであるが，その理由の1つとして椎体の後方にある椎弓部分が固くなるためとも言われている．体幹の筋力低下が進行すると，脊柱で体重支持する傾向になるため脊柱の生理的弯曲は減少する．そのため，衝撃の吸収が激減すると圧迫骨折をきたしやすい状態になる．円背は脊柱伸展を制限するため呼吸機能不全に陥りやすくなるため，頸部の伸展が過度になりやすいことから頸部の後屈を促す運動や体操には注意が必要である．大胸筋，広背筋，脊柱起立筋のストレッチや腹直筋・腹斜筋の筋力増強運動が有効である．

結　語

「運動学」は臨床現場の実際的治療介入において生まれた要求や課題を，さらに高い段階に引き上げるための理論である．身体運動は複雑な現象であるため，それを実学的学問としての教育効果として反映するためには，解剖学・生理学などの個別諸科学から得た知識と理解を統合・補充する

必要がある．運動学では，身体運動の変化として物理的な「物体の位置の変化」だけではなく，「量的な変化」や「性質の変化」などを包括的に取り上げる必要がある．つまり，痛みや麻痺などは究極的には運動感覚の変調や運動機能不全の質量の現象として表出され，同時に出現する性質的な変化によって，身体運動に大きな影響を及ぼす．それらの変調や運動機能不全に関するいかなる評価方法であれ，主体的体験の分析から客観的な知見を導き出しうるかとの課題を明確にする必要性がある．本項では，骨格筋の種類と作用，役割および物理的な機能に基づいて，筋力を高めるしくみを関節や腱，神経の解剖・生理学的見地から考察を加え，臨床場面における運動学の重要性を疾患の症状の理解と機序・治療の観点から例をあげて解説した．さらに，その成果の有効範囲として「普遍的で必然的な因果性の視点に準じた身体運動」をテーマに，日常生活をはじめ，スポーツを含む事項を確認してきた．臨床現場での実践例も記載して，より具体的な全体像を提供した．理学療法士・作業療法士のための基礎科学とその実際的な治療介入と解釈とを統合する学修支援の一助になれば幸いである．

文献

1) 中村隆一・他：基礎運動学　第6版．医歯薬出版，2003．
2) Greene DP, Roberts SN（著），嶋田智明（監訳）：キネシオロジー─日常生活活動の運動学．医歯薬出版，2002．
3) 藤縄　理：徒手的理学療法．三輪書店，2009．
4) 荒瀬康司・他（編）：クエスチョン・バンク理学療法士・作業療法士国家試験問題解説共通問題　第10版．メディックメディア，2017．
5) 鳥巣岳彦・他：標準整形外科学　第9版．医学書院，2005．
6) 吉岡利忠・他（編）：筋力をデザインする．杏林書院，2003．
7) 佐藤昭夫・他（編）：人体の構造と機能．医歯薬出版，2002．
8) 本郷利憲・他（監修）：標準生理学　第5版．医学書院，2000．
9) Castaing J, Santini JJ（著），井原秀俊・他（訳）：図解　関節・運動器の機能解剖─上肢・脊柱編．協同医書出版社，1986．
10) 小柳磨毅・他（編）：PT・OTのための運動学テキスト─基礎・実習・臨床．金原出版，2015．
11) 細田多穂（監修），藤縄　理・他（編）：運動学テキスト　改訂第2版．南江堂，2015．
12) Elaine NM（著）林正健二・他（訳）：人体の構造と機能　第4版．医学書院，2015．
13) 川畑浩久：セラピストのための解剖生理学の教科書．ナツメ社，2015．
14) 坂井建雄：プロメテウス解剖学アトラス　解剖学総論／運動器系　第3版．医学書院，2016．
15) 深代千之（監修）：骨・関節・筋の構造と動作のしくみ．ナツメ社，2014．
16) 石井直方：徹底解剖　運動に関わる筋のしくみとトレーニング法．新星出版社，2014．
17) 中村和志：よくわかる筋・関節の動きとしくみ．秀和システム，2010．
18) Rolf Wirhed（著），金子公宥・他（訳）：目でみる動きの解剖学─スポーツにおける運動と身体のメカニズム．大修館書店，1999．
19) 日本体育協会指導者育成専門委員会スポーツドクター部会（監修）：スポーツ医学研修ハンドブック　基礎科目．文光堂，2011．
20) Donald A. Neumann（著），嶋田智明・他（訳）：筋骨格系のキネシオロジー．医歯薬出版，2012．
21) 石川　齊・他（編）：図解　理学療法技術ガイド─理学療法臨床の場で必ず役立つ実践のすべて．文光堂，2014．
22) 田崎義昭・他：ベッドサイドの神経の診かた．南山堂，2016．
23) 中村隆一（編著）：臨床運動学　第3版．医歯薬出版，2002．

〔木林　勉〕

4. 廃用症候学

序説

　ヒトは動くことにより全身の生体システムを調整し，その内部環境の恒常性を維持している．よって，身体不活動の状態が長期に及ぶと弊害が生じる．さまざまな原因による不活動，不動，安静臥床などに起因する二次的な身体症状の総称が廃用症候群であり，疾患ではないが診療報酬体系においてリハビリテーションの対象になっている[1]．

　廃用症候群は，Hirschbergらによるdisuse syndromeの和訳であるが，欧米では個々の状態に対応する用語が用いられ，使用頻度は少ない．本邦では医療現場で頻繁に使われるが，一般的には普及していない．たしかに日本語としての印象は良くない．医療従事者間では，状態の共有が比較的容易であることから安易に使用される傾向があり，概念および評価基準の明確化が今後必要とされている．

　リハビリテーション領域では，長期臥床による廃用症候群の症状（**表1**）[2]が周知され，早期離床が徹底されてきた経緯がある．近年では，座位行動（sedentary behavior）すなわち座りすぎが課題となっている．文明の発達によって人類は，さまざまな交通手段や家電製品・インターネットの普及などから利便性を得たが，一方では座りすぎによる健康への悪影響も報告されており，特に高齢者においては重要な課題となりつつある．

　本項ではまず局所的観点から器官・機能別に廃用症候群の特徴，メカニズム，予防・介入方法を概説し，続いて臨床的観点から高齢者および代表的疾患について述べる．なお，編著者代表の意図によって，本課題の重要性に鑑み，本項の題名を「廃用症候学」としたことを断っておきたい．

廃用症候群のメカニズム

運動器系

1. 骨格筋

　骨格筋の萎縮は，外的負荷や神経活性の減少，炎症性サイトカインやグルココルチコイドの増加，栄養不良などの多様なストレッサーに反応して生じる．廃用性筋萎縮は，非荷重（免荷），活動量低下，不動，臥床後などに頻繁にみられ，有意な筋量減少および筋力低下を起こし臨床上の課題となる．筋萎縮の進行および程度は，年齢，生理学的機能，筋線維タイプ構成，負荷や不活動の程度に依存し変化する．ヒトでは，微少重力環境への適応研究が有用な情報となるが，倫理面を含めタンパク質分解の測定が難しいこともあり，動物モデルを対象に研究が進み，廃用およびその後のリハビリテーションにおける骨格筋量調節に関するメカニズムが提示されている（**図1**）[3]．

①筋萎縮の分子メカニズム

　筋萎縮に関連するタンパク質代謝の研究から，筋量はタンパク質合成量と分解量のバランスの結

表1　長期臥床による廃用症候群でみられる症状[2]

筋骨格系	筋力低下，筋萎縮，関節拘縮，変形性関節症，骨粗鬆症，異所性骨化
循環器系	循環血漿量低下，起立性低血圧，血栓，DVT*，運動耐容能低下
呼吸器系	換気障害，上気道感染，無気肺，誤嚥性肺炎，肺梗塞
消化器系	便秘，食欲不振，体重減少，腸管上皮萎縮，低栄養状態
泌尿器系	尿路感染，尿路結石
代謝系	アンドロゲン，成長ホルモン，副甲状腺，インスリン，タンパク，脱水素酵素の代謝異常
精神神経系	認知症，神経反応性低下，睡眠障害，せん妄，抑うつ状態
その他	脱水，褥瘡，皮膚萎縮

*DVT：deep vein thrombosis（深部静脈血栓症）

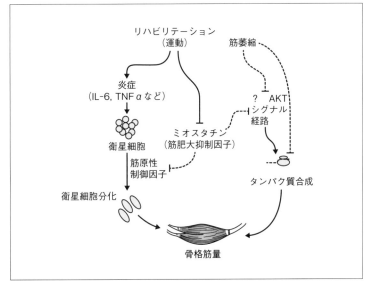

図1　骨格筋量調節に関する主要メカニズム[3]より和訳
ヒトの筋タンパク質合成調節におけるAKT経路の役割は明確になっていない．
実線は筋量獲得促進過程，破線は筋量減少に関連する過程を示す

果を表していることが示されている．萎縮状態下では，2つの過程のバランスが総タンパク質量損失へとシフトしている．

　非負荷後のタンパク質合成率減少は測定されているが，その細胞間メカニズムは十分に理解されていない．負荷増加後の成人骨格筋成長はserine/threonine kinase（mTOR）の活性化によって調節され，タンパク質転写開始とリボソーム生成の増加を導くことが例証されている．筋成長におけるmTOR活性化の重要性理解により，非荷重状態下のタンパク質合成減少がmTORC1抑制の結果であると仮説されている（**図2**）[4]．動物の不動や後肢非荷重モデルでは，Akt and mTORC1の活性化減少が，ヒラメ筋や内側腓腹筋で報告されている．対照的に，ヒト不動化研究では，Akt/mTORC1 signalingの減少は観察されていないが，タンパク質合成の減少は測定されている．ヒトと動物で異なる結果の解釈は明白ではないが，対象の成熟度，検査時点，対象筋，不動方法などに関連する．

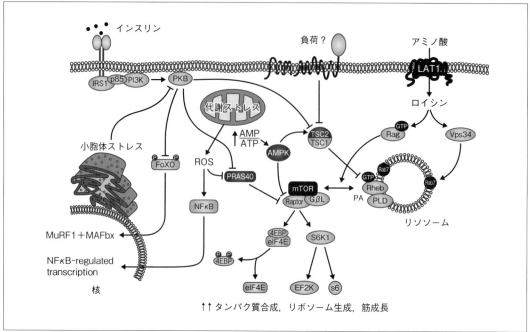

図2 mTORC1活性化の調節経路[4)より和訳]
負荷量増加による成人骨格筋成長はmTORの活性化によって調節され，タンパク質転写開始とリボソーム生成増加を導く．非負荷状態下のタンパク質合成減少はmTORC1抑制の結果であると仮説されている

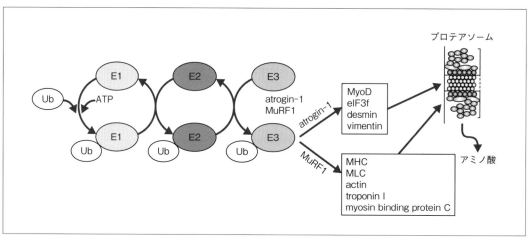

図3 タンパク質分解の主要経路(Paolo Bonaldo, Marco Sandri : Cellular and molecular mechanisms of muscle atrophy. *Dis Model Mech*, 6 (1) : 25-39, 2013. より山崎俊明，田中正二が一部改変したものを転載[6)]. CC BY 4.0〔https://creativecommons.org/licenses/by/4.0/〕)
骨格筋におけるユビキチン・プロテアソームシステムを示す．ATP依存的にユビキチン化されたE1は，E2を介してatrogin-1やMuRF1などのユビキチンリガーゼ(E3)に結合，MyoDやMHCなどの筋分化因子や筋構成タンパク質などをユビキチン化し，プロテアソームでアミノ酸に分解される

　骨格筋の萎縮は細胞内シグナル伝達によって調節されており，タンパク質分解の主要経路として，ユビキチン・プロテアソームシステム(ubiquitin-proteasome system)が知られている(**図3**)[5)]．近年，後肢非荷重による萎縮で2つのE3ユビキチンリガーゼのmRNA発現が増加すること

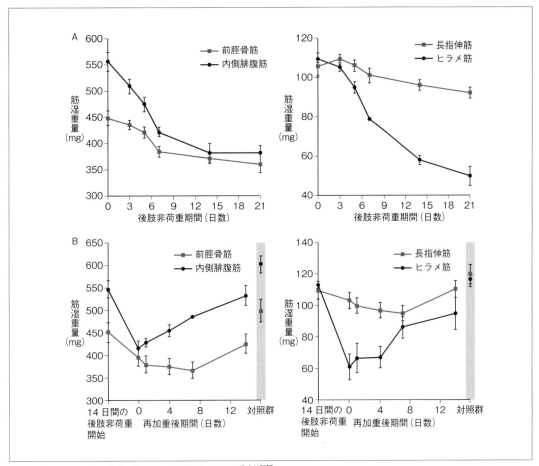

図4 筋量に及ぼす非荷重および再荷重の影響[4]より和訳
A：21日間の後肢非荷重経過（雌SDラット），B：14日間の後肢非荷重後，14日間の再荷重経過．筋により萎縮および回復過程に相違があり，特に遅筋であるヒラメ筋は，非荷重による萎縮割合が大きく，再荷重による回復が速い

が報告された．これら2つの遺伝子は，MuRF1（Muscle Ring Finger 1）とMAFbx/atrogin-1（Muscle Atrophy F-box）で，安静状態下に低レベルで横紋筋に選択的発現するが，非荷重や不活動下で急速に誘導される．廃用状態下のこれらの遺伝子発現パターンは，非荷重で急増，7日後頃にピーク，14日頃基準レベルに減少する[4]．しかし，ヒトの廃用性萎縮におけるMuRF1 and MAFbxの役割は，議論されている段階である．

また，DNA情報からタンパク質合成過程における筋核，および回復に影響を及ぼす筋衛星細胞（satellite cell）の役割も重要である．

②廃用性筋萎縮の特徴

長期臥床や免荷による骨格筋萎縮の主な原因は非荷重である．非荷重という状況に骨格筋は適応すると考えられる．その主要因は筋の短縮と仕事量の減少である．その結果，形態的には筋量の減少（萎縮），機能的には筋力低下が認められる．

非荷重により骨格筋は萎縮するが，その程度は筋により異なる．抗重力筋が影響を受けやすく，初期の萎縮程度が大きい（**図4**）[4]．骨格筋量や筋線維断面積の減少は，足関節不動，尾部懸垂，脊

髄損傷による神経不活動の齧歯動物モデルで十分例証されている．一般的に神経が無傷の動物の廃用状態では，非荷重の最初1〜2週以内で急速に，その後筋量最下点まで緩徐に減少し，新規の低い定常状態を維持する．外的負荷の増加などの同化刺激が筋再成長を刺激するまで，筋量はこの新規定常状態のままである．筋線維タイプによっても感受性は異なり，タイプⅡ線維よりタイプⅠ線維が影響を受けやすい．筋線維数に関しては一致した見解はないが，変化は少ないと考えられる．また，筋線維タイプの変化（タイプⅠ→Ⅱ）がみられ，相対的にタイプⅡ線維が増加し，速筋化する．電子顕微鏡による観察では，正常像と比較しアクチンおよびミオシンフィラメントは，びまん性に配列の異常や断裂，あるいは消失がみられる．生化学的には，タンパク質分解の増加によるタンパク質含有量の低下，特に収縮タンパク質の減少が認められる．タンパク質の合成に関しては，DNAからの転写，さらには翻訳にいたるすべての過程で影響を受けタンパク質の減少を引き起こす．

骨格筋は非荷重により機能的にも収縮過程に影響を受ける．神経筋接合部では，運動神経終末部および筋細胞膜の両方で影響を受け，信号伝達に変化が生じる．これらの変化は，骨格筋から中枢神経への求心性情報の欠如によると考えられる．骨格筋収縮タンパクで影響を受けるのは，ATP分解酵素活性をもつミオシン分子である．非荷重により，遅筋型ミオシン重鎖が速筋型に置き換わり，筋線維の短縮速度は速くなる[7]．

③廃用性筋萎縮の経過

廃用性筋萎縮は，起因（臥床や免荷）の解消により比較的可塑性がみられる．進行および回復過程は，種（ヒト・動物）や部位によって異なるため，ヒトに外挿しやすい哺乳類（ラット）の抗重力筋（ヒラメ筋）を対象とした基礎研究データを示す．また実験モデルによる反応の相違があるため，後肢懸垂モデルを用いた自験例に焦点を絞って述べる．

a. 進行過程

非荷重状態では足関節は底屈位を示し，ヒラメ筋は短縮位となる．ヒラメ筋はタイプⅠ線維優位の遅筋であり，著明な萎縮とタイプ変化（速筋化）を示す．最初の2週間で筋重量は半減するが，その間の減少は直線的ではない．タイプⅠ線維の萎縮程度は非荷重4〜7日，8〜10日が比較的大きく，非荷重直後や2週間後は少ない．逆にタイプⅡ線維は，非荷重直後や2週間後の萎縮が大きく，その間は少ない（図5）[8]．つまり，萎縮の進行程度は筋線維タイプによる相違がある．

b. 回復過程

非荷重状態から再荷重（回復過程）による可塑性がみられるが，萎縮が進行するほど筋の脆弱性が高まり，同程度の負荷（例えば体重負荷）においても，筋に与える影響は異なる．非荷重後の再荷重による回復状況を筋線維断面積を指標にみると，再荷重直後の回復は少なく，4〜7日間が最も回復し，その後漸減する．病理学的観察の結果，再荷重直後は壊死線維の増加を示し，一部では筋損傷が生じている可能性がある．また，3〜14日には中心核線維が漸増し，壊死線維の再生現象と考えられる（図6）[7]．筋機能（筋力）の回復は，形態的回復より遅れることが報告されており，その不一致を理解しておく必要がある．

④筋萎縮予防・介入

廃用性筋萎縮の原因を除去することが第一となる．例えば，非荷重状態であれば荷重介入が望ましい．しかし，臨床では制限要因も多く，可能な介入方法を選択する必要がある．また，荷重できない状況も想定される．ここでは，廃用性筋萎縮に関する進行抑制の観点から各介入効果に関する

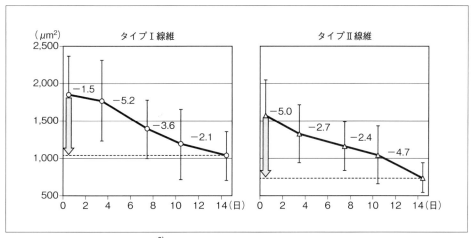

図5　廃用性筋萎縮の進行過程[8]
ラットヒラメ筋の非荷重による廃用性萎縮進行過程を示す．筋線維タイプにより断面積減少時期に相違がみられる．グラフ中の数値は，開始時の筋線維横断面積を100％とした1日当たりの減少率（％）を示す

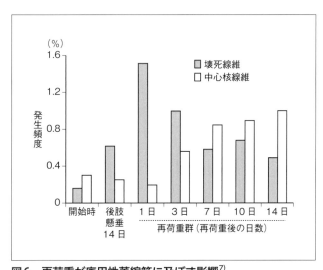

図6　再荷重が廃用性萎縮筋に及ぼす影響[7]
2週間の非荷重後，通常飼育による再荷重の影響（病理学的変化：壊死線維および中心核線維の発生比率）を経時的に示す

基礎研究（動物実験）データを紹介する．

a．荷重

　荷重介入は時間依存性の萎縮抑制効果を認めるが，長時間介入は困難な場合が多い．そこで，1日1時間程度，実施可能な方法を工夫した介入が効果的である．具体的には荷重時間以外に，頻度・間隔・介入開始時期で効果に相違がある（**表2**）[6]．荷重時間では，筋線維タイプによる反応の違いがあり，酵素タイプによる荷重刺激に対する感受性の相違が示唆される．荷重頻度では，総荷重時間が一定の場合，「1回2時間を隔日」と「1時間を毎日実施」では，萎縮抑制には隔日より毎日

表2　荷重介入効果(山崎俊明, 田中正二, 文献6, p47より)

項目/条件		筋線維タイプ	効果比較				
時間	1回1時間荷重（日内）	タイプⅠ	2回/日 ＞ 1回/日 ＞ 介入なし				
		タイプⅡ	1回/日 ＞ 2回/日 ≒ 介入なし				
	（週内）	タイプⅠ・Ⅱ	毎日 ＞ 隔日 ＞ 介入なし				
頻度	総荷重時間規定（日内）	タイプⅠ	60分1回 ＞ 30分2回 ＞ 介入なし				
		タイプⅡ	60分1回 ＞ 30分2回 ≒ 介入なし				
	（週内）	タイプⅠ・Ⅱ	60分毎日 ＞ 120分隔日 ＞ 介入なし				
間隔	総荷重時間規定（1時間/日）	タイプⅠ	24時間 ＞ 12時間 ＞ 8時間 ≒ 4時間 ＞ 介入なし				
		タイプⅡ	24時間 ≒ 12時間 ＞ 8時間 ＞ 4時間 ＞ 介入なし				
開始時期	1回1時間荷重	タイプⅠ	1日後～ ＞ 4日後～ ＞ 7日後～ ≒ 介入なし				
		タイプⅡ	1日後～ ＞ 4日後～ ＞ 7日後～ ＞ 介入なし				
	総荷重時間規定（14時間/2週）	タイプⅠ	1日後～ ＞ 4日後～ ＞ 7日後～ ≒ 10日後～ ＞ 介入なし				
		タイプⅡ	1日後～ ＞ 4日後～ ＞ 7日後～ ≒ 10日後～ ≒ 介入なし				

後肢懸垂（2週間）中の介入によるヒラメ筋線維断面積の結果より，＞：有意差あり，≒：有意差なし

が効果的である．荷重間隔では，非荷重と荷重を繰り返す状況から筋損傷および回復への影響が示唆され，数時間間隔より24時間間隔の方が抑制効果がある．しかし，臨床的には全身状態への影響も考慮し，1回の荷重時間を漸増するなどの工夫をした介入が期待できる．開始時期に関しては，早期荷重が重要であるが，現実には困難な場合が多い．そこで，総荷重時間規定下で開始時期による影響を調べた結果，開始時期の遅れは荷重時間を工夫（増加）することで対処できる可能性が示唆される．

b．ストレッチ

従来，関節可動域や柔軟性の改善目的で筋ストレッチが実施されてきたが，近年の基礎研究からストレッチによる筋萎縮抑制効果が示された．ストレッチは，荷重できない状況においても実施可能な介入であり，意識低下などの場合も実施可能である．時間・頻度・方法・負荷量によって効果に相違がある（**表3**）[6]．骨格筋は伸張位に固定すれば萎縮が少なく，短縮固定では顕著な萎縮を示す．筋萎縮抑制目的で伸張位固定すると，拮抗筋は短縮位となり萎縮する．そこで，実施可能な時間（1日10分・20分・60分）で短時間のストレッチ介入効果を調べた．その結果，完全予防は困難であり，10分では有意な効果を認めなかったが，20分，60分では時間依存性の抑制効果を認めた．日内頻度（1日60分1回と1日30分2回）に関して，タイプⅠ線維では同程度であったが，タイプⅡ線維では2回実施の方が効果的であり，タイプ特異性が示唆された．週内頻度（毎日60分と隔日120分）では，同程度の効果であったことから，臨床では毎日の実施が困難な場合は，隔日実施・時間増加で効果が期待できる．ストレッチ方法に関しては，伸張位保持と間歇的に反復伸張する方法（間歇的伸張）を比較した結果，間歇的伸張の方が短時間介入（1日5分・10分）でも萎縮抑制効果を認めた．負荷量に関しては，体重相当と体重の1/3相当の伸張位保持（1日20分）で比較した結果，体重相当の方が効果的であった．体重相当群では，筋線維損傷（壊死線維）の割合が多かったが，筋線維の微細損傷は回復には有用な場合もあり，負荷量を考慮した時間配分が重要と考えられる．

表3 ストレッチ介入効果（山崎俊明，田中正二，文献6，p48より）

項目/条件		筋線維タイプ	効果比較
時間	伸張位保持	タイプⅠ	60分/日 ＞ 10分/日 ≒ 介入なし
		タイプⅡ	60分/日 ≒ 10分/日 ≒ 介入なし
頻度	総伸張時間規定（日内）	タイプⅠ	30分2回 ≒ 60分1回 ＞ 介入なし
		タイプⅡ	30分2回 ＞ 60分1回 ＞ 介入なし
	（週内）	タイプⅠ	60分毎日 ≒ 120分隔日 ＞ 介入なし
		タイプⅡ	60分毎日 ≒ 120分隔日 ＞ 介入なし
負荷量	間歇的伸張（20分/日）	タイプⅠ	体重相当 ＞ 1/3体重 ＞ 介入なし
		タイプⅡ	体重相当 ＞ 1/3体重 ≒ 介入なし

後肢懸垂（2週間）中の介入によるヒラメ筋線維断面積の結果より，＞：有意差あり，≒：有意差なし

c．その他の介入方法

近年，熱刺激により誘導されるheat shock protein（HSP）の分子シャペロンとしての機能が注目され，筋萎縮抑制効果が報告されている．物理療法で使用するホットパックを利用した筋萎縮抑制効果を期待し，筆者らは市販のカイロを用い，1週間の後肢懸垂中ラットの下腿部に温熱刺激（毎日1時間）を与え，萎縮抑制効果を認めた[6]．今後，具体的な方法・条件の詳細な検討が必要である．

宇宙環境における骨格筋適応（萎縮）対策として，現在，拮抗筋を電気刺激しながら対象筋を収縮させる方法が研究されており，その成果を臨床応用できる可能性がある．

スポーツ分野におけるドーピングは，適切な医療的使用による筋肥大効果が期待されるが，これは禁止されている．筆者らはタンパク同化作用があるクレンブテロール（Cb）による萎縮抑制効果を調べた[5]．萎縮進行中にCb投与することで筋肥大を認めたが，筋力への効果はなかった．その際，荷重やストレッチを併用することで，萎縮抑制効果を認めた．つまり薬剤や栄養面からのアプローチの場合は，可能な限り運動介入（荷重やストレッチ）を併用することが重要である．

2．骨[6]

①骨萎縮の特徴

骨萎縮の原因としては，加齢，疾病などによる長期臥床，薬剤，生活習慣（栄養不足や運動，嗜好品）および環境（宇宙環境など）がある．骨萎縮とは病的な骨量の減少，骨質の劣化による骨の脆弱化状態であり，骨折の危険性が高い．廃用性骨萎縮は，不動化（ギプス固定など），身体活動量減少，長期臥床，麻痺などに起因する骨へのメカニカルストレスの減少による病的な骨量減少および骨質劣化状態である．

②メカニズム

骨萎縮は，骨吸収が骨形成を大きく上回る状態で生じる．骨吸収は破骨細胞，骨形成は骨芽細胞が関与しており，骨質や骨量はリモデリングやモデリングによって制御されている．リモデリングの役割は，活性化→吸収→逆転→形成→休止の過程（**図7**）[6]を繰り返し，古い骨を新しい骨に置き換えることで，血中の骨ミネラル（カルシウムやリン）の恒常性を維持，骨の力学的機能の適応，微細損傷を修復することである．正常骨ではバランスが保たれており骨量の増減はほとんどないが，何らかの原因により骨吸収が相対的に骨形成を上回ると骨量は減少する．モデリングは吸収相

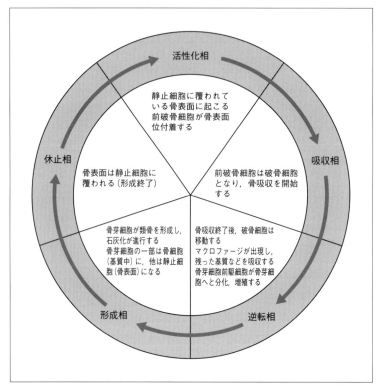

図7 骨リモデリングの過程（峯松 亮，文献6，p56より）
骨は，活性化→吸収→逆転→形成→休止のサイクルを繰り返し，常に新しく生まれ変わり，血中のカルシウムバランスを調整，骨の形態・強度を維持している

を経ずに骨形成が行われる過程である．廃用性骨萎縮は，諸原因により骨へのメカニカルストレスが減少することが起因となるが，一般的な日常生活状態では生じない．増減現象は閾値の存在を示しており，骨は力学的負荷により生じた骨組織の歪みにより代謝様式を変化する．骨へのメカニカルストレスが不足すると骨量が減少する廃用モードとなる．

不動では腸管からのカルシウム吸収が低下し，腎臓からの尿中排出が増加するため，骨からカルシウムが動員される．また，廃用により中枢神経，末梢神経，自律神経を介して循環系，細胞やホルモンなどが応答し，骨量減少に影響する（**図8**）[6]．

③骨萎縮の経過

廃用性骨萎縮の場合，早期に骨吸収の増加と骨形成の低下により急激な骨量減少が生じる．減少は約3か月続き，徐々に骨吸収は落ち着いてくるが骨形成は低下状態であり，6～9か月で骨代謝回転は安定化する．一般的に廃用の場合，荷重骨の萎縮割合が大きく，同じ骨でも皮質骨部より海綿骨部の萎縮が速い．

④予防・介入

廃用性骨萎縮の原因は，メカニカルストレスの不足であるため，予防・介入としては骨がモデリングを作動させる以上の歪み量を与える荷重・衝撃運動が適している．最大骨量は遺伝，人種，性別，疾病などの内的因子と（食事，運動，嗜好品などの）生活習慣といった外的因子の両面で決定

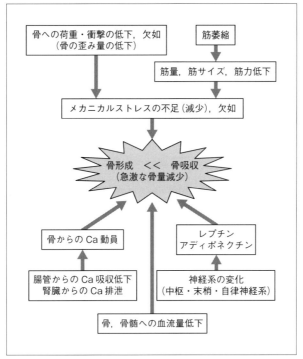

図8 廃用性骨萎縮の諸因子(峯松 亮,文献6, p59より)
廃用性骨萎縮はメカニカルストレスだけではなく,カルシウム代謝および神経系,循環系によっても影響を受ける

されるため,改善可能な外的因子に介入することが重要となる.

骨量は経年変化を示し,成長とともに増加し維持期に入る.その時期には,将来の骨量減少に備えた最大骨量増加が予防介入として重要である.中年以降は徐々に骨量は減少するが,特に女性は閉経後の急激な減少に注意する必要がある.老年期は男女ともに転倒による骨折の危険性が高まるため,骨量と骨折原因(転倒など)の両面から介入する必要がある.

3. 関 節
①拘 縮

臨床上,頻繁にみられる関節の廃用症候群として拘縮がある.拘縮に伴う関節可動域制限は,直接的に日常生活に影響を及ぼすことからリハビリテーション領域では重要な課題である.拘縮を分類すると,病変部位によって皮膚性,筋性,靱帯性,腱性,関節性に区分される.原因による分類では,結合組織性と筋線維性の2つになる(**表4**)[9].筋線維を除いた関節軟部組織は結合組織によって構成されているため,拘縮の主原因は結合組織,なかでもその主要構成成分であるコラーゲンにある.正常な関節運動の生理的制限として寄与率が高いのは骨格筋と関節包であり,拘縮の責任病巣の中心の可能性が高い[9].しかし,動物実験による報告によれば,不動期間(時期)および部位によって拘縮に対する寄与率は異なる.骨格筋の廃用性変化は前述したので,ここでは関節包の変化について述べる.

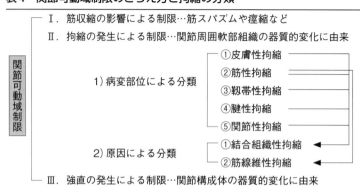

表4 関節可動域制限のとらえ方と拘縮の分類[9]

②関節包の変化

関節包は骨膜から連続して関節全体を覆う構造で，外層の線維膜と内層の骨膜に分けられる．線維膜を構成するコラーゲンはタイプⅠコラーゲンが主で，その配列は関節運動の方向と一致し，伸張性は乏しい．骨膜を構成するコラーゲンはタイプⅢコラーゲンが多く，表層にあたる骨膜内膜には滑膜ヒダが存在し，対向する関節面の適合しない部分を補い，関節内の死腔を埋めている．関節包の伸張性は骨膜に由来する部分が大きく，不動による研究では，骨膜の線維化が報告されている．つまり骨膜の器質的変化が関節包変化に由来する拘縮の発症メカニズムに関与している[9]．

③靱帯の変化

不動によって靱帯が変化するという報告がある．不動によって靱帯の横断面積が減少するか否かに関しては一定の見解が得られていないが，生体力学的強度は低下し，その変化は比較的短期間で生じる可能性がある．また，コラーゲン代謝の変化および配列変化（架橋形成）を示唆する報告もあるが，明確ではない．骨格筋および関節包と比較し靱帯の伸張性は乏しいことから，拘縮に対する靱帯の寄与率は低いが，リハビリテーションを進めるうえでは，念頭に置いて介入する必要がある[9]．

④皮　膚

皮膚に関係する廃用症候群としては，褥瘡がある．長時間および反復する圧迫やずれによって発生する組織内の応力により，①阻血性機能不全，②再灌流低下，③リンパ系機能低下，④機械的変形などの要因が複合的に起因する不可逆的組織損傷である[6]．詳細は巻末コラムで取り上げられるので，ここでは，それ以外の課題として，皮膚性拘縮，加齢および手術創による皮膚変化について述べる．

皮膚（皮下組織を含む）の伸張性低下による拘縮は皮膚性拘縮に分類され，皮膚を構成する真皮と皮下組織はコラーゲン線維を主とした結合組織であり，これらの器質的変化に由来する[9]．

加齢に伴う細胞数・血管数の減少および血流量の低下によって，皮膚への栄養低下が生じやすくなる．さらに体温調節機能および皮膚温低下が生じ，ターンオーバー期間の長期化の結果，皮膚上にケラチノサイトが堆積し皮膚が粗くなる．皮膚損傷時の治癒過程にも影響し，修復は緩徐となる．手術創にも影響し，コラーゲン線維の減少，Ⅲ型コラーゲン線維の増加，さらには年齢による活動性低下などの修復環境要因から皮膚の伸張性が低下し，瘢痕・拘縮が生じやすくなる[6]．創傷

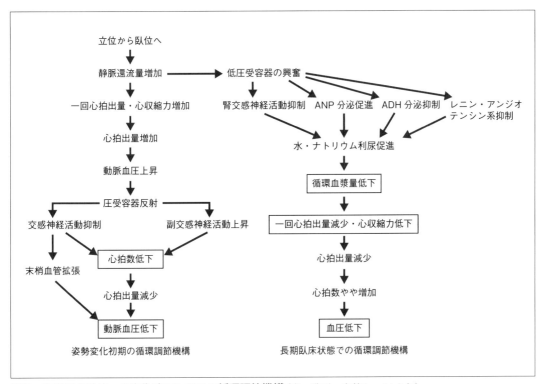

図9 立位から臥位への変化時にみられる循環調節機構（森　啓至，文献6，p14より）
長期臥床により循環血漿量減少が続き，心機能低下から心筋の萎縮が生じる
ANP：心房性ナトリウム利尿ペプチド，ADH：バゾプレシン（抗利尿ホルモン）

部位が関節可動域制限の原因となることも多いが，軟部組織モビライゼーションを含む皮膚への介入効果に関しては，統一した見解は得られていない．

糖尿病の程度によっては，粥状動脈硬化が血流を低下させ，酸素不足から組織治癒が遅延する．高血糖が終末糖化産物を形成し，これが炎症性サイトカインである腫瘍壊死因子（TNF-α），インターロイキン（IL-1）を産生する．その結果，コラーゲン線維の合成が抑制される．また，ケラチノサイトの増殖抑制も知られており，組織治癒遅延の一原因と考えられている[6]．

循環器系

1. 循環血漿量減少と心筋萎縮

生理学的には，立位から臥位への変化時に認められる循環調節機構が重要である（**図9**）[6]．初期応答では下肢静脈系の血液（500〜7,000 ml）が右心系に戻り[1]，心筋伸張刺激により心拍出量増加の結果，血圧が上昇する．正常では動脈圧受容器反射により，瞬時に心拍数減少と末梢血管拡張が生じ上昇した血圧は回復する．臥床による循環血漿量の変化があり，24時間後に5〜10％，20日後に15％，70日後に18％，170日後に30％の減少報告がある．

長期臥床による循環血漿量減少および1回拍出量減少が継続すると，心筋の廃用性萎縮による心機能低下が生じる．さらに呼吸器系への影響も重なり最大酸素摂取量低下をもたらす[6]．

2. 血液凝固能亢進と血栓症

臥位では体液移動による血圧変動が生じにくく，圧受容器の伸展性感度の低下による血管運動調節機能への影響を及ぼす．また下肢筋ポンプ作用の減少により，静脈中の血液は停滞しやすくなる．さらに循環血漿量減少により血液中の血球成分率が上昇し，血液凝固能が亢進することから結果的に静脈血栓が生じやすくなり，深部静脈血栓症（DVT）のリスクが高くなる．下肢の手術後では特に注意が必要であり，生じた血栓が肺動脈を閉塞すると急性循環不全，ガス交換不全を引き起こし，呼吸困難を呈する[6]．

3. 起立性低血圧

起立性低血圧は，臥位から立位への変化時に下肢への血液移動により右心系への静脈還流量が減少し，1回拍出量の減少を生じ，さらに収縮期血圧低下による脳血流量減少の結果生じる症状である．正常では圧受容器反射により心拍数増加と末梢血管抵抗上昇によって数秒で回復し日常生活に影響はない．長期臥床状態では，血圧調節機能の低下に加え心筋の廃用性萎縮が複合的に作用し，心拍出量の減少から低血圧を引き起こすと考えられる[1,6]．

症状としては，立ちくらみ，顔面蒼白，失神がある．循環器系の臥位への一種の適応とも考えられ，臨床では重力の影響を利用し循環器系に刺激を与える必要がある．特に介入初期は血圧および症状に注意しながら，臥位から座位，座位から立位へと段階的に漸増介入することが重要である．

呼吸器系

1. 呼吸調節[10]

生理学的には，臥位から立位への変化時，重力変化が換気血流比不均等分布を増大させ，動脈血二酸化炭素分圧の低い領域が増え，それが伸展受容器の反応性を亢進させる．結果的に，換気が増大し肺胞気二酸化炭素分圧が低下する．通常の呼吸運動は主に横隔膜の収縮・弛緩により行われ，この運動によって胸腔の体積を変化させ，胸腔内圧の変化によって肺の伸展と収縮を引き起こしている．立位から臥位への変化時，機能的残気量は減少する．重力の影響で腹部臓器とともに横隔膜は頭側に移動し胸郭容積は減少する．立位では重力は腹部に吸気性に，臥位では胸部と腹部に呼気性に作用する．

2. 臥床による影響

長期臥床により呼吸筋力は低下し，咳嗽力の減少は排痰機能に影響を及ぼす．横隔膜の下降および肋間筋の可動域が制限され，1回換気量，肺活量，機能的残気量が減少する．上胸部優位の呼吸型となり，下葉は局所低換気状態となる．重力の影響で気道内分泌物も低所に貯留しやすい状態となる．結果的に末梢気道閉塞が生じ，肺胞は虚脱しやすく咳嗽力低下とともに誤嚥性肺炎の原因となる[1,6]．

背臥位の持続により，心臓より低位の背部肺領域の血流が増加し，うっ血が生じやすくなる．換気量減少，肺胞虚脱から肺胞換気の低下と背部肺領域への血流増加は，換気血流比の不均衡を引き起こし，低酸素症をきたす[6]．

表5 摂食・嚥下障がいおよび消化吸収障がいをきたす病態(大村健二, 文献6, p98より)

Ⅰ. 摂食嚥下障がいをきたす疾病, 病態
　頭頸部領域の悪性腫瘍
　　腫瘍による摂食嚥下障がい
　　腫瘍に対する手術がもたらす摂食嚥下障がい
　開口障がい
　義歯の不具合
　顔面の外傷, 熱傷
　脳卒中
　胃切除術, 食道切除術
　絶食の指示

Ⅱ. 消化吸収障がいをきたす疾病, 病態
　慢性膵炎
　悪性リンパ腫
　肝硬変
　炎症性腸疾患(IBD)
　　クローン病(CD)
　　潰瘍性大腸炎(UC)
　Zollinger-Ellison症候群
　膵臓切除術
　短腸症候群
　盲係蹄症候群

◆消化器系

1. 摂食嚥下機能

　種々の疾病・病態(**表5**)[6]により摂食嚥下機能が影響される．高齢者における義歯の不具合や脳卒中による開口および舌機能の低下は，不十分な咀嚼をまねき嚥下の準備期を妨げる．嚥下機能低下は，誤嚥性肺炎や低栄養の原因となり，身体機能(体力低下)に影響し，さらなる重症化といった悪循環に陥る可能性がある．

2. 消化機能

　長期臥床は腸管の蠕動運動および栄養の吸収低下を引き起こし，体重減少，食欲不振となる．ベッド上における非生理的な排便肢位，安静による抗利尿ホルモンの分泌抑制は便秘を促進する．また，逆流性食道炎の頻度も増加する[1]．低栄養に対して生体は貯蔵エネルギーを利用して対処するが，糖質の不足を補うために消費されるのは主としてタンパク質であり，その結果骨格筋は萎縮し，特に高齢者では身体機能が容易に低下し，回復に時間と労力を要する．

◆姿勢調節機能

1. 循環器系および筋系

　姿勢調節機能に関連する廃用症候群とは，地球で暮らすヒトでは重力環境下に適応した姿勢調節ができなくなることを意味し，影響要因としては循環器系，筋系，神経系がある[6]．循環器系の影響メカニズムは前述したように圧受容器反射機能低下による血圧調節機能の低下があげられ，近年

の研究では，前庭入力に関する経路が特異的に影響した昇圧反応抑制の結果と推測されている．筋系については抗重力筋への影響を前述したが，四肢骨格筋以外に体幹筋も変化する．高齢者の体幹筋における加齢と廃用の影響を超音波画像から検討した報告では，加齢の影響は体幹表在より深部抗重力筋で大きく，廃用（長期臥床）によって背筋，腹横筋などの抗重力筋が選択的に萎縮する．

2．神経系

神経系への廃用の影響には，末梢神経レベルと中枢神経レベルがある．末梢神経レベルでは，脊髄前角細胞より末梢の末梢神経部分の神経筋接合部までの神経経路および筋線維での伝導速度が低下する．中枢神経レベルでは，空間における身体各部位の位置関係（アライメント）が影響する．20日間の頭低位（−6°）研究によると，ヒラメ筋H波の振幅は低下するが，運動野に対する経頭蓋磁気刺激によるヒラメ筋導出誘発電位の振幅は増加する．これは皮質脊髄路の促通および脊髄前角細胞の興奮性低下を示し，姿勢調節における重みづけが脊髄レベルから上位へシフトすることを意味する．つまり姿勢調節に関与する感覚情報の重みづけも体性感覚情報から視覚情報にシフトすることになる．長期臥床後には身体動揺，特に動揺面積が増し，立位時のヒラメ筋と前脛骨筋の活動パターンが逆転する．身体動揺の増加は筋の作用だけでは説明がつかず，感覚情報が一要因として考えられ，体性感覚よりも前庭情報や視覚情報の重要性が示唆される[6]．

代謝機能

代謝機能に関連する廃用症候群として最も重要と考えられるのは，骨格筋の糖代謝異常である．基礎代謝は骨格筋による体熱産生に大きく依存する．臥床による廃用性筋萎縮は骨格筋代謝を低下させ，結果的に基礎代謝の低下をまねく．また骨格筋の毛細血管密度を減少，酸素運搬や内呼吸を阻害し，タイプⅠ線維優位な萎縮を生じる．前述の循環器系および呼吸器系も影響し最大酸素摂取量は低下するが，骨格筋の代謝異常も関与する．

糖の最大消費器官である骨格筋における糖利用が滞ると，内分泌系に影響する．インスリンは安静時に骨格筋内へグルコースを運搬し，グリコーゲン合成に関与する．長期臥床（安静）は，骨格筋の糖取り込みを低下，筋内グリコーゲン貯蔵量を減少させ，血中インスリン濃度上昇の結果，耐糖能異常をもたらす．インスリン作用低下の原因として，インスリン自体の分泌不足，受容体，受容体より下流のシグナル伝達経路などの課題がある．安静臥床による代謝異常では受容体より下流に存在する，糖輸送担体（glucose transporter type 4, GLUT4）が重要な役割を果たす．GLUT4は，通常インスリンによって細胞膜表面やT細管にトランスロケーションされグルコースを細胞内へ運搬している．1週間程度の臥床により，GLUT4のトランスロケーションは阻害され，総量も低下する．GLUT4の減少は，耐糖能異常に拍車をかけることになる[6]．

栄養状態

リハビリテーションの対象患者には低栄養が多く，栄養状態の改善と身体機能の改善には密接な関連がある．廃用症候群の原因としては安静状態の持続だけではなく，侵襲，飢餓，悪液質といった低栄養の要素がある．低栄養とは栄養のバランスが負に傾き，体組成変化と健康状態の脆弱性を呈した状態である．成人の低栄養は病態別に3種類に分類される（図10）[11]．炎症が基盤にある病態と単なる廃用症候群はメカニズムが異なることから，運動療法の際は，栄養不良の病型や炎症状

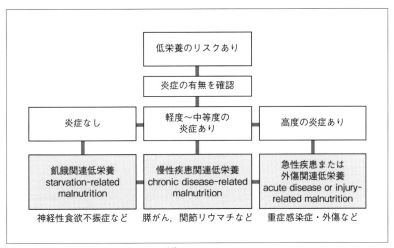

図10 成人低栄養の病態別分類[11]

態に応じた適応を考慮する必要がある.

　食事による同化作用が低下した状態では,十分な栄養摂取下であっても筋タンパク代謝は負に傾く.高齢者の廃用に対する介入では,栄養介入は必要不可欠であるが,栄養の単独介入で筋組織の改善を得ることは難しく,運動介入を併用し筋タンパク同化作用を促進する必要がある.一方,必要な栄養素が不足している状態では,運動介入の効果性は低く,適切な栄養と運動の組み合わせが重要である[12].

臨床的特徴と予防・介入

高齢者

1. 特　徴

　ヒトの発達段階からみれば,成長・成熟後には加齢に伴う老化現象が生じる.特に,災害時の避難所生活における,高齢者の急速な機能低下が要因になっている.活動量低下による機能低下はどの年代でも生じるが,高齢者には予備的能力が少ない場合が多く日常生活に及ぼす影響が大きい.基礎疾患を有する割合も高く,風邪や膝痛などをきっかけに臥床・座位時間が増え,さらに体力低下が易疲労性を引き起こす悪循環となる.また,定年退職などによる社会的および家庭内での役割変化も影響し,テレビ視聴時間の増加などの座位行動時間が課題視されている.近年,高齢者を含む成人における座りすぎは種々の健康アウトカムに悪影響を及ぼすことが諸外国を中心に報告されている.

　高齢者の廃用症候群に関連する用語として,サルコペニアとフレイルがある.サルコペニアは,筋量と筋力の進行性かつ全身性の減少に特徴づけられる症候群で,身体機能不全,QOL低下,死のリスクを伴うものと定義される.加齢変化のみによる一次性と,廃用・疾患・低栄養などが要因となる二次性がある.最近,診断基準(**図11**)[13]が明確になったが,筋量の正確な測定は難しいの

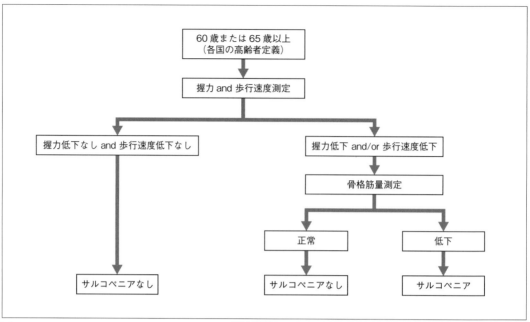

図11 サルコペニアの診断基準（AWGS基準）[13) より和訳]
アジアにおけるサルコペニアの診断アルゴリズム．握力基準：男26kg，女18kg，歩行速度基準：0.8m/sec，筋量基準（DXA法）：男7.0kg/m^2，女5.4kg/m^2，筋量基準（BIA法）：男7.0kg/m^2，女5.7kg/m^2

で，容易な歩行速度や握力でスクリーニングすることが重要である．フレイルの定義は明確に定まっていないが，日本老年医学会は，フレイルに関するステートメントの中で，「frailtyの日本語訳についてこれまで"虚弱"が使われているが，"加齢に伴って不可逆的に老い衰えた状態"といった印象を与えてきた．しかしながら，frailtyには，しかるべき介入により再び健常な状態に戻るという可逆性が包含されていることから従来の"虚弱"に代わって"フレイル"を使用する」としている．フレイルには，①加齢による脆弱性，②介入による可逆性，③要因の多面性の特徴があり，健康と要介護の中間状態とされる．サルコペニアを含む多様な要因が相互に関連しフレイルが悪化していくフレイルサイクル（**図12**）[2)]を理解することが大切である．さらに近年，オーラルフレイルの概念（**図13**）[2)]が提唱され，早期発見・早期介入による高齢者の食力向上の重要性が指摘されている．

2. 予防・介入

加齢以外の要因に適切に介入することが重要である．サルコペニアでは，二次性サルコペニアの要因，特に廃用性に対する介入が必要である．しかし，加齢性と廃用性の区別は難しいことから，生活習慣や病歴などから判断する場合もある．フレイルに対しては，最大要因であるサルコペニアの有無を確認し，必要ならば介入する．次にフレイルサイクルの他要因に対処する．廃用性嚥下不全を認める場合，原因に応じた誤嚥性肺炎の予防および口腔ケアが必要である（**図14**）[2)]．高齢者では運動機能低下のほかに，脱水症，低栄養，排泄・精神機能低下にも注意が必要であり，医師を含む多職種チームで取り組み，対象者自身の意識改革・行動変容を支援する方向でアプローチする．

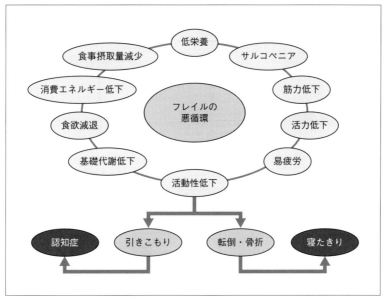
図12　フレイルサイクル[2]

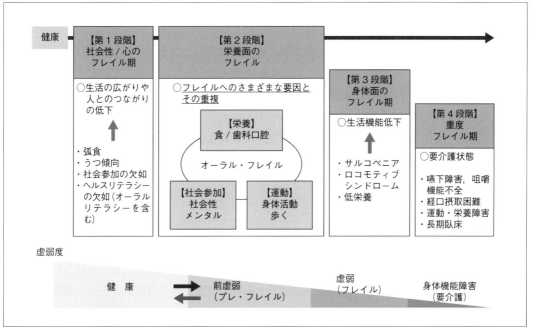
図13　オーラルフレイルの概念[2]
初期変化は社会性低下から始まり，第2段階の歯科口腔機能の軽微な低下が身体機能の大きな虚弱化への入口となる新概念

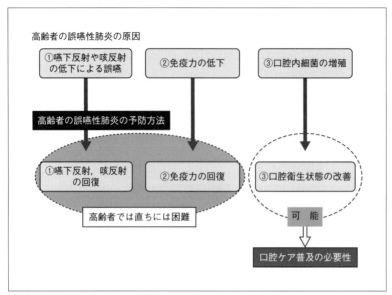

図14 誤嚥性肺炎の原因と予防方法[2]
口腔ケアは単に口腔を清潔にするのみではなく，口腔領域の廃用症候群（特に誤嚥性肺炎）予防に重要である

脳卒中片麻痺

1．特　徴

脳卒中片麻痺患者では，麻痺や長期臥床による活動制限が種々の廃用症候群をきたす．麻痺の程度や種類（運動・感覚）および回復状況，認知面の有無などによる違いがある．拘縮や褥瘡は発生しやすく，かつ改善に難渋する．摂食や嚥下機能不全があれば，低栄養や肺炎などの可能性が高くなる．また，活動制限による非麻痺側（特に下肢）の筋力低下も日常生活活動に影響するので，注意する必要がある．

2．予防・介入

麻痺の程度に応じた，早期からの予防介入が重要である．拘縮に対しては，不動，回復段階における筋緊張，活動性向上に伴う連合反応など，背景因子を考慮した介入が必要である．特に，車いす使用者では，拘縮や褥瘡のほかに，座位姿勢に注意する．車いすは移乗，トイレ動作などの日常生活活動に影響するので，適合したサイズの選択・調整，クッションの選定を行い，仙骨座りにならないようにする．非麻痺側下肢の筋力維持・改善は，効果がみられやすく，基本動作や日常生活活動の改善に有効な場合が多い．具体的な回復段階に応じた介入や日常生活活動指導は成書を参考にしていただきたい．

人工股関節置換術

1．特　徴

人工股関節置換術（Total Hip Arthroplasty，THA）患者は，術前からの慢性期で生じている廃用症候群と手術による急性期の廃用症候群の可能性がある．特に変形性股関節症の末期で手術適応

表6 重症心不全患者の末梢骨格筋の組織学的変化
(高橋哲也，文献6, p187より)

内容	変化
骨格筋の萎縮	↑↑
骨格筋 Type I 線維の数（割合）	↓
骨格筋 Type I 線維のサイズ・径	↓
骨格筋 Type II 線維の数（割合）	↓
骨格筋 Type II 線維のサイズ・径	↓↓
ミトコンドリア表面積，密度	↓
ミオシン重鎖 Type I	↓
ミオシンとアクチンの比	↓
筋力	↓
筋疲労出現	速い
毛細血管密度	↓
骨格筋中のATPやクレアチンリン酸のレベル	↓

↑増加する　↓低下する

となった患者では，長年の股関節痛によるアライメント異常，体幹・下肢の関節可動域制限や筋力低下によって基本動作，歩行，階段昇降などの日常生活活動が制限される．THA術後では，（膝関節への侵襲はないが）膝関節屈曲・伸展筋群の廃用性筋力低下もみられる[6]．抗重力筋である大腿四頭筋が影響を受けやすく，ハムストリングスは二関節筋のため影響が少なく回復も早い．「循環器系」の項で既述したように，術後のDVTおよび起立性低血圧の可能性もある．

2. 予防・介入

術後ベッドサイドから，術式に適した留意事項に従って介入し廃用症候群を予防することが大切である．禁忌肢位を考慮した関節可動域運動および日常生活活動（特に靴下着脱，足指爪切り，立ち上がり，階段昇降など）指導，筋力増強運動が必要である．変形性股関節症の特徴的歩容であるデュシェンヌ・トレンデレンブルグ歩行に対しては，股関節外転筋力の改善が重要であるが，長年の代償性パターンを評価したうえで，体幹筋および（非術側を含めた）下肢筋全体を考えることも必要である[6]．

◆慢性腰痛

1. 特　徴[6]

慢性腰痛患者における廃用症候群として筋萎縮がある．反射性筋萎縮も生じるが，廃用性筋萎縮より短期間で生じ，メカニズムが異なるうえに識別も困難である．ここでは，腰痛患者における廃用性筋萎縮の臨床的特徴について述べる．腰痛患者では多裂筋，傍脊柱起立筋，大腰筋，腰方形筋の筋萎縮が報告されている．多裂筋萎縮では，症状側と無症状側の萎縮差に関する統一した見解はなく，期間や活動レベルの相違が影響する．傍脊柱起立筋では，L5/S1間で萎縮の報告がある．大腰筋および腰方形筋の萎縮報告もあるが，多裂筋や傍脊柱起立筋ほど明らかではない．また，筋萎縮に伴う筋膜変化の報告があり，筋内膜や筋周膜のコラーゲン線維が増加し，筋膜の厚みが増加する状況が考えられている．

2. 予防・介入

まず，腰椎の椎間関節可動域制限の有無を評価し，制限がある場合は先に介入する．四肢骨格筋の筋力検査（MMTなど）に比べ，体幹（特に深部筋）の評価は簡単ではなく，萎縮の有無・程度・部位の判断は難しい．そこで臨床的には，日常生活では筋全体を使用することを考慮した再教育を指導する必要がある．腰椎中間位だけではなく，日常使う姿勢で段階的に行う．また，姿勢指導も重要であり，腰椎肢位（前屈・後弯）による筋萎縮・筋力低下の関係性を考慮して介入する．

心疾患

1. 特　徴

心疾患患者の廃用症候群では，末梢骨格筋の変化と運動耐容能の低下が重要である[6]．

①骨格筋変化

重症心不全患者の末梢骨格筋は，量的変化（萎縮）以外にも組織学的変化（**表6**）[6]と形態学的変化が認められる．Muscle wasting（筋萎縮，やせ，消耗）は，サルコペニア（前述）とカヘキシア（悪液質）が関係するが，識別は難しい．心臓悪液質では，明らかな筋量と除脂肪体重の減少がみられる．骨格筋の免疫的変化として，心不全では炎症性サイトカイン（TNFαやIL-6など）が上昇する．TNFαは左室負荷によって心筋から産生され直接骨格筋に作用する．タンパク同化ホルモンは減少し，予後に関係すると報告されている．慢性的な交感神経系活性状態は，活性酸素種（ROS）産生を促す．ROSはアポトーシスを引き起こす．結果的にグリコーゲン分解と糖新生のバランスを変化させ，骨格筋異化の状態を作る．

②運動耐容能低下

従来，心疾患患者の運動耐容能低下の原因は，心機能低下による心拍出量減少に起因すると考えられてきたが，末梢骨格筋（酸素取り込み能）が運動耐容能に強く関与していることが明らかになっている．心不全の特徴的症状として，労作性呼吸困難や易疲労性があり，通常の身体活動が制限されることによって，筋萎縮や筋持久力低下などの廃用症候群が生じ，運動耐容能が低下すると考えられている．運動耐容能は，最高心拍出量と最高動静脈酸素含量較差で規定される．廃用症候群で関係するのは，主に末梢骨格筋の活動低下による最高動静脈酸素含量較差の増大不足，筋量や筋力不足，骨格筋血流増加制限，ミトコンドリア数減少，酸化的リン酸化酵素活性低下などである[6]．

2. 予防・介入

心疾患患者には，基本的管理下での末梢骨格筋に対する運動療法が重要である．予防としては，安静度に応じた介入が必要であるが，特化した方法はない．「廃用性筋萎縮」の項で述べたように，段階に応じた介入（ストレッチ，自動運動，荷重，抵抗運動など）で，特に下肢筋活動の増加を促す．離床段階では，起立性低血圧に注意する．運動処方の詳細は成書に譲るが，安全面からウォームアップとクールダウンを導入することが望ましい．一般的には有酸素運動を用い，場合によってはインターバルトレーニングを行う．近年，レジスタンストレーニングの安全性検証が進み，運動療法の1つとして推奨されている．必ず準備期間を入れることが重要である．心不全患者に推奨されるトレーニング方法が，重症度別プログラムとして提案されている．

結 語

　廃用症候群に関する基礎的メカニズムおよび臨床的症状・介入について，説明上便宜的に器官・機能別内容と臨床的観点に分けて述べた．木をみて森をみない，またその逆に例えられる状況に陥らないように，常に両者の視点から対象者を理解することが重要である．その際に参考となるように平易な内容でまとめたつもりである．介入方法に関しては概要を記したので，個別の状況に応じた運動療法に関しては成書を参考にしていただきたい．本項が臨床における廃用症候群の理解と今後の学問体系に組み込まれる布石として役立てば幸いである．

文献

1) 美津島　隆：廃用症候群の定義と病態．PTジャーナル，46(7)：620-625，2012．
2) 坂元隆一：大腿骨近位部骨折のリハビリテーションと栄養サポート．*Jpn J Rehabil Med*，54(2)：102-110，2017．
3) Marimuthu K, et al：Mechanisms regulating muscle mass during disuse atrophy and rehabilitation in humans. *J Appl Physiol*, 110(2)：555-560, 2011.
4) Bodine SC：Disuse-induced muscle wasting. *Int J Biochem Cell Biol*, 45(10)：2200-2208, 2013.
5) Bonald P, Sandri M：Cellular and molecular mechanisms of muscle atrophy. Dis Model Maech, 6：25-39, 2013.
6) 奈良　勲・他（編）：理学療法から診る廃用症候群　基礎・予防・介入．文光堂，2014．
7) 山崎俊明：筋力改善の理学療法〔望月　久・他（編）：筋機能改善の理学療法とそのメカニズム　理学療法の科学的基礎を求めて　第3版〕．pp54-84，ナップ，2014．
8) 山崎俊明：動物実験データからみた萎縮筋に対する理学療法の効果．理学療法学，40(1)：63-67，2013．
9) 沖田　実：関節可動域制限とは〔沖田　実（編）：関節可動域制限　病態の理解と治療の考え方　第2版〕．三輪書店，2013．
10) 横山美佐子：重力が呼吸に与える影響．理学療法，26(5)：604-612，2009．
11) 百崎　良：リハビリテーションにおける栄養スクリーニング．*Jpn J Rehabil Med*，54(2)：82-86，2017．
12) 飯田有輝：リハビリテーション栄養と理学療法．Med Rehabil，143：14-20，2012．
13) Chen LK, et al：Sarcopenia in Asia：Consensus report of the Asian working group for sarcopenia. *J Am Med Dir Assoc*, 15(2)：95-101, 2014.

〈山崎俊明〉

第2章

解剖学・生理学・運動学に基づくさまざまな動作の分析と統合

1. 国際生活機能分類とそれに準じた簡易総合評価

序説

　日本の理学療法士及び作業療法士法（昭和40年6月29日法律第137号）に照らせば，理学療法は主として基本的動作能力の回復を図ることを目的とし，作業療法は主として応用的動作能力または社会的適応能力の回復を図ることを目的としている．近年では，医療とともに介護・福祉の領域に加えて，予防の領域においても理学療法・作業療法が積極的に適用され，リハビリテーションの枠組みのみならず本来の理学療法・作業療法に包含される運動や作業を治療的・活動的な手段として活用するなど，幅広い社会のニーズに対応する取り組みが鮮明になっている．

　現代社会が理学療法・作業療法に求める期待は，健康寿命の延伸に資する予防と社会参加を促進するために，住み慣れた地域で関連専門職種による連携と連続的な関わりを科学的根拠に基づいて実践することにある．その際，個々人のニーズに応じた高い介入帰結を得るとともに，集団・組織的に効率的な社会保障費を運用することが求められている．

　上記を実践するためには，生物としての"ヒト"，個人としての"ひと"，社会の中での"人"を総体的・相互的にとらえる必要があり，国際生活機能分類（International Classification of Functioning, Disability and Health, ICF）[1]は国際的な標準モデルとして位置づけられている．

ICFの概要

ICFの特徴と基本要素

　ICFは，2001年にジュネーブで開催された第54回世界保健会議（WHA54.21）で採択された世界保健機関（World Health Organization, WHO）の国際分類ファミリーにおける中心分類の1つである．

　ICFは表1に示すとおり，対象者を総体的・肯定的にとらえることを最大の特徴として，健康関連分類として医療の臨床・教育・研究・統計的なツールとして利用される．さらに，社会保障，労働，教育，経済，社会政策，立法，環境整備を含めた広い領域で適用されるものである．

　ICFにおける構成要素間の相互作用は図1に示すとおりである．心身機能（body functions）とは

表1　ICFの特徴

①保健−医療−福祉に関わる当事者（対象者である本人，家族，社会）と多専門職の「共通言語」
②中立的表記とともに，肯定的側面や促進因子を採用
③背景因子として環境・個人因子の位置づけ
④各要素の相互依存性と相対的独立性の提示
⑤社会から医療を位置づけた「社会貢献型モデル」として，対象者の目標志向的な構造

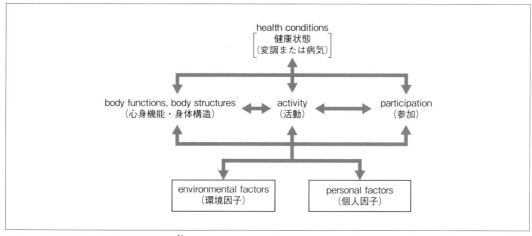

図1　ICFの構成要素間の相互作用[1]

身体系の生理的機能(心理系機能を含む)で,身体構造(body structures)は器官・肢体とその構成部分などの身体の解剖学的部分を指す.活動(activity)は課題や行為の個人による遂行で,参加(participation)は生活・人生場面への関わりを意味する.また,環境因子(environmental factors)は人々が生活し人生を送っている物的な環境や社会的環境,人々の社会的な態度による環境を構成する因子を指す.

◆コード化

第1から第4のレベルに階層化され,各章(第1)レベルは34,第2レベルは362,第3と第4レベルで1,424の項目となる.調査や保健の効果を評価するためには第2レベルの分類を用い,リハビリテーションの効果,老年医学,精神衛生などの専門的サービスでは第4レベルまでを使用することが想定されている.

◆評価点

評価点とは,各コードの小数点以下の数字で示される尺度である.

身体構造では程度(第一評価点),性質(第二評価点),部位(第三評価点)の3つの視点で表示される.活動/参加は,実行状況(第一評価点),支援なしでの能力(第二評価点),支援ありでの能力(第三評価点),支援なしでの実行状況(第四評価点)からなる.なお,第三および第四評価点は任意の評価点として位置づけられている.

また,環境因子は,阻害因子は小数点を用いて記載し,促通因子は+で表す.

◆コアセット

ICFには1,500近いコード数があるため,開発当初から個々の実践場面で使用するための工夫について議論されていた.2004年にUstünらが,12の慢性状態に対するコアセットを公表した.これらは,20%の概念で全体の80%を説明できるというパレートのべき乗則に基づき,臨床上,遭遇しやすい項目をチェックリスト化することで有用性を高めようとしたものである.

表2 ICF core set

急性期ケア	亜急性期ケア	長期ケア
神経系の健康状態	神経系の健康状態	多発性硬化症
		脳卒中
		脳外傷
	脊髄損傷	脊髄損傷
心肺系の健康状態	呼吸循環系の健康状態	慢性虚血性心疾患
		糖尿病
		肥満
		閉塞性肺疾患
筋骨格系の健康状態	筋骨格系の健康状態	強直性脊椎炎
		慢性疼痛
		腰痛
		変形性関節症
		骨粗鬆症
		関節リウマチ
急性炎症性関節炎		
	高齢患者	
		双極性症状
		うつ病
		乳癌
		頭頸部腫瘍
		手の健康状態
		炎症性腸疾患
		睡眠
	職業リハビリテーション	

　その後，各領域や健康状態でのコアセットが提案され，2012年にICF BranchからICFコアセットが公表された[2]．これは**表2**に示すような31の健康状態に対する重要度の高いコードを一覧したもので，事例を通した活用方法も提案されている．コアセットは，その目的から，①generic set，②brief ICF core set，③enlarged brief version，④comprehensive ICF core setの4つが開発されている．①は大数の統計的な利用に適し，②は単一職種が個別の対象者の経過を概観する場合などに適しているとしている．また，③は対象者の特異的な課題を抽出するのに有用であり，④は対象者の特異的な課題を多職種で連携する際に有用であるとしている．**表3**には，18項目からなる脳卒中の②を示した．

各領域での活用

　理学療法士・作業療法士の教育や臨床活用に加えて，特別支援教育，高次脳機能低下，要介護認定者などさまざまな領域での導入が模索されている．また，児童版のICF（ICF-CY）にはコアセットは未開発で実用的な活用について検討されている．

　参加領域での応用や活動と参加に注目した調査研究も報告されている．特に，活動では評価点に

表3 脳卒中　brief ICF core set

心身機能	b110	意識機能
	b114	見当識機能
	b730	筋力の機能
	b167	言語に関する精神機能
	b140	注意機能
	b144	記憶機能
身体構造	s110	脳の構造
	s730	上肢の構造
活動/参加	d450	歩行
	d330	話すこと
	d530	排泄
	d550	食べること
	d510	自分の身体を洗うこと
	d540	更衣
	d310	話し言葉の理解
環境因子	e310	家族
	e355	保健の専門職
	e580	保健サービス・制度・政策

おける実行状況と能力の乖離をとらえて，具体的な治療介入に結びつけていることは実行可能性を高める手段となる．

課題と展望

　ICFが採択された前後は，日本のリハビリテーション医学・医療の現場における受け入れは必ずしも良好ではなかった．千野は，「ICIDH-2案として提示された当初から使用されている語句からしても医学・医療面では理解しにくく，また21世紀に求められる科学的根拠をもとにした医療に耐えられないであろう」[3)]とし，中村は「リハビリテーション医療にとって障害は医学的対応によって改善させうるものであり，機能障害と活動制限の間には単なる相互作用以上の因果関係を認めなければいけない」と述べている[4)]．

　また，先崎は，医療は損傷や不全を評価しその部分を修復あるいは補う性質であること，信頼性と妥当性が担保された評価指標がすでに存在すること，共通語としての理念には共感できるが専門用語に付随する情報や細目さを失ってしまうこと，医療・福祉・教育の質が諸外国に比べて均一な日本で共通語を使用する切実なニーズがないこと，定義どおりにコードを評定していくと膨大な作業となり現実的でないことなどの5点を実行段階での普及が進まない要因として整理している[5)]．

　なお，WHOならびに厚生労働省ではICFの普及に対するさまざまな取り組みが継続され，リハビリテーションにおける理学療法や作業療法の領域においても世界ならびに日本でさまざまな取り組みがなされている[6,7)]．

ICFの活用

ICF開発までの主なモデル

　ICFが開発される以前から，多くの医学・医療モデルが示されている．歴史的にみた医療の使命は，感染症対策をはじめとする生命寿命の維持・延長にあった．そのため，世界規模での標準的な死亡統計を整備したうえで，原因を究明して適切な対策を講じることが求められていた．これに対して，1893年にベルティヨン（Bertillon）がシカゴ会議で死因分類の作成を試みた報告書が，現在の国際疾病分類（International Classification of Diseases, ICD）の原型である．現在，ICD-11の最終案がまとめられている．

　リハビリテーションの視点からは，活動の制限を全人的・階層的にとらえる視点から，1965年にナギ（Nagi）によって図2に示すモデルが提唱された[8]．1977年には，従来の生物医学モデルに対して生物心理社会モデルの重要性をエンゲル（Engel）が発表した[9]．また，1992年にはNCMRR（National Center for Medical Rehabilitation Research）から活動制限（disability）を能力低下（disability）と社会的制約（societal limitation）に区分したモデルが提案されている．1997年にIOM（Institute Of Medicine）から，図3に示すような対象者（主体）と環境を位置づけた介入モデルが提案されている[10]．

　それぞれのモデルは，疾病構造や対象者のニーズの変化に対応するための科学技術の発展と倫理の成熟によって形づくられてきた．個人としてのひと，生物としてのヒト，社会の中での人を階層的に示し，疾病や病態とのが因果関係や関連性について環境を含めた総体的な働きかけが重要であることを示してきている．これらをふまえてICFが開発された意味は，医学と医療での取り組みを社会の枠組みに広げ，各分野で発展してきた概念を基本モデルとして組み込んだこと，何よりも対象者や家族の主体性・中心性を明示したこと，保健・医療・福祉や教育・職業・行政といった多職種・異職種で共有できる概念を形成したことなど，特筆されて良い．

　各専門職からみれば，ICFをより個別具体的に適用するためには，従来までに整理された個別の治療・介入方法に即した思考過程を共通理念の枠組みで再整理する段階にあると肯定的にとらえることが求められよう．

脳卒中簡易評価システム

　奈良は，1980年にWHOが試行のために出版したInternational Classification of Impairments, disabilities and handicaps（ICIDH）に準じて1981年に脳卒中患者の予後予測と残存能力表出率の判定法を検討し，「脳卒中片麻痺患者における障害構造の研究：残存能力表出率の判定法の検討」を開発した[11]．2003年には，ICFに準じた片麻痺患者の簡易的総合評価システムを試作・報告した[12]．本評価システムは，図4に示すようなレーダーチャートを用いて全体像が視覚化されることに特徴がある．病院・施設・在宅のいずれにおいても利用できるように考慮し，総合的生活活動水準を8つの大項目に集約している．参加水準は，生活全般と人間関係の2項目からなる．活動水準は，能力，基本動作，実行状況の3項目からなる．機能水準は，知能・高次脳機能，運動機能・

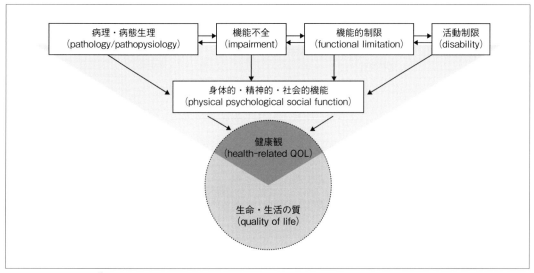

図2 Nagiモデル[8]

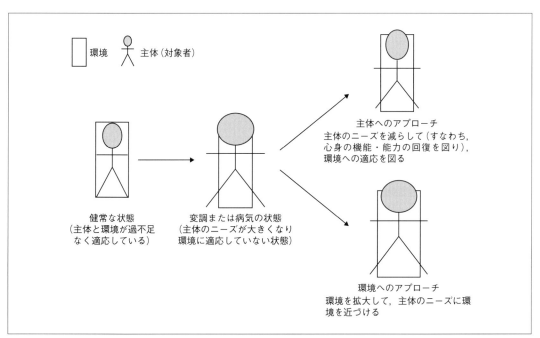

図3 IOMモデルによる主体と環境との関係[10]

ROM, バランスの3項目からなっている．それぞれは5段階の順序尺度で評定され，合計得点は40点である．**図5**には，機能・活動水準，参加水準（社会参加制約）の程度と関連性が異なることが視覚的にとらえられる2例を示した．

なお，ICF運用上の中核的な課題である評定尺度の信頼性について[13]は，本評価システムについても残された課題である．

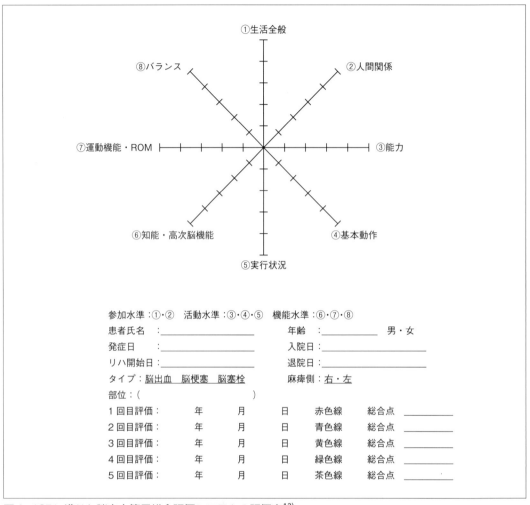

図4 ICFに準じた脳卒中簡易総合評価システムの評価表[12]

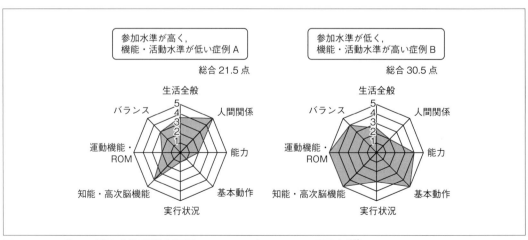

図5 ICFに準じた脳卒中簡易総合評価によるレーダーチャート記入例[12]

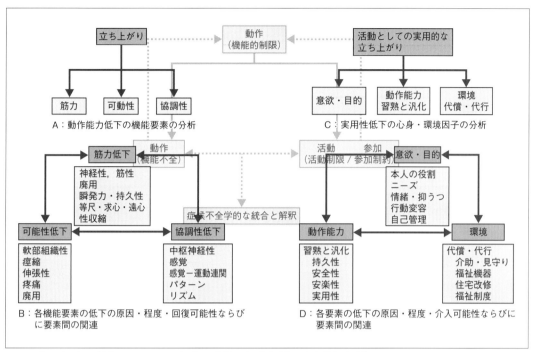

図6 立ち上がりが制限されている場合の動作・行動分析と統合的解釈[14]

動作の観察を基軸とした臨床推論

　理学療法の中核は基本的動作能力の回復にあり，理学療法推論（クリニカルリーズニング）の中心に姿勢・動作の観察と分析が位置づけられる．内山は，2006年に「健康状態および環境の変化によって引き起こされる現象としての動作の観察を基軸として，機能不全の要因とともに活動の適応を究明する」臨床思考過程を提唱した[14]．動作は，運動学的な要素を基本として，認知的要素，環境との相互作用，慣習や文化的な背景が運動学習によって形成されている．運動学的な要素は，発現として筋－骨・関節があり，制御としての神経系，維持に関わるエネルギー供給系としての呼吸循環代謝があげられる．

　逸脱動作には，機能不全と代償とが混在しており，両者を鑑別しつつ，動作低下の要因を同定し適切な治療を選択・実行するための運動学的動作・行動分析と統合的解釈を**図6**に示すように進めていく．また，対象者のニーズに基づく生活での安全な参加・活動を保証するために，動作を基軸とした治療介入の思考展開の概念を**図7**に示した[15]．

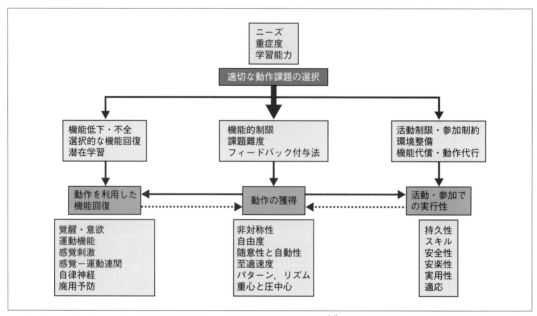

図7 動作の制限（機能的制限）を基軸とした治療介入の思考展開[14]

結　語

　理学療法・作業療法のための基礎科学には，動作の基本的・応用的な動作能力を対象者のニーズ・生活に基づき，治療介入に具体性を与える分析と統合が不可欠である．理学療法ならびに作業療法からみればリハビリテーションはその一部であり，逆にリハビリテーションからみれば理学療法や作業療法はその一部にすぎず，それぞれの領域に適合するモデルを統合的に模索する必要がある．

　あわせて，現代医療では多職種がチームとして対象者に関わることから，価値を共有することが重要であり，根拠に基づき，対象者の思い（物語）をふまえた価値に基づく医療（values based practice）を展開する必要がある．そのためには，生物・心理・社会的な要素を包含した動作学ならびにその臨床推論である評価・診断，治療介入を，哲学的要素を包含した学問体系として整備することが求められる．

文献
1) 障害者福祉研究会（編）：国際生活機能分類（ICF）―国際障害分類改訂版―．中央法規出版，2002．
2) ICF Research Branch, Bickenbach J, et al（eds）：ICF core sets：manual for clinical practice. Hogrefe, 2012.
3) 千野直一：リハビリテーション医学とは何か．からだの科学，213：20-24，2000．
4) 中村隆一：21世紀の理学療法に期待すること．理療ジャーナル，36(7)：524-531，2002．
5) 仙崎　章：ICFを現場で使おう（1）脳外傷．理療ジャーナル，48(9)：861-867，2014．
6) 内山　靖：世界と日本におけるICFへの取り組み．理療ジャーナル，43(8)：653-660，2009．
7) 能登真一・他：ICFを用いた要介護高齢者の生活機能の評価―「活動と参加」領域に着目して―．作業療法，31

(1):61-70, 2012.
8) Nagi SZ:Some conceptual issues in disability and rehabilitation In:Sussman M(ed):Sociology and Rehabilitation. Am Soc Ass, Washington DC, 1965.
9) Engel GL:The need for a new medical model:A challenge for biomedicine. *Science*, **196**(4286):129-136, 1977.
10) Institute of Medicine:Enabling America. National Academy Press, 1997.
11) 奈良 勲:脳卒中片麻痺患者における障害構造の研究;残存能力表出率の判定法の検討. 理・作療法, **15**:745-758, 1981.
12) 奈良 勲・他:丸ごとみよう!―ICFに準じた脳卒中患者の簡易総合評価システム. 理学療法のとらえかた PART Ⅲ, pp21-30, 文光堂, 2006.
13) 筒井孝子:ICFコアセットの活用可能性と課題. リハ医学, **53**:694-700, 2016.
14) 内山 靖:症候障害学序説. 文光堂, 2006.
15) 内山 靖:脳血管障害総論 理学療法 脳血管障害の評価と治療〔内山 靖, 廣瀬隆一(編):神経症候障害学〕. pp42-53, 文光堂, 2016.

〈内山　靖・奈良　勲〉

2. 臥位からの立ち上がり・立位・片足立ち

序説

　本項では，臥位からの立ち上がりについて解説する．臥位からの立ち上がりには**図1**に示すように多様なパターンがあり，それぞれの亜型も含めると無数のパターンとなる．この中から，日本の家屋環境において行われる頻度が高いと見込まれる床からの立ち上がり，ベッドからの立ち上がりを想定し，それぞれについて「背臥位→長座位→立位」と「背臥位→端座位→立位」のパターンを中心に解説する．

　起き上がり・立ち上がりといった動作は，ある姿勢から別の姿勢への変化としてとらえることができる．この姿勢変化が基本動作として完結するためには，開始と終了の姿勢がともに安定している必要がある．姿勢変化には支持基底面の変動が伴う．また，姿勢を安定させるためには，これに追従して重心を移動させる必要がある．

　そこで，本項では支持基底面，重心について概説するとともに，立ち上がりに伴うこれらの変化とその際の関節角度・筋活動の変化を中心に解説する．

支持基底面と身体重心

支持基底面とその変化

　支持基底面とは「生体が環境からの求心性情報と相互に作用しあっている支持面」[2]のことである．つまり，両脚立位では両足底の外縁とそれに囲まれた範囲となる（**図2**）．杖などの支持物が接

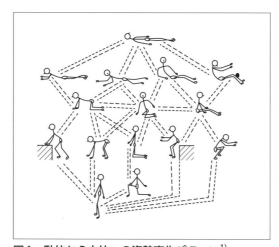

図1　臥位から立位への姿勢変化パターン[1]

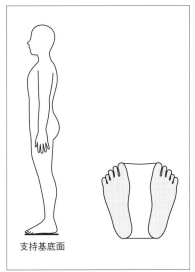

図2 立位時の支持基底面

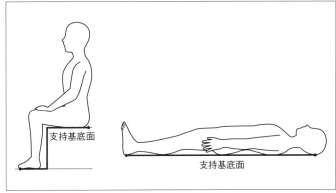

図3 座位，臥位での支持基底面

地していれば，これも支持基底面を構成する要素となる．実際には，接地面のすべてが支持基底として機能するわけではなく，荷重可能な支持基底面はより小さな範囲に限定されることが多い．このように，支持可能な限界によって構成される範囲は機能的支持基底面と呼ばれ，加齢に伴い減少する．座位・臥位では足底部のほかに，殿部や背部，頭部なども支持基底面の構成に加わる（**図3**）．

身体重心

身体重心とは，身体における質量分布の中心である．各肢節の重心位置を想定し（**図4**），質量比（**表1**）で内分していくことで求められる．直立姿勢では，足底から身長の55％程度，仙骨前面あたりに相当する．一般的に，成人女性の重心位置は男性より低いことが多い．また，幼児・小児では相対的に頭部が重いため，重心位置は成人よりも高くなる．

支持基底面と身体重心

支持基底面と身体重心の関係を考える．姿勢の安定性に寄与する要因は複数あるが，そのうちの1つとして，身体重心の地面への投射点（Center Of Gravity, COG）が支持基底面の中心に近いほど安定性が良いことが知られている．また，支持基底面が広いほど，あるいは重心位置が低いほど安定性は良い．安定性とは平衡状態を維持しようとする性質[1]のことである．すなわち，姿勢を保持しようとする際には安定性の担保が必要となる．一方，姿勢の変化を伴う基本動作には安定性からの逸脱が必要となる（**図5**）．

重心線

理想的な立位姿勢では重心線は，**図6**のランドマークを通る．重力や遠心力，慣性モーメントといった外力が関節に作用することで生じるモーメントを外的モーメントと呼ぶ．一方，それに抗す

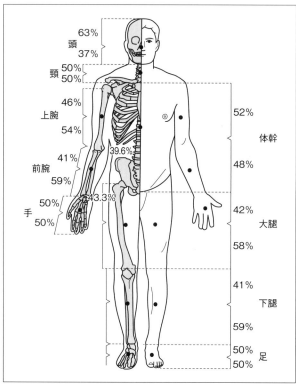

図4 各肢節の重心位置[1]

表1 体重を100%とした際の質量比 (%)[1]

部位	男性	女性
頭	4.4%	3.7%
頸	3.3%	2.6%
体幹	47.9%	48.7%
上腕	5.3%	5.1%
前腕	3.0%	2.6%
手	1.8%	1.2%
大腿	20.0%	22.3%
下腿	10.7%	10.7%
足	3.8%	3.0%

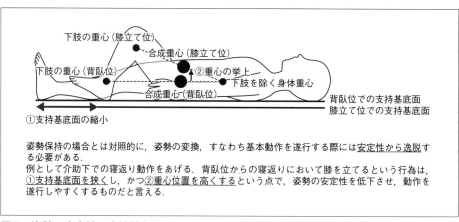

図5 姿勢の安定性と支持基底面

るように身体内部，特に関節まわりの筋力によって生じるモーメントを内的モーメントと呼ぶ．前額面上では身体の左右対称性により均衡が保たれるが，矢状面上では身体の前後が非対称であるため，両者を拮抗させて均衡を保つ必要がある．すなわち，立位姿勢を保持するためには，重力により生じる外的モーメントを制御する筋群が働く必要があり，特にこれに貢献する筋群を主要姿勢筋

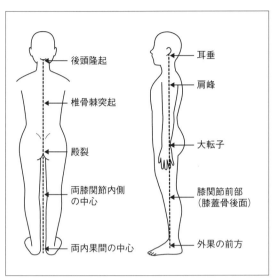

図6 重心線[1]

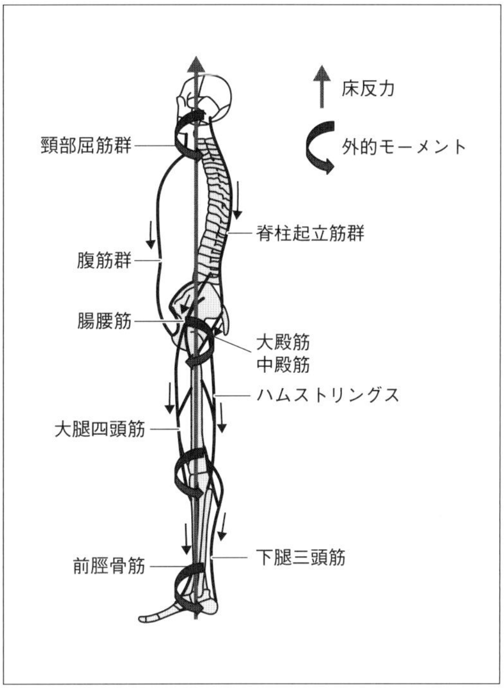

図7 主要姿勢筋群[3]より改変

表2 重心線が通るランドマークと関節モーメント，姿勢筋群

	周囲のランドマーク	関節の前後	外的モーメント	内的モーメント	抗重力筋（主要姿勢筋群を**太字・下線**で示す）
頭部（環椎後頭関節）	耳垂	前方	屈曲	伸展	前：頸部屈筋群 後：<u>**脊柱起立筋群**</u>
脊柱	第4腰椎前方	頸椎後方 胸椎前方 腰椎後方 仙椎前方	屈曲	伸展	前：腹筋群 後：<u>**脊柱起立筋群**</u>
股関節	大転子	後方	伸展	屈曲	前：腸腰筋 後：大殿筋，中殿筋
膝関節	膝関節前部	前方	伸展	屈曲	前：大腿四頭筋 後：ハムストリングス（<u>**大腿二頭筋**</u>，半腱様筋，半膜様筋）
足関節	外果の前方	前方	背屈	底屈	前：前脛骨筋 後：下腿三頭筋（腓腹筋，<u>**ヒラメ筋**</u>）

群と呼ぶ（**図7，表2**）．

　下肢の各関節を概観する．足関節は20°の背屈可動域を有する蝶番関節である．関節が足部後方に位置し，静止立位時の床反力は足関節の4～5cm前方を通る．そのため，特に床反力の影響を受けやすい構造となっており，これに抗するためにヒラメ筋あるいは腓腹筋は常に活動する必要があ

る．膝関節には伸展可動域がなく，屈曲方向にのみ運動方向を有する蝶番関節である．床反力は膝関節の前方を通るため，外的モーメントによる運動は生じない．よって，膝関節では筋活動が生じなくても保持が可能となる．股関節は自由度の高い球関節であるが，周囲の靱帯（腸骨大腿靱帯，恥骨大腿靱帯，坐骨大腿靱帯）によって伸展方向への運動が著しく制限されており，伸展可動域は15°と屈曲に比べ乏しい．床反力は股関節の後方を通るため外的モーメントによって伸展を促されるが，これは姿勢変化により変動しやすい．

臥位からの立ち上がり

床上での起き上がり（臥位→長座位→立位）

1. 臥位→長座位（図8）

背臥位から長座位への起き上がりは，体幹回旋パターンと屈曲（非回旋）パターンに分類される．
体幹回旋パターンでは回旋する側への重心移動を伴うため，これに応じて支持基底面が移動する．これは回旋時に下になる側（左回旋を行うのであれば左）の肩関節外転によるものである．動作の起点は頭頸部の屈曲となることが多いが，これに回旋が加わる．続いて対側肩甲帯の屈曲を伴う上部体幹の回旋が行われる．動作者の身体能力に左右されるが，一般的には上部体幹の回旋は，上側の肩が下側の肩を乗り越えるまで行われる．これによって，重心が支持基底面内におさまり，on elbowが完成する．その後，回旋した体幹を正中位に戻すように対側への回旋が行われるとともに，股関節が屈曲し，on handを経て長座位となる．
体幹屈曲パターンを大別すると，上肢を用いない，上肢を用いる，下肢の反動を用いる場合がある．上肢を用いない場合，頭部から上部体幹，下部体幹と分節的に屈曲が行われる．これにより支持基底面の急激な減少をおさえるとともに，重心と屈曲運動の支点を近づけることで外的モーメントを小さくすることができる．一方，上肢を後方について起き上がる際，重心が支持基底面の中央付近におさまるため安定して起き上がることができ，さらに肘関節の伸展で体幹の屈曲を補うことが可能となる．下肢の反動を用いた起き上がりでは下肢を挙上し，振り下ろす反動を利用する．屈曲した股関節は中間位まで伸展されるわけではなく，屈曲位を保ちながら，殿部を中心としたシーソーのような回転運動が行われる．

2. 長座位→立位（図9）

長座位からの立ち上がりでは，前方に向いて立ち上がるときと，後方に振り向いて立ち上がるときがある．前方に向けての立ち上がりは，体幹正中位のまま行う方法と体幹を軽度回旋する方法がある．正中位のまま立ち上がる際には，股関節，膝関節を屈曲し，あらかじめ足部を殿部に近づけることが多い．殿部離床は足部を中心とした足関節背屈による回転運動，すなわち前脛骨筋の働きによる．これが十分でないとき，上部体幹を屈曲し，重心を足部に近づける方法や上肢によるプッシュオフを行う方法がある．回旋を伴う立ち上がりは，手掌を床について行う．手掌を床につくことで殿部離床直後の支持基底面を確保するとともに，プッシュオフを行う．後方に向けて立ち上がる際には，体幹を回旋させ，四つ這い位あるいは高這い位を経て立位にいたる．

体幹回旋パターン		体幹屈曲（非回旋）パターン（上肢を用いない場合）	
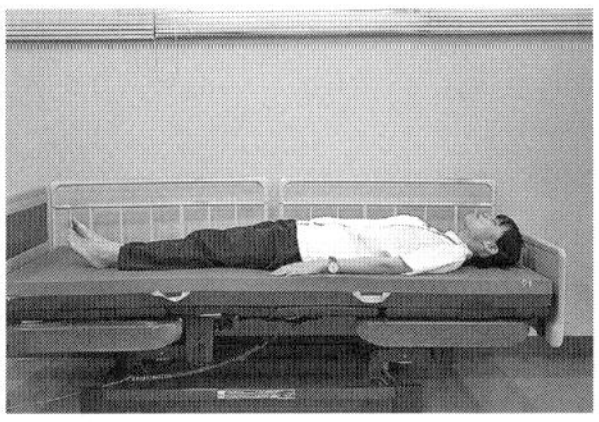	開始肢位	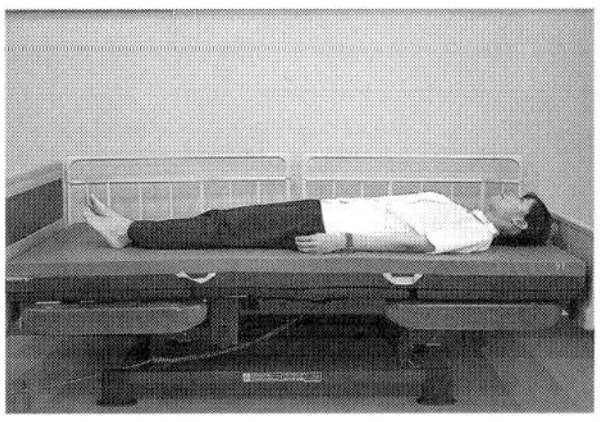	開始肢位
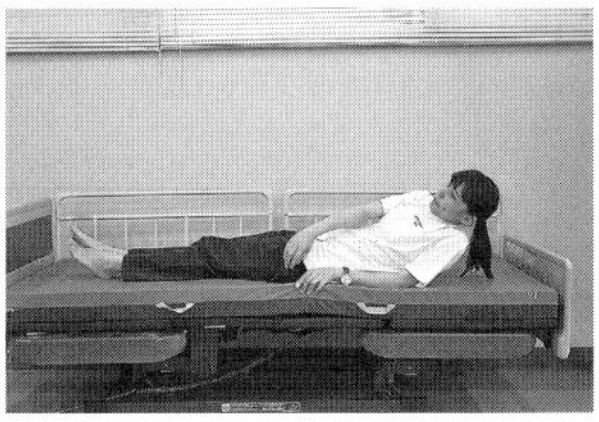	・頭頸部の屈曲と寝返り側への回旋 肩関節を外転し，寝返り側へ支持基底面を移動する．	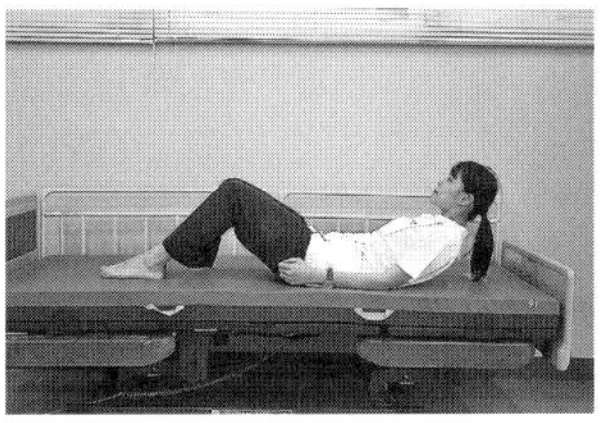	・頭頸部の屈曲 ・上部体幹の屈曲 筋力が十分でなければ下肢を挙上し，反動を利用することもある．
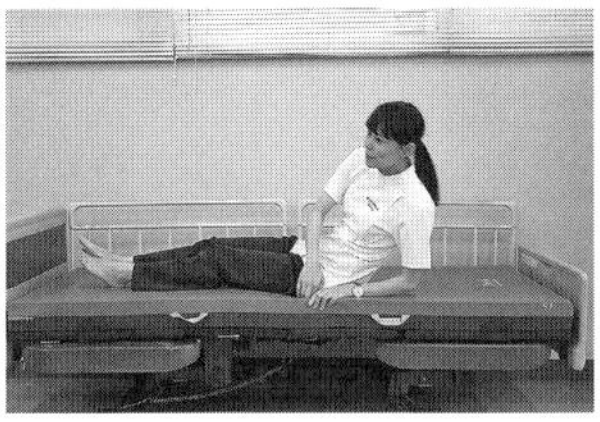	・on elbowによる新たな支持基底面の作成 on elbowにより創出された支持基底面に向け，体幹回旋することで重心をおさめる．	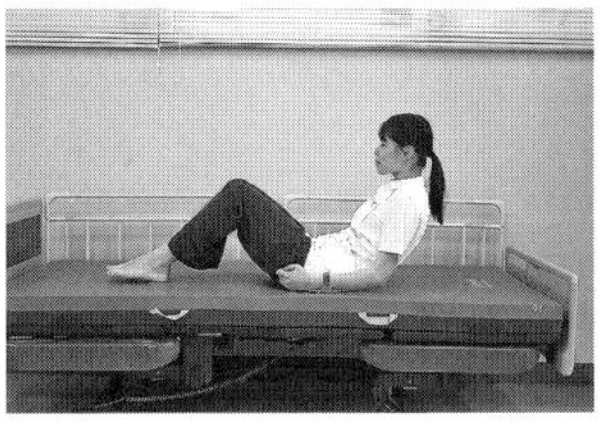	・下部体幹の屈曲 体幹を分節的に屈曲させることで支持基底面の急激な減少をおさえる．
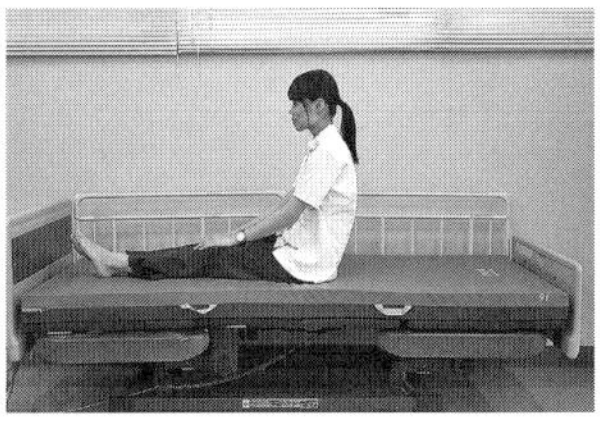	体幹を対側に回旋させ，正中位をとる． 長座位の完成	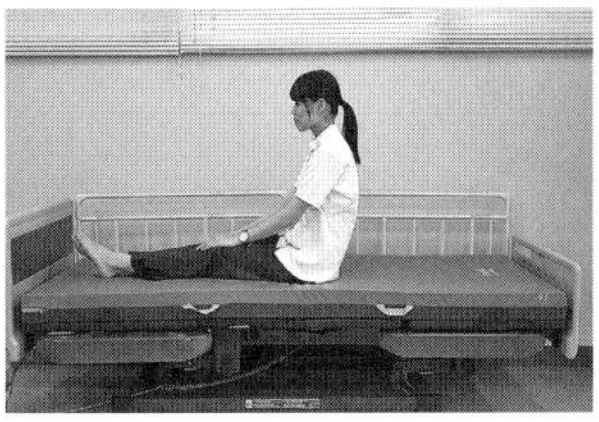	長座位の完成

図8 臥位から長座位への起き上がり

ベッド上での起き上がり（臥位→端座位→立位）

1. 臥位→端座位（図10）

　背臥位から端座位への起き上がりは，ベッド上で座位になった後にベッド端まで移動することと座位を経ずに寝返りから端座位をとることに大別できる．このうち，座位を経るには先に述べた臥位→長座位の過程と大差ないため，ここでは寝返りから端座位をとることについて解説する．

　寝返りから端座位をとる際には，寝返りから側臥位を経て端座位になるときと側臥位を経ずに端座位になる場合とがある．側臥位を経る場合は通常の寝返りと同様の経過をたどる．すなわち，頭頸部の屈曲・回旋，上肢のリーチ，体軸内回旋，骨盤の回旋といった要素が，頭側→尾側あるいは尾側→頭側へと波及し，寝返りが行われる．側臥位を経て端座位になるときには，身体を起こす際に両上肢の力を用いることができる．一方，側臥位を経ずに端座位をとる場合，寝返りの最中に下肢をベッド端から降ろすのが一般的である．下垂した下肢の重量は股関節を中心としたモーメントを生じさせ，上半身を起こす際の助けとなる．

前方に向く立ち上がり		後方に向く立ち上がり	
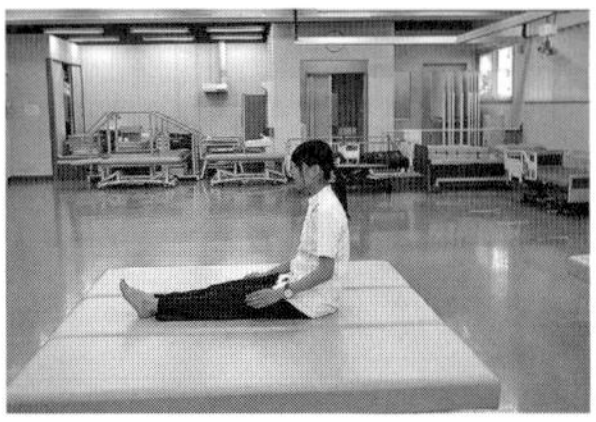	開始肢位	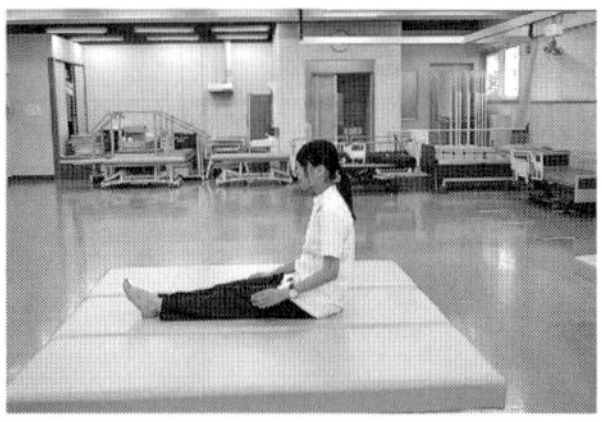	開始肢位
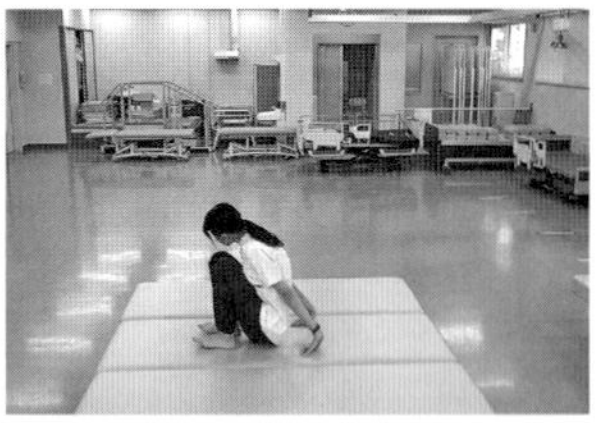	股関節,膝関節を屈曲し,足部を殿部に近づける.上部体幹を屈曲する.	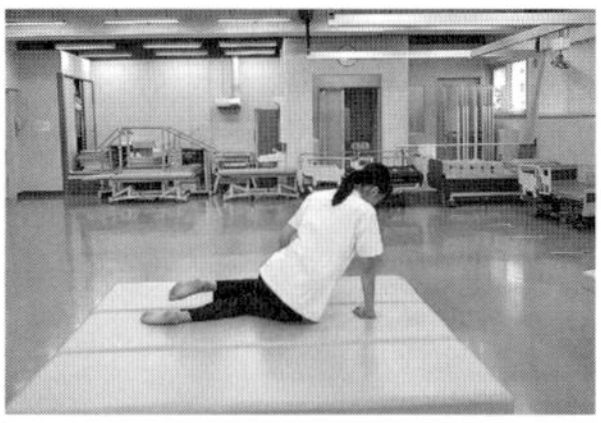	手掌を後方について支持基底面を作り,体幹を回旋させる.
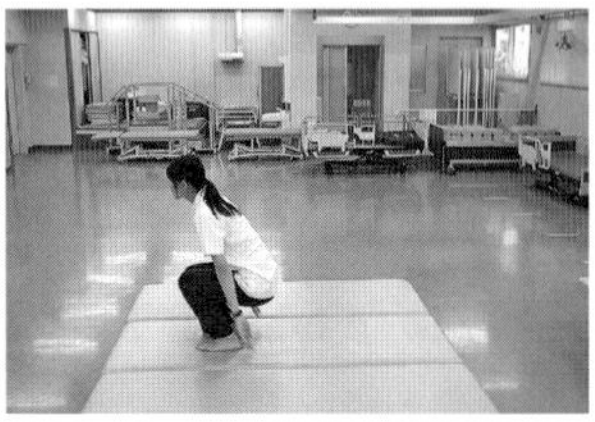	足関節を背屈させ,殿部離床し,支持基底面(足部)の上に重心をのせる.	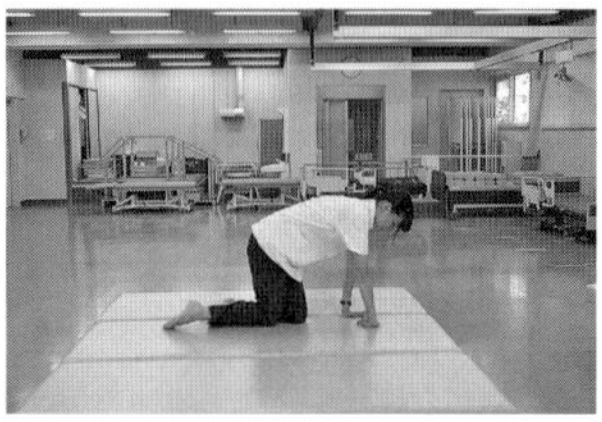	四つ這い位をとり,身体の下に支持基底面を作る.
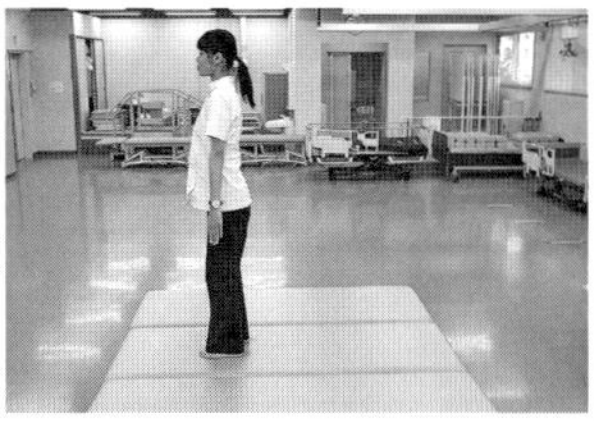	立位の完成	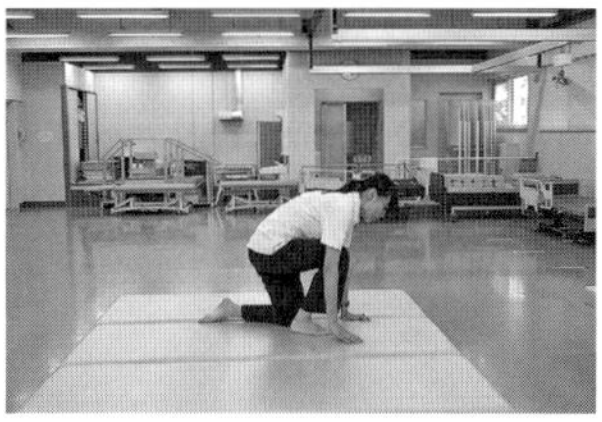	支持基底面内で一側下肢を屈曲し,立位に必要な支持基底面を前後に確保する.
		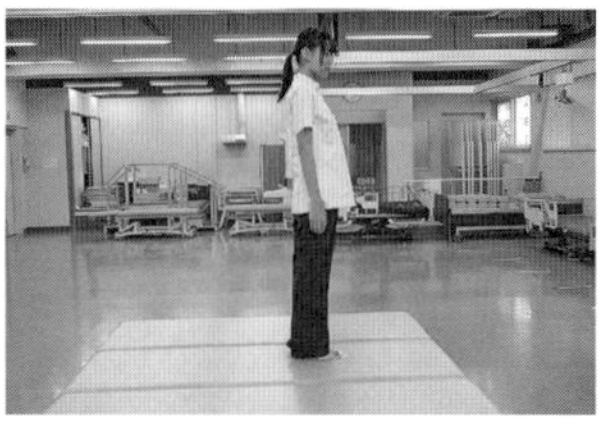	立位の完成

図9　長座位から立位への立ち上がり

2. 端座位→立位（図11）

　端座位からの立位では,屈曲相→殿部離床相→伸展相に分けて考えることができる.屈曲相では骨盤を前傾することで,重心が足部に近づく.スムーズな立ち上がりでは重心が足部の上にのると,足部を中心とした天秤状に均衡がとられ,殿部は自然に離床することになる.その後,屈曲していた下肢,体幹は正中位に戻るように伸展し,立位が完成する.

◆ 立位→片脚立位

　両脚立位から片脚立位になる場面を想定する.このとき,**図12**に示すように支持基底面は減少

	頭部・体幹の運動	上肢の運動	下肢の運動
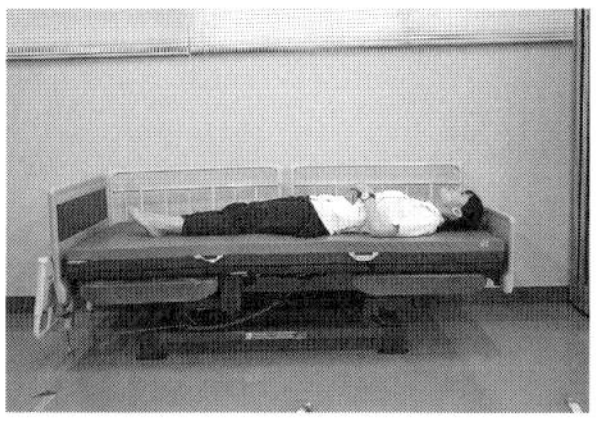	開始肢位		
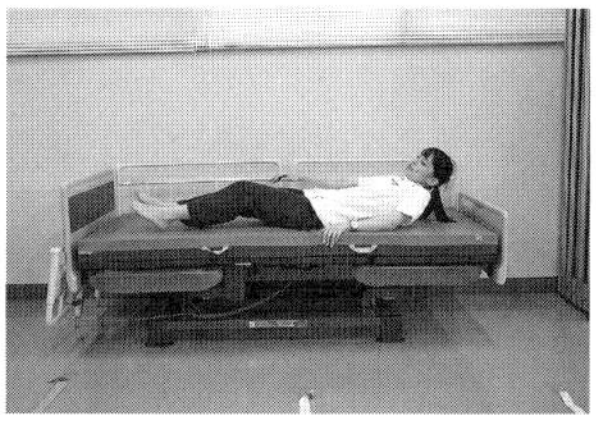	頭頸部の屈曲と寝返り側への回旋を行う．	肩関節を外転し，寝返り側へ支持基底面を拡大する．	
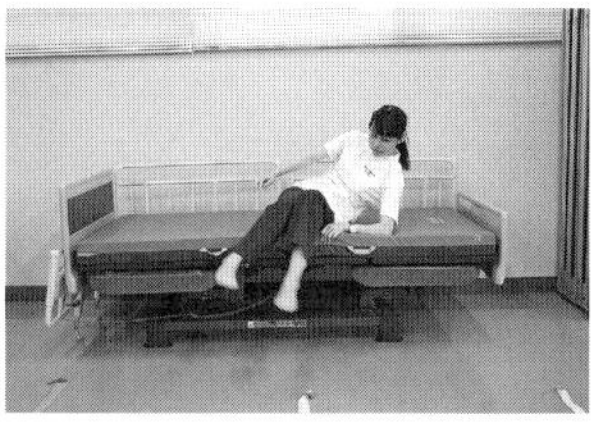	体幹を回旋し，殿部・前腕で構成される支持基底面に重心をおさめる．	on elbow で上半身を支持するとともに，肘関節伸展の力を利用して体を起こす．	寝返りの過程で下肢をベッドから降ろすことにより，下肢の重量を利用して体幹を起こすことができる．
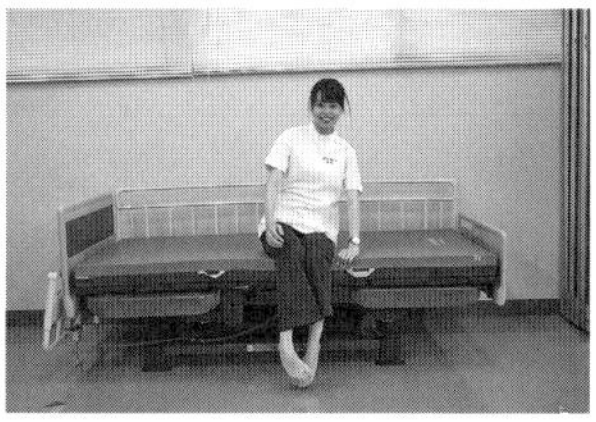	両側殿部が着床し，体幹側屈位から立ち直り反応を利用して座位へと向かう．	on hand で上半身を支持するとともに，プッシュオフして身体を起こす．	
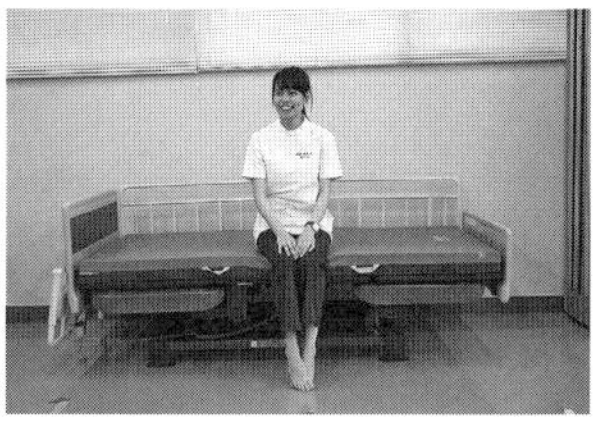	端座位の完成		

図10 臥位から端座位への起き上がり

する．両脚立位では重心は左右両足の中央付近にあるが，片脚立位を保持するには重心を立脚側に移動する．その際，下肢挙上の反動をつける準備段階として，重心は一度遊脚側に移る．その後，遊脚側下肢を挙上する際の反動で身体重心を立脚側に移動し，支持基底面内におさめる．

片脚立位を保持する際には，両脚立位と異なり前額面での均衡について考慮する必要がある．股関節ではデュシェンヌ肢位に代表されるような極端な重心偏倚をとらない限り，床反力が立脚側股関節内側を通過する．そのため，股関節外転筋による内的モーメントを発生させ，均衡を保つ必要性がある．回転の中心となる大腿骨頭から重心線までと大腿骨頭から股関節外転筋の力線までの距離は3：1程度となるため，股関節外転筋は体重（立脚側下肢を除く）のおよそ3倍程度の張力を発

	頭部・体幹の運動	下肢の運動	筋活動
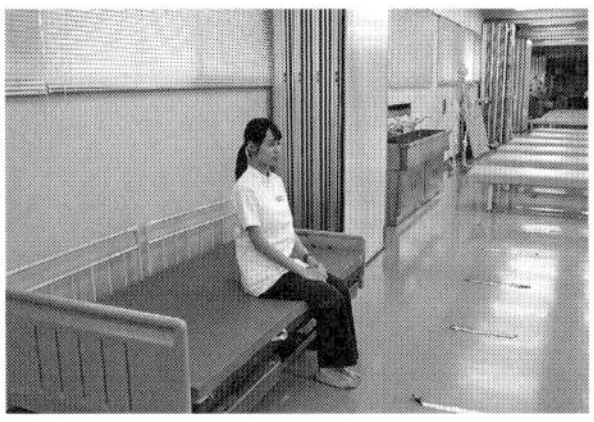	開始肢位		
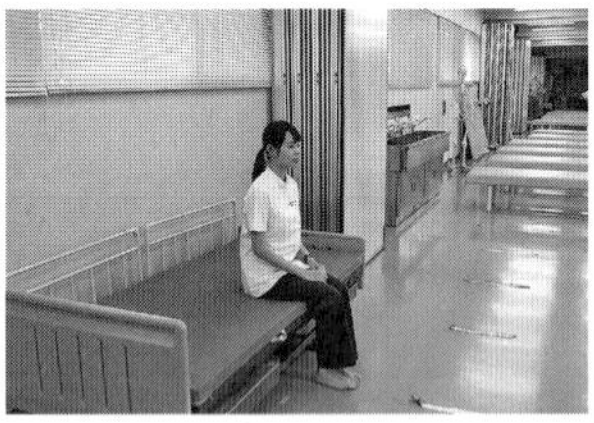	頸部・体幹は中間位を保ち，骨盤前傾に付随するように体幹が前傾する．	股関節を屈曲し，骨盤を前傾させる．	荷重に備え，大殿筋，大腿四頭筋，ハムストリングスが同時収縮する．
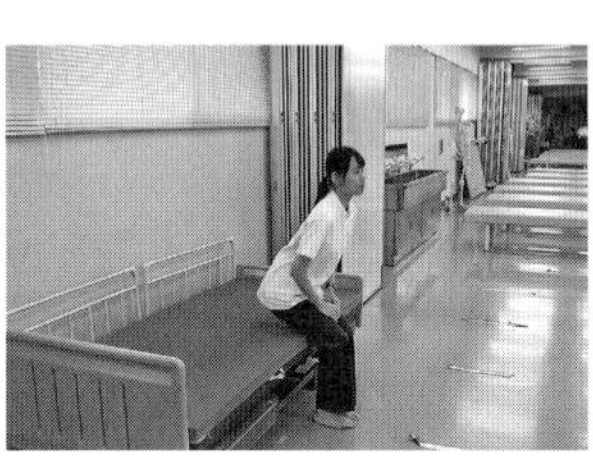	殿部離床に伴い，支持基底面は足部のみになるため，重心を前方へ偏倚させる必要がある．このとき，体幹を屈曲すると重心の下方偏倚を伴い，伸展相での努力量を増大させるため，体幹を伸展させることが多い．	足関節を背屈し，重心を支持基底面に近づけるとともに，股関節・膝関節を伸展する．	殿部離床する際には大腿四頭筋ならびに前脛骨筋の活動がみられる．体幹伸展する際には脊柱起立筋が活動する．座面が低くなるにつれ，大殿筋，大腿四頭筋，前脛骨筋などの筋活動量は増加する．
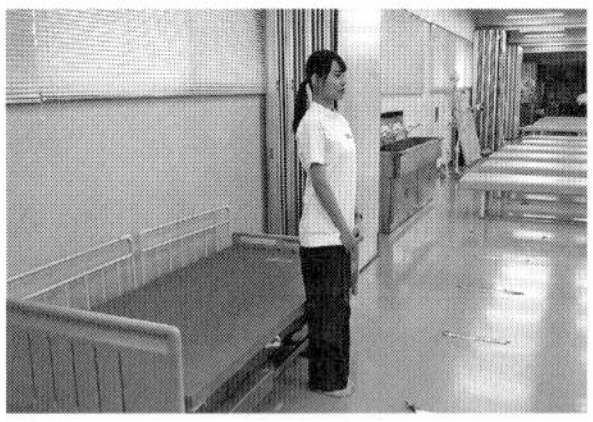	立位の完成		

図11 端座位から立位への立ち上がり

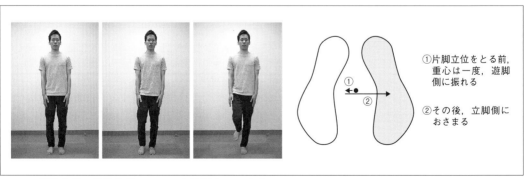

図12 両脚立位→片脚立位における支持基底面の変動

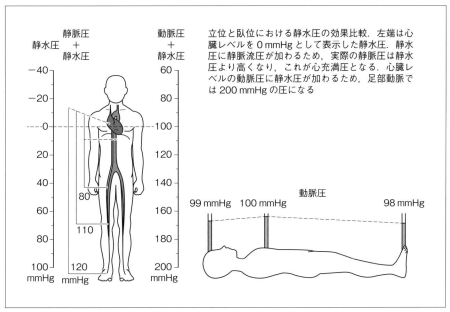

図13　背臥位・立位での血圧[4]

揮する必要がある．膝関節は蝶番関節であるため，原則として前額面での運動を許容しない．ただし，関節半月が内在しているため，多少の内反・外反を認める．内反ストレスが過度にかかる際には，外側側副靱帯や腸脛靱帯がこれを緩衝し，外反ストレスがかかる際には内側側副靱帯や縫工筋，半腱様筋，薄筋などがこれを緩衝する．足関節は蝶番関節に分類されるが，その構成を個別にみると距腿関節が蝶番関節，距骨下関節が顆状関節となっている．そのため，距骨下関節にて前額面上での動揺を緩衝することができる．足部内反時には長腓骨筋，短腓骨筋といった外側を通過する筋群が働き，外反時には後脛骨筋，長趾屈筋，長母指屈筋といった内側を通過する筋群が働く．ただし，前額面における足関節中心と床反力作用線との距離は，股関節と比較して短く，外的モーメントは小さい．

姿勢による血圧の変動

健常人の血圧変動

臥位から立位になると血液は下肢に貯留する．重力による静水圧が負荷されるためである（**図13**）．静脈は動脈と比較して弾性線維に乏しいため伸張性が高く，血液を貯留しやすい構造となっている．そのため容量血管とも呼ばれる．また，各所に静脈弁が付随しており，逆流を防いでいる（**図14**）．これに打ち勝ち，血液を還流するためには以下の機構が必要となる．姿勢変換のような即時的な血圧変動に対応するためには神経性の血圧調節が中心となる（**図15**）．動脈血圧（Arterial Blood Pressure, ABP）は，心拍出量（Cardiac Output, CO）と全身の末梢血管抵抗（Total Peripheral Resistance, TPR）の積で表される．COは1回拍出量（Stroke Volume, SV）と心拍数（Heart Rate,

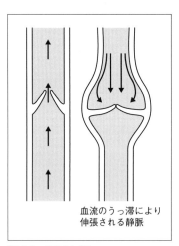

図14　容量血管

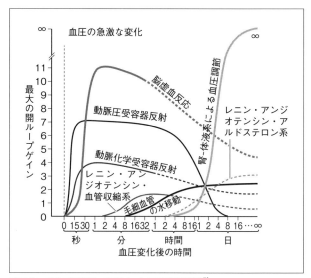

図15　時間経過に応じた血圧調節機構[5]

HR) の積である．すなわち，ABP＝CO×TPR＝SV×HR×TPRとなる．

1. ポンプ機構とStarling機構
①筋ポンプ
　下肢・下腿の筋が収縮すると血管を圧迫する．静脈には逆流防止の弁があるため，筋収縮による静脈圧迫は下肢に貯留した血液を還流するために働く．
②呼吸ポンプ
　吸気を行う際，胸腔内圧は低下し，腹腔内圧は上昇する．これは腹部から血液を押し上げ，胸部に引き込むための駆動力となる．
③Frank-Starling機構
　Frank-Starling機構は心筋における長さ－張力曲線と考えることができる．すなわち，心筋は伸張されることで収縮力が増大する性質を有する．筋ポンプ・呼吸ポンプによる静脈還流増加に伴い心筋の収縮力は増大し，1回拍出量は増加する．

2. 反射性調節機構
①圧受容器反射
　圧受容器反射は血圧変動に対するネガティブフィードバック機構である．すなわち，昇圧時には降圧を促し，降圧時には昇圧を促すことで，血圧の変動を打ち消すように働く．頸動脈洞・大動脈弓に受容器が存在する動脈圧受容器反射と大静脈基部・肺静脈基部に受容器が存在する低圧系の心肺圧受容器反射の2種類がある．いずれの受容器も伸展受容器であり，血管の伸縮，つまり，血流の増減が反射のトリガーとなる．
②筋機械受容器反射
　筋機械受容器が筋収縮を感知すると血圧が上昇する昇圧反射である．
③筋代謝受容器反射
　筋代謝受容器が筋内への代謝産物の蓄積を感知すると血圧が上昇する昇圧反射である．

3. セントラルコマンドによるフィードフォワード調節機構

　セントラルコマンドはフィードフォワード機構として血圧調節に関与する．フィードフォワード，つまり，運動開始に先行して交感神経活動を賦活して見込み的に循環動態を調節する．

姿勢変換時の注意点

　長期臥床に伴う廃用の進行例や自律神経機能不全，降圧剤（利尿剤，β遮断薬など含む）の使用例では，即時的な血圧調節機構が破綻し，起立性低血圧をきたすことがあるので注意を要する．これに対しては，calf pumping や tilt table を用いた段階的起床などの対処が必要となる．

引用文献

1) 中村隆一・他：基礎運動学　第6版補訂．医歯薬出版，2012．
2) 細田多穂（編著），柳澤　健（編）：理学療法ハンドブック　改訂第4版第1巻．p231, 協同医書出版社，2010．
3) 中村隆一（編著），齋藤　宏・長崎　浩：臨床運動学　第3版．医歯薬出版，2002．
4) 斉藤　満（編著）：循環Ⅱ　運動時の調節と適応．p142, ナップ，2007．
5) 福田康一郎（監修）：標準生理学．p619, 医学書院，2014．

（角田晃啓・松尾善美）

3. 車いす・車いす座位

序　説

　高齢者の課題の1つに「廃用症候群」がある．これは，長期にわたる安静臥床などによって，全般的に細胞・組織・器官が萎縮する現象である．特に高齢者ではその影響が大きく，心身の機能が顕著に低下し，その機能を元の状態に回復させることは極めて困難となる．心身の機能不全を呈する高齢者は，筋力低下，変形・拘縮，心肺機能，知的能力の低下などを合併することが多いため，臥床期間を短縮することは難しくなる．このような状態を防ぐことが，座位保持（シーティング）の役割の1つである．つまり，ベッドでの臥床時間を短くして，一定の時間を適切な座位で過ごすことによって，心身の機能低下（廃用症候群）の予防を図るのである[1]．

　脳卒中患者においても安静による廃用症候群を防ぎ効果的なリハビリテーションを進めるために，可能な範囲で早期にリハビリテーションを開始することが大切である．意識低下が軽度でバイタルサインが安定していれば発症後数日で座位を開始し，ベッドからの起立，車いすへのトランスファー，車いす駆動へと進めていくことが大切である．廃用症候群を予防し，早期のActivities of Daily Living（ADL）向上と社会参加を図るために，十分なリスク管理下において発症後早期から積極的なリハビリテーションを行うことが強く勧められる[2]．

　また，早期離床によって，深部静脈血栓症，褥瘡，関節拘縮，沈下性肺炎など長期臥床で起こりうる合併症の予防も可能と考えられている[3]．

　早期離床を促し，心身機能の向上，ADL自立の促進を図るうえで，より早期に車いす座位をとることが必須となる．本項では車いす座位の利点と課題点を把握するとともに，良い姿勢とそれを妨げる要因とは何かなど，対象者に適合した車いすを選択するために留意する諸点について考察し解説する．

▌車いす座位の利点と課題点

　早期離床し車いす座位姿勢をとることで，多くの利点が得られる（表1）．しかし，円背姿勢などの姿勢を長時間とっていると，肺や内臓は圧迫され呼吸や内臓の機能低下をまねくことになる．そのため，個々人の対象者の身体に適合した車いすにより良い姿勢での座位保持が重要である．しかし，それと同時に，車いす座位による課題点も把握しておく必要性がある．長時間の座位姿勢によって，主に殿部周辺に褥瘡の発生リスクが生じ，不良姿勢の状態が続くと体幹の変形を引き起こす要因になる．座位では股関節や膝関節が屈曲した姿勢をとっているために，関節の拘縮を引き起こし，特にハムストリングスの短縮は骨盤の後傾に影響を及ぼす．

▌良い姿勢とは

　良い姿勢とは，「安定性があり，作業効率が良く，疲労しにくい姿勢」であると言える[4]．人間の脊柱と骨盤の状態を図1に示した．脊柱がS字カーブ（頸椎が前弯，胸椎が後弯，腰椎が前弯）に

表1 車いすに座ることによる利点と課題点

利点	課題点
・廃用の予防	・坐骨・仙骨部の褥瘡の発生
・体幹機能の向上	・体幹の変形
・呼吸機能の改善	・股関節，膝関節の拘縮
・内臓機能の活性化	・浮腫
・自然排泄の促進	
・移動・散歩が可能	
・上肢を使った活動が可能	

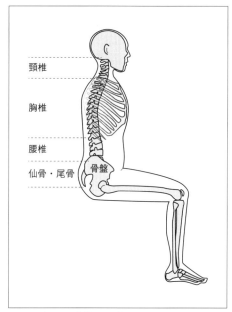

図1 人間の脊柱と骨盤

なっており，この状態が理想的な座位姿勢である．つまり，骨盤が要点となり，骨盤が起きた姿勢である．

このように脊柱がS字カーブを描くとき，私たちは身体の筋肉をほとんど使うことなく重心を安定させることができ，重い頭を支え足底部で身体を支持する重力に対して効率の良い曲線になっている．

良い座位姿勢を妨げる4つの要因

1. 座位では身体の重心線が坐骨結節の後方に位置する

座位姿勢において，私たちの身体の重心線は，骨盤が起立しているとき，坐骨結節の少し後方に位置する（**図2-A**）．つまり，重力はいつも私たちの骨盤を後傾させる方向に作用している．

2. 座位では身体の重心線が脊柱の前を通る

図2-Aをみると，重心線が脊柱の前を通っていることがわかる．そのため，ここでも重力は私たちの背中を曲げS字カーブをなくす方向に作用している．私たちの頭部は比較的重く，その重さが重心線と脊柱のずれの要因となり，脊柱のC字カーブをまねくことになる（**図2-B**）．

3. 脊柱起立筋と腸腰筋は疲れやすい

脊柱起立筋は，重力に抗して脊柱を引き上げ，S字カーブを保つ役割を果たしている．腸腰筋は，腰椎に付着しているので腰椎を前方に引っ張って腰椎前弯をつくる．腰椎だけでなく，腰椎につながっている仙骨や，仙骨と結合している骨盤にも影響を及ぼし，骨盤を垂直方向に起こしている．このように，頭や脊柱，骨盤は身体の幹となる中心部分をバランス良く前と後ろから支え背中を垂直に保持してくれている．しかし，これらの筋肉は疲れやすく，老化によって衰えていくため，私たちがより良い座位姿勢をとり続けることの難しさを物語る原因の1つである．

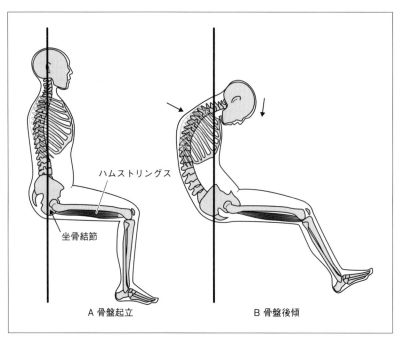

図2 座位姿勢における重心線の位置の変化
A 骨盤起立　B 骨盤後傾

4. ハムストリングスは短縮しやすい

　ハムストリングスとは，大腿二頭筋，半腱様筋，半膜様筋の3筋の総称である．ハムストリングスの作用は，膝関節屈曲である．また，股関節を伸展し，骨盤を固定する役割もある．

　機能不全を有する人や寝たきりの高齢者は，ベッド臥床や車いす座位においてもリラックスすることは困難であり，いつも四肢(手足)は縮んで緊張している．このような持続的な緊張によってハムストリングスは短縮し，膝は屈曲拘縮を起こしやすい．あるいは，膝が固定されてそれ以上曲げられない場合は，もう一方の端の坐骨結節を引っ張ることになり，骨盤を後傾させてしまう．

座位の評価

　座位姿勢を簡潔に掌握するためには，専門職者に共通の評価が必要となる．ここではHofferの座位能力分類(図3)について解説する[5]．

　足が床に着く高さで，しっかりした座面上(理学療法や作業療法で使用するプラットホームなど)に端座位で座った状態で3段階評価する．以下に評価基準を示す．

・座位能力1：手の支持なしで座位可能
　　端座位にて手の支持なしで30秒間座位保持可能な状態．
・座位能力2：手の支持で座位可能
　　身体を支えるために，両手または片手で座面を支持して，30秒間座位保持可能な状態．
・座位能力3：座位不能
　　両手または片手で座面を支持しても座位姿勢を保持できず，倒れていく状態．

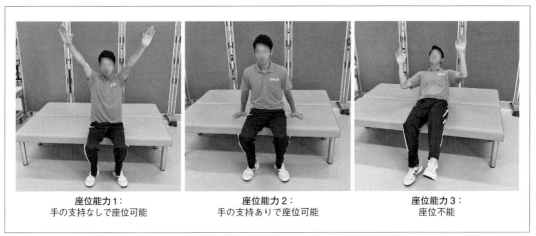

図3 Hofferの座位能力分類

座位能力1：手の支持なしで座位可能
座位能力2：手の支持ありで座位可能
座位能力3：座位不能

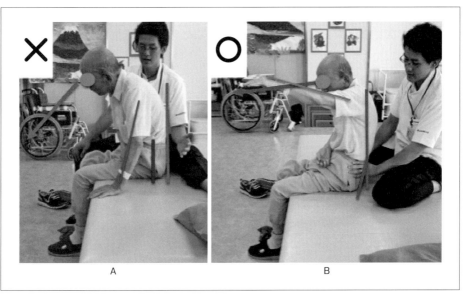

図4 Hofferの座位能力分類
A：上肢の支持があれば1人で座ることは可能であるが，目線が下方を向き上肢を自由に動かすことができない
B：骨盤をやや後傾位で安定させることで，目前が前方を向き，自由に上肢を動かすことができる

座位姿勢の評価

　良い姿勢は骨盤が起きた状態が理想であるが，すべての対象者が該当するわけではない．**図4-A**に示すように，Hofferの座位能力2で手の支持があれば座位が安定している．このとき骨盤は起きた姿勢で良い座位姿勢にみえる．しかし，目線は下方を向き，上肢を自由に使える状態ではない．**図4-B**のように，骨盤を少し後傾位で支えることで，目線が前方を向き，上肢を自由に動かすこ

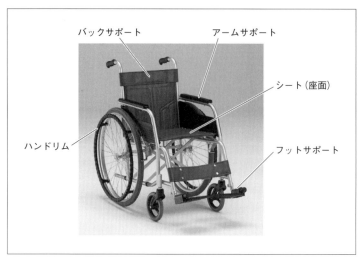

図5　車いす各部の名称

とができることが重要である．この状態で身体に適合した車いすの選択とシーティングが必要となる．

車いすについて

車いすとは

何らかの原因で歩行が困難となり，座位姿勢で日常生活を営む場合，持久性低下や移動を円滑にするために一時的に使用するなど用途は多彩である．

車いす構成部品の名称

車いす構成部品の名称を**図5**に示す．

車いすの比較

車いすは，駆動方法でみると対象者自身で駆動する「自走型車いす」と介助者が操作する「介助型車いす」に分けられる．自走型の特長は，後輪が大径車輪でハンドリムが付いている．自走型の車いすには，標準型車いすとモジュール型車いすがある（**図6**）．標準型車いすは，スチール製が多く造りは頑丈であるが重量が重い．シートの高さ（前座高）が高く足こぎを行う対象者には不向きである．シート幅は広く，奥行きも長いことから身体に適合させることが難しい．それに対してモジュール型車いす（アルミ製，**図6**）はスチール製と比べ重量は軽く，座面の高さ・背張りが調整でき，スイングアウト※などの機能面も充実している．しかし，価格がやや高いところが難点である．そのため，介護保険を利用したレンタルや新規購入時には，車いすや福祉用具のカタログを調べて身体の大きさや目的に合わせ，必要な機能を選択し適切なタイプを探すことが重要である．

タイプ	標準型車いす	モジュール型車いす
名称	DMシリーズ（松永製作所）	ネクストコア・アジャスト（松永製作所）
材質	スチール製	アルミ製
重さ	17.6kg	14.6kg
前座高	430，470mm	410〜450mm（3段階）
シート幅	420mm	400mm
シート奥行き	400mm	380mm
全幅	625mm	560mm
スイングアウト	×	○
アームサポート跳ね上げ	×	○
アームサポート高さ調整	×	○
背張り調整	×	○
座面の高さ調整	×	○
価格	57,600円	156,000円

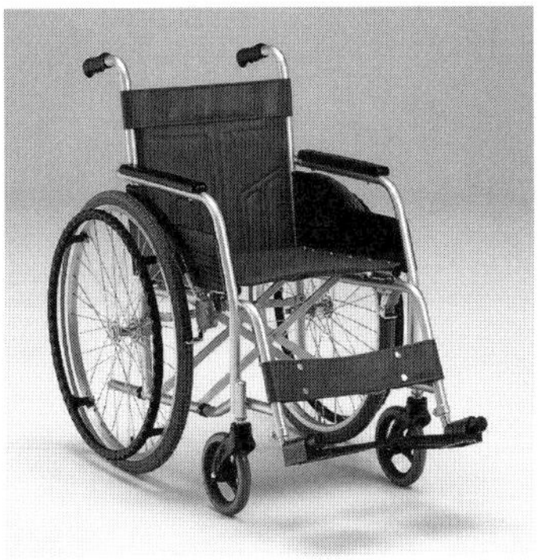

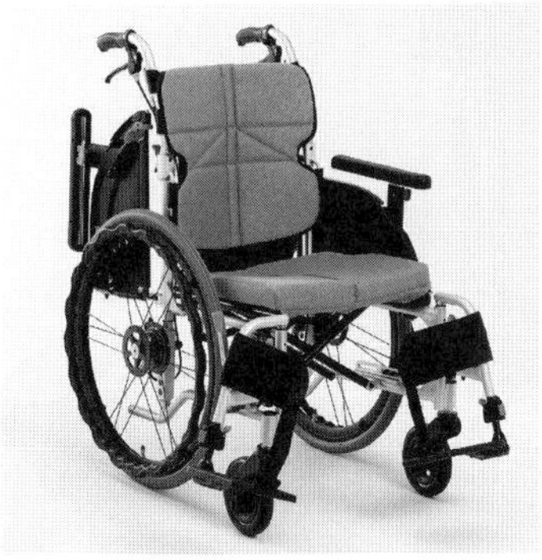

図6　標準型車いすとモジュール型車いすの比較

車いすの選択

　車いすの選択に際しては，対象者の目的に合わせて検討する必要がある．また，対象者の身体機能や身体各部の寸法を考慮する必要もある．

●車いす座位のチェックポイント

　ここでは，車いす座位のチェックポイントについて5つの項目を解説する（**図7**）．

①シート奥行き

- 膝裏からシート前端までが3〜5cm（手指3〜4本入ることが目安）
- 背部・腰部・殿部がバックサポート（背もたれ）に支持されるように，しっかりと深く座った状態で評価する．立ち上がり，足こぎ動作に必要な隙間を確保する必要がある．奥行きが合わない場合は，市販の低反発クッションなどを背部に挿入することで調整できる．

※スイングアウト
車いすのフットサポート部分が外側に開く，または取り外せるタイプのことを言う．これはベッドなどへのトランスファーをするときに，足場が確保されて動作がしやすくなる利点がある．

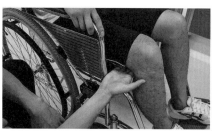
①シート奥行き
膝裏からシート前端までが3〜5cm
(手指3〜4本入ることが目安)

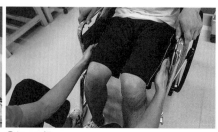
②シート幅
腰幅＋2〜5cm
(両方の腰に手のひらが入るのが目安)

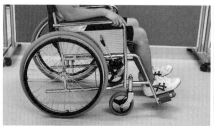
③シートの高さ
a. 両手駆動の場合
膝裏の高さから足底面(靴を含む)＋3〜5cm
b. 足こぎをする場合
足底面(靴を含む)が全面接地する高さ

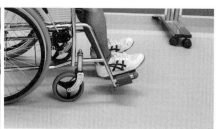
④フットサポートの高さ
大腿部がシートと全面接触する高さ
(接地面を広くしシートの圧力を均一にする)
屋外の移動をともなう：床面から3〜5cmの高さ

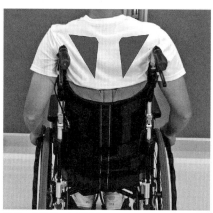
⑤バックサポートの高さ
肩甲骨下角から2, 3横指下の高さ

図7 車いすサイズの着眼点

②シート幅

- 腰幅＋2〜5cm(両方の腰に手のひらが入るのが目安)
- シート幅が狭い方が，両手での駆動効率が良く，狭い場所における移動を容易にする．
- 腰幅で合わせてしまうと，車いすの突出部(パイプ)に当たってしまい褥瘡のリスクとなったり立ち上がりを阻害したりすることになる．また，立ち上がりに介助を要する場合は，介助者の両手が両腰に収まる幅が必要となる．

③シートの高さ
　a. 両手駆動の場合
　・膝裏の高さから足底面（靴を含む）＋3〜5cm
　・3〜5cmの高さを加える理由は，屋外において段差や坂，スロープにフットサポートの底面が当たってしまうことで移動が困難にならないようにするためである．
　b. 足こぎをする場合
　・足底面（靴を含む）が全面接地する高さを基本とする．
　・シートが高すぎたり奥行きが長すぎたりすると前ズレの原因になるので注意を要する．

④フットサポートの高さ
　大腿部がシートと全面接触する高さ（接地面を広くしシートの圧力を均一にする）が望ましい．フットサポートが高すぎると坐骨や仙骨部に荷重がかかり，不快な痛みを発生させ，褥瘡の危険性が上がる．ただし，屋外の移動を必要とする際には，最低でも床面から3〜5cmの高さを必要とする．段差やスロープなどにフットサポートが接触し，移動を妨げないようにするためである．

⑤バックサポートの高さ
　・肩甲骨下角から2, 3横指下の高さ
　・バックサポートが高く広い支持面は座位を安定させるが，車いすを両手で駆動するときに肩の動きを妨げる．そのため，肩の動きを自由にし，駆動性を高めるために，肩甲骨下角から2, 3横指のゆとりがあると良い．

車いすクッションの特性

　車いすの座位姿勢（シーティング）を考えるうえで，車いすクッションを同時に検討する必要がある．車いすクッションを考えるうえでは，材質・形状・重量・厚み・価格などを考慮することも大切である．

1. 材　質
　材質にはウレタン，ジェル，エアーがある（**図8**）．ウレタンは軽量で価格が安価であるが，除圧能力に劣る．また，使用を重ねることによる経年劣化があり，クッションの平坦化が難題となる．ジェルは，ジェル状の半流動体を密封したもので，その特性から反発力が少なく殿部の形状に適合しやすい．除圧能力に優れるが，重量が重いことが難題である．エアー（空気室構造）は，除圧能力に優れており，最も褥瘡予防・改善目的に使用頻度が高い．しかし，価格が高く，空気圧の調整や定期的な空気圧の確認などの管理が難しい．

2. 形　状
　形状には，モールド型とブロック型がある．モールド型は，殿部の形状に合わせて作られており，座位の安定や前ズレを予防する．円背により殿部の位置が前方に移動している際や体幹の変形によって殿部の位置が適さないときなどは不向きである．ブロック型は，座面がフラットなクッションである．殿部の位置に影響を受けない利点はあるが，座位の安定や前ズレの予防には適していない．座位が安定し，座る位置を自分で修正可能な場合に適用される．

3. 重　量
　重量は，車いすの駆動に影響を与える．そのため，座位が安定し車いす駆動を要するときには，

材質	ウレタン	ジェル	エアー
品名	にこにこクッションタイプS4（タカノ）	デュオジェルクッション40×40タイプ（ケープ）	ロホ クアドトロセレクトハイタイプ（アビリティーズ）
形状	ブロック	モールド	ブロック
厚み	6cm	7.5cm	約10cm
重量	625g	1.7kg	約1.2kg
価格	14,000円	27,000円	47,000円

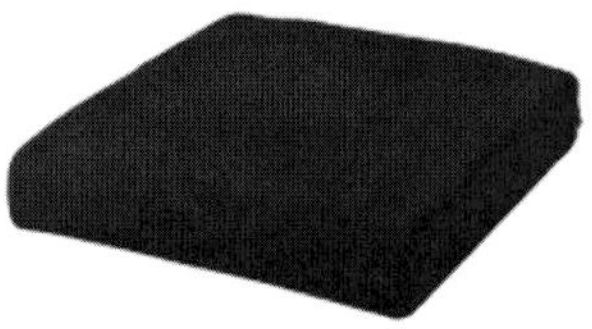

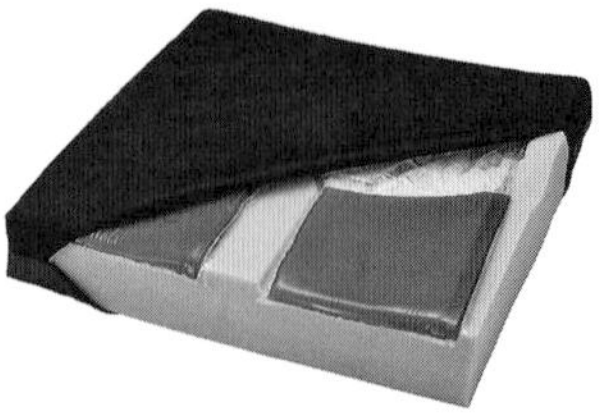

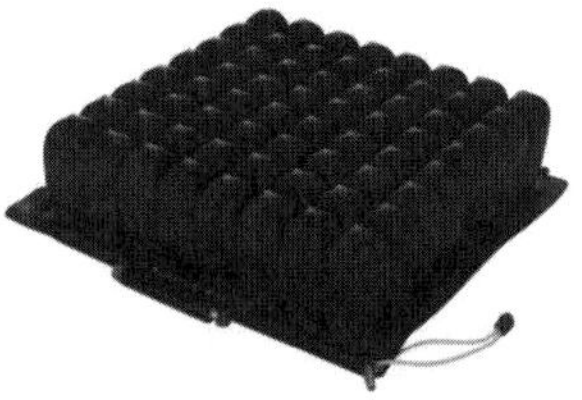

図8　車いすクッションの特性

ウレタンクッションなどの軽量タイプが良い．

4. 厚み

厚みが増すほど除圧能力が発揮される．殿部の痛みが強いときには厚みを増し，褥瘡リスクがあるときには10cm以上の厚みを選択することが推奨される．

5. 価格

価格は，ウレタン＜ジェル＜エアーの順に高い傾向がある．褥瘡を予防・改善するには厚み10cm以上でエアーの材質が推奨されるが，価格は高価であり導入が困難なことがある．

車いす・クッションの選択

●座位能力による検討

対象者のニーズに合わせた車いす・クッションの選択は難しい．ここでは，Hofferの座位能力分類別に車いすとクッションの適応について考察する．

①Hoffer座位能力1（手の支持なしで座位可能）

対象者の身体の大きさに合った車いすを選択する．両手駆動をする際には，特に座幅が重要になる．座幅が広いとそれに合わせて手を広げた状態での操作となり，駆動性を低下させる．また，片手，片足駆動の際には，足こぎを必要とするため，足底の接地が必要となる．そのため，座面の高さの低い低床タイプを選択する必要性がある．住宅など狭い場所で使用する際には，6輪車（図9）が有効である．全長が短いため，狭路や狭い場所の移動に適している．車軸が標準型よりも前にあり，駆動性に優れており，その場での回転（方向転換）を可能にするなど操作性も良い．

クッションの選択は，座位姿勢の継続によって殿部に痛みがあるときには5cm程度のウレタンクッションを選択する．

②Hoffer座位能力2（手の支持で座位可能）

手の支えを必要とする座位姿勢では，骨盤や体幹のサポートの重要性が高くなるため,モジュー

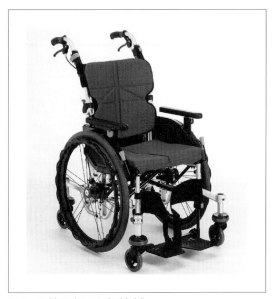

図9　6輪の車いす(6輪車)

タイプ	ランバー(腰)サポート	体幹サポート
品名	FC-フィット(腰) (アイ・ソネックス)	FC-フィット(背) (アイ・ソネックス)
価格	6,400円	13,200円

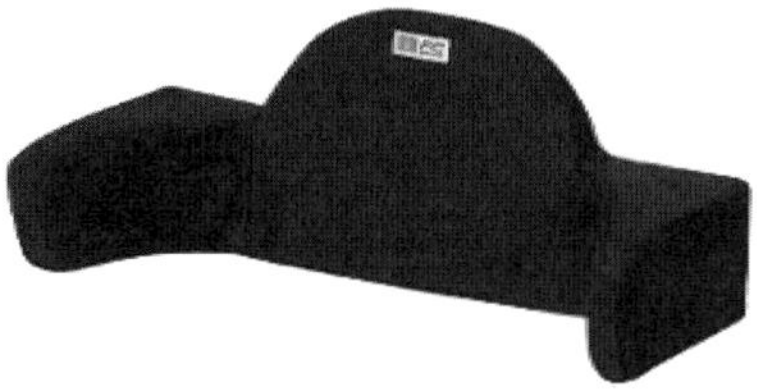

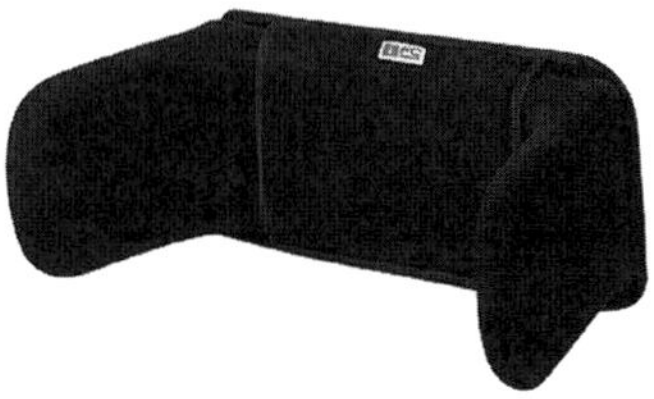

図10　体幹支持装具

ル型車いすのように調整が可能な車いすを選択する．ランバーサポート(**図10**)などの体幹支持装具を使用することで，骨盤や体幹が安定し身体を支えている手が自由に使えるようになる．トランスファーに介助を要するときには，フットサポート部のスイングアウトやアームサポートの脱着や跳ね上げ機能のある車いすを選ぶと良い．

しかし，利用者自身では除圧動作ができないことが多いので，クッションは除圧機能と座位保持機能を併せもったものか，デュオジェルクッション(ジェル)，ロホクッション(エアー)などを選択する．

③Hoffer座位能力3(座位不能)

端座位で座位姿勢が保持できない対象者に対しては，骨盤や体幹だけではなく頭頸部のサポート

タイプ	リクライニング車いす	ティルト&リクライニング車いす
名称	CMシリーズCM-54（松永製作所）	マイチルト・コンパクト-3D（松永製作所）
価格	114,000円	192,000円
重さ	22.5kg	24.5kg
スイングアウト	○	○
アームサポート高さ調整	×	○
背張調整	×	○
アームサポート脱着	○	○（昇降式）
リクライニング角度	95〜160°	90〜125°
ティルト角度	×	0〜30°
ヘッドサポート調整	△平面のみ	○前後，左右，高さ，365°枕調整
前座高	470mm	430mm
シート幅	400mm	400mm
シート奥行き	400mm	380mm
全幅	595mm	530mm

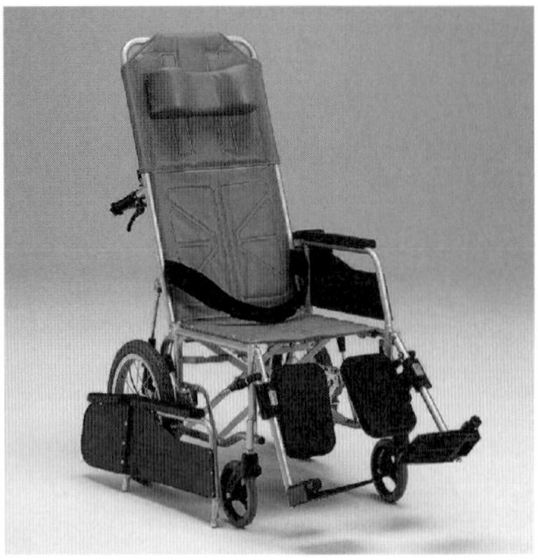

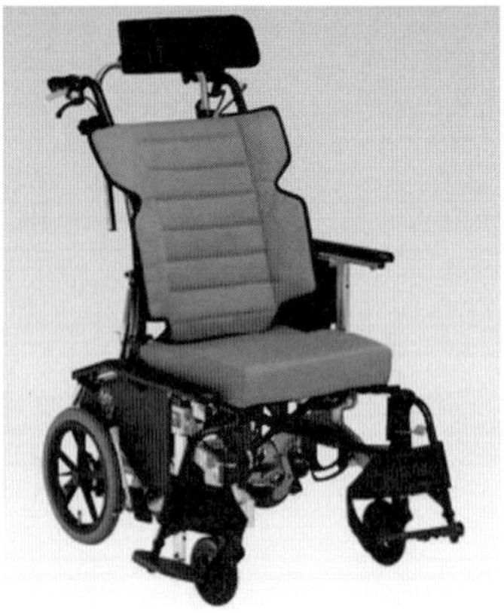

図11 リクライニング車いすとティルト&リクライニング車いすの比較

が必要になる．リクライニングをしたときに身体が前滑りしないように，ティルト（傾斜）機能がついた車いすなどを選択する（**図11，12**）．**図11**に示すリクライニング車いすは，骨盤や体幹を身体の形状に合わせて調整することが難しく，円背姿勢から頭部が上手に支えられないことが多い．ティルト&リクライニング機能には高さ，奥行き，角度などが調整できるヘッドサポートが必要となる（**図13**）．頭頸部の安定性に欠けるときには，安楽な姿勢で座ることができないために全身の筋緊張を高めてしまう．このような状態では嚥下動作に影響を及ぼし，四肢，頭頸部の拘縮をまねくことになる．よって，体幹，頭頸部が安定した状態になったときに，徐々に傾斜角度を高め，抗重力位で体幹保持ができるように対応する．長時間の座位姿勢保持は疲労を生じやすいため，ティルト&リクライニング機能を使用する際には短時間から始め，途中に休憩をとるなどの管理も重要である．

また，褥瘡予防のためには，除圧能力の高いクッションを選択する必要性があり，その材質は，ロホクッションやJAY®クッションなどジェルまたはエアー，厚みは10cm以上のものが推奨される．

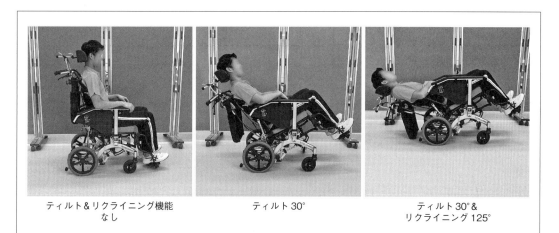

| ティルト＆リクライニング機能なし | ティルト30° | ティルト30°＆リクライニング125° |

図12　ティルト＆リクライニング機能

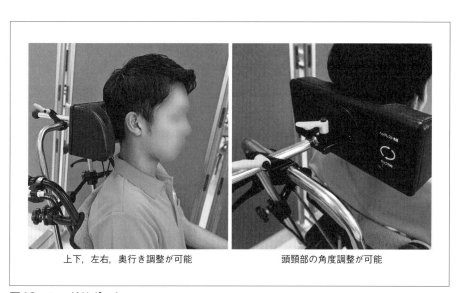

| 上下，左右，奥行き調整が可能 | 頭頸部の角度調整が可能 |

図13　ヘッドサポート

結　語

　早期離床し車いす座位をとることの利点は多い．しかし，単に座位保持だけでは殿部の褥瘡など二次的な症状をまねきかねない．座位保持の課題点や良い姿勢を妨げる要因を理解し，対象者の身体に適合した車いすを選択することが重要となる．車いすの座位姿勢は骨盤（腰部）をしっかり支え，目線が前方を向き，手が自由に動かせることが求められる．多種多様な福祉用具はもとより，車いすやクッション，体幹サポート用品なども種々存在しているため，病棟，施設などに保管されている車いすの寸法や機能を知ることから学びはじめることが大切である．さらに，職場における

対象疾患や身体機能レベルの状況を年単位で把握して，不足していると思えるタイプの車いすを優先的に揃えておくことが大切である．また，シーティングの支持性を補充するクッションやタオルなどを利用する心がけも大切である．最善のリハビリテーションを提供するためには，日々の生活を過ごす車いす座位時の姿勢保持に最大限の配慮とケアを傾注することが肝要である．対象者の疾患特性，身体能力，精神機能，座位保持の耐久性，使用環境，生活スタイルなども含めて，車いす生活環境の整備がさらに進展することが期待される．

引用文献

1) 出江紳一，石田 暉：急性期のリハビリテーション―離床までの評価と訓練―．日本医師会，125(12)：S272-S284，2001．
2) 前田真治・他：発症当日からの脳内出血・脳梗塞リハビリテーション．リハビリテーション医学，30(3)：191-200，1993．
3) 出江紳一：脳卒中急性期リハビリテーション―総合病院での急性期リハビリテーション確立〔大学病院の経験から―早期座位の効果に関する無作為対照試験〕．リハビリテーション医学，38(7)：535-538，2001．
4) 三好春樹・他：新しい介護学 生活づくりのシーティング．pp58-97，雲母書房，2012．
5) 古賀 洋・他：Hoffer座位能力分類(JSSC版)の評価者間信頼性 の検証．リハビリテーション・エンジニアリング，24(2)：92-96，2009．
6) 岩谷清一：車椅子・クッションの選択と調整〔プロフェッショナルに学ぶ動きを支援するポジショニング・シーティング〕．リハビリナース，7(6)：51-56，2014．
7) 光野有次，吉川和徳：シーティング入門―座位姿勢評価から車いす適合調整まで―．中央法規，2007．
8) 廣瀬秀行，木之瀬 隆：高齢者のシーティング 第2版．三輪書店，2016．

（渡辺豊明）

4. 歩 行

序 説

　江戸時代の庶民は1日3万歩程度歩いていたと言われている．また，明治・大正にかけてのサラリーマンも同じく1日平均3万歩程度歩いていたとの記録も残されている．一方，現代の日本人の1日の平均歩数は男性7,200歩，女性6,200歩とされている．江戸・明治・大正時代と比較すると歩数は大幅に減っているが，移動手段の基本が歩行であることに変わりはない．歩行は，全身の各体節の動きは個別的であっても全体的には協調が保たれ，慣性の法則や回転モーメントや効率的エネルギーなどを活用した自律的な足踏み反応（stepping reaction）の反復運動である．よって，歩行とは重心点を支持面の外に移行させた状況を保つことであり，「不安定の安定」とも言える．

　歩行時の重心は前方だけではなく上下・左右方向へも移動している．通常，成人の身体の重心は床面から身長の約50〜55％程度の部位に位置し，仙骨の前方付近にある．歩行中はその位置が上下に約4.5cm，左右に約3.0cmの幅で変動している．上下の重心移動は，単脚支持期の中期（立脚中期）に最も高くなり，前に踏み出した足の踵が接地（踵接地）したときに最も低くなる．特に左右の重心移動が最も大きくなるのは単脚支持期の中期（立脚中期）である（**図1**）．また，歩行中に余分な力を使わないように身体の動きやバランスを調整しているのが骨盤と膝の動きである．骨盤と膝は上下左右への重心の移動を最小限に抑えるために作用し，余分な重心移動を補正する役割を担っている．骨盤には前後左右への傾きや回旋によって，膝の伸展・屈曲をタイミング良く調整す

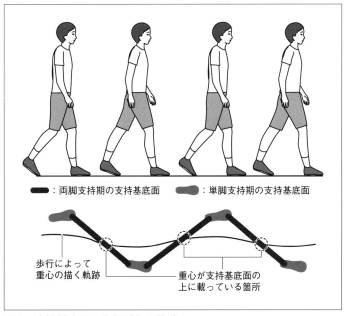

図1　支持基底面と歩行重心の軌跡

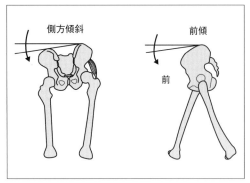

図2 骨盤の傾斜
骨盤の側方傾斜とともに重心が下がる．骨盤の前傾に伴い仙骨関節面が前方を向くことにより重心が下がる

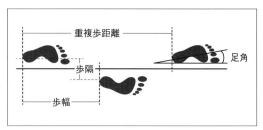

図3 歩行周期

る特殊な作用がある（図2）．本項では，運動学的視点から歩行に関する知識および分析を加え，その作用について解説する．

歩行動作の分析

歩行周期

歩行周期とは，歩く動作を段階的に分けて表記したものである．

1. 歩幅 (step length) (図3)

歩幅とは，1歩の幅のことであり，右足の踵が地面に接地し，次に左足の踵が接地するまでの動作を1歩 (step)，その距離を歩幅 (step length) と呼ぶ．成人の平地歩行時は男性74.2cm，女性63.5cmであり，身長の約45％とも言われている．

2. 重複歩距離 (stride length) (図3)

重複歩距離とは，一側の踵が接地してから，同側の踵が接地するまでの周期である．例えば，右の踵が接地して次にまた右の踵が接地するまでの動作であり，その距離を重複歩距離 (stride length) と呼ぶ．成人の平地歩行時は男性1.46m，女性1.28mであり，身長の約90％とも言われている．11歳まで年齢の増加とともに歩幅が増大するため重複歩長も長くなる．一方，75歳では歩行速度とともに重複歩長が減少する．

3. 歩隔 (stride width) (図3)

歩隔とは，歩隔両踵の横幅のことである．平均10cm程度であるが，歩行時の骨盤の回旋に大きく影響を及ぼす．

4. 足角 (foot angle) (図3)

足角とは，身体の進行方向と足部長軸がなす角度である．歩隔とともに支持基底面の大きさや推進力の強さに関連が深い．

表1 立脚期と遊脚期の分類[4]

分類Ⅰ	立脚期 Stance phase	踵接地	heel contact	踵が地面に接地したとき，立脚期が始まる
		足底接地	foot flat	足底全体が接地したとき
		立脚中期	mid stance	立脚期の中間期，荷重が足底中心にかかる
		踵離地	heel off	踵が地面から離れたとき
		足尖離地	toe off	足尖が離地したとき　立脚期が終わる
	遊脚期 Swing phase	加速期	Acceleration phase	振り出す下肢が体幹の後方にある
		遊脚中期	mid-swing	振り出す下肢が体幹の直下にある
		減速期	Deceleration	振り出す下肢が体幹の前方にある
分類Ⅱ	立脚期 Stance phase	着床初期	IC：initial cantact	踵接地，歩行周期の0〜2%
		荷重反応期	LR：loading response	一側の踵が接地してから，対側の足尖が離地するまで（両脚支持期の始まりから終わりまで）の時期．歩行周期の0〜10%
		立脚中期	MSt：mid stance	単脚支持期の始まりから体重が足部の前方へ移動するまで（単脚支持期の前半部分）の時期．対側は遊脚中期である．歩行周期の10〜30%
		立脚終期	TSt：terminal stance	体重が足部前方に移動し，踵が離地し，対側の踵が接地するまで（単脚支持期の後半部分）の時期．歩行周期の30〜50%
		遊脚前期	PSw：pre-swing	2回目の両脚支持期であり，対側の踵が接地してから支持側の足尖が離地するまで．歩行周期の50〜60%
	遊脚期 Swing phase	遊脚初期	ISw：initial swing	遊脚期の1/3を占める．足尖が離地してから足部が支持側の足部と並ぶまでの時期．歩行周期の60〜73%
		遊脚中期	MSw：mid swing	遊脚期の足部の支持側の足部と並んでから，脛骨が地面に対して垂直になるまでの時期．歩行周期の73〜87%
		遊脚終期	TSw：terminal swing	遊脚期の最後の相であり，遊脚期の脛骨が地面に対して垂直になってから踵が接地するまでの時期．歩行周期の87〜100%

5．歩行率 (cadence)

歩行率とは，単位時間当たりの歩数（歩/分）であり，成人の平均値は男性で110歩/分，女性で116歩/分である．この歩行率から，歩行速度（m/分，km/時）＝歩行率×歩幅として定義されているが，身長（下肢長），年齢によって異なってくる．

歩行周期に伴う各時期の定義

1．立脚期（スタンス）と遊脚期（スイング）

表1に歩行周期の詳細分類を示す．分類Ⅰでは立脚期は動作，遊脚期は相で表現されているため統一性に欠けるが，イメージは理解しやすい．分類Ⅱでは相分けによる統一性がある．

2．股，膝のアライメントと足関節の動き

大腿骨と脛骨のなす角度は170〜175°（Femoro-Tibial Angle, FTA）である．また，大腿骨頸部の頸体角は120〜130°，前捻角は10〜30°であり，これらが身体の重心移動に関して有利なしくみ

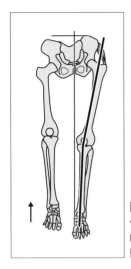

図4　骨盤の側方移動
骨盤の側方移動と膝関節の生理的外反と協調して左右の重心移動を最小限に抑えている

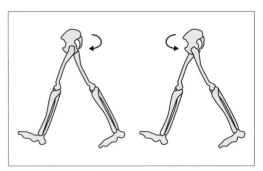

図5　骨盤の回旋
足部の位置に合わせて骨盤が回旋し，重心の上下移動を抑制している

となって作用している．股関節が垂直軸に対して内転位であること，大腿骨と脛骨が外反位であることから重心線と膝関節を近づけ側方移動を減少させている（図4）．また，膝蓋骨中央点より上前腸骨棘および脛骨粗面に引いた2本の線のなす角度 Q-Angle（Quadliceps Angle）も膝関節の内外反と大腿骨と脛骨の回旋を示すためあわせて考える必要がある．身体重心の垂直移動に対しては水平面における骨盤の回旋および足関節の底背屈が生じることによって，機能的脚長が調整され下方変位を減少させている（図5）．

リズム

Brown[17]は脊髄と脳の離断した動物実験で，末梢からの入力によって歩行パターンの発現を確認できたことから脊髄に歩行リズムの発現中枢があると報告している．また，河島[13]はヒトの脊髄内で歩行リズムを生成する中枢パターン発生器（Central Pattern Generator, CPG）の役割を説いている．CPGの作用には，①筋や関節などの運動器，②視覚・聴覚などの感覚器，③危険の予測などの認知機能の身体機能が加わり，安定した歩行リズムが得られる．急激な身体や歩行環境の変化によって乱れた歩行リズムは，前述したCPGや身体機能によって，状況に対して柔軟に対応して調整され，常に安定した歩行リズムが保たれる．しかし，加齢や疾患によってこの歩行リズムの変化に対する調整能力が低下し，不安定なリズムをきたすと転倒しやすい状態になる．ヒトの身体運動は社会環境の雑音を含む音のリズムの影響を受けることによって，動きのペースが乱れるとの特徴がある．ちなみに，体育祭などの入場式では，行進曲のリズムに合わせて歩行することがある．これは，一定の歩行リズムを得る有効な外的音刺激と言える．ところが，それ以上に自然環境が発するリズムには，四季をはじめ，満潮・干潮，日夜，気象やバイオリズム（biorhythm，生体内の周期的な現象）などは，自然界自体の生命の営みであることは周知のごとくである．

臨床上では「いちに，いちに…」という掛け声によって安定した歩行リズムを補強することがある．これは，極めて汎用性が高く簡便な方法である．歩行リズムは，規則正しい筋収縮による関節の角運動の反復である．この反復は，相反作用をもつ筋の協調的作用である相反神経支配によるも

のであり，そのときの筋収縮の切り替えが円滑に行われることが大切である．その切り替えに要する時間的間隔と筋収縮のスピードとが身体運動のリズムを生み出す．これは，筋の緊張と弛緩のタイミングとも言え，疲労を最小限にとどめ，効率的に運動を遂行するうえで重要な要素となる．

古今東西，文化の1つである舞踊は，音楽のリズム・テンポに合わせて身体を移動しながら全身的振付によって情意や物語を表現する行為・行動であると言える．移動方法は歩行，ジャンプなどが主であるが，能楽や日本舞踊の歩容は「すり足」，バレエダンスでは「つま先」，8ビートのジャズダンスでは「ジャンプ」「回転」，タップダンスでは「床をタップ」しながらの「スライディング」など多様である．近年，健常高齢者，虚弱者に対する健康体操のプログラムの一部にダンス療法を含むこともある．奈良[11]は，ダンスの種類にもよるが，その中には，筋活動，バランス，持久性など多様な身体機能要素が含まれていることから，個別もしくは集団で楽しく総合的に運動できるプログラムであると推奨している．

◆バランス維持のための重心移動

1. 重心移動の距離を少なくして労力を軽減するしくみ

歩行時に重心が前方だけではなく上下・左右方向に移動することは前述のとおりである．上下方向では，立脚中期で最も高くなり，踵接地（初期接地）時に最も低くなる．左右では立脚中期時に最大となる．この重心の移動が大きくなるとさまざまな余分な関節や筋などが作用するため効率的に歩くためには重心の上下左右の移動が少ないことが望ましいと言える．この重心の移動を最小限にするために，骨盤と膝の動きが関与している．骨盤の前傾と遊脚側の側方傾斜は重心を下げ，膝関節の生理的外反とともに左右の重心移動を減少させる．膝の動きは，膝関節が伸展した状態で踵が接地する→足底がすべて着くまで徐々に膝関節が曲屈する→足底が完全に着くと膝は伸展に切り替わる→踵が離れて振り出し動作に移行すると膝は屈曲し始めるとの順序で作用している．一歩行周期中に膝の屈曲と伸展運動が2回起こることは二重膝作用（double knee action）と呼ばれており，上下の重心動揺を抑制している．また，足関節と膝関節とは，膝関節屈曲時に足関節底屈，膝関節伸展時に足関節背屈して上下の重心の動揺を調節していることも知られている．

①キーポイント・コントロール（key points of control）による歩行練習

奈良[12]は，骨盤帯のコントロールにより自動運動を引き出す方法を提案している．正常歩行では，3つの骨盤運動（水平回旋，側方回旋，前方・後方回旋）と2つの重心移動（左右・上下）が生じる．前方・後方骨盤運動と上下の重心移動は特に配慮しなくても自然に生じることからこれらを除き，その他の3つの動きを骨盤帯へ加える．立位保持した対象者の後方から骨盤を側方から支え，仮に左脚から振り出させたいときは，対象者の骨盤を緩やかに右斜め前方に移動させると，左脚の足踏み反応（stepping reaction）が生じる．この瞬間に左骨盤をやや上方に持ち上げながら右水平回旋させ左脚の振り出しを助ける．この後は，右振り出しを引き出すために骨盤を左斜め前方に即座に移動させ，右脚の足踏み反応が生じる瞬間に右骨盤をやや上方に持ち上げながら水平回旋させる．この方法は，対象者に無意識的な運動体験を通じて運動学習を重ねることを期待する論理に準じている．

2. 衝撃の吸収

踵が接地するときには身体の重さ以上の衝撃が跳ね返ってくる．この衝撃は脊柱のS字曲線と下

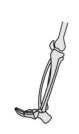 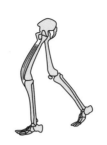 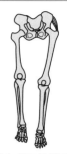

| 踵が接地した瞬間に底屈が始まりその加減を前脛骨筋が遠心性収縮し調整する | 踵の接地と連動して膝が屈曲し，その加減を大腿四頭筋が遠心性収縮し調整する | 踵の接地と合わせて体側の骨盤が下がり，その加減を中殿筋が調整する |

図6　足，膝，股関節での衝撃吸収

肢（股関節，膝関節，足関節）で吸収されている．踵が接地した瞬間から足関節の底屈が始まり，足指がゆっくりと床に着くことで衝撃を吸収している．この際に過度の底屈制御と足底アーチによる衝撃緩衝も作用する．また，膝の屈曲も瞬時に始まり踵からの衝撃は膝でも吸収されると同時に，大腿四頭筋の遠心性収縮によって膝の安定性が得られている．これは二重膝作用の一部であり，遊脚期側の骨盤を下げることで股関節への衝撃を軽減し，立脚期には中殿筋が骨盤の傾きを制御している．前述のように地面からの反動は，複雑な機序で対応されている（**図6**）．

◆回転モーメント

　踵が接地したときに膝が前に出るのは，推進力を生む回転モーメントが大きく関与しているからである．回転モーメントとは，踵が床に着いたときに足関節が固定された状態になり，脛骨が前方に回転する力のことである．この回転モーメントによって膝関節は自然に前方に出る．この回転モーメントは踵が固定され，前脛骨筋が作用することが必要条件となる．したがって，下垂足や反張膝などを呈するケースでは回転モーメントは打ち消されてしまうのである（**図7**）．

1．歩行中の筋活動

　歩行時の筋活動は安定性，加速性，減速性に作用しているが，遠心性収縮を主としている．

2．蹴り出し

　推進力の原動力である蹴り出しは慣性力を生み出す力源になる．慣性力とは，物体を押したときにその速度を保つ等速運動を続ける法則に基づいた力を言う．エネルギー消費量は，歩行速度の増加とともに必然的に増加するとの考えがあるが，慣性の法則が最も効果的に発揮される速さは4 km/時とされている．そのときのエネルギー消費は最少となることから「経済速度」とも言われている．大腰筋は，その横断面積と歩行時の歩幅との間に強い相関関係があることが明らかになっているが，大腿部をあげること以上に，脚を後方へ蹴り出して身体を前に押し出すときに最も大きな筋力を発揮することがわかってきた．また，脚の運びは大腰筋の収縮を通じて腰椎へ伝わり，上体を安定させるように作用すると考えられている．蹴り出しの力源は下腿三頭筋と足底筋膜のウィンドラスの巻き上げ機構である（**図8**）．

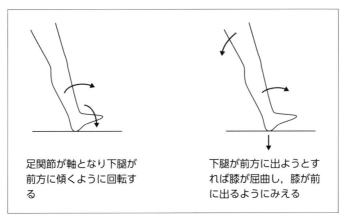

図7 回転モーメント

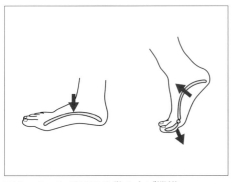

図8 ウィンドラスの巻き上げ機構
体重でアーチが下方にしなり，その後の復元作用が足底腱膜の反発力となり，蹴り出しの力と合わせて推進力となる

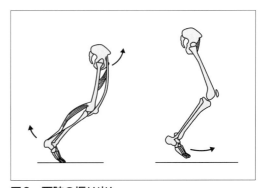

図9 下肢の振り出し
蹴り出しは下腿三頭筋とウィンドラスの巻き上げ機構によって生じる．膝折れを防ぐために大腿四頭筋の遠心性収縮で調整される振り出し時には，主に慣性の法則が活用される

　ウィンドラスの巻き上げ機構とは，歩行時に足底が地面に着いて体重がアーチに載ると足底のアーチが沈む．その後，踵が浮き始めるとアーチが巻き上げられるように元の高さに戻ることである．これは，足底腱膜の巻き上げ効果とも言われ，その際の反動力が蹴り出しの力を援助する．足底腱膜は，非常に頑丈な線維性結合組織で構成されているが，老化に伴い炎症の起因になることがあり，腱の付着部に骨棘形成が認められることもある．

　蹴り出しには股関節を屈曲させる筋も関係している．特に蹴り出しが弱くなってくると股関節屈筋群の参加比率が高くなる．蹴り出し時の慣性力を弱めないように，テコを長く保持する必要があり，膝関節の屈曲は大腿四頭筋によって制限されている（**図9**）．

　①蹴り出し時には，下腿三頭筋の力とウィンドラスの巻き上げ機構を利用して前方への推進力を生み出す．

　②脚そのものを前に振り出す力源として股関節の屈曲筋が作用する．

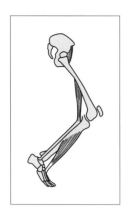

図10 蹴り出し直後
ハムストリングスが慣性力との力関係を遠心性収縮で調整し制動に作用する．前脛骨筋が爪先をあげる

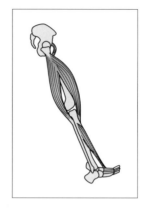

図11 踵接地の直前
ハムストリングスが遠心性収縮しながら振り出しを制動すると同時に，大腿四頭筋が作用して膝，股関節を固定し接地に備える

③蹴り出し時に膝折れを防ぐために大腿四頭筋が作用する．

3. 遊脚期の制御

前方に振り出された下肢とその下肢が地面を確実にクリアするために，ハムストリングスは慣性力の調整として大きな役割を担っている．大腿二頭筋・半腱様筋・半膜様筋からなるハムストリングスは，慣性力との力関係を感知して遠心性収縮によって，遊脚期の下肢に対し制動力として作用しているのである．踵が接地する直前には，前脛骨筋による足関節の背屈と大腿四頭筋とハムストリングスによる膝関節と股関節を固定するために，同時収縮の準備が始まる（**図10，11**）．

歩行時の筋活動

歩行時における下肢の主要な筋群の活動目的は，安定性と速度の調整である．安定性はバランス調整や推進力を発揮するための基本的要素であり，振り子運動や回転トルクに対応している．速度は加速と減速に分類され，それぞれの筋活動による運動に加え，慣性と重力との影響を受ける．

前脛骨筋は遊脚相につま先が床面をクリアするように足関節を背屈位に保持し，遊脚相終期から立脚相初期にかけて足関節を固定する．歩行時には推進力を生む回転モーメントが出現するため強固な固定力が必要になる．また，この際にはハムストリングスと大腿四頭筋も同時収縮して，股・膝関節の安定にも寄与する．さらに，ハムストリングスと大腿四頭筋の同時収縮は，下肢の振り子運動を減速させて運動の方向を変える役割もある．股関節の内転筋群と外転筋群は，立脚期の初期と終期に活動して，骨盤の安定性に役立っている．骨盤を安定させるためには，体重を支える際に他の筋活動も関与することから歩行の基盤要素になるとも言える．下腿三頭筋は，体重支持の時期においては常に作用しており，足関節を調整しながら重心の移動に対応している．また，下腿三頭筋は，立脚期終期に強く活動して推進力を生み出している．つまり，重心線の通る位置を踵から足先へと移動させ，床からの反作用によって強く蹴り出す力となる．脊柱起立筋は前方への推進力や慣性，重力などによって崩れやすい分節構造物である体幹を安定させる役割があり，姿勢を保持しながら上下，左右，前後への動揺を抑制している（**図12**）．

上肢の運動

骨盤の回旋力を体幹の回旋で抑制しながらも，上肢の振り子によって骨盤回旋と下肢の振り出し

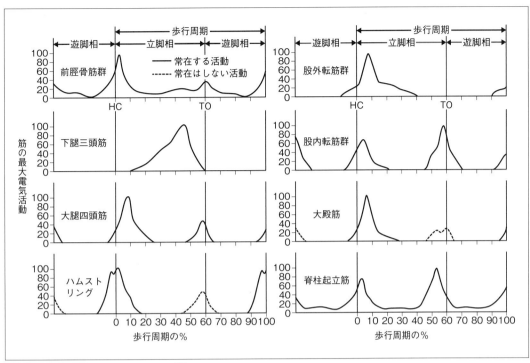

図12 主要筋群の歩行時筋活動期[10]

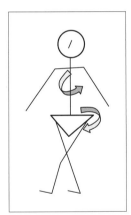

図13 歩行時の体幹と骨盤の回旋[12]
左下肢振り出し時に骨盤帯は同期して右へ，体幹は逆方向の左に回旋し，顔は正面を向いているため，実際には体幹上部（Th7と8の間）はわずかに左に回旋している．高齢者や片麻痺者の歩行ではこの種の逆方向への回旋が低下する傾向がある

を助長していると考えられる．これを対抗運動（カウンタームーブメント，countermovement）と呼ぶ．例えば，右下肢を前に振り出すときに，骨盤は同期して左側に回旋し，体幹はその逆方向の右側へ回旋する．しかし，顔を前方に向けた歩行時における脊柱の回旋は，体幹部中心を軸として，第7，8胸椎の間と骨盤と同じ方向に回旋していることが報告されている（**図13**）．

　上肢の振りは前方（肩屈曲）に約20°，後方（肩伸展）に約9°である．上肢を前方から後方へ振るときには肩関節の伸筋（広背筋上部，大円筋，三角筋後部）および外転筋（三角筋中部）の筋活動がある．逆に後方から前方への振りでは肩関節屈筋の筋活動はない．つまり，これは前述の対抗運動

によって，体幹中枢部を基軸として上肢・下肢の交互性の振り出しを派生する運動学的機序であり，走行時にはこの作用がさらに活性化される．ところが，筋緊張が亢進(痙直・痙性)した片麻痺者の「分回し歩行」においては，緊張性麻痺と麻痺側への重心移動が不十分で，同時に感覚低下，半側無視などの高次脳機能不全を伴うと，運動学的要因だけではなく生理学的にもこの機序が崩れることになる．

小児の歩行

　一般的に小児の歩行は大人が綱渡りをする様子に似ている．上肢でバランスを取りながら体幹を伸展し，歩幅を狭く，歩隔を広くして身体を安定させている．月齢1〜2か月で初期起立と呼ばれる足底の皮膚刺激による立位保持の兆しである陽性支持反射がみられ，6か月では体幹を支えて立位支持させるとその場で足踏みするかのように跳びはねる．8か月には支持物につかまって立ち上がり，12か月で処女歩行に至る．支持物から離れた歩行になると，上肢はハイガードと呼ばれるバンザイをしたような状態になる．その後，バランス反応が高度になると，上肢の反応はしだいに消失し，ミドルガードからローガードに移行する頃に歩行は安定し，2歳頃には転倒しないで走ることが可能になり，6歳頃には成人型の歩行が完成する．

1. 歩行運動の発達過程
　歩行運動は，中枢神経系の発達および運動学習と深く関係しており，中枢から末梢，頭部から尾部，粗大運動から微細運動へと進む．

2. 小児歩行の特徴
　小児の歩行では歩隔が広く，両脚支持期に安定した支持基底を得ている．支持基底面の形は横に広く，縦が狭いのは，前額面の安定性が矢状面のそれよりも不安定なことによる．さらに，重心の位置が高いため不安定であり，成人の歩行時よりも余分な筋活動がみられる．

高齢者の歩行

　高齢者の歩行は，若者の歩行速度よりも遅くなる．65歳以降では自然歩行速度が急速に低下すると言われている．体幹の前傾度が増加し，前後，左右の動揺が大きくなる．また，各関節の運動範囲が減少する傾向は，女性で著しく，重複歩長が短くなり，歩隔が広がり足関節の動きが少なく二重支持期が延長する．これらは，姿勢制御機能をはじめ重心の上下移動や腕の振り，股関節・膝関節・足関節の屈曲可動域の他に，蹴り出し力などの減少に起因している．また，股関節と膝関節の協調性が低下するため，推進力や衝撃の吸収能力が低下する．その結果，歩行率が高くなる傾向があるのは，姿勢制御機能や柔軟性の低下などによってエネルギー効率を最小限に保つためである．単脚支持期が短くなると，周囲の状況に気を配り，進行方向の安全性を確認できる点では有利であり，歩行時の転倒予防にも役立つことになる．しかし，歩行時の総体的エネルギー消費の側面から考察すると，相対的に筋活動量は増大し，活動時間の延長にともない疲れやすく歩行距離も短くなる(**図14**)．

疾患による特異的な歩容

　心身に何らかの機能不全を呈するケース(症例)では，それらの症状が歩行自体に現れることが

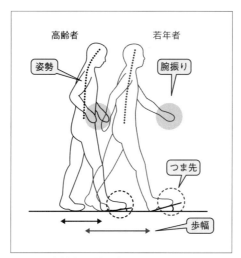

図14 高齢者と若年者との歩容の比較

ある．病的歩行を「跛行」と呼び，注意深く観察し，情報を収集する必要がある．跛行は骨関節，神経筋，中枢神経などの器質的変化や心因性の原因で出現することが多い．なお，歩容（gait, gait pattern）との用語には，歩きぶり，足どり，歩様などの表現もある．ちなみに，歩様は馬術競技などで四足動物の馬の歩行パターンを表すときに用いられる．容には，かたち，すがた，ようすなどの意味がある．

疾患とは関係ないが，江戸時代には「ナンバ歩き」と呼ばれ，同側の手脚を同時に振り出す歩容もあったらしいが，運動学的には効率的ではない．この仕様は歌舞伎動作で「六方」と呼ばれ，力強さを表現する場面で用いられる．また，相撲の基本動作の1つとして腰を落として，すり足で同側の手脚を振り出す練習もある．体育祭などの行進で，子供がナンバ歩きで移動している姿を散見することがある．これはデイケアなどで高齢の方に意識的に歩行練習を課した際に出現することもある．

1．歩行分析のポイント
①観察のポイント
- ・左右の対称性を比較
- ・頭部の位置
- ・腕の振りの範囲
- ・骨盤の動き（回旋，傾き）
- ・股・膝・足関節の協調性
- ・上下運動の重心移動範囲
- ・前後左右方向への体幹の傾き

②情報収集のポイント
- ・跛行の出現した時期
- ・痛みの有無
- ・麻痺の有無
- ・歩行可能な距離あるいは時間
- ・速さ
- ・ふらつきの有無（転倒の有無）

2．運動器に原因のある跛行
①脚長差が3cm以上の場合
短い方の下肢の立脚期においてつま先歩行（これは片麻痺など筋緊張を伴う）が出現しやすい．

5cm以上になると長い方の下肢が遊脚期に股関節と膝関節が過度に屈曲を強いられる．ちなみに，このようなケースでは短い方の補高が必要になる．

②股関節屈曲拘縮の場合

脚長差が現れる．腰椎の過度の前弯と対側の股関節による代償動作がみられ，歩幅は患側が小さく前傾になりやすい．

③膝関節屈曲拘縮の場合

股関節屈曲拘縮同様に脚長差が現れる．立脚期の最初の踵接地が困難になり，下腿の回転モーメントは得にくい．また，立脚中期以降では膝が前に出ている状態のため推進力も得にくい．跛行では拘縮の程度30°の屈曲角度を超えると明確になるが，それ以下では歩行速度を上げたときにのみ出現する．

④膝関節伸展拘縮の場合

遊脚期で長く前に振り出せないため，「分回し歩行」を呈する．衝撃吸収にも影響を及ぼすため，滑らかな踵接地は困難となる．

⑤足関節底屈位拘縮の場合

遊脚期では膝を高くあげ立脚期では足趾から接地する．足関節背屈位拘縮（踵足変形など）があると，つま先で地面を蹴り出す推進力が低下し，歩幅が小さくなる．

⑥膝関節の不安定性がある場合

伸展可動域が過度になると反張膝を呈するケースがみられる．これは痛みを助長するばかりではなく変形の起因にもなることから注意を要する．前十字靱帯損傷が生じると立脚期初期に脛骨の前方への動揺を防ぐために，足底全体を緩やかに同時接地する歩容となる．このようなケースの歩行速度は低下して，しだいに体重負荷が困難になってくる．

⑦痛みがある（逃避性歩行）場合

体重負荷時の立脚期が極端に短くなる．腰背部に痛みがあるときには，その部位が両側であれば前屈位，片側であれば側屈方向に傾いた姿勢になり，歩幅は小さくなる．炎症性の股関節痛では股関節屈曲・外転・外旋位になりやすく，代償的に膝は屈曲位になる．膝関節に痛みを呈するケースでは屈曲位になることが多く，その角度によっては立脚期につま先立ちになることがある．

一般に肉離れと呼ばれる，スポーツで強く踏み込んだときに生じるハムストリングス損傷は，立脚期の踵接地と遊脚期の後期（振り出しの減速期）に痛みが出現するため，下肢を引きずり，支持期の健側位置を越えないように歩く特徴がみられる．足底腱膜の炎症と痛みを呈するケースでは，足底のアーチ構造による衝撃吸収と蹴り出し時に症状が現れるのは，足底接地時の荷重によって足底腱膜が伸長されることによる．そのため，ウィンドラスの巻き上げ機構が機能しないため，体重支持が困難になり，振り出しの源である推進力が低下する．

⑧間欠性跛行の場合

歩行の途中にわずかの休憩によって痛みが回復する特徴があり，主に下腿三頭筋の動脈硬化による血行不全や腰部脊柱管狭窄症に起因することが多い．

3. 神経筋に原因のある跛行

①中殿筋の筋力低下の場合

立脚期に骨盤の対側が下がる現象をトレンデレンブルグ徴候（Trendelenburg sign）と呼び，代

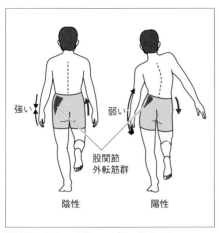

図15 トレンデレンブルグテスト

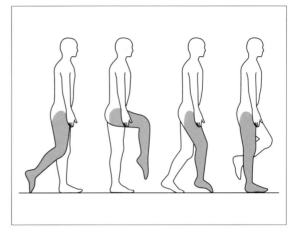

図16 鶏歩(steppage gait)

償的に頭部や体幹を患側に傾ける跛行をトレンデレンブルグ歩行(Trendelenburg gait)と呼ぶ(図15).両側にあるケースでは体幹を左右に大きく振って歩くことから,動揺歩行(waddling gait)と呼ばれ,筋ジストロフィーの歩行が典型例である.

②大殿筋の筋力低下の場合

立脚期初期に体幹の前方へ傾斜を防ぐために,重心線が股関節の後方を通るように骨盤を前方に突き出した歩容(gluteus maximus gait)となる.

③大腿四頭筋の筋力低下の場合

立脚期の体重支持が不安定になり,大腿部前面を手で押して支持し膝折れしないようにして歩く.体幹は前屈位となる.また,股関節を外旋・外転位にして膝関節を伸展位で固定(ロック)して歩くケースもみられる.

④下腿筋群の筋力低下の場合

前脛骨筋の筋力低下がみられるときには垂れ足(下垂足)となり,足を高くあげる鶏歩(steppage gait)(図16),腓腹筋麻痺では踵歩行(calcaneal gait)になる.なお,下腿三頭筋痙性麻痺を呈する片麻痺患者の足関節は,内反尖足と呼ばれ足底の内側と踵接地は困難となる.これは,足関節の複合運動としての内返し(回外・内転・底屈)に類似していると言えるが,前者は異常,後者は正常である.

⑤中枢神経疾患による跛行

痙性歩行(spastic gait)は,皮質脊髄路(大脳皮質から脊髄まで)の病変で出現する.脳血管損傷が原因であることが多く,病変の対側の片麻痺を伴う.患側下肢の踏み出しは足先が下垂した鶏歩となるが,発症後一定期間を経過すると多くの患者は痙性片麻痺に移行して,患側下肢は外転して踏み出され足の運動軌跡が円弧状の草刈り歩行,つまりいわゆる分回し歩行(circumduction gait)になる(図17).そのようなケースは,患側の立脚中期に反張膝を呈することが多い.

Sherrington[16]は,歩行において受容器からの入力が反射中枢に至り,それが効果器に出力される過程の構成は個々の反射系が一定の順序に従って経時的に活性化されると述べている.これらの機序は中枢神経系の最たる機序として備わっていると報告している.侵害的入力に対しては,屈筋

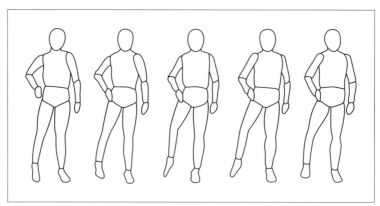

図17　分回し歩行（circumduction gait）
草刈り歩行とも呼ばれる

系の活動が最初に生じ，次に伸筋系の活動が生じる．また，表在感覚よりも深部感覚からの入力が重要であるとも述べている．

　奈良[12]は，SherringtonやBrownらの知見をもとに，交叉性反射（crossed reflex）および前肢後肢反射（hand-foot reflex）の活用を唱えている緊張性迷路反射の影響で下肢の伸展共同パターンが抑制される側臥位（非麻痺側を下，麻痺側を上）において，非麻痺側の伸展・屈曲運動に抵抗を加えると，反射的に麻痺側臥の股関節の伸展・屈曲が誘発されることを臨床的に確認している．

結　語

　歩行は，ヒトが二足歩行に至る過程で古くから運動学習されてきた基本的な移動行動の1つである．目的に応じて自由に速さを調節できる中枢神経系の対応として最も高度に自動化された運動であり，複雑で細部にわたって中枢プログラミングされた一定のパターンが連続的な運動によって蓄積され構成されている．平易な表現をすると体重を支える足底が繰り返し移動し，体重の支持面に重心点を置き換える動作の反復と言える．これには筋骨格系の協同した作用が不可欠であり，末梢からの情報を常に伝えるフィードバックを含めた中枢・末梢神経の協調作用が重要となる．2足歩行ロボットは，一旦バランスを崩しても，前方の離れた場所に支持基底面を作り高度なバランス反応を利用して移動の途中で倒れないようにすることを繰り返すとの考えをもとに開発されたと言われている．歩行のパターンは個体差が少なく普遍性のある共通パターンと言い換えることもでき，高い規則性がある．よって，そこから逸脱すると自身で意識するしないにかかわらず表面化する．痛みや筋力低下などの機能不全に陥ると「跛行」と呼ばれる異常パターンが即現れる．そこに転倒経験があればその恐怖心から悪循環に陥りやすい．移動が困難になると「活動」や「社会参加」は低下し，それらの解決に関連した適切な知識と技能とが重要である．理学療法・作業療法に携わる専門職者は，歩行についても基礎となる基礎科学について十分に学び，それぞれの「動作」に関連付け，そこから行為や行動へと視野を広げて分析統合することが求められる．

　最後に，「移動」の概念をマクロ・ミクロの視点で考えてみる．地球を含む宇宙もしくは天体運

動は，無数の星や身近な星の秩序ある移動である．人間社会は，ライフライン，経済・流通，交通，通信，相互の望ましい人的交流や尊厳と確保によって安全かつ健全に保たれる．動物の体内における循環，神経，栄養摂取と排泄などの細胞レベルでの機能は，生命自体の営みと再生および世代の存続の最大の基盤である．これらは「移動の総体的概念」であると考える．「歩行」を生活場面での移動手段としてみるだけではなく，前述の概念を認識したうえで，セラピストとしての適切なプログラム介入能力によって対象者の人間らしい「社会参加」を支援することが望まれる．

文献

1) 福林 徹（編）：アスレティックリハビリテーションガイド．文光堂，2008．
2) Donald A. Neumann（著），嶋田智明・他（訳）：筋骨格系のキネシオロジー．医歯薬出版，2012．
3) 中村隆一（編）：臨床運動学 第3版．医歯薬出版，2002．
4) 細田多穂・他（編）：運動学テキスト 改訂第2版．南江堂，2015．
5) Kirsten GN（著），月城慶一・他（訳）：観察による歩行分析．医学書院，2007．
6) 臨床歩行分析研究会：臨床実習のための歩行分析トレーニングブック．金原出版，2010．
7) 石井直方：運動に関わる筋肉のしくみ．新星出版社，2014．
8) 日本体育協会指導者育成専門委員会スポーツドクター部会（監修）：スポーツ医学研修ハンドブック─基礎科目．文光堂，2011．
9) 金子公宥：スポーツ・バイオメカニクス入門 第3版．杏林出版，2006．
10) 中村隆一・他：基礎運動学 第6版．医歯薬出版，2003．
11) 奈良 勲・他：高齢者のdeconditioningによる筋力低下と早期リハビリテーション介入効果．*Med Rehab*, **174**：27-38, 2014．
12) 奈良 勲：脳血管障害の理学療法．医歯薬出版，2007．
13) 河島則天：歩行運動における脊髄神経回路の役割．国立障害者リハビリテーションセンター研究所紀要，**30**，2009．
14) Kerrigan DC, et al：Gender differences in joint biomechanics during walking. *Am J Phys Med*, **77**(1)：2-7, 1998．
15) kapanndji IA：The Physiology of the Joints (Volime Tree). Churchll Livingstone, 1974．
16) Sherrington C：The Integrative Action of the Nervous System. 2nd ed. Yale Univ. Press, 1947．
17) Brown TG：The intrinsic factors in the act of progression in the mammal. *Proc Roy Soc*, **84**：308-319, 1911．

〔木林 勉〕

5. ステップと跨ぎ

序説

　安全な移動により生活範囲を拡大し，活動・参加を促進するために，「ステップと跨ぎ」の動作は重要となる．日常生活においては整備された平坦な場所での移動ばかりではなく，床上のバリア（barrier：障壁，支障，制度，偏見と差別など質量的に人間の生活を妨げる現象）や段差を跨いだり，バランスを崩した際に安定を取り戻すために一歩踏み出したりすることがしばしば要求される．また，中枢性パターン発生器（Central Pattern Generator, CPG）によってパターン化され，高度に自動化した運動である定常状態の歩行とは異なり，随意的な制御および注意を必要とすることが特徴である．そのため，心身機能の低下による変化も顕在化しやすく，姿勢制御について正しく理解したうえで分析や評価を行う必要がある．

　外的環境に対する素早い動作は，日常生活における安全な移動のために不可欠な機能であり，ステップによる反応動作は転倒を防止するために重要な役割を果たす．立位時の姿勢制御戦略には，足関節を中心とした運動で反応する足関節戦略（ankle strategy），股関節の運動で反応する股関節戦略（hip strategy），そしてステッピング戦略（stepping strategy）がある（図1）．足関節戦略では，足関節周囲の前脛骨筋やヒラメ筋のような遠位筋が動員され，外乱が比較的小さい場合に用いられ

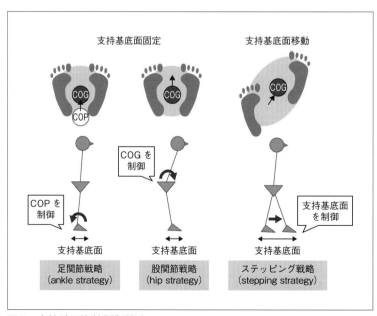

図1　立位時の姿勢制御戦略
支持基底面を移動しない定位置戦略では対応しきれないCOGの動揺が生じた際に，足を踏み出して支持基底面を再配置するステッピング戦略をとる

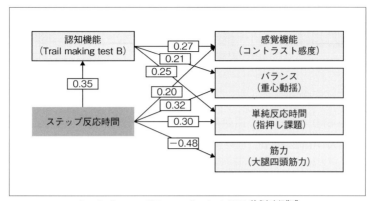

図2 ステップ反応時間に影響を及ぼす心身機能[1]をもとに作成
転倒に対するステップ反応時間と生理的機能の因果を示すパス解析モデルの一部（係数は関係性の強さを示す）

る．股関節戦略は，股関節を中心として上下で反対の回転運動をすることによって身体の重みでバランスをとる．股関節戦略は，身体重心（Centre Of Gravity, COG）を制御する際に，足関節戦略は足圧中心（Centre Of Pressure, COP）を制御する際に用いられる．股関節戦略あるいは足関節戦略のように支持基底面を移動しない定位置戦略によってではバランスを回復できない際には，一歩足を伸ばし（ステップ）COGの下に支持基底面を再配置する．このステッピング戦略は，支持基底面を固定させる2つの戦略よりも安定性を得やすく，外乱などによって生じたCOGの動揺を回復するための最大で最終的な手段である．

　ステップ反応動作には，刺激を知覚するための感覚機能や反応時間，筋力，認知機能などさまざまな機能が包含されることから，包括的な生理的機能の指標ともなり，ステップ反応動作の速度を測定するための指標としてステップ反応時間の分析に広く用いられている（**図2**）[1]．これまで，ステップ反応時間の遅延は高齢者の転倒の危険因子となることが複数の研究者によって報告され，歩行速度などの一般的なパフォーマンステストと比較しても高い転倒予測能を示すことが明らかになっている．

　跨ぎは転倒や姿勢動揺が発生しやすい動作・状況としてとらえることができる．バリアの回避戦略には跨ぐ以外にも，方向転換によってバリアを避けたり，あるいは停止したりすることも含まれる．跨ぐか避けるかの判断には，バリアの大きさや形状が影響を及ぼす要因となり，バリアの大きさと下肢長が1対1であれば，被験者はそれを避ける対応を選ぶ傾向が報告されている[2]．歩行路上のバリアは高齢者の転倒を引き起こす大きな要因であり，つまずきは高齢者の転倒要因の約4割にも達するとされている．さらに，高齢者のつまずきの大部分は，跨ぎを含むバリア回避の不十分な帰結によって生じている．

　一般的に加齢に伴う運動・感覚機能の低下によって，バリアを跨ぐ際の運動戦略や動作様式が変化した結果，バリアに接触してしまう頻度が高まるものと考えられている．健常高齢者において，地面を蹴り出す力の弱化につながる下肢筋力低下や支持脚への荷重移動の遅れ，下肢筋活動の開始の遅延[3]などがバリアとの接触による転倒のリスクを高めるとされる．

姿勢制御の機構

ステップ動作

　通常，静止立位からのステップの開始時には，随意運動に先立って生じる予測的姿勢調整（Anticipatory Postural Adjustment，APA）によって，推進およびCOGの安定化の制御が行われる．前方へのステップを例にとると，前後方向（進行方向）においては，足関節底屈筋である下腿三頭筋の活動休止と背屈筋である前脛骨筋の活動増大による相反支配によってCOPが一度後方へと移動することで，COPとCOGの関係にずれが生じることで，身体を前方へ押し出す力となる．左右方向においては，ステップ側中殿筋の活動増加と立脚側中殿筋の活動休止により，COPが遊脚側へと移動し，COGを立脚側へと加速・移動させ，その後の単脚支持期の安定性を確保する．すなわち，COP-COGの，前後方向の差を作ることよって前方に進むことが可能となり，左右方向の差を小さくすることで安定した単脚支持が可能となる（図3）．

　図4-Aはステップ動作開始時における左右の下肢の床反力垂直成分の変化を示したものであり，前述のCOP移動軌跡を体重移動の観点から表している．ステップ反応動作は，情報の知覚・処理が行われる反応相（reaction phase），APA相（APA phase），実際に脚を踏み出す遊脚相（swing phase）のように，3つの相に分割して分析されることが多い．反応相は感覚刺激の入力，求心性の興奮伝導，中枢神経系での情報処理および遠心性の興奮伝導に要する時間と考えられる．APA相では，ステップ側の体重成分が増加して，COGを立脚側へと移動させる推進力を発生させ，円滑な踏み出しが可能となる．

　近年，APA開始時に通常とは逆に立脚側へと体重移動してしまう現象（図4-B）が存在することがCohenらによって報告されている[4]．Cohenらの研究は，踏み出す足をあらかじめ設定してステップ動作を行う単純反応課題と，ランプの点灯により踏み出す足を教示する選択反応課題の2種類の条件を設け，床反力計を用いてステップ動作を測定した．その結果，選択反応課題の条件においては，若年者であっても全試行の10％程度の割合で，踏み出しを教示された足と逆方向に一度体重移動を開始した後に，ステップ側へ体重移動し直している試行が観察された．APA開始時点で生じた誤った方向への体重移動を修正する必要があるため，ステップ動作完了までの時間が延長していた．この現象は，逆方向への体重移動量が体重全体の5％を上回った際に，APAエラーとして定義され，APA時間およびステップ動作の完了時間が遅延する主要因となると考えられている．バスケットボールなどのスポーツ場面で相手のフェイントに翻弄されて体重移動を誤り，ディフェンスのためのステップが遅れることは，APAエラーによる動作遅延の顕著な一例である．ただし，このような例とは異なり，体重移動量が5％程度の場合には，APAエラーの発生を意識・認知することは少ない．

● APAエラーに影響を及ぼす因子

　このAPAエラーの発生に影響を与えるものとしていくつかの要因が考えられている．1つは選択反応課題の開始合図に視覚的な干渉が含まれることであり，Flanker課題のような視覚刺激を用いた場合に明らかとなる．Flanker課題とは，→→→→→（一致）もしくは→→←→→（不一致）の

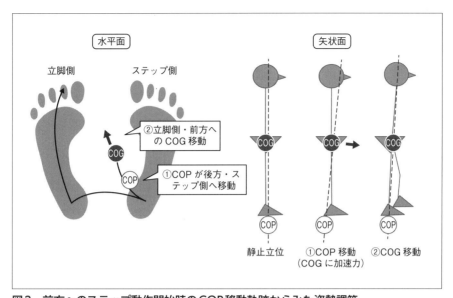

図3 前方へのステップ動作開始時のCOP移動軌跡からみた姿勢調節
筋活動によりCOPが後方・ステップ側へ移動することでCOGとの位置関係にずれが生じ，立脚側・前方への推進モーメントがCOGに加わって，1歩目を踏み出すことが可能になる

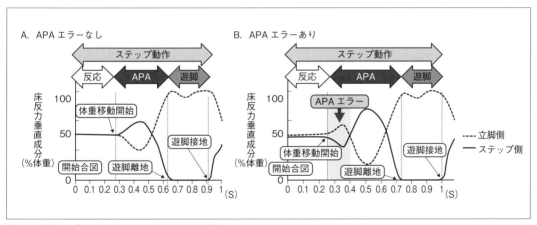

図4 ステップ動作開始時の床反力垂直成分
通常，APA相においてステップ側の体重成分が増加して，COGを立脚側へと移動させる推進力を発生させる（A）．APA開始時に通常とは逆に立脚側へと体重移動してしまう現象（B）がAPAエラーであり，ステップ動作完了までの時間を延長させる

提示に対して中央の矢印の向きを回答させるものである．通常，複数の選択肢からの選択反応の処理過程においては，前補足運動野において不正解の選択肢を抑制する神経活動が生じる．Flanker課題の不一致条件においては，左右に不正解の選択肢が存在することで，抑制すべき視覚情報が通常よりもはるかに多い状態となる．このように，Flanker課題では，視覚情報の干渉作用による認知的負荷が生じるとされる．若年者に中央の矢印の向きの足を踏み出すステップ反応動作の課題を与えた際に，一致条件でのAPAエラー率は，通常の選択反応課題と同等で全体の10％程度あるの

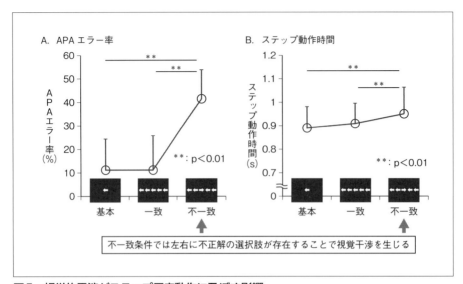

図5 視覚的干渉がステップ反応動作に及ぼす影響
1つの矢印のみが提示される基本条件とFlanker課題の一致・不一致条件において，中央の矢印の向きの足を踏み出す反応課題を行った際の比較結果を示す（反復測定分散分析および多重比較，**：p＜0.01）

に対し，視覚的干渉を伴う不一致課題は約40％まで上昇し，それによってステップ動作を完了するまでの総時間も有意に延長する（**図5**）[5]．混雑した環境などでは，周囲の状況に素早い反応が要求される一方，干渉となる視覚情報も多く，APAエラーに伴う動作遅延や姿勢動揺が生じる危険性が高くなる．また，選択反応課題における速さと正確性の重視戦略もAPAエラーの発生に影響を及ぼす要因である．若年者を対象とした選択ステップ反応課題において，正確性よりも速さを重視するような教示を行った際には，正確性重視のときに比較して約2倍APAエラー率が増加する．このようにステップ反応動作は，速さと正確性の優先度の設定が姿勢調節に及ぼす影響が大きな課題になることがわかっている．

跨ぎ動作の姿勢調節

バリア回避の際には，動的姿勢制御のシステムの1つである予期機構（anticipatory strategy）が働き，視覚情報による状況把握と自己の経験に基づき，跨ぎ動作の実行に向けた歩行のサイクル・歩幅の調整など，その後の動作が計画・決定される[6]．バリアになる物を跨いで歩行する際には，通常の移動運動に比較してバランスを保つための制御負担が増加する．Chouらは，バリアになる物を跨いで歩行する際のCOGの動きを検討するため，若年者に対して自由歩行中に，身長の2.5％から15％の高さのバリアを跨ぐ課題を与える研究を行った．その結果，バリアになる物を跨いで歩行することによって，前後方向と鉛直方向におけるCOGの移動範囲が大きくなった一方，側方方向ではそのような変化がみられなかった．側方方向におけるCOGのずれが小さいことは，COGをバランス制御の安定性限界内に保つための健常者の戦略を反映したものと考察されている[7]．また，バリアになる物を跨ぐ場合には，課題に対する認識や経験も動作戦略に影響を及ぼす．跨ぎ動作のパフォーマンス指標としてトークリアランス（toe clearance）は，つま先とバリア

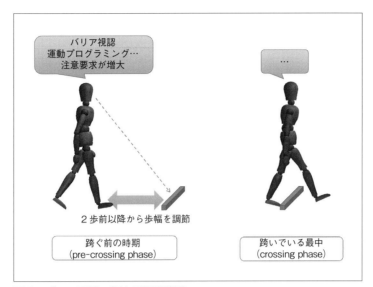

図6　バリア回避の相と予測的戦略
視覚情報と自己の経験に基づく運動のプログラミングのため，バリア回避において最も注意要求が大きいのは，跨いでいる最中(crossing phase)よりも跨ぐ前の時期(pre-crossing phase)である

になる物との距離を指している．バリアになる物の壊れやすさに関する認識はトークリアランスに影響を与え，壊れやすいバリアほどクリアランスを高くしてより安全に跨ごうとする．

　安全なバリア回避のための予測的な戦略として，跨ぐ前の段階から歩幅や歩行率を調節する必要があり，若年者ではバリアになる物に達する2歩前から歩幅の調節を開始する．また，バリアになる物の高さは接近する過程で視覚認知され，この情報によって跨ぐときの足の運動軌跡は事前に計画される．このように足部配置の変更や床とのクリアランスの増加などのバリア回避のための運動の予測的なプログラミングは，バリアになる物を跨ぐ以前の段階で必要となるため，跨いでいる最中(crossing phase)よりも，跨ぐ前の時期(pre-crossing phase)において最も注意が求められることが知られている（**図6**）．

　また，照度の低下は段差やバリアの視認性を極度に低下させるため，跨ぎ動作およびその前後の歩行戦略に影響を与える重要な環境要因となる．健常者に実験的に暗い環境を再現した条件におけるバリア回避を課すと，明るい条件下と比較して歩行率・歩幅を減少させてバリアの視覚認知に時間をかける慎重な戦略をとる．特に，バリアになる物の3歩から2歩前まで歩幅を減少させる傾向が顕著であり，その一方，跨ぎ動作そのものは，つじつまを合わせるように歩幅を増加させることがわかっている．

ステップ・跨ぎ動作と転倒

加齢変化

加齢に伴って生じる生理的機能の衰えは，姿勢制御能力の低下をきたし，転倒とそれによる骨折

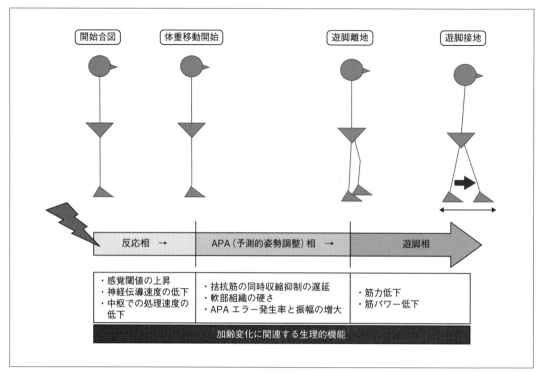

図7　ステップ反応動作の相別化と加齢に伴う遅延の要因
3相すべてにおいて加齢に伴う遅延がみられるが，その要因は異なる

のリスクを増大させる．例えば，筋骨格系では，骨格筋量の減少や筋細胞密度の低下に伴う筋力低下や骨量・密度の低下が生じる．神経系では，神経突起やシナプスの減少によって脳が萎縮し，認知・処理の速度が低下するとともに視覚・聴覚などの感覚機能が衰え，環境変化に対する適応能力は小さくなる．また，筋-神経性要因の変化（運動ニューロンの減少や興奮性の低下）を通じて筋・身体機能の低下の起因にもなる．通常の歩行よりも複雑な制御を要する応用動作であるステップと跨ぎについても，これらの加齢変化は顕著に現れる．

　ステップ動作について，高齢者では若年者に比較して情報の知覚・処理が行われる反応相，予測的な体重移動が行われるAPA相，実際に脚を踏み出す遊脚相の3相すべてにおいて遅延が認められる．反応相の遅延には，感覚閾値の上昇や神経伝導速度の低下，中枢での処理速度の低下などが要因として考えられる．APA相の遅延には，拮抗筋の同時収縮抑制の遅延や軟部組織の硬さが体重移動の遅れにつながっている可能性がある．前方への踏み出しの例では，加齢に伴って前脛骨筋の活動増大と拮抗筋である下腿三頭筋の活動休止が生じる頻度が減少することで，前方への推進モーメントも減少する．遊脚相については，サルコペニアに代表されるような筋力低下や瞬発的に筋力を発揮する能力である筋パワーの低下による運動機能の要素の影響が最も大きいと考えられる（図7）．さらに，APA相の延長に関しては，状況を認知する過程における判断・選択ミスによって生じるAPAエラーの影響が指摘されている．選択反応課題におけるAPAエラーの発生率は，若年者で10％程度であるのに対して高齢者では25％〜30％にもいたる．APAエラーの発生率だけではなく，エラーの振幅（誤った方向への体重移動量）についても高齢者では増大しており，正し

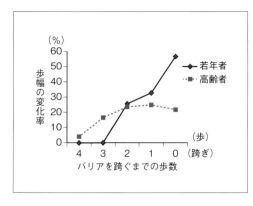

図8 跨ぎ動作以前における歩幅の変化率[9]をもとに作成
若年者は跨ぐ2歩前以降に調節を開始するのに対して，高齢者ではより早いタイミングで歩幅の調節を開始している

い方向への修正のため若年者以上にAPA相の延長が生じる．

　ステップ反応動作の完了時間が遅延していることは，高齢者の転倒の危険因子となることを多くの研究者が報告しており，信憑性のある転倒リスク評価指標とされている．さらに，認知課題を同時に遂行させた条件下におけるステップ反応時間は，転倒リスクとの関連性がより強いことが報告されている．具体例として，ストループ課題や数字の逆唱課題などの認知課題を遂行する状態で，動作開始の合図を与えてステップ反応動作を課した際には，高齢者では若年者より顕著にステップ動作を完了するまでの時間が遅延し，層別に観察したときには反応相への影響が最も大きい．Melzerらは床反力計を用いた研究を行い，ストループ課題を実行した状態で測定したステップ反応時間が1.1秒を上回るときには1.1秒以下で遂行可能な高齢者に比較して，複数回転倒の危険性が約5倍になると報告している[8]．

1．跨ぎ動作

　高齢者においてトークリアランスの変化は必ずしも認められないが，若年者に比較して明らかに慎重な戦略を用いるとされている．Chenらの研究結果によると，高齢者では通常より遅い速度で，小さい歩幅で接近して跨ぐという特徴がみられたが，その一方，参加した高齢者24人のうち，4人がバリアになる物を踏みつけていた[9]．若年者ではそのような傾向がみられないことから，高齢者では慎重な戦略をとることがあっても，跨ぎ動作の失敗（つまずきや接触）が発生しやすくなる．跨ぎ動作の最中の姿勢制御に注目した際には，前後方向におけるCOPとCOGの距離を若年者より短く保つことが示されており，支持脚への力学的負荷を減らすための安全性重視の戦略と考えられる．加齢変化はバリア回避の準備段階でも明らかであり，健常成人では跨ぐ2歩前から調節を開始するのに対して高齢者では3歩前から歩幅を調節すると言われている（図8）[9]．つまり，バリアを認識できている状況下では，若年者よりも早いタイミングで予測的に歩行戦略を変更しているのである．跨ぎ動作における神経筋協調性という側面からみると，高齢者では，遊脚（跨ぎ）側の大腿二頭筋，大腿直筋，前脛骨筋などの筋活動が遅延すると同時に減少している．これらの筋活動が小さく遅延しているほどバリアになる物との接触率が高くなる[3]．

　認知課題を与えた際には高齢者でその影響が顕在化する．Chenらは若年者と高齢者に歩行路上に出現する仮想バリア（光の帯）を跨ぐ動作を課し，さらに第2課題として別の視覚刺激が提示された際に，声で応答することを教示した．第2課題が加わることで若年者・高齢者のいずれにおいて

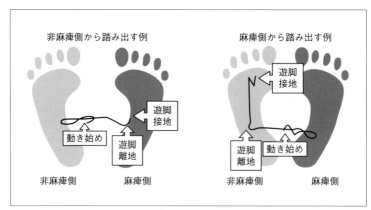

図9 脳卒中片麻痺者のステップ動作開始時のCOP移動軌跡からみた姿勢調節[12)をもとに作成]
非麻痺側からのステップでは，遊脚離地から接地までの移動軌跡・片脚支持時間が短く，麻痺側からの踏み出しに比べて歩幅が小さくなりやすい

もバリアになる物への接触および跨ぎ動作の失敗頻度が増加するが，高齢者では顕著にその傾向が認められた．また，トークリアランスについても認知的な第2課題が加わることで，バリアになる物とつま先との距離が近い状態となる[10)．これらの結果から日常生活において会話をしたり，他のものに注意を奪われているような，複数課題環境における跨ぎ能力の低下は，高齢者の転倒に顕著に関連していると考えられる．また，Greanyら[11)は，バリアになる物の跨ぎの動作分析と眼球運動測定を同時に行い，転倒リスクとの関連性を調査している．その結果，転倒リスクの高い高齢者では，バリアになる物の跨ぎ動作において，バリアの視認のための眼球運動（サッケード）から跨ぎ足の離地までの時間が特異的に延長していたと報告している．このような結果から，転倒リスクの高い高齢者ではバリアを視認していても，情報処理や運動のプログラミング，実質的な回避動作の開始までに通常より長い時間を要するとの特徴があり，外的環境に対する適応能力が低下していることが示唆される．

有疾患者

1. 脳卒中

脳卒中片麻痺者の前方へのステップ動作を例にして，麻痺側から踏み出す際と非麻痺側から踏み出す際とのCOP軌跡から，差異を示したのが図9である[12)．いずれの下肢から踏み出すときでも，通常の歩行開始時のCOP軌跡（図3）に比較すると，COP移動開始の直後にAPAとして生じるCOPの後方移動が小さいことがわかる．COPとCOGのずれが大きいほどCOGに加速力・推進力が加わり，COGが不安定になる．脳卒中片麻痺者の前方へのステップ動作において前後方向のCOP移動がほとんどみられないのは，そのような不安定な姿勢の状況を回避するための適応戦略と考えられる．踏み出す下肢側によって大きく異なる点として，非麻痺側から踏み出すときには，遊脚離地から接地までの移動軌跡が短く，片脚支持時間も短い．一方，麻痺側から踏み出すときには，通常の方向開始時のCOP軌跡と同様に，COPが支持側の前足部付近まで移動してから遊脚接地していることがわかる．非麻痺側から踏み出すときと比較して，COGの支持側への移動が大き

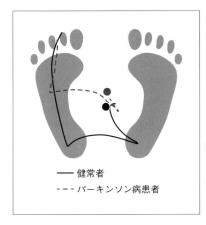

図10 パーキンソン病者のステップ動作開始時のCOP移動軌跡からみた姿勢調節[14)をもとに作成]
パーキンソン病者では，反応相の延長だけではなく，協調的な筋活動パターンが乱れることによってCOPの移動が減少しており，APAに明らかな変化がみられる

く，結果的に一歩目に踏み出す歩幅が大きくなる（なお，この研究では踏み出す距離を指定していない）．このような特徴からみると，非麻痺側から踏み出すときには，麻痺側の支持性低下の影響によって不安定な状態になりやすいことが考えられる．

　また，ステップ動作における相別の時間因子を健常者と比較した際，非麻痺側からの踏み出しにおいて反応相で65％，APA相で93％，遊脚相で80％の延長がみられ，情報の知覚・処理よりも実質的な体重移動や振り出しに要する時間が遅延しやすいことが示唆される[13)]．さらに，バリアになる物を跨ぐ動作能力についても片麻痺者は低下しやすく，脳卒中後の転倒リスク増加の要因になっていると考えられる．片麻痺者の跨ぎ動作の運動学的な特徴として，ステップ動作のときと同様に，非麻痺側から跨ぐ際には，麻痺側の支持性低下の影響によりCOGを麻痺側に十分に移動できず，結果的にCOPとCOGとの距離が延長することで不安定な状態になりやすい．その一方，麻痺側での跨ぎ動作時には，COGを後方（支持側の踵側）に位置させて，COPとの距離を可能な限り少なくするための安全性を重視した戦略をとる．

2．パーキンソン病

　パーキンソン病者では「すくみ足」の症状で知られるように，静止状態からの動作開始が困難になりやすく，ステップ動作の開始時にも明らかな特徴がみられる．Hallidayらはパーキンソン病者と健常者とを対象にして，前方へ踏み出す動作を行う際の姿勢調節を，床反力計を用いて検討した（図10）[14)]．まず，静止立位の状態では，健常者に比較してCOGの位置（静止状態ではCOPと一致する）が，前方に偏移しており，パーキンソン病に特徴的な前かがみの立位姿勢（stooped posture）が影響しているものと考えられる．筋活動をみると，前方への踏み出しに必要な前脛骨筋の活動が低下し，ヒラメ筋の抑制が小さく，足関節における相反的な筋活動パターンが乱れているため，COPの後方へ移動が少なく，結果的に前方への推進力が小さくなっている．パーキンソン病における運動開始の困難さは，合図の認識や運動計画の想起・選択などの内的な発動機序に原因があるため，聴覚・視覚刺激による外的な手がかりを与えることが有効になるとの報告がある．しかし，前述のHallidayらの研究結果によると，認知的過程である反応相だけではなく，その後のAPAにも明確な差異が認められることから，非効率的な筋活動パターンを修正するための姿勢改善や協調性トレーニングも重要な視点となると考えられる．

3. 変形性膝関節症

変形性膝関節症者では，関節機能や筋力の低下によって歩行様式が変化し，バリアになる物につまずくリスクが大きいことが知られている．跨ぎ動作を分析すると，跨ぐ際の遊脚側の膝関節の屈曲角度が小さく，足関節の背屈や骨盤挙上が大きい．しかし，これは膝関節の機能低下を補うための代償運動の現れであり，トークリアランスを保ち，安全に跨ぐための姿勢戦略と言える．さらに，先行肢を接地した後，他方の下肢で跨ぐ際には，骨盤を前傾させて支持脚の膝関節伸展モーメントを減少させるが，その代償として股関節の伸展モーメントは増大する[15]．これは，支持側の大腿四頭筋の収縮によって生じる膝関節への負担を減少させるための代償運動である．このような動作戦略の変化は，痛み，固有感覚と筋力低下，関節のこわばりが原因となって生じるものと考えられる．股関節の筋力や可動性などの機能不全を伴う際には，代償運動を必要する例もあるが，その程度によって変形性膝関節症者のつまずきによる転倒のリスクはより増大する．

結 語

ステップと跨ぎの2つの動作は，安全かつ効率的な移動のために重要な応用動作であり，心身機能の改善から，活動・参加へと高次な生活機能を獲得するうえで不可欠となる．逆にこれらの動作能力の低下がある際には，転倒やそれによる受傷を繰り返すとか，生活範囲を拡大できないことで活動量を維持できず，結果的に廃用性の機能不全をきたすなどの悪影響・悪循環が生じる一因になる可能性が生じる．理学療法において，歩行や階段昇降のような日常生活活動における基本的動作だけではなく，「ステップや跨ぎ」のような応用的動作能力を適切に評価し治療介入を行っていくことは，「活動」と「社会参加」の促進と生活の質のさらなる向上に寄与するものと考えられる．

文献

1) Pijnappels M, et al：The association between choice stepping reaction time and falls in older adults-a path analysis model. *Age Ageing*, 39：99-104, 2010.
2) Shumway-Cook A WM：Motor control translating research into clinical practice. 3rd ed. New York：Lippincott Williams & Wilkins. 2009.
3) Weerdesteyn V, et al：Age-related deficits in early response characteristics of obstacle avoidance under time pressure. *J Gerontol A Biol Sci Med Sci*, 62：1042-1047, 2007.
4) Cohen RG, et al：Errors in postural preparation lead to increased choice reaction times for step initiation in older adults. *J Gerontol A Biol Sci Med Sci*, 66：705-713, 2011.
5) Uemura K, et al：Effects of visual interference on initial motor program errors and execution times in the choice step reaction. *Gait Posture*, 38：68-72, 2013.
6) Patla AE：Strategies for dynamic stability during adaptive human locomotion. *IEEE Eng Med Biol Mag*, 22：48-52, 2003.
7) Chou LS, et al：Motion of the whole body's center of mass when stepping over obstacles of different heights. *Gait Posture*, 13：17-26, 2001.
8) Melzer I, et al：Application of the voluntary step execution test to identify elderly fallers. *Age Ageing*, 36：532-537, 2007.
9) Chen HC, et al：Stepping over obstacles：gait patterns of healthy young and old adults. *J Gerontol*, 46：M196-203, 1991.
10) Kim HD, Brunt D：The effect of a dual-task on obstacle crossing in healthy elderly and young adults. *Arch Phys Med Rehabil*, 88：1309-1313, 2007.

11) Greany JF, Di Fabio RP：Saccade to stepping delays in elders at high risk for falling. *Aging Clin Exp Res*, **20**：428-433, 2008.
12) Hesse S, et al：Asymmetry of gait initiation in hemiparetic stroke subjects. *Arch Phys Med Rehabil*, **78**：719-724, 1997.
13) Melzer I, et al：Speed of voluntary stepping in chronic stroke survivors under single- and dual-task conditions：a case-control study. *Arch Phys Med Rehabil*, **90**：927-933, 2009.
14) Halliday SE, et al：The initiation of gait in young, elderly, and Parkinson's disease subjects. *Gait Posture*, **8**：8-14, 1998.
15) Lu TW, et al：Obstacle crossing in older adults with medial compartment knee osteoarthritis. *Gait Posture*, **26**：553-559, 2007.

〔上村一貴・内山　靖〕

6. 階段昇降

序説

　階段昇降動作は，日常生活活動（Activities of daily Living，ADL）の中で頻繁に行われる動作（motion）の1つである．しかし，この動作はADLの中でも身体的負担が大きいことから，加齢や下肢に機能不全を呈する対象者には極めて困難である場合が少なくない．このような困難な動作に対して有効な介入手段を選択するには，動作のメカニズムに関する知識が必要不可欠となる．本項では，階段昇降動作のメカニズムを解剖学ならびに生理学の知識と関連づけて運動学的に解説する．

階段昇降動作の相区分

　階段昇降動作は，歩行と同様に周期的な動作としてとらえられる．動作の一周期は，一側下肢が接地しているか否かによって，立脚相と遊脚相に分けられる．一周期に占める立脚相と遊脚相の割合は，平地歩行時と類似した値をとる．また，一周期の中には一側下肢で体重を支える単脚支持期と両側下肢で体重を支える両脚支持期の期間がある．McFadyenら[1]は，動作の一周期をその機能的意義によってさらに細分化している．

昇段動作（図1）

1. 立脚相
   - 体重受容（Weight Acceptance，WA）：足底が踏板に接地し，体重を支える．
   - 引き上げ（Pull-Up，PU）：身体が前上方へ移動する．
   - 前方移動（forward continuance，FCN）：身体が前方へ移動する．
2. 遊脚相
   - 足クリアランス（foot clearance，FCL）：遊脚を上げ，同時に足部は踏段を越す．
   - 足配置（Foot Placement，FP）：足を踏板に置くため，脚の位置を決める．

降段動作（図2）

1. 立脚相
   - 体重受容（Weight Acceptance，WA）：足底が踏板に接地し，体重を支える．
   - 前方移動（forward continuance，FCN）：身体が前方へ移動する．
   - 制御降下（Controlled Lowering，CL）：身体が制御された動作で降下する．
2. 遊脚相
   - 脚通過（Leg Pull-through，LP）：歩行周期における遊脚初期と中期に該当する．
   - 足配置（Foot Placement，FP）：足を踏板に置く準備をする．

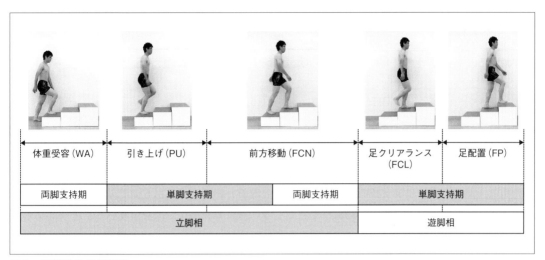

図1　昇段動作の相区分

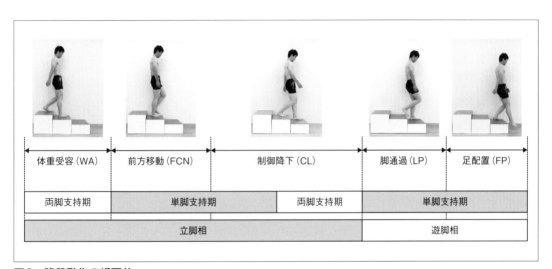

図2　降段動作の相区分

階段昇降動作における身体重心移動と制御

身体重心移動軌跡

　階段昇降動作は，身体重心を主に垂直かつ水平方向に移動する動作である．また，動作時の身体重心移動を経時的に観察すると，垂直かつ水平方向に移動する時期と水平方向のみに移動する時期とがある．

　昇段動作は，重力に逆らって身体重心を持ち上げながら進行方向に進める前上方移動の動作である．身体重心は立脚相の開始から引き上げ期にかけて前上方に移動し，その後前方のみに移動する（**図3-A**）．

一方，降段動作は，重力の影響を制御して身体重心を降ろしながら進行方向に進める前下方移動の動作である．身体重心は立脚相の開始から体重受容期にかけて前下方に移動し，その後前方のみに移動する．制御降下期に入ると身体重心は再び前下方に移動する（**図3-B**）．

身体重心と足圧中心の相互位置関係

身体動作を安定して遂行するためには，身体重心位置を制御すること，すなわち身体重心と足圧中心の相互位置関係を適切に保持することが重要になる．階段昇降動作時の動的安定性を身体重心と足圧中心の位置関係から検討した先行研究[2,3]によると，身体重心と足圧中心間の距離が長くなる時期は，前後方向で単脚支持開始時もしくはその直前と終了時，左右方向で単脚支持終了時であり，いずれも昇段動作に比べて降段動作で長くなる．階段昇降動作では身体重心と足圧中心間の距離が長くなる時期，特に降段動作において身体重心の制御が最も要求される（**図4**）．

階段昇降動作における下肢関節の動き

階段昇降動作における身体重心の垂直かつ水平方向への移動は，主として下肢関節，すなわち股関節屈曲⇔伸展，膝関節屈曲⇔伸展，足関節背屈⇔底屈運動といった矢状面上の動きによって遂行される．それぞれの関節における各運動方向の関節可動域は一般的に，股関節で屈曲125°，伸展15°，膝関節で屈曲130°，伸展0°，足関節背屈20°，底屈45°とされている．

階段昇降動作における股，膝，足関節運動の経時的変化を**図5，6**に示す．昇段動作では，立脚相において足底が接地するときに股と膝関節は屈曲位をとる．その後，股と膝関節は伸展して身体を前上方に移動させる．足関節は当初軽度背屈位を維持しているが，立脚相後半に底屈に転じて足指が離地する．遊脚相になると，股と膝関節は屈曲し，足関節は背屈していく．遊脚中期後に股と膝関節は最大屈曲位，足関節は最大背屈位に達する．その後，股と膝関節は伸展，足関節は底屈し足部を再び接地させる準備をする．

降段動作では，立脚相において股と膝関節はやや屈曲位，足関節は底屈位で接地する．その後，股関節と膝関節ではわずかな関節運動しか起こらないが，主に足関節を背屈することで身体を前方に移動させる．立脚相後半になると，股と膝関節は屈曲し始め，足関節はさらに背屈して身体を前下方に移動させる．足関節は足指が離地する直前で最大背屈位に達する．遊脚相に入ると，遊脚初期に股と膝関節は最大屈曲位に達する．その後，股と膝関節は伸展，足関節は底屈して足部を再び接地させる準備をする．

Protopapadaskiら[4]は，昇段動作と降段動作に必要な下肢関節の可動域を比較し，股関節および膝関節屈曲は昇段動作で，足関節底背屈は降段動作でより大きな可動域が必要であることを報告している．なお，この実験で使用された蹴上18cm，踏面28.5cmの階段を昇降する際に要した股，膝，足関節の可動域はそれぞれ，股関節屈曲65°，膝関節屈曲94°，足関節背屈21°，足関節底屈40°であった．

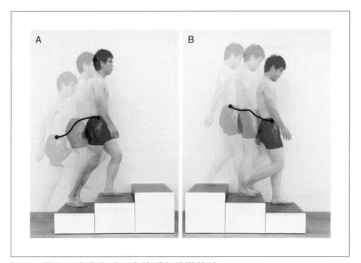

図3　階段昇降動作時の身体重心移動軌跡
A：昇段時，B：降段時

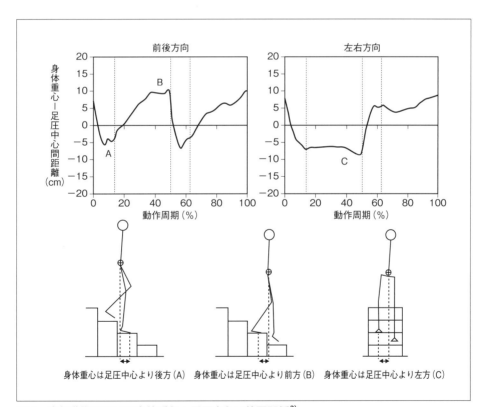

図4　降段動作における身体重心と足圧中心の位置関係[3]
動作周期は右足が接地してから再び右足が接地するまでの期間を100％とする．また，グラフ上の破線は左足離地，左足接地，右足離地のタイミングをそれぞれ示す

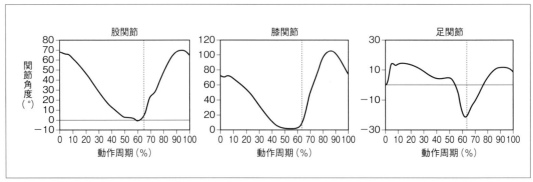

図5　昇段動作時の下肢関節角度変化
使用した階段は蹴上20cm，踏面22cmである．動作周期は右足が接地してから再び右足が接地するまでの期間を100%とする．また，グラフ上の破線は右足離地のタイミングを示す．関節角度の値は，股および膝関節で屈曲方向が正，足関節で背屈方向が正の値として示す

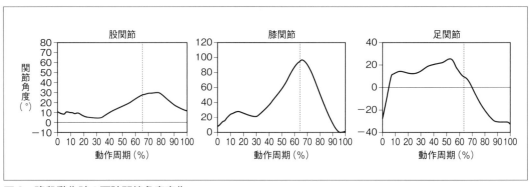

図6　降段動作時の下肢関節角度変化
使用した階段は蹴上20cm，踏面22cmである．動作周期は右足が接地してから再び右足が接地するまでの期間を100%とする．また，グラフ上の破線は右足離地のタイミングを示す．関節角度の値は，股および膝関節で屈曲方向が正，足関節で背屈方向が正の値として示す

階段昇降動作における下肢筋群の働き

　股，膝，足関節での矢状面上の動きに関与する筋は次のとおりである．股関節においては，屈曲に作用する主動筋として腸腰筋，大腿直筋，大腿筋膜張筋，恥骨筋がある．伸展に作用する主動筋は，大殿筋とハムストリングス（大腿二頭筋，半腱様筋，半膜様筋）である．膝関節においては，屈曲に作用する主動筋としてハムストリングス，伸展に作用する主動筋として大腿四頭筋（大腿直筋，外側広筋，内側広筋，中間広筋）がある．足関節においては，背屈に作用する主動筋として前脛骨筋，長趾伸筋，第3腓骨筋がある．底屈に作用する主動筋には，下腿三頭筋（腓腹筋，ヒラメ筋），長腓骨筋，足底筋がある．

　筋が関節に作用するとき，その収縮様式は主に等尺性収縮，求心性収縮，遠心性収縮の3つに分けられる．等尺性収縮とは，筋の長さが変わることなく（関節運動を伴わない）筋力（筋緊張）を発

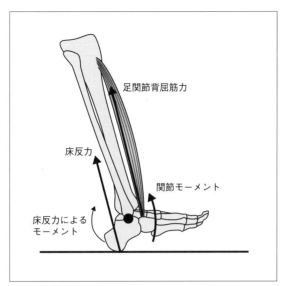
図7 関節モーメント

揮する収縮様式であり，関節を安定させる際に用いられる．求心性収縮とは，筋の長さが短縮して（筋の起始と停止が近づく）筋力を発揮する収縮様式であり，体節を加速させる際に用いられる．遠心性収縮とは，筋の長さが伸長して（筋の起始と停止が離れる）筋力を発揮する収縮様式であり，体節を減速したり衝撃を吸収したりする際に用いられる．三角筋を例にとると，荷物を手に持って上肢を下垂位から水平位まで持ち上げるときの収縮様式が求心性収縮，そのまま上肢を水平位に保持している状態が等尺性収縮，そして上肢を水平位に保持した状態からゆっくりと下垂位まで降ろすときの収縮様式が遠心性収縮である．

　以上の諸点をふまえて，階段昇降動作における下肢筋群の働きを関節モーメント，関節パワー，筋活動の観点からみていくことにする．

関節モーメント

　関節の回転軸に力が離れて作用すれば，関節の回転軸周りに回転が生じる．これを関節モーメントという．その大きさは，力と回転軸から力の作用線までの垂直距離，すなわちモーメントアームの積で求められる．関節運動を考えた場合，関節周りに発生するモーメントは関節に作用する力によって外部モーメントと内部モーメントに分けられる．外部モーメントとは，重力や床反力といった関節に働く外力によるモーメントである．一方，内部モーメントとは外部モーメントに対抗して働く身体内部の力，すなわち筋張力や靱帯・関節包などの受動要素による力のモーメントである．動作解析の分野では，関節モーメントというと通常は内部モーメントのことを指している．**図7**に示す歩行における立脚相の足関節を例にとると，足部に加わる床反力ベクトルが足関節軸の後方を通るとき，床反力は足関節を底屈させる方向に働くモーメントを発生する．これに対抗して，足関節背屈筋群が収縮して足関節を背屈させる方向に働くモーメントを発生する．この背屈方向に働くモーメントのことを関節モーメントという．関節モーメントを調べることで，動作中に関節周りでどの筋群が主に活動しているかを知ることができる．

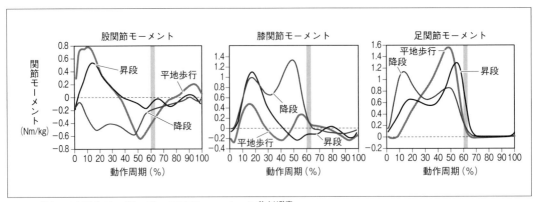

図8 階段昇降動作時の股，膝，足関節モーメント[6]より改変
関節モーメント値は体重で除した値とし，股，膝関節は伸展モーメント，足関節は底屈モーメントをそれぞれ正の値として示す．動作は右足接地から開始し，グラフ上の垂直線は右足離地のタイミングを示す

　階段昇降動作における矢状面での股，膝，足関節モーメントの経時的変化を図8に示す．昇段動作において，股と膝関節では立脚相のほとんどで伸展モーメントが発生しており，立脚相前半の引き上げ期に最大となる．足関節では立脚相で2峰性の底屈モーメントが発生しており，前方移動期に最大となる．上段下肢の引き上げ期と下段下肢の前方移動期はほぼ同期していることから，一足一段での昇段動作における各下肢の役割は，下段下肢の足関節の底屈モーメントと上段下肢の膝関節伸展モーメントによって身体を前上方に持ち上げている．股関節伸展モーメントは動作を通して小さい値なので，補助的な役割を果たしている．

　降段動作において，股関節で発生する関節モーメントは動作を通して小さく，その運動方向にはばらつきがみられる．膝，足関節では体重受容期と制御降下期でピークとなる2峰性の伸展モーメント，底屈モーメントがそれぞれ発生する．しかし，関節モーメントが最大となるタイミングは関節ごとで異なり，膝関節伸展モーメントは立脚相後半の制御降下期，足関節底屈モーメントは立脚相前半の体重受容期に最大となる．上段下肢の制御降下期と下段下肢の体重受容期はほぼ同期することから，一足一段での降段動作における各下肢の役割は，上段下肢の膝関節伸展モーメントと下段下肢の足関節底屈モーメントによって身体を前下方に降ろしている．このように階段昇降動作では，昇段，降段のいずれにおいても主として膝関節の伸展筋群，足関節底屈筋群が活動していることがわかる．

　関節モーメントは動作時に発揮される筋力を推定する指標としても用いられる．膝関節に着目すると，階段昇降動作時に発揮される膝関節伸展モーメントの最大値は0.69～1.50 Nm/kgと報告されている[5, 6]．この値は平地歩行時の0.6 Nm/kgより大きいことから，階段昇降動作は平地歩行に比べ大きな膝関節伸展筋力を必要とする．

関節パワー

　関節パワーは関節モーメントと関節の角速度の積で求められ，関節モーメントと関節の動きから筋の収縮様式を推定することができる[7]．例えば，図9に示すように足関節の背屈・底屈運動を例にとると，足関節周りに背屈モーメントが発生し，足関節の角速度が背屈方向であるときに，関節

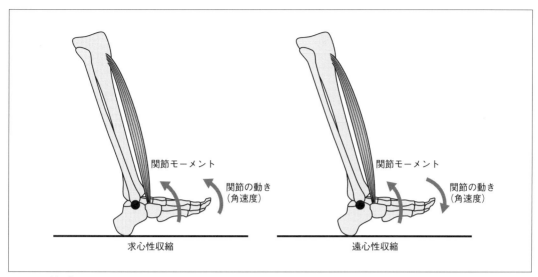

図9 関節パワー

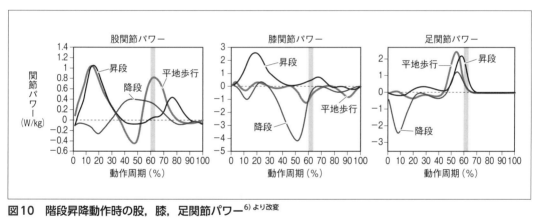

図10 階段昇降動作時の股，膝，足関節パワー[6]より改変
関節モーメントのパワー値は体重で除した値である．動作は右足接地から開始し，グラフ上の垂直線は右足離地のタイミングを示す

パワーは双方の向きが同じなので正の値をとり，前脛骨筋をはじめとする足関節背屈筋群は求心性収縮をしていることになる．一方，足関節周りに背屈モーメントが発生し足関節の角速度が底屈方向である場合，関節パワーは双方の向きが反対なので負の値をとり，足関節背屈筋群は遠心性収縮をしていることになる．さらに，関節に動きがない場合には関節パワーはゼロになり，等尺性収縮をしていることになる．

階段昇降動作時の股，膝，足関節パワーの経時的変化を**図10**に示す．昇段動作では，一周期のほとんどで股，膝，足関節には正のパワーが発生している．この時期に股，膝関節では伸展モーメント，足関節では底屈モーメントが発生しているので，股および膝関節伸展筋群，足関節底屈筋群が求心性収縮をして身体を前上方に持ち上げている．

一方，降段動作では，膝，足関節において負のパワーが発生している．動作中には膝関節で伸展

モーメント,足関節で底屈モーメントが発生するため,膝関節伸展筋群と足関節底屈筋群が遠心性収縮をして重力によって降下する身体にブレーキをかけながら前下方に移動させている.

筋活動

関節モーメントは,あくまで関節に作用する各筋の筋張力によるモーメントの総和である[8]ため,どの筋がどれくらい活動しているかを詳細に知ることはできない.そのような場合には,筋電図を同時に計測して分析することが必要である.

階段昇降動作における代表的な下肢筋活動の経時的変化を図11に示す.昇段動作では,立脚相の体重受容期から引き上げ期にかけて,大殿筋や大腿四頭筋の活動が増加する.また,同時期には中殿筋も活動しており,等尺性収縮によって骨盤の側方安定性を確保している.前方移動期には下腿三頭筋の活動が高まり,遊脚相になると,ハムストリングスと前脛骨筋の活動が増加する.これは求心性収縮により膝関節を屈曲,足関節を背屈させて,踏板先端につまずかないようにするためである.

降段動作では,立脚相の体重受容期に大殿筋,大腿四頭筋,下腿三頭筋の活動が増加する.また,同時期に中殿筋が活動しており,等尺性収縮によって骨盤の側方安定性を確保している.制御降下期には再び大腿四頭筋とヒラメ筋の活動が増加する.遊脚相になると,昇段動作と同様にハムストリングスと前脛骨筋が活動する.

階段昇降動作時にかかる関節の負荷

階段昇降動作において,膝関節は下肢関節のなかで最も負荷がかかる関節である.よって,膝関節に機能低下が生じると,動作に困難さを伴うことが多い.

膝関節は脛骨大腿関節と膝蓋大腿関節からなる.脛骨大腿関節は,脛骨と大腿骨との間の顆状関節であり,矢状面で大きな関節運動が可能である.しかし,関節構造をみると骨性の適合が乏しいため,関節の安定性には靱帯をはじめとする関節周囲組織が重要な役割を果たしている.

脛骨大腿関節の安定性に関与している代表的な靱帯には,内・外側側副靱帯と前・後十字靱帯がある.内・外側側副靱帯は膝関節に加わる内・外反力の制動と前・後十字靱帯は,脛骨と大腿骨間に発生する前後剪断力に対する制動を主な作用としている.また,前十字靱帯に加わるストレスには大腿四頭筋の収縮力と関係がある.図12のように大腿四頭筋が収縮すると前方剪断力が発生するため,大腿四頭筋の収縮力が大きくなるにつれて,脛骨の前方引き出しを制動する前十字靱帯へのストレスは増加する.前後剪断力については,階段昇降動作時に体重の1.3倍の前方剪断力が発生しており,平地歩行時における体重の0.6倍の前方剪断力と比べて大きい.このことから,その制動に関与する前十字靱帯にも大きなストレスが加わっていることになる.前十字靱帯に損傷がある場合には,動作時に膝関節の不安定性を引き起こす可能性があることに注意を要する.

膝蓋大腿関節は大腿骨顆間溝と膝蓋骨後面との間の関節である.膝蓋骨はその両端が大腿四頭筋腱と膝蓋靱帯に付着しており,大腿四頭筋が収縮すると膝蓋後面と大腿骨顆間溝の間に圧迫力が発生する(図13).膝蓋大腿関節に発生する圧迫力は,立脚相における大腿四頭筋の活動が高まる時期に増加する.階段昇降動作時にかかる圧迫力は体重の3.3倍であり,平地歩行時の体重の1.3倍

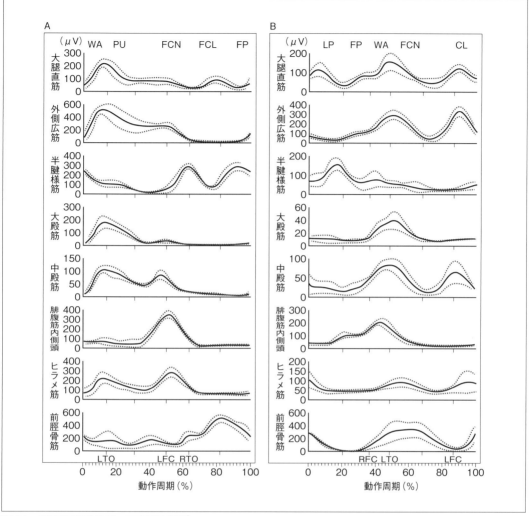

図11 階段昇降動作時の下肢筋活動[1]
A：昇段時，B：降段時
筋活動は右下肢筋群の筋活動を示す．昇段時の動作周期は，右足が接地してから再び右足が接地するまでの期間を100％とする．降段時の動作周期は，右足が離地してから再び右足が離地するまでの期間を100％とする
LTO：左足離地，LFC：左足接地，RTO：右足離地，RFC：右足接地
WA：体重受容期，PU：引き上げ期，FCN：前方移動期，FCL：足クリアランス期，FP：足配置期，LP：脚通過期，CL：制御降下期

の圧迫力に比べて大きい．膝蓋大腿関節に痛みがあるケースに対しては，動作時の膝蓋大腿関節で発生する圧迫力を軽減する動作指導が必要になる．

階段昇降動作時には，脛骨-大腿骨間の長軸方向に体重の5.4倍の圧迫力がかかる[9]．これは平地歩行時にかかる体重の3.1倍の圧迫力と比べて大きい．変形性膝関節症では，脛骨と大腿骨間の過剰な機械的ストレスが痛みを引き起こしたり病期を進行させたりするので，このような疾患を有する対象者に対しては，いかに関節への負荷を軽減するための動作指導をしていくかが重要になる．

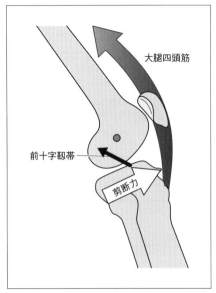
図12 大腿四頭筋の収縮に伴う前十字靱帯の緊張

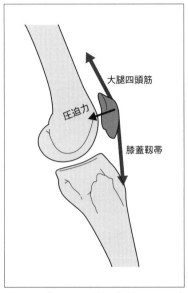
図13 大腿四頭筋の収縮による膝蓋大腿関節の圧迫力

階段の勾配が動作に及ぼす影響

　階段の勾配は階段昇降動作に影響を及ぼす要素の1つである．階段の勾配とは階段の緩急のことであり，蹴上と踏面の組み合わせによって決まる．勾配は踏板の先端部分を結んだ線の傾きで表す．階段昇降動作を安全に行うためには，階段の勾配などの要素を配慮して環境整備をする必要性がある．

　Rienerら[6]の研究から，階段の勾配による影響は動作時の関節角度や関節モーメントにおいて示されている．階段の勾配が大きくなるにつれて，股，膝関節屈曲角度，足関節底屈角度の増加と，膝および足関節モーメントの増加がみられる．つまり階段の勾配が大きくなるにつれて動作に要する関節可動域や筋力はより必要になる．

階段昇降の動作様式の違いによる影響

二足一段昇降動作

　二足一段と一足一段による昇降動作を比較した研究[10]によると，一足一段時に比べて二足一段時に要する下肢関節可動域は，昇段動作では後続脚，降段動作では先導脚において少なくなる．

　動作時に発揮される筋張力は，二足一段にすると昇段動作時の後続脚内側広筋と先導脚下腿三頭筋で減少し，降段動作時の先導脚内側広筋と下腿三頭筋で減少する．このため，昇段動作では膝関節伸展筋群に筋力低下がある際には患側を後続脚に，足関節底屈筋群に筋力低下がある際には患側

を先導脚にした二足一段様式が良い．一方，降段動作では膝関節伸展筋群や足関節底屈筋群に筋力低下があるときには，患側を先導脚にした二足一段様式が良い．

また，動作時にかかる膝関節負荷の観点からみると，二足一段における昇段動作時の後続脚，降段動作時の先導脚において脛骨－大腿骨間の長軸方向の圧迫力，前後剪断力，膝蓋骨－大腿骨顆間溝間の圧迫力は減少する．よって，膝関節に痛みや前十字靱帯損傷などがある場合には，昇段動作では患側を後続脚に，降段動作では患側を先導脚にした二足一段様式を指導すると関節への負荷が軽減され有効であろう．

結 語

階段昇降動作は，身体重心の水平移動に垂直移動が加わる移動動作である．ゆえに，重力の影響を受けながらいかに身体重心を持ち上げたり降ろしたりして進行方向に移動するかが動作で要求される．身体重心移動には，主として下肢関節の矢状面の動きとその運動に関与するさまざまな下肢筋群によって制御される．下肢筋群については，昇段，降段動作のいずれにおいても膝関節伸展筋群と足関節底屈筋群が主に活動し，昇段動作では求心性収縮により身体を重力に逆らって前上方に持ち上げ，降段動作では遠心性収縮により重力によって降下する身体にブレーキをかけながら前下方に移動させている．

また，階段昇降動作は，ADLの中でも膝関節への負荷が大きい動作である．脛骨－大腿骨間の長軸方向の圧迫力や前方剪断力，膝蓋骨－大腿骨顆間溝間の圧迫力において，平地歩行に比べ大きな負荷がかかっている．

階段昇降動作時の下肢の負担や関節への負荷は階段の勾配や動作様式などによって異なる．動作の改善を目指した介入手段を選択するには，これらの運動学的特性をふまえたうえで環境整備や動作指導をすることが大切である．

文献

1) McFadyen BJ, Winter DA：An integrated biomechanics analysis of normal stair ascent and descent. *J Biomech*, 21(9)：733-744, 1988.
2) Zachazewski JE, et al：Biomechanical analysis of body mass transfer during stair ascent and descent of healthy subjects. *J Rehabil Res Dev*, 30(4)：412-422, 1993.
3) Mian OS, et al：Centre of mass motion during stair negotiation in young and older men. *Gait Posture*, 26(3)：463-469, 2007.
4) Protopapadaski A, et al：Hip, knee, ankle kinematics and kinetics during stair ascent and descent in healthy young individuals. *Clin Biomech*, 22(2)：203-210, 2007.
5) Costigan PA, et al：Knee and hip kinetics during normal stair climbing. *Gait Posture*, 16(1)：31-37, 2002.
6) Riener R, et al：Stair ascent and descent at different inclinations. *Gait Posture*, 15(1)：32-44, 2002.
7) 江原義弘・他（編）：臨床歩行計測入門．pp140-141, 医歯薬出版, 2008.
8) 臨床歩行分析研究会（編）：関節モーメントによる歩行分析．p11, 医歯薬出版, 1997.
9) Taylor WR, et al：Tibio-femoral loading during human gait and stair climbing. *J Orthop Res*, 22(3)：625-632, 2004.
10) 枝松千尋・他：階段昇降における二足一段昇降と下肢への負担．体力科学, 50(4)：453-466, 2001.

（小島　悟）

7. 走行

序説

「走行」はヒトの生活場面で，ある地点になるべく早く到達することを目的に選択される移動動作である．競技としての走行の起源は古代オリンピックまで遡ることができる．ヒトは古代より速く走ることに価値を見出し，速く走ることを追求してきたとも言える．また，走行動作は多くのスポーツ競技で基本的な技能となるため，基礎的なトレーニングとしても取り組まれており，スポーツ競技場面でも最も頻用される動作の1つと言える．

また，近代では，「速く走る」競技目的以外にも，走行は頻繁に選択されるようになってきた．例えば，休日になると，多くの市民ランナーが街中をランニングする姿がみられる．彼，彼女らの多くは，必ずしも走行の時間短縮を目的にしているわけではなく，走ることによって身体に生じるさまざまな生理学的な変化を期待して走っている場合が多い．つまり，現代社会では健康増進や体力向上，体重コントロールなどを目的に走行を選択することが増えてきている．

一方，走行は身体にさまざまなストレスを与え，古くから身体的な損傷の要因にもなる動作としてよく知られている．比較的簡単に始められる動作であることから，個々人の体力以上の速度や距離を走行してオーバーワークになり身体に致命的なストレスを与えることも珍しくない．市民マラソン大会でAED（自動体外式除細動器）が使用されるニュースは，多くの場合，このようなケースが発生するためである．

本項では，理学療法・作業療法プログラムを実施するうえで必要となる走行に関する知識を整理し，走行によって生じる身体的なストレスを運動学的，解剖学的に解説する．あわせて，走行によって得られる心肺機能への影響を生理学的な知見から解説する．走行による効果やリスクおよびその運動学・解剖学・生理学的背景を知ることで，理学療法・作業療法プログラムへの適用のための基礎知識となることを記述する．

走行動作の分析

走行周期を表す用語

走行周期を表す用語は十分に統一されていないのが現状である．立脚期は支持期，サポート期などと呼ばれ，遊脚期は非支持期，飛翔期，リカバリー期などと呼ばれる．運動学的には走行周期を示すための統一的な用語は見当たらず，イニシャルコンタクト(initial contact)，ミッドスタンス(mid-stance)，ストライドレングス(stride length)，ステップレングス(step length)など，ほとんどの用語は歩行周期と共有されることが多い．

しかし，一致する点の少ない歩行と走行を同一の用語を用いて説明することは，運動学的に走行の特徴を掌握することを難しくしている印象がある．そこで本項では，走行の特徴の理解を容易に

表1　陸上競技などでも使用されている走行周期を表す用語

サポート期：歩行における立脚期におよそ相当する．
①フットストライク（foot-strike）
　歩行におけるイニシャルコンタクトに相当する．足部が地面に接触するとき．
②ミッドサポート（mid-support）
　歩行における荷重応答からターミナルスタンスに相当する．足部が地面に接地し，接地の衝撃を吸収し，前方への推進力を得る時期である．踵部が地面から離れる直前までを指す．
③テイクオフ（takeoff）
　歩行におけるプレスイングに相当する．踵部が地面から離れて足趾が離れるまでの期間を指す．

リカバリー期：歩行における遊脚期に相当する．
④フォロースルー（follow-through）
　地面を蹴った下肢の勢いにより，後方へ動いた下肢の運動（股関節の伸展）が止まる期間を指す．
⑤フォワードスイング（forward-swing）
　後方への動きが止まった下肢を前方へ移動させる期間を指す．
⑥フットディセント（foot-descent）
　前方へ移動した下肢を降下させ，接地の準備を行う期間を指す．

するため陸上競技などでも使用されている走行周期を表す用語を使用することとする．

本章で使用する走行周期を表す用語

　走行周期には大きく分けると2つの期があり，それらはそれぞれ3つの相に分けることができる．すなわち，歩行における立脚期に相当するサポート期，遊脚期に相当するリカバリー期があり，サポート期にはフットストライク（foot-strike），ミッドサポート（mid-support），テイクオフ（take-off）の3つの相，リカバリー期にはフォロースルー（follow-through），フォワードスイング（forward-swing），フットディセント（foot-descent）の3つの相がある（**表1**）．

走行周期の特徴

　走行の特徴は，歩行と比較することで顕著に確認できる（**表2**）．これらの点から走行と歩行は一般運動プログラム上も全く違う運動であることがよくわかる．
　走行周期は一側のフットストライクから，もう一度同側足のフットストライクまでが一周期となる．歩行周期との最も大きな違いは，歩行周期には必ず存在する両脚支持期が走行周期には存在しないことと，一側のフォワードスイングの際に反対側がフォロースルーすることによって生じる両脚同時遊脚期が存在することである．
　歩行周期では立脚期が占める割合は約60％であるのに対し，走行周期では立脚期に相当するサポート期が占める割合はランニングレベルの速度（3.2m/秒）で約40％となり，スプリンティング（短距離走）レベルで約20％となる．立脚期ではフットストライクからミッドサポートまでに衝撃緩衝作用，ミッドサポートからテイクオフまでに推進作用の2つの役割を果たすが，ランニングレベルでは，衝撃緩衝作用が推進作用よりも重要となり，スプリンティングレベルでは推進作用が重要となる．

表2　歩行と比較した走行の特徴[3]をもとに作成

	走行（主にスプリンティング）	歩行
周期全体	遊脚期が長い	立脚期が長い
両脚支持期	ない	ある
両脚同時遊脚期	ある	ない
重複歩距離	長い	短い
ケイデンス	高い	低い
身体重心の位置	低い	高い
速度あたりの身体重心の上下変動	少ない	多い
下肢関節の角速度	速い	遅い
関節可動範囲	大きい	小さい
筋の活動	大きい	小さい
下肢を動かすエネルギー源	主に筋収縮	振り子運動による最小限の筋収縮
足を運ぶライン	身体の中心に近い1本のライン	平行な2本のライン
床反力	体重の約2.5倍から3倍	体重の約90％

　一方，走行周期の中で遊脚期は約60％を占める．また，前述のごとく，両足が同時に遊脚する両脚同時遊脚期が存在する．両脚同時遊脚期はフォロースルーからフォワードスイングで遊脚期のうち約75％を占めており，この時間をいかに短縮するかは，走行速度を速めるポイントの1つとなる．

走行時の重心移動

1. ランニング時の重心移動の特徴

　走行速度が遅いランニングの際には，重心の上下移動は大きくなる．一般的にランニングレベルで重心の上下動幅は10cm前後であるが，これは快適歩行速度での歩行時に5cm前後であることを考えれば，かなり大きくなっていることがわかる．上下動幅の増加はエネルギーのロスの大きさを示しており，必ずしも効率は良くない．

　重心の上下動の大きさは，立脚時のフットストライクからミッドサポートまでの衝撃を緩衝する作用と，受けた衝撃をミッドサポートからテイクオフの間に推進に変換する作用に強く影響される．

2. スプリンティング（短距離走）時の重心移動の特徴

　走行速度が速くなるスプリンティングの際には，意外と思えるが重心の上下動幅はむしろ小さくなり，重心位置そのものも歩行と比べて低くなる．重心の上下動の幅は，ランニングと比べて小さくなり，6cm前後となる．これは快適歩行速度での歩行時の5cm前後に比べて速度が何倍にもなっている点をふまえると，スプリンティングでは，いかに重心の垂直落下を少なくして効率の良い水平移動に変換しているかがわかる．

　重心の上下動の幅が小さくなる理由はいくつか考えられるが，最も大きな要因の1つはフットストライク時の足部が接地する位置と重心線との位置関係にある（図1）．走行中は重心線に近い位置，すなわち身体の真下で接地することで，走行速度が速まることによって起こる物理的な運動エ

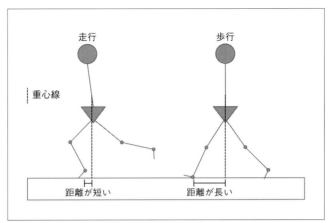

図1 走行と歩行のフットストライク（イニシャルコンタクト）時の重心線のからの距離の違い

ネルギーを吸収するための衝撃緩衝作用の必要性を弱め，推進作用への変換を容易にすることができる．また，仮に歩行や遅い速度でのランニングのように身体の真下よりも前方で接地すれば，速い走行速度での推進作用を得るために無理に股関節を大きく伸展させることになり，身体にかかるメカニカルストレスもかなり強くなると想像できる．スプリント競技でよく起こるハムストリングスの筋挫傷（肉離れ）につながりやすい．

走行時の股・膝・足関節の動き

走行時の股・膝・足関節の動きについて，短距離走の中間疾走部分を想定して記述する．

1. 股関節の動き

股関節の動きは矢状面上の屈曲・伸展の動きが最も特徴的である．屈曲の動きが最大になるのは，フォワードスイングの終期（フットディセントの直前）である．屈曲角度は70°前後（60〜80°）と個人差が大きい．また，走行速度が速いほど角度が大きくなるわけではないこともわかっている．この際の角速度は走行速度が速まるにつれて大きくなるが，ある一定の競技水準を超えれば，角速度は特に走行速度を決定する因子とはならないと言われている．

伸展の角度が最大になるのはテイクオフ時である．これにも個人差があるが，最大速度時で伸展30°前後（20〜40°）が最大値となる．100m走で考えると，スタート時には伸展50°程度で始まり，最大速度に達する40m前後で30°程度になり，その後徐々に低下し，ゴール直前には20°程度になるのが一般的である．

2. 膝関節の動き

膝関節の動きも，矢状面上の屈曲・伸展動作が重要となる．屈曲が最大になるのはフォワードスイング初期から中期にみられる膝を屈曲してコンパクトにたたみ，遊脚速度を速める動作で，いわゆる"引きつけ動作"の際に最大となる．このときの屈曲角度は140°程度（130〜150°）となり，その後伸展へと移行する．以前は速く走るためにはフォワードスイングの際に「膝をできるだけ深く折りたたむ」ことが良いとされていたが，近年の研究の結果，必ずしも因果関係は明確ではない．

膝関節の動きとしてもう1つ重要なポイントは，フットストライク時の動きである．歩行ではイニシャルコンタクト時に膝関節は伸展位であり，その後，荷重応答期に膝関節が屈曲するが，走行では膝関節屈曲位でフットストライクとなる．これによって，重心のほぼ真下で接地することができ，前方へのエネルギー消費の少ない素早い移動が可能となる（図1）．接地時の膝関節の屈曲角度は20～40°程度であり，ミッドサポートまでに0～10°程度さらに屈曲する．その後ミッドサポートからテイクオフにかけて0～20°程度伸展するが，走行速度の速い選手ほどこのときの角度は変わらない（0°に近い）ため，屈曲位のままミッドサポートからテイクオフに移行することが短距離走のタイムを短縮する1つの要因と考えられる．

　余談ではあるが，オリンピックなどで日本人選手がメダルを期待される「競歩競技」がある．これは文字どおり「最速の"歩行"を競い合う」競技であり，「走ってはならない」という制約下で行われる競技である．その制約の1つとして「ベントニー」というルールがある．これは「フットストライクからミッドサポートまで膝を屈曲してはならない（伸展位を保つ）」との制約である．つまり，前述したように，この時期に膝を屈曲すること自体が走行の大きなの特徴の1つであるため，「競歩」では厳しく制約されている．

3. 足関節の動き

　矢状面上の足関節の動きを観察すると，フットストライク時は下腿と足部が成す角度が約90°（底背屈0°）で接地するが，80～100°程度の幅がある．これはフォアフット（前足部接地）走法，ミッドフット（足底接地）走法，ヒールストライク（踵接地）走法などの走法の違いによるところも大きい．その後は個人差，走法差はあるがおおむね接地後はミッドサポートにかけて10～15°程度背屈し，テイクオフにかけて40°ほど底屈する．

走行時の筋力特性

歩行，ランニング，スプリンティング時の各関節の筋出力の特徴

　図2に歩行，ランニング，スプリンティング時の各関節が発揮するパワー（仕事率）のパーセンテージを円グラフで示した．円の大きさはパワーの総量に比例している．

　歩行時には，足関節の寄与が53％で最も高く，次いで股関節屈曲の比率が30％であった．歩行時は足関節の筋出力を中心に，膝関節や股関節伸展の筋力をほとんど使わず非常に効率良く歩いていることがわかる．

　ランニング時には依然として足関節の比率が最も高く41％であった．ランニングの特徴は前述したように立脚時のフットストライクからミッドサポートまでに衝撃緩衝作用が重要となるため，膝関節の寄与が22％と歩行に比べ急激に高くなる．また，股関節伸展も14％と歩行に比べて大きくなることもわかる．

　スプリンティングでも，足関節の寄与の高さが最も高く34％であった．ランニング時よりも膝関節の寄与は低くなり（ただし，絶対値としての膝関節のパワーが下がっているわけではない），股関節屈曲・伸展の寄与を合わせて約50％まで高くなる．要約すると，足関節は歩行，ランニング，スプリンティングを通じて最も寄与が高く，ヒトの移動に関して足関節の役割が極めて大きい

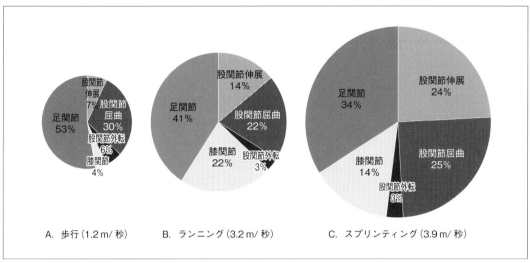

図2 歩行と走行における各関節の筋出力の特徴[1]をもとに作成
歩行，ランニング，スプリンティング時の各関節のパワー（仕事率）を相対的な割合で示した．ただし，円の大きさはパワー（仕事率）の大きさにおおまかに比例させている

ことがわかる．ランニングでは膝関節の役割が相対的に高くなり，さらに速度が速くなるスプリンティングでは股関節屈曲・伸展の役割が高くなることがわかる．

スプリンティングにおけるハムストリングス，内転筋群の重要性

1．スプリンティング競技者のハムストリングス，内転筋群の筋断面積

　国内のジュニアアスリート（13歳）の筋特性をMRIによる筋断面積から検討した研究がある[5]．スプリンティングのジュニアトップアスリートでは，他の競技（スケート，テニス）のジュニアアスリートと比較して，ハムストリングスと内転筋群の断面積が大きいことが確認された．同時にその断面積は，前面に位置する大腿四頭筋よりも大きいことも確認された．n数も少なく，これらの特徴がスプリンティング運動の特性によるものなのか，あるいはその他の要因によるものなのかは慎重に議論する必要があるが，ハムストリングスはもちろん（ハムストリングスはスプリンターマッスルとも呼ばれるほど重要），内転筋群がスプリンティング種目に大きく関わる筋である可能性は極めて高い．

2．スプリンティング場面での内転筋群が股関節屈曲・伸展に及ぼす作用

　前述したように，スプリンティングにおける股関節屈曲・伸展作用は，かなり高くその動作に寄与している．その点から考えると二関節筋であるハムストリングスが肥大することはよくわかる．なぜ内転筋群が肥大するのだろうか．

　内転筋には股関節屈曲・伸展作用がある．**図3-A**のように股関節屈曲位であれば長内転筋，大内転筋は伸展方向への作用を強める．**図3-B**のように股関節が伸展方向にあれば，長内転筋は股関節屈曲方向への作用を強める．

　この点からもスプリンティングにおける内転筋群の作用は，ハムストリングスに並び重要な役割を担っていると推測でき，結果として大きく肥大する傾向にあると考えられる．

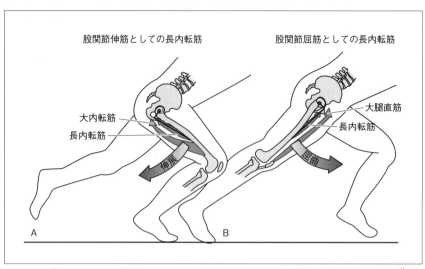

図3　スプリンティング場面における内転筋群が股関節屈曲・伸展に及ぼす作用[6]

走行時（ランニング，スプリンティング時）の足関節の役割

1. 下腿義足から考える足関節に求められる機能

　足関節が歩行・走行動作において大きな役割を担っていることはすでに述べた（**図2**）．走行場面で足関節に求められる役割は，下腿義足の機能をみるとよくわかる．

　近年，下腿義足者がパラリンピックなどで，健常者に迫る記録を出していることが話題になっている．これは，もちろん選手個々人の日々の不断の努力によるところが大きいことは言うまでもない．それに加えて，スプリンティング用の下腿義足の開発・発展によるところが大きいことも事実である．

　興味深いデータがある．下腿切断者が競い合うパラリンピックで，T44（片側下腿義足）とT43（両側下腿義足）の男子の世界記録を比較すると200m走，400m走ではT43（両足下腿義足）の方が良い記録を出している．機能損傷の程度は言うまでもなく片側下腿義足の方が軽い．そのため片側下腿切断の選手はスタートダッシュで有利だが，両側下腿切断の選手は中間疾走から後半にかけて加速するレース展開になる（T43とT44は一緒に同一のレースで疾走することが多い）．100m走では，まだ両者の記録は拮抗しているが，距離が長くなればなるほど両側下腿義足の選手が有利になる．近い将来，健常者の記録を上回るのではないかと言われるほどである．

　このように昨今のスプリンティング用の下腿義足に求められている機能は，接地時の衝撃緩衝機能ならびにそのエネルギーを反発させることによって得られるプッシュオフのスプリング機能と極めて小半径によるロッカー機能であり，これらを実現し記録の短縮に大きく貢献してきた．

2. 足関節が果たすスプリング機能

　このように，足関節を失ったケースのスプリンティングに必要な機能を考え，逆説的に足関節に求められている機能について記述した．一方，健常の下肢にも，アキレス腱の弾性によるスプリングが備わっている（**図4**）．

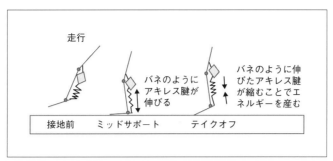

図4　走行時のアキレス腱にみられるスプリング機能

　走行時の接地によって発生するエネルギーは，接地時にアキレス腱の弾性作用によって，一部，バネが伸びるように吸収され，次のステップの際に伸ばされたバネが縮む機序で開放され，推進力として活用される．

　このような文字どおり身体の"バネ"のような作用は，黄色人よりも黒人において，より特徴的に生じるとされている．黒人の細くて長い下腿に続いて走行する長いアキレス腱は，より弾性に富み，強い反発力を有するとされる．また，多くの黒人選手がこの特徴を活かすために，前足部から接地することで強い反発力が得られる走り方を習得しているとも言われている．一方，黄色人選手は踵から接地することで十分な反発力が得られにくい走り方を習得していると言われている．世界レベルの短距離競技で黒人選手の独壇場であることには，生理学的見地から筋線維のタイプの構成の相違もあると思えるが，このような身体的特性も影響していると考えられる．

衝撃緩衝の仕組み

足部の衝撃緩衝の仕組み

1．トラス機構

　足部には内側縦アーチ，外側縦アーチ，横アーチの3つのアーチがある．いずれも重要な役割を担うアーチであるが，衝撃緩衝作用との意味では内側縦アーチはとりわけ重要である（**図5-A**）．

　内側縦アーチは高さと形状を維持するために，足底腱膜，底側踵舟靱帯（バネ靱帯），第一足根中足関節などが重要な役割を担っている．中でも足底腱膜は，コラーゲンに富む縦と横の束状の組織で構成され，縦アーチの保持に最も重要な要素である．

　このように弾性に富む内側縦アーチの機構は，高い衝撃緩衝作用を有しており，衝撃により起こるアーチのつぶれも防ぐ機序がある．これをトラス機構と言う（**図5-B**）．

2．ウィンドラス機構

　ウィンドラス機構は，巻き上げ機構とも呼ばれる機能である．母趾を背屈させることで第一中足趾節関節を支点に，足底腱膜が"巻き上げられる"ことにより足底腱膜の剛性が高まる機構を指す（**図5-C**）．

　このウィンドラス機構は，歩行ではターミナルスタンスからプレスイングにかけてみられ，母趾

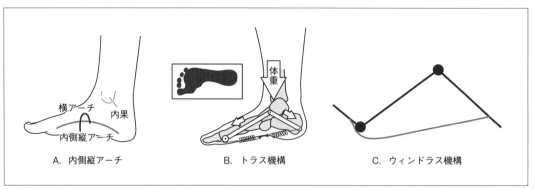

図5　足部のトラス機構とウィンドラス機構
ウィンドラス機構では，母趾を背屈させることで第一中足趾節関節を支点に足底腱膜が巻き上げられ，足底腱膜の剛性が高まる

背屈により内側縦アーチが挙上し，蹴り出し時の推進力を生み出す機構と言われている．走行時の役割は不明な点が多いが，推進力の増加に加え，走行では前足部から接地することも多いことやランナーに足底筋膜炎を発症することが多いことを考えれば，衝撃緩衝にも関与していることが推察できる．

後足部の回内と下腿の内旋による衝撃緩衝作用

走行速度を上げていくと後足部は回内し，それに伴い下腿は内旋する（**図6**）．このような動きには2つの意味があり，1つは接地によって起こる衝撃の緩衝作用，もう1つは母趾球が有効に使えるため，しっかりと地面を蹴り推進力を得ることができることである．この緩衝作用が過剰に繰り返されることによって，いわゆるランナー膝の要因にもなる．

長距離走行による身体の変化

ここまで走行に関する運動学的・解剖学的な話題を中心に記述してきた．走行動作にはもう1つ欠かすことができない生理学的な視点がある．すなわち，有酸素運動としてランニングを取り入れた場合，呼吸器を介して酸素を取り込み，循環器でそれを運搬し，エネルギーに変えていく過程である．

走行で使用されるエネルギー供給系

100m走のような短距離走で，短時間に強い出力が必要な際に使用される供給系は，無酸素性エネルギー供給系であるATP-CP系と解糖系である．ただし，ATP-CP系は最初の7～8秒ほど供給されるのみで，その後は解糖系が中心になる．解糖系は筋内の糖（グリコーゲン）を利用し，急速なエネルギー需要に耐えうるエネルギー供給系であるが，反面，エネルギー源である糖は限りがあり，利用効率も悪いため（その大部分は乳酸になる），短時間で消耗してしまう．

マラソンを代表とする長距離走では，糖や脂肪を主に利用した有酸素性エネルギー供給系である

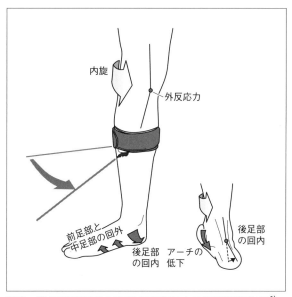

図6 後足部の回内と下腿の内旋による衝撃緩衝作用[6]
後足部の回内と下腿の内旋による衝撃緩衝作用の様子である．接地時の衝撃で内側縦アーチが潰れるのに伴い，後足部は回内する．それに連動するように下腿が内旋することがわかる

酸化系が中心となり，必要なATPが供給される．酸化系は単位時間あたりに算出されるエネルギーは少ないが，理論上は糖と脂肪がある限りエネルギーを生み出し続けることが可能である．

◆酸化系のエネルギー供給能力を決定する因子

長い距離をできるだけ速く走り続ける能力は持久性である．"持久性がある"とは，酸化系のエネルギー供給能力が高いとも言い換えることができる．酸化系のエネルギー供給能力を決定する因子として，①体内に酸素を取り込む呼吸器系，②取り込んだ酸素を各組織へ運搬する循環器系，③各筋内のエネルギー供給系の働きがあげられる．つまり，持久性向上は中枢性および末梢性の循環機能の改善に加え，骨格筋の機能や換気機能の改善などの総和の結果と言える．

代表的な持久性の指標である酸素摂取量($\dot{V}O_2$)は「酸素摂取量(ml/kg/min)＝心拍数×1回拍出量×動静脈酸素較差」の式で求められる〔Fick(フィック)の原理〕．つまり，持久性向上は，心拍数が高くなり，1回拍出量が多くなり，かつ動静脈酸素較差が大きくなれば達成されることになる．言い換えれば，循環器系のトレーニング効果への貢献度は非常に高い一方で，呼吸器系の機能は，非トレーニング下でも比較的予備呼吸能力が高いため，運動時には予備能力が活用され，残りの2つの決定因子に比べてトレーニング効果への貢献度はあまり高くない．

◆長距離走行が身体に及ぼす変化

酸化系のエネルギー供給能力を高めるためには，継続的な有酸素運動が効果的であることは周知の事実である．ここでは継続的な有酸素運動が身体に及ぼす効果について記述する．

1. トレーニングが血液循環機能に及ぼす効果—1回拍出量の増加

1回心拍出量は心臓の収縮力，前負荷，後負荷で決まる．通常，数か月程度の短期間では，心筋の収縮力などの中枢循環系の変化は期待しにくい．一方，持久性向上運動を継続すると，手足の末梢血管壁の柔軟性が増したり，筋肉内の毛細血管が増殖したりするなど，末梢血管抵抗が低下する（後負荷が軽くなる）．つまり，同じ心筋の収縮力でも，より多くの血液が送り込めるようになる．

また，心臓には流入量に適合するだけの量を拍出する機構が備わっている〔Starling（スターリング）の法則〕．つまり，末梢血管抵抗の低下に伴う静脈還流量の増加は，心臓の拡張期に多量の血液の流入をもたらす．心室が拡張すれば，強い力で収縮期に押し出されるのである（前負荷）．このようにして1回拍出量は改善される．

2. トレーニングが血液循環機能に及ぼす効果—心拍数の増加

結論から言えば，最大心拍数はトレーニングによって増加するものではない．最大心拍数は，最大心拍数＝220－年齢（拍／分）の式によって求められる．では，いかなる方法で心拍数を増やせば良いのか．答えは安静時心拍数を下げることである．安静時心拍数を下げることによって最大心拍数へ達するまでに"余力"が生まれる．この"余力"を予備心拍数と言う．例えば，同じ50歳でも，170拍／分（220－50＝170）の最大心拍数に対し，安静時心拍数が80拍／分であれば予備心拍数が90拍／分（170－80＝90），安静時心拍数が60拍／分であれば予備心拍数は110拍／分（170－60＝110）となり，予備心拍数20拍の差分だけ，より高度な負荷に耐えられる．

安静時にヒトが必要な毎分心拍出量は約5Lであり，これはトレーニングを積んだ人も，そうでない人も，個体差がない限りほとんど変わらない．つまり，前述したように1回拍出量が増えれば，それに伴い安静時心拍数は低下する．ちなみに，良くトレーニングされたトップアスリートの安静時心拍数は40拍／分にもなると言われている．

なお，近年では「220－年齢」で求められる最大心拍数に誤差が認められることから，最大心拍数＝206.9－（0.67×年齢）（拍／分）の式も用いられるようになってきた．実際には簡易的で計算のしやすさを優先する際には前者を選択し，値の正確さを優先する際には後者を選択して，使い分けると良いであろう．

3. トレーニングが血液循環機能に及ぼす効果—動静脈酸素較差の増加

動静脈酸素較差とは，動脈血と静脈血の酸素含有率の差である．体内での酸素利用効率が高まり，その結果として，静脈血に酸素が少なければ少ないほど，肺で取り込まれる酸素が多くなる．体内での血流量の約80％以上は皮膚と筋肉に注がれると言われているため，筋肉での酸素利用率がこの値の鍵となる．筋肉内の酸素利用率が高まる要因として，毛細血管の増殖，ミトコンドリア数や大きさの増大，筋線維のタイプの変換などの関与があげられる．

4. 長期的なトレーニングによるスポーツ心臓と高地でのトレーニングが身体に及ぼす影響

ここまでトレーニングが血液循環機能に及ぼす一般的な効果について記述してきた．ここでは，一般的にはあまり生じないが，長期的なトレーニングを積んだアスリートに起こりうるスポーツ心臓と標高の高い地域で行われる高地トレーニングが身体に及ぼす影響についてトピックスとして記述しておく．

①長期的なトレーニングによるスポーツ心臓

シドニーオリンピック女子マラソン金メダリストの高橋尚子選手の安静時心拍数は1分間で30回

台であったという話は有名な話である．このように長期的な持久系トレーニングによって生じる極めて高いポンプ作用をもつ心臓は「スポーツ心臓」と呼ばれる．スポーツ心臓では一般的な心臓よりも明らかな心拡大が生じている．心拡大により心臓に流入する血液量が増え，それに伴い1回拍出量が増加する〔Starling（スターリング）の法則，前述〕．1分間あたり30回台の高橋尚子選手は別格として，通常，スポーツ心臓では安静時心拍数は40〜50回/分程度になる．

　持久系競技の選手でなければ，徐脈性不整脈と診断され，突然死もあり得る重篤な症状であるが，持久系競技の選手であれば加療の必要は全くない．以前は，スポーツ選手の突然死に影響しているとの見解もあったが，それを示す根拠はない．突然死の予防のためにはスポーツ心臓による徐脈なのか，その選手個人が元来よりもっていた心疾患による徐脈なのかをしっかり診断することが重要である．

②高地でのトレーニングが身体に及ぼす影響

　マラソンや水泳など持久性が必要な競技で，しばしば行われるのが「高地トレーニング」である．標高1,500〜3,000m程度の高地で行われるトレーニングであり，酸素濃度が平地に比べて低いことから，身体は環境に適応し，必要な酸素を確保するために，酸素を運ぶための赤血球数やヘモグロビン濃度を増加させる．この変化が，平地に戻った際に行われる持久系競技に極めて有利に働く．

　近年，ケニアやエチオピアの選手が長距離競技で良い成績を上げ続けている．エチオピアの首都は標高2,400mの高地にあり，ケニアでも高地でのトレーニングが可能である．もちろん，ケニアやエチオピア国内での長距離種目の人気による才能の集結，交通網の未発達による幼い頃からの高地での運動習慣などの要因も考えられるが，このような環境下で培われる極めて高い酸素運搬能力が競技成績につながっていることは間違いないであろう．

◆酸化系のエネルギー供給能力の指標としての運動耐容能

　酸化系のエネルギー供給能力を測る指標として運動耐容能がある．

1. 運動耐容能とは

　運動耐容能とは文字どおり運動に耐えうる能力である．運動耐容能の指標にはいくつかあるが，無酸素性作業閾値（Anaerobic Threshold，AT）は妥当な指標となる．

2. 無酸素性作業閾値（乳酸性作業閾値，換気性作業閾値）

　軽いランニングから走行速度を徐々に上げていき，酸化可能量を超えるATPが必要になった際，解糖系によって糖が分解され，乳酸が産生される．このとき産生された乳酸は血液の中に入り，血中乳酸濃度を急激に上げる．このように，酸化系中心のエネルギー供給から，解糖系中心のエネルギー供給へと切り替わり，血中乳酸濃度が急激に上がり始める境目の運動強度を乳酸性作業閾値（Lactate Threshold，LT）と言う．大量に産生された乳酸を緩衝するために多量の二酸化炭素が排出され，換気量が急激に多くなる．このときの運動強度を換気性作業閾値（Ventilatory Threshold，VT）と言う．LTとVTは，ほぼ同程度の運動負荷で生じる．LTを計測するには血中乳酸濃度を計測する必要があるため，一般的には理学療法士が行うことはない．VTは呼気ガス分析装置を用いれば計測できるため，理学療法士にも行いやすい検査である．

　LTやVTを用いて計測された"酸化系中心から解糖系中心のエネルギー供給系に切り替わる運動強度"は，無酸素性作業閾値（Anaerobic Threshold，AT）とも呼ばれる．ATはLTやVTを用いて

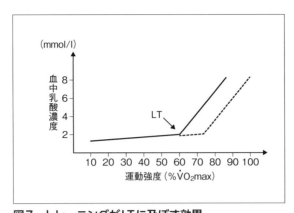

図7 トレーニングがLTに及ぼす効果
トレーニングによってLTのポイントが右方になる．つまり，トレーニング以前なら解糖系の参加が多かった運動強度でも，トレーニングにより酸化系中心で行えるようになることを意味する

計測されるため，概念的な用語と言える．ATは一般の健常者では55〜60％ $\dot{V}O_2max$程度であるのに対し，十分にトレーニングしたスポーツ選手では80％ $\dot{V}O_2max$にもなると言われている． $\dot{V}O_2max$に対するATの向上は，酸化能力の向上を意味する．つまり，高い運動強度でも疲労が少なく，エネルギー効率の高い酸化系のエネルギー供給で対応できることを意味し，高い強度でも運動の持続が可能になる（**図7**）．

3. 無酸素性作業閾値（AT）を超えると生じる換気応答

最後に無酸素性作業閾値（AT）を超えると生じる換気応答についても記述しておく．

①運動時の換気応答と呼吸中枢の関わり

呼吸は延髄を中心とする呼吸中枢によって制御されている．また，延髄にある呼吸ニューロンは，橋に存在する呼吸調節中枢によって文字どおり調節されている．さらに，大脳皮質による随意的な制御も可能である．

運動開始直後の換気応答のメカニズムについて，上位中枢（大脳や視床下部）から動作筋へのインパルスが呼吸中枢や循環中枢に放散する遠心性の制御と，末梢の筋や関節の機械受容器から求心性の制御がされていると考えられている．この点に関しては，未だ不明な点も残っている．

②運動時に起こる呼吸運動

ATを超える運動強度を負荷すると急激に呼吸気量が増加し，その後ゆっくり増加しプラトーに達する．いわゆる3相性の変化を示す．運動時の最大分時換気量は一般成人男性で毎分120Lと言われており，これは意識的に呼吸を繰り返して得られる毎分の最大呼吸量の80％程度の値である．つまり，呼吸器系では十分に余力を残しつつ，予備呼気量と予備吸気量を用いながら呼吸数を上げて応答していることになる．

このように運動負荷が上がれば，予備呼気量と予備吸気量をより効率的に活用するようになる．安静時呼吸では，通常，吸気は横隔膜と外肋間筋，呼気は胸郭と肺の自然な弾性によるところが大きい．一方，予備吸気量を使うには横隔膜と外肋間筋がさらに強く収縮するとともに，呼吸補助筋

である胸鎖乳突筋，斜角筋，大胸筋，小胸筋，前鋸筋，肩甲挙筋なども動員される．そして，予備呼気量を使うには内肋間筋，肋下筋，腹筋，腰方形筋などが動員される．

 ## 結　語

　本項では，理学療法・作業療法プログラムを実施するうえで必要な走行の知識を整理・解説した．走行はヒトが有する最も基礎的で古典的な運動の1つであるため，解剖学的・運動学的・生理学的にもヒトの身体との親密性が極めて高い．さらに，走行を理解することは，ヒトの身体や運動を理解することにも大きくつながる．今後もそのような視点で走行を考えていくことを期待する．

参考文献

1) Tom F Novacheck：The biomechanics of running. *Gait and Posture*, **7**：77-95, 1998.
2) Sheila A, et al：Biomechanics and analysis of running gait. *Phys Med Rehabil Clin N Am*, **16**：603-62, 2005.
3) Huei-Ming Chai：Biomechanics of Running, NTUPT, 2003. http://www.pt.ntu.edu.tw/hmchai/BM03/BMsports/Run.htm（accessed 2014-06-28）
4) 日本陸上競技連盟バイオメカニクス研究班：世界一流陸上競技者のパフォーマンスと技術．財団法人日本陸上競技連盟発行所，2010.
5) 塩崎知美・他：MRIからみたジュニア・アスリートの筋特性―ジュニア・スプリンターを中心に．臨床スポーツ医学，**17**：38-43, 2000.
6) Donald A. Neumann：筋骨格系のキネシオロジー　第2版．医歯薬出版，2012.
7) Y. Kunimasa1, et al：Specific muscle-tendon architecture in elite Kenyan distance runners. *Scand J Med Sci Sports*, **24**：269-274, 2014.
8) Gellish RL, et al：Longitudinal modeling of the relationship between age and maximal heart rate. *Med Sci Sports Exerc*, **39**：822-829, 2007.
9) 永井将太：持久力増強運動〔吉尾雅春，横田一彦（編）：標準理学療法学　運動療法学　総論　第4版〕．pp218-230, 医学書院，2017.

〈永井将太〉

8. 投げる

序説

　全身を使って行う一連の動作においては，身体のどの部位に不具合があってもそれを補うために他の部位に負担がかかる．たとえ肩に痛みがあっても肩だけにとらわれるとそのきっかけとなった他の部位に生じている事象を見落とす危険性がある．逆に，肩自体の問題に注視すべきであるのに他の部位の要因を追究しすぎることがあるかもしれない．

　臨床場面において，現病歴の症状の因果関係をその時点で判断できることに越したことはないが，そう簡単なことではない．動作分析はその判断の手助けになるが，何らかの異常が生じていると判断するためには，比較できる「標準」を定める必要がある．その標準との相違点をみることによって，治療介入において重点を置くべきコンディショニング内容やパフォーマンスを上げるためのヒントが得られる．

投げる動作の分析

　誰もが利用できる「標準」を定めるためには，システマティックな分析が役に立つ．当院には土のマウンドならびに規定どおりの距離にホームプレートを設置した投球フォーム撮影用の屋内施設がある（**図1**）．7台のCCDカメラ，赤外線反射マーカー（36個）（**図2**），トラッキングソフトウェアQTM（Qualisys Tracking Manager，Qualisys Inc）からなる光学式モーションキャプチャーシステムによって得られるデータ（サンプリングレートは500 Hz）を基に，当院に所属する工学博士が構築した投球フォーム解析システムを用いて解析を行っている．

　このシステムで算出可能な代表的な運動学・動力学的パラメータは，スタンス幅とその方向，関節角度，関節角速度，関節角加速度，身体重心位置，関節間力，関節モーメント，関節パワー，力学的エネルギー，それぞれの時間的タイミングなどである．ただし，全身を16個の剛体リンクでモデル化していて，肩の角度として表示されるのは胸部座標系と上腕座標系のなす角度であって，肩甲上腕関節のものではない．データのグラフ表示だけではなく，三次元アニメーション表示も可能である[10]（**図3**）．なお，2台のハイスピードカメラで投球動作の動画も記録している．

　一連の投球動作を**図4**に示す．加速を行う前の"動き代"を作る動作（①～⑧），加速する動作（⑨～⑮），減速する動作（⑮～⑲）を重心の移動を伴いながら行っている．1つ前の動作は1つ後の動作の準備態勢でもあるので，連続写真を用いても明確な相分けは難しい．当院では視覚的にとらえやすい下肢の動きとボールリリースポイントを基に，ワインドアップ（振出脚の膝が最も高くなるまで：①～⑥），コッキング（振出脚が完全に接地するまで：⑥～⑪），加速（ボールリリースまで：⑪～⑮），フォロースルー（投球腕を振り切るまで：⑮以降）の4相に分類している．

　コッキング相の内でボールがグラブから離れて振出脚が接地（Foot Plant, FP）するまで（⑧～⑪）をアーリーコッキング（early cocking），FPから投球側肩最大外旋位（Maximum External Rotation,

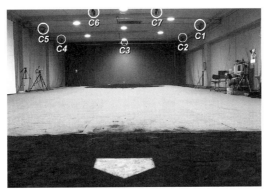

図1 投球動作撮影用のスタジオ[1]
7台のCCDカメラ，規定に準じたマウンドとホームプレート，2台のハイスピードカメラ

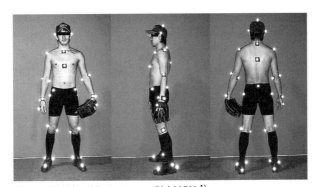

図2 赤外線反射マーカーの貼付部位[1]

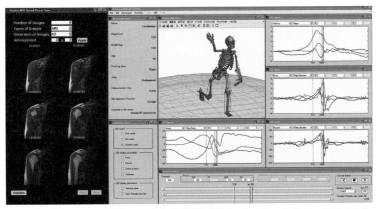

図3 投球フォーム解析システムの表出画面（田中・他，文献10，2012より）

MER）まで（⑪〜⑭）をレイトコッキング（late cocking）として細分する方法も一般的である．

足底接地からボールリリースまでを加速相というが，骨盤の動きに注目すると実際にはコッキング相の後半にある最大テイクバック（Maximum Take Back, MTB）（⑨）ですでに加速が始まっていることがわかる．

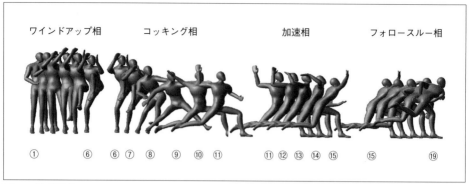

図4 投球動作
ワインドアップ相は振出脚の膝が最も高い時点まで，コッキング相は振出脚が完全に接地するまで，加速相はボールリリースまで，フォロースルー相は投球腕を振り切るまで．6：KHP　9：MTB　11：FP　14：MER　15：ボールリリース

順を追って各相の特徴を述べる．

ワインドアップ相で振出脚を上げることで，重心を上げて投球方向への移動開始のきっかけを作る．盗塁を阻止するためにクイック投法を行う場合は，重心を上げる動作が制限される．

コッキング相は，加速のための"動き代"を上半身で作りながら重心を投球方向へ移動させ，動きに勢いをつける．MTBあたりで軸脚を投球方向へ蹴る．FPのタイミングは，ボールか肘が最も高い位置になるトップポジション（top position）の直後である．

加速相では，相を通して振出脚の肢位はほとんど変化することなく土台の役割を果たす．この相の動作の支点は振出脚の股関節である．骨盤の投球方向への回旋，体幹の投球方向への捻転，肩甲帯，上肢，指の順に加速のピークが伝えられる．振出脚はほとんど動かないが，股関節を支点とした骨盤より上部の動きによって重心は投球方向へ移動する．膝が伸展し始める（動作の支点が股関節から膝関節に変わる）のはMERあたりから，重心はさらに前方へ移動する．MERからボールリリースの間は正に一瞬で，加速相の中のわずか20％である．

フォロースルー相は，運動の支点を膝→足部と変えながら重心を移動させることで勢いを吸収する．また，体幹のさらなる捻転と腕を振り切る動作の過程で投球腕の減速を行う．次に部位別に詳しく述べる．

下肢の動き

振出脚

助走を伴う投げ方ではその助走で投擲方向への移動の勢いをつけるが，投球動作では，ワインドアップ相で振出脚を上げることで位置エネルギーを利用する．これは，体幹も含めて反投球方向へ反動をつける動作でもある．膝が最も高くなったときをKnee Highest Position（KHP）と称し，これは，ワインドアップ相とコッキング相の境である（⑥）．走者が塁にいる場合には，盗塁阻止のためにクイック投法を用いる必要があるので膝は高く上げず，動作開始と同時に重心の前方移動を

始める.

コッキング相では，加速の"動き代"を作りたいので脚より腰を先行させて骨盤の開き（投げる方向に向く動き）を防止する（⑥〜⑧）．テイクバックと同時に投球方向へ振り出し（⑨），軸脚の蹴りで得た前方移動の勢いをFPで一気に止め（⑪），骨盤内旋のエネルギーに変える．骨盤内旋の支点になる振出脚股関節には内転・内旋可動域が要求される．

加速相では振出脚はどの方向にもほとんど動揺せず，股関節で起こる骨盤内旋の完全な土台になる．上半身が投球方向に倒れる（体幹屈曲）ため重心は投球方向に移動するが，膝関節が伸展し始めるのはMERあたりからである．フォロースルー相では，身体内の運動の支点を膝関節→足部と移しながら重心をさらに投球方向へ移動する．

軸脚

ワインドアップ相でKHPまで重心を投球方向へ移動させない投手と振出脚を上げながら軸脚を投球方向へ倒す投手がいる．前者は重心が最も高い（いわゆる，バランスが最も取りにくい相）状態で片脚立位バランスを取ることになる．よって，重心の前方移動を毎回同じ位置から開始することができる．後者は重心が上がることと投球方向への移動を同時に行うことになる．

コッキング相前半で重心を下げながら前方へ移動し軸脚を蹴るきっかけを作る．後半でテイクバックしながら軸脚で地面を蹴り前方へ移動する．MTB（⑨）あたりから始まる骨盤内旋の加速を妨げないためには，軸脚股関節の外転→伸展・内旋可動域が要求される．

加速相では体重は振出脚にかかっていて，軸脚は後ろに残ったまま引きずられるようになる．フォロースルー相でも後ろに残ったまま上半身とバランスを取る姿勢になり，最終的には1歩前に踏み出して踏ん張る．

骨盤の動き

コッキング相で，振出脚を前（3塁方向）に出しながら腰を先行させるように重心を投球方向に移動することで骨盤を反投球方向に向け（骨盤を閉じる），骨盤の加速動作の"動き代"を作る．その後，FPに向けて投球方向へ踏み出す動作につられて骨盤が投球方向に向き始める（骨盤が開く）（⑧）．テイクバックが最大になる頃に投球方向と平行になる（⑨）．この姿勢保持に際して骨盤が開きすぎないためには，両股関節，とりわけ振出脚股関節の外転・外旋可動域が必要である．開く動作が早いタイミングで始まると，この後の加速相のパフォーマンス低下や上肢への負担増加をまねく．FPの時点で投球方向に対して約38°開く（⑪）[2]．

加速相では，骨盤が開く動きは振出脚の股関節上での骨盤の内旋動作となり，振出脚股関節が加速動作の支点となる．加速相後半のMERあたり（⑭）で投球方向に正対し，その後は体幹の捻転動作に追い越される．

体幹（脊柱，胸郭）の動き

ワインドアップ相では，振出脚の挙上に伴って起こる骨盤の後傾に対して，脊柱の屈曲や頭部の

向きを変えることでバランスを保っている．反則投球とされる2段モーションは，KHPを2回行っても崩れることなくバランスを保つことで姿勢の再現性を高めていると思われる．

　コッキング相の前半は加速（捻転）の"動き代"を作るため背中を捕手方向に向け（⑥〜⑧），後半は骨盤の開きの後を追うように投球方向へ捻転する．FPの時点で骨盤が38°開いているのに対して，両肩を結ぶ線は投球方向とほぼ並行である（⑪）．投球方向への体幹の傾斜はFPではほぼ垂直を維持しており[2]，加速相のための"動き代"がまだ残っている．

　ワインドアップ相からコッキング相前半にかけての投球方向の目視は，顔面自体をすべて投球方向には向けず，眼球の動きでそれを補っている．顔面を投球方向に向けすぎると，頸部回旋によって体幹自体が連動して回旋してしまうのを防ぐためと思われる．

　加速相も骨盤の加速（投球方向への回旋）が先行するが，ボールリリース直前のMERを迎えるあたりで体幹の捻転が骨盤の動きを追い抜く（⑭）．投球方向への前傾はボールリリース時で45°程度である．

　胸郭（肋骨）は，肩甲骨の動きと同じ方向に撓むことで"肩甲帯の動きにプラスアルファの可動域と力源"を作り出す．加速相の"胸の張り"は胸椎の伸展に加えて，この肋骨の撓みと肩甲帯の脊柱方向への動きの3つの足し算で生まれる．肋骨の撓みと肩甲帯の動きの解析は今後の課題であるが，胸椎の伸展に関しては田中[1]が詳細に分析している．その中でFP〜ボールリリースの間を100％として，最大に張った姿勢は70％時点で出現し，その張った胸を最も速く縮めている（加速している）のは，87％時点であったと述べている．

肩甲帯（肩甲骨，鎖骨）の動き

　肩甲骨周囲筋に麻痺がなければ，肩甲骨は肋骨面から大きく離れることはなく肋骨面上を大きく滑り動くが，その動きはまだほとんど解明されていない．また，その動きは胸郭上のどのあたりにあるのかという程度であれば皮膚の上からも観察できるが，動態を数値で論じるのは無理である．肩の損傷もしくは機能不全を予防するためには，コッキング相後半からフォロースルー相の間で肩甲上腕関節の水平内外転の動き，とりわけ水平外転を必要最小限にすることと，肩甲骨が水平内外転と内外旋の動きを補完することが必要である．つまり，肩甲帯は上腕と同じ方向へ向き，同じ方向へ回ることが要求される．

上肢の動き

◆投球側

　コッキング相の前半はテイクバック（take back）と言い，肩内旋外転，前腕回内しながら反投球方向へ反動をつける．両側の股関節が最も外転位になる頃に肩を最も後方へ引いたmaximum take back（MTB，⑨），つまり，最も反動をつけた姿勢になる．その後のトップポジションへは，肩内旋位のまま上腕を引き上げる投手と肩を外旋しながらボールを先行させて到達する投手がいる．この間，前腕は回内位に維持されることが多い．投球腕の動きからはどこからが加速なのかが判然と

しないが，骨盤の動きを観察するとMTBから加速の動きが始まっていると判断できる．

加速相の始まりからMERまではレイトコッキング（late cocking）と言い，肘を屈曲（最大屈曲は100°前後）してレバーアームを短くすることで加速の妨げにならないようにしている．MERからは肩内旋，肘伸展，前腕回内の組み合わせでリリースに向かう．リリース時の手関節掌屈と指でボールを押し出す動きはスナップと言われ，最後の加速動作という意味とボールに回転を与える意味がある．リリースの肘の角度は20°前後屈曲位で完全伸展位ではない．球種によりリリースの瞬間の前腕回内度合いは当然異なるが，リリース直後には手掌が天を向くほどに内旋されている（肩，前腕の共同運動）．

MERでは見かけ180°近い外旋位になる．トップポジションからMERを経て指のスナップまでの流れはむち打ち様運動と呼ばれる．

フォロースルーでは，リリース直後の極度の内旋はその反動ですぐに中間位に戻り，腕全体の動きとしては体幹に巻きつくくらいまで振り切られる．

MERでの見かけ180°の外旋

MERでの見かけの外旋は，直接的には体幹の前後方向の傾き，脊柱の伸展，肋骨の撓み，肩甲帯の動き，肩関節の外旋可動域の総合的な角度であり，骨盤の前後傾が脊柱の姿勢に影響するので間接的には股関節の柔軟性の影響も受ける．肩関節のみで180°の外旋を行うことは不可能なので，肩の故障を防ぐには肩以外でどれだけ外旋方向の動きを補完できるかが重要になる．

投球腕の肩肩肘ライン

加速相における非投球側肩・投球側肩・投球側肘を結んだ"肩肩肘ライン"[3]は，水平視線でも垂直視線でも一直線から大きくずれることはなく，特に水平視線ではデリバリーの高さにかかわらずほぼ完全な一直線である（図5，6）．

MERでの肩水平内転が2°前後，ボールリリースでの肩水平内転が5°前後，体幹上腕角（外転角）が90°前後（体幹が側屈しているため一見もっと外転位に見えるが体幹上腕角は90°）の投げ方が肩にかかる負担が最も少ないことがわかっている[1]．また，後述するがテイクバック時点とリリース時点の肩水平外転に関連性があることもわかっており（図7），加速相のみではなくコッキング相においても，肩肩肘ラインの評価は安全な投げ方の観点から有意義であると思われる．

非投球側の役割

コッキング相での投球腕と非投球側とのバランスを取る役割，コッキング相前半において体幹を閉じた姿勢に保つためのリード役，コッキング相後半で肩と肘を折りたたんで体幹捻転の加速を始めるきっかけを作る役などが考えられる．

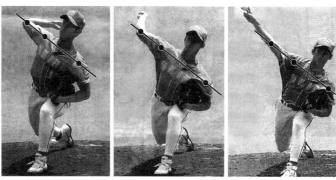

図5 水平視線の肩肩肘ライン[3]
加速相を通して一直線である

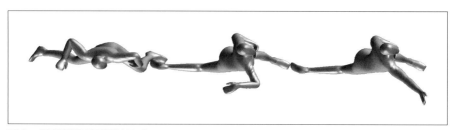

図6 垂直視線の肩肩肘ライン
FPの水平外転は最小限が望ましい．MERとボールリリースではわずかに水平内転位である

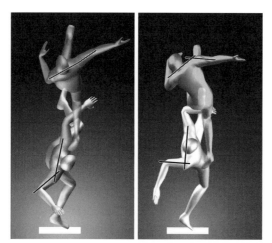

図7 MTBとボールリリース時の水平内外転角度の関係（田中・他，文献11，2014より）
MTBの水平外転が大きいとボールリリース時も水平外転位になる傾向が強い

運動連鎖

投球動作の連鎖性

投球動作の連鎖性について，下にあるユニットの運動速度がピークに達する頃に1つ上のユニットの速度が上がり始め，その積み重ねで最終速度を得ると言われる．田中[1]は骨盤の投球方向への回旋，体幹の投球方向への捻転，投球側肩水平内転，胸の張りを投球方向へ縮める動き，投球側肩内旋の角速度を観察し，加速相においてどのタイミングでそれぞれの運動の角速度がピークを迎えるかを明らかにしている．それによると，骨盤の回旋は24％時点，体幹の回旋は60％時点，肩水平内転は62％時点，胸の張りを投球方向へ縮める動きは87％時点，肩内旋は109％時点であった．ちなみに，最も胸を張るのは70％時点，MERは80％時点であった．

テイクバック時点の肩水平外転とリリース時点の肩水平内外転の関係

さまざまな年齢層の投手239人をコッキング相での最大水平外転角の大きさでグループ分けし，ボールリリースまでの水平外転の推移を観察したところ，最も水平外転が少ないグループにおいては最大水平外転30°〜リリース時水平内転6.6°であった．一方で最も水平外転が大きい投げ方をするグループでは最大水平外転58°で，リリース時でも水平外転6°であった[4]．水平外転位のまま外転・外旋動作を経てトップポジションにいたることは肩にとって極めて厳しいアライメントであるだけでなく，力学的に最も負担がかかるリリースを水平外転位で行うと前方への剪断力が格段に強くなる[1]（図8）．

ボールリリース時の肩水平内外転角度と加速相の骨盤・体幹の関係

ボールリリース時に肩にかかる前後方向の負荷が最も少ないとされる肢位は水平内転5°前後であると先に述べた．モーションキャプチャーシステムを用いて投球動作を撮影した287人の投手のうち，ボールリリースの水平内転が0〜10°のグループ（安全グループ63人）と水平外転が10°以上のグループ（水平外転グループ53人）で，加速相の下肢と体幹の動きを比較した結果を紹介する[2]．図9はFP，MER，ボールリリースの骨盤の向きを示したもので，水平外転グループは安全グループよりかなり大きく開いていて，安全グループではMER後はあまり回らないのに対して，水平外転グループではMERの後もさらに回り続けている．図10は前述の骨盤に対して体幹がどの向きにあるかを示したもので（両肩を結んだ線ではなく胸部座標系），水平外転グループでは安全グループより見かけ上大きく回っているにもかかわらず，骨盤が回りすぎているために体幹の捻転が全く使えていないことがわかる．体幹の捻転が使えないために上半身を投球方向かつ1塁側（右投手）に倒すことで勢いを補おうとしている．見かけ上は体幹が回りすぎているために，肩水平外転位でリリースしなければボールはベース方向には行かないことになる．言わば負の運動連鎖の状態になっている．

このコッキング相後半からボールリリースまで（⑨〜⑮）の骨盤と体幹の動きは投球動作における運動連鎖の要と言えるものだが，骨盤・体幹が早く開く徴候はコッキング相前半ですでにみられ

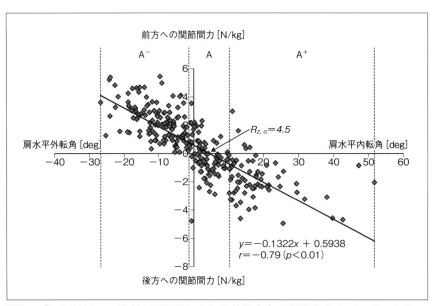

図8　ボールリリース時点の肩関節にかかる前後方向の関節間力（田中・他，文献10，2012より）

力の単位はニュートン/kg（体重で規格化している）．回帰直線から前後方向の剪断力がゼロになるのは水平内転5°前後であることがわかる

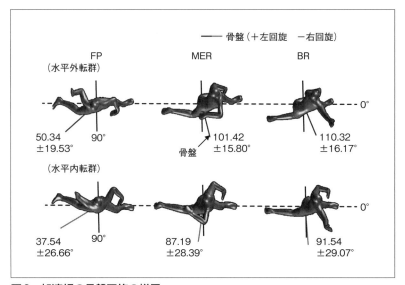

図9　加速相の骨盤回旋の様子

骨盤回旋角度はホームベース方向と平行を0°とする．FP，MER，BR（ボールリリース）において水平内転群より水平外転群の方が骨盤回旋角度が大きい．水平外転群はFPで骨盤回旋が大きくMERですでにホームベース方向より大きく左回旋し，MER〜BRにおいてさらに回旋している．水平内転群はMER〜BRにおいてほぼ停滞している

るし，先にも述べたようにテイクバックの肩水平外転が大きいほどリリースも含めて加速相の水平外転が大きくなる傾向があるなど，動作の早い段階での好ましくない動きがその後の動作にも影響を与えていることがうかがえる．

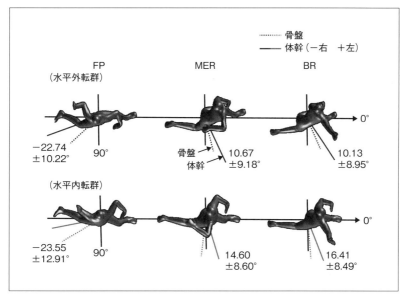

図10　加速相の骨盤回旋と体幹捻転の様子
骨盤が点線，体幹が実線である．骨盤に対する体幹捻転角度はMER, BRにおいて有意差が認められ，水平内転群の方が水平外転群より大きかった．水平外転群はMERで骨盤回旋が大きいために骨盤に対する体幹捻転量が少ない．MER～BRにおいてさらに骨盤回旋したため体幹捻転量が減少した

◆FP時の骨盤回旋角度と上半身の重心位置の関係

　さまざまな年齢層の投手295人を対象にFP時の下半身重心位置に対する上半身重心位置を調べたところ，FP時の骨盤の回旋が大きい（骨盤の開きが早いことを示す）ほど，上半身重心位置が下半身重心位置に対してより前方にある（上半身が突っ込んだ状態）ことがわかった[5]．

◆小中学生に多い肘関節損傷群，高校生に多い肩関節損傷群の投球フォーム特性

　10～18歳の80人の投手を，肘に損傷がある小中学生29人，肩に損傷がある高校生26人，損傷なし群25人に分類して投球フォームの特性を検討したところ，肘損傷小中学生群はコッキング相後半からボールリリースで肘下がりの状態，肩損傷高校生群はコッキング相後半からボールリリースで肩水平外転が大きい傾向にあった[6]．

肩にとって優しい投げ方

　肩にとって優しい投げ方とは，水平外転を必要最小限に収めることと外旋可動域をできるだけ肩甲上腕関節以外で作り出すことの2点に集約できるのではないか．
　パフォーマンスの面では加速相の水平外転を小さくすれば良いのだが，加速相において動作をコントロールすることは，その速さからみても不可能と思われる．ボールリリース時の肩水平外転角

とコッキング相における最大水平外転角度に相関があることは，コントロールしやすいコッキング相前半の動きを変えることで，加速相の不適切な姿勢を改善できる可能性を示している．コッキング相において，体幹の反投球方向への捻転を伴ったテイクバックを行う，かつ水平外転方向へ引きすぎないことを意識することで垂直目線の肩肩肘ラインが大きく水平外転位にならないようにする．

コンディショニングの面では"上腕と同じ方向へ肩甲帯が向く"身体環境を作る．MER前後の姿勢を観察すると，骨盤の姿勢を維持するには両股関節の伸展，内転，内旋可動域に影響を及ぼす下肢の筋の柔軟性と下肢全体の筋力，脊柱伸展の柔軟性，体幹伸展位を維持して捻転できる体幹機能，肋骨が背側に撓む柔軟性，肩甲骨の内転・後傾・上方回旋の柔軟性，肩甲上腕関節の外旋可動域が要求される．

MERにおける肩関節の解剖学的状況の推測

肩甲骨の動きが正確には解明されていないので，最大外旋角度や水平外転角度など，肩関節の安全性を考える際に重要となる肩甲上腕関節の状態も明確にはなっていない．しかし，MERでは，上腕骨の後捻角が増大するほど極限の外旋を繰り返していることは間違いないし，少年においては上腕骨頭の骨端線が離開してしまうほどの強い負荷がかかっていることは確かである．肩関節は解剖学的にどのような難題を抱えているのだろうか．

◆インターナルインピンジメント (internal impingement) の危険性

Walch (1992)[7]は，投球動作のMERを水平外転位で行うと棘上筋腱や棘下筋腱上部が臼蓋の後上方を乗り越えるように引き込まれてインピンジメントの状態になると報告した (posterior superior impingement, internal impingement)．屍体肩でそれを再現できるという追試報告が散見されるが，生体では関節内が陰圧であることや腱板筋をはじめとする周囲筋群の緊張があるため，簡単には生じないと思われる．元々不安定性が著明で関節内の陰圧効果が発揮できなかったり，肩関節前方の関節唇や軟部組織が脆弱であったりすると，前方への剪断力の影響を強く受けてインターナルインピンジメントの危険性が高まる．

◆上腕骨の後捻

野球選手の投球側上腕骨は，非投球側より後捻角が10～15°大きくなっていることはよく知られている．これは，本来成長に伴って後捻が是正されるはずであるが，その過程で投球動作を繰り返すため後捻が是正されずに残った結果と言われている[8]．MERの強度外旋位を得るには合目的的との見方もある．

ちなみに，後方軟部組織の短縮を検討する際に肩甲上腕関節の内旋可動域や水平内転可動域がよく用いられるが，この後捻角の影響を相殺して考えなければならない[9]．

◆関節包，靱帯，筋の状況

先にも述べたように投球動作中の肩甲上腕関節の動態はまだ解明されていないが，MERを挙上

かつ強度外旋位ととらえることは異論のないところと思われる．この姿勢では関節包は全周性に（特に前方・下方・後方），中・下関節上腕靱帯，烏口上腕靱帯，肩甲下筋，大胸筋，大円筋，広背筋が強く伸張されている．これらの言わば前方の壁が緊張することは，上腕骨頭の前方への剪断力に抗するには好都合だが，伸張されすぎると損傷もしくは機能不全が生じる．臨床でよく遭遇する腱板疎部損傷は，棘上筋腱が極端な短縮位に，肩甲下筋腱が極端な伸張位に置かれるため，その間隙である腱板疎部（腱板は存在しない）が歪むことにより損傷が起こると考えられている．また，烏口上腕靱帯が過伸張されて機能不全を起こした際には，過外旋を防ぐブレーキの1つが効かなくなる．また，上腕二頭筋長頭腱は結節間溝の動きに伴って大きく振られるのでSLAP損傷が起こる可能性が指摘されている．

投球動作のような速くてダイナミックな動きにおける肩甲骨と上腕骨の位置関係は，よく言われる自動挙上での肩甲上腕リズムの概念には当てはまらないと考えられる．速い動きによって生まれる遠心力とそれに抗する筋機能とのバランスなどによって，想像するよりも低い挙上位でゼロポジションになっている可能性がある．肩甲上腕関節の挙上角度や水平外転角度がわずかに変わるだけで，同じ外旋角度でもこれらの軟部組織の伸張度合いが大きく変わる．今後肩甲骨の動態が明確になれば，肩甲上腕関節の姿勢も明らかになり，より安全な姿勢がいかなるものか解明されると思える．

制 球

制球はリリースの感覚がほぼすべてと想像するが，投げ方そのものに制球の良し悪しを決める根本的な要素がある．それは，「寸分たがわぬ動作を何度でも繰り返すことができる」ということだ．そのうえでのリリースの感覚ということになる．

投げる動作のリズム

ピンチをまねいたときに，「力んでしまって制球が乱れた」などとよく言われるが，これは精神的プレッシャーなどが要因になり，いつもと同じ速さや軌道で腕が振れないとか，足底接地の場所が微妙にずれたりすることで寸分たがわぬ動作から逸脱したためである．ではいかなる点に注意すれば良いのだろうか．投げ始めるまでの間合いや振出脚の上げ方（最後まで上げるか，クイックで投げるか）を変えることで，打者とのタイミングを外したり盗塁に対処したりするが，投げる動作のリズムとしては振出脚を最後まで上げる投げ方とクイック投法の2種類であろう．その2種類についてその投手にとっての「寸分たがわぬ」リズムを体得する必要がある．

意識できそうなポイント

①クイック投法の必要がないときは，最も重心が高く不安定になるワインドアップ相の最後（KHP）で，投球の度に同じ姿勢（重心位置）を取る．
②FPの位置と足部の向きを常に同じ位置と向きにする．
③テイクバックを常に同じ速さで行う．クイック投法は振出脚の高さと重心の前方移動開始のタイミングが違うだけで，テイクバックの速さなどは変えない方が合理的である．

結　語

　当院で蓄積された解析結果によって得られた標準的な投球動作の解説，よくみられる好ましくない投げ方，加速相の解剖学的背景，肩にとって優しい投げ方とそれを獲得するための介入ポイントなどについて述べた．レベルが上がるにつれて野球を取り巻く環境も高度化し，故障予防の観点から投球数や登板間隔が厳密に管理される．一方で，少年～高校生の野球では，通称甲子園大会に代表されるように，過密な大会スケジュールに合わせるために投手が無理を強いられているのが現状である．投球数の管理は，故障予防にとってコンディショニングや動作分析と同等の意味がある．本項の趣旨からは外れるが，早急に対処する必要がある事柄である．

　投球動作を論じるときよく使われることばに，「溜め」がある．誰もが理解していることばとして使われているが，実情はそうではない．加速相で骨盤と体幹の連鎖性があり，体幹が早く開いてしまわないことを表現しているケース，コッキング相前半でできるだけ軸足に体重を残して重心の前方移動を行うことを表現しているケース，コッキング相で骨盤を閉じた状態をできるだけ長くキープすることを表現しているケースなどがみられ，残念ながら共通認識があるとは言えそうにない．指導者間，選手間，指導者と選手間でことばが共通認識されていない状況で議論や指導がなされている．また，プロ野球の投手コーチが行った講演会で，「投球とは高く振り上げたボールの位置エネルギーを効率良く使うことなんですよ」という，耳を疑うような発言を聞いたことがある．共通認識されていないことばを使って，自分の感覚だけで指導するという時代は早く終わりにしなければ，と思う．

参考文献

1) 田中　洋：投球障害予防を目的とした投球動作時の肩関節負荷に関する運動学・動力学的研究．新潟大学大学院自然科学研究科　平成27年度博士論文，2016．
(http://dspace.lib.niigata-u.ac.jp/dspace/bitstream/10191/41884/2/h27fto48.pdf)
2) 亀田　淳・他：ボールリリース時における肩水平内外転角度と下肢体幹との関係［第8回肩の運動機能研究会抄録集］．p26，2011．
3) 立花　孝：ミニレクチャー　肩肩肘ライン［嶋田智明・他（編）：肩関節運動機能障害―何を考え，どう対処するか］．pp207-208，文光堂，2009．
4) 亀田　淳・他：コッキング相の上腕角度がボールリリース時に及ぼす影響［第6回肩の運動機能研究会抄録集］．p45，2009．
5) 亀田　淳・他：early cocking相での重心位置と骨盤角度の関係［第10回肩の運動機能研究会抄録集］．p68，2013．
6) 亀田　淳・他：投球障害の既往の有無と投球フォームの関連性について［第12回肩の運動機能研究会抄録集］．p114，2015．
7) Walch G et al：Postero-superior impingement：another shoulder impingement. *J Orthp Surg*, **6**：78-81，1992．
8) 佐々木淳也・他：成長期の野球選手の上腕骨頭後捻角の計測―超音波を用いた評価―．肩関節，**28**(2)：233-236，2004．
9) 川井謙太朗・他：野球投手における上腕骨頭後捻角度を考慮した肩回旋可動域―有症状群と無症状群の比較―．理学療法科学，**31**(2)：309-313，2016．
10) 田中　洋・他：臨床応用を目的とした投球動作解析システムの開発．日本整形外科スポーツ医学会雑誌，**32**(2)：179-186，2012．
11) 田中　洋・他：Early cocking相の上肢姿勢がボール・リリース時の肩関節姿勢に与える影響．日本整形外科スポーツ医学会雑誌，**34**(3)：267-273，2014．

（立花　孝・亀田　淳）

9. 姿勢保持と制御（立位・座位）

序説

　本項では，立位および座位姿勢を保持・制御するための機構について，構造，知覚，制御の3つの観点から概説する．すなわち，足部，および骨盤・脊椎の骨格構造，立位や座位における位置（姿勢）の知覚，および上肢挙上時の姿勢制御について，それぞれ最近の研究を紹介しながら考察する．

構造

立位

1. 立位を保持するための足部の構造

　立位を保持するための身体構造に関して最初に足部に注目したい．水野は，ヒトの足は走るためよりも立つためのものであると述べている[1]．しかも，ヒトは足で立つことによって現在の文明を築いてきており，「歩行」よりも「立位」に重要な点があると述べている[1]．ヒトの足の構造がサルの仲間とは異なる理由の1つに足アーチの存在が指摘されている．

　運動学の教科書などによると足部のアーチは，内側縦足弓，外側縦足弓，および横アーチの大きく3つに分けられることは周知の事実である（図1-A）．しかし，水野は，これらの足アーチについて以下のように述べている．内側，外側，および横の別々の3つのアーチはそれぞれ2次元的に表現されているが，これは説明のための便宜的なものであり，お椀状のアーチ構造の一部分を内・外・横と別々に記しているにすぎない[1]．そして，足のアーチは3次元で表現されるものであり，お椀を伏せて半分に切ったようなものであることが強調されている[1]（図1-B）．すなわち，図1-Bに示すように内側縁はアーチ状になっているが，外側縁は接地している．この外側縁の接地は，「立位」を保持するときの「支持」と関係があると考えられる．両足部を軽く接触させて立位を保持し，次にそれぞれの足部の内側縁を浮かせた状態（内反位）にして外側縁で接地すると，比較的安定した立位を保持できる．このときの両側足部の接地状態はちょうどお椀を伏せたような形状になる．しかし，反対に足部を外反させて内側部を接地させると，第一中足骨骨頭部と踵骨で荷重を感じることができるが，このときの立位姿勢は不安定であり，しかも時間経過とともに第一中足骨骨頭部に痛みが生じてくる．このようなことも，ヒトの足部が3次元アーチで外側縁の部分が支持に貢献していることと関係していると考えられる．

　足部アーチを支える構造・機構には，アーチを固めて守る構造とアーチを上方に高める構造・機構との2つがある．アーチを固めて守る構造の代表的なものは足底腱膜であり，これは縦アーチの主たる支持に関与している[2]．足底腱膜の次にアーチ支持に関与するのが足底靱帯と，スプリング靱帯である[2]．一方，水野は，それらの起始部と停止部の骨の突起部の形からアーチ支持に最も寄

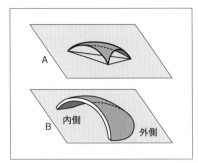

図1　足アーチのイメージ
A：縦アーチおよび横アーチの2次元的構造
B：足アーチの3次元的構造（お椀を伏せて半分にしたようなイメージ）[1]

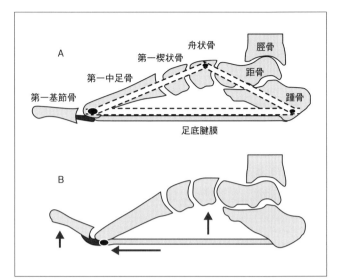

図2　足アーチの高さを保つ構造・機構
A：トラス構造　　B：足底腱膜の巻き上げ機構

与するのは足底靱帯であると述べている[2]．骨格形状と足底腱膜を模式的に**図2-A**に示す．舟状骨を頂点（要石）として踵骨方向と第一中足骨と三角形の2辺が伸び，その2辺を足底腱膜が結んでいる．この三角形はトラス構造様である．トラス構造は，橋梁やスカイツリーなどのタワーに採用されている構造形式の1つであり，部材の節点が自由に回転するように，ピンで接合した三角形を組み合わせた構造である．また，アーチを上方に高める構造・機構の1つに，中足趾節間関節の背屈によって足底腱膜を巻き上げて，足底腱膜自体の緊張を高めるための巻き上げ機構の作用が加わる（**図2-B**）．この構造・機構には，筋によってアーチをさらに上方に高める作用がある．一般的には内在筋（母趾外転筋，短母趾屈筋，短趾屈筋など）や外来筋（後脛骨筋，長腓骨筋など）があると言われている．しかし，これらの筋はアーチの維持あるいは改善のために積極的に活動しているとは言えず，例えば座位で膝上に大きく荷重（400ポンド＝181.4 kg）したときを除き，外来筋は活動しなかったこと[3]などが古くから報告されている．

2. 安静立位時の前後方向（矢状面上）における骨盤位置，脊柱の形状と足圧中心位置との関係

Schwabら[4]は，立位バランスと骨格形状との関係とを議論するにあたり，それまで主流であった立位時の単純レントゲン撮影だけでは十分な情報が得られないと考えた．そこで彼らは，安静立位時の体幹から骨盤にかけた骨格形状を撮影する際に，同時に足底圧分布を測定することによって足圧中心位置を求め，骨格形状と足圧中心位置との関係について詳細な分析をした．対象は，75人の健常成人で，彼らを25人ずつ21〜40歳群，41〜60歳群，そして60歳以上群の3群に分けた．つまり，年齢別に3群に分けることによって加齢の影響も検討している．

まず，脊柱形状の加齢による相違点について考察する．胸椎の後弯角度（第4〜第12胸椎の間），および胸椎の矢状面上における前傾角度（第1頚椎〜第12胸椎の間）は，それぞれ21〜40歳群と41〜60歳群との間には有意差はなかったが，これらの2つの年齢群に対して60歳以上群では両者と

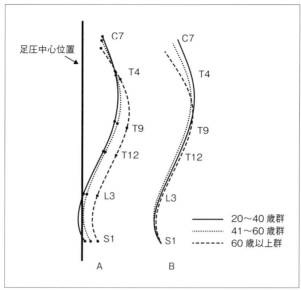

図3 矢状面上での脊椎の形状[4]より改変
A：足圧中心への垂線と脊椎との距離
B：第1仙椎の椎体を一致させてそれぞれの群の形状を比較した

もに有意に大きくなっていた[4]．一方，骨盤傾斜角度および腰椎の前弯角度（第1腰椎から第1仙椎の間）には，それぞれ年齢群間に有意な差が認められず，加齢による有意な影響はなかった[4]（**図3**）．図3は矢状面上での脊柱の形状を模式的に表したものである[4]．**図3-A**は脊柱と足圧中心位置に対する垂線との距離を，**図3-B**は第1仙椎を揃えて脊柱全体の形状をそれぞれ表したものである[4]．**図3-B**をみると，胸椎後弯角度は60歳以上群において21～40歳群および41～60歳群よりも大きいが，腰椎の前弯角度は年齢群間の相違点があまりないことがわかる[4]．高齢者の立位姿勢について，これまでは胸椎の後弯が大きくなり，腰椎の前弯が小さくなり，骨盤が後傾傾向になるとの先入観があった可能性が高いが，これらの結果をふまえると高齢者の腰椎および骨盤の配列については，若年者とあまり相違していない点もあるとの認識も必要であると思われる．

次に足圧中心位置と骨盤を中心とした骨格形状との関係について考察する．Schwabら[4]は，踵点に対する安静立位時の足圧中心位置には，年齢群間に有意差が認められないことを報告している．しかし，踵点からの垂線と骨盤との距離には21～40歳群と60歳以上群との間に有意差が認められた[4]（**図4**）．つまり，矢状面上での高齢者の骨盤の位置は，21～40歳群の位置より有意に踵点に近い位置にあった．これに関連して大腿骨骨頭の位置を踵点からの垂線，および足圧中心位置からの垂線との関係では，踵点からの垂線と大腿骨骨頭の位置との距離において，21～40歳群と60歳以上群との間に有意差が認められた[4]．これは，前述した骨盤の加齢による後方偏倚が関係していると考えられる．一方，足圧中心位置からの垂線と大腿骨骨頭の位置との距離においては，21～40歳群では大腿骨骨頭の位置が足圧中心位置からの垂線よりも前方に6mm，41～60歳群では同じく後方に6mm，60歳以上群では同じく後方に13mmそれぞれ位置していた[4]（**図4**）．これらの値をもとに筆者は，群ごとに足圧中心位置からの垂線に対する大腿骨骨頭位置の有意差を検討した．

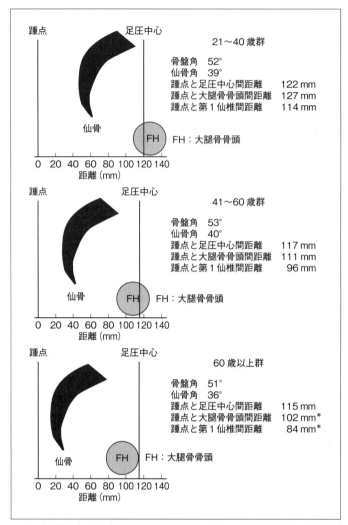

図4 矢状面上での各群における踵点，仙骨，大腿骨骨頭，および足圧中心位置の相対的関係[4]より改変
＊：21〜40歳群との間に有意差あり

　その結果，21〜40歳群と41〜60歳群では両群は有意に乖離していなかったが，60歳以上群では有意に乖離していた．これは，21〜40歳群と41〜60歳群では，足圧中心位置からの垂線がほぼ大腿骨骨頭部を通ることを意味している．つまり，高齢者を除く年代においては，**図3-A**の足圧中心位置からの垂線と脊椎形状との関係を示した図からもわかるように，荷重の中心は，下部腰椎や第1仙椎などの体幹と骨盤とを連結する部位であり，椎体部位は大きな荷重に適した構造物であり，これに近接した部位および体幹と下肢とを連結すると同時に股関節部を通過することを示表している．これらの部位を荷重の中心線が通過することは，立位姿勢の安定性を保つためには必要なことと考えられる．

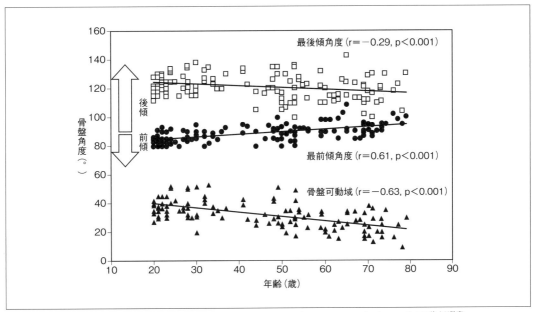

図5 年齢と骨盤最前傾角度(●)，最後傾角度(□)，および骨盤可動域(▲)との相関[6]より改変

座位

　座位姿勢については，体幹と下肢(大腿骨)とをつないでいる骨盤を中心に脊椎と股関節の動きを考察する．

　座位姿勢では，骨盤の前・後傾の可動性は立位姿勢よりも大きい．よって，腰椎の前・後弯と骨盤の前・後傾の動きとの関連性は立位よりも座位において明確になることが示されており[5]，座位では腰椎の前・後弯の可動性が骨盤の動きに反映されやすいと考えられる．例えば，高齢者では腰椎の可動性が若年者よりも制限される傾向があるため，腰椎の形状と骨盤の傾斜との密接な関連性からすると，座位における骨盤の最前傾角度と最後傾角度，さらにこれらの角度間隔による骨盤の可動域は，加齢により制限されると考察される．

　筆者らは，20〜79歳の女性74人，男性58人，総計132人の健常な被験者を対象に，座位での矢状面上における骨盤の最前傾角度と最後傾角度を調査した[6]．この研究においては，骨盤の可動性に対するハムストリングスの短縮の影響を小さくするために，足部を接地させない椅子座位を採用した．

　その結果，最前傾角度と年齢との間には，有意な相関が認められた($r=0.61$，$p<0.001$)．一方，最後傾角度も年齢との間にも有意な相関が認められた($r=-0.29$，$p<0.001$)．そして，最前傾角度と最後傾角度との差を前後方向可動域と定めて検証すると，可動域も年齢との間に有意な相関が認められたことは($r=-0.63$，$p<0.001$)(**図5**)[6]，骨盤の可動性も他の関節と同様に加齢によって制限されることが示された．さらに，これらの加齢変化に対する股関節の可動性の加齢変化の影響を検討した．この研究における骨盤の最前傾角度から座位時の股関節屈曲角度を単純計算すると，20代は95°，70代は87°であった．高齢者の股関節の他動屈曲角度は，およそ120°と報告されている．

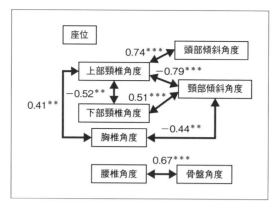

図6 座位における矢状面上での脊椎各分節角度，および骨盤角度の相互関係[5]より改変
各数値は相関係数を表す

よって，この研究における骨盤の動きには，股関節自体の可動域の影響がほとんどなかったものと考えられることから，この研究における骨盤の動きは，腰椎の前・後弯の動きを適切に反映しているものと考えられた．高齢者の骨盤の可動域は，若年者のそれに対して30％以上制限されていたため，骨盤の矢状面上での可動性，特に前傾の可動性は，加齢の様相を示す重要な要素の1つであると考えられる．

Kuoら[5]は，座位姿勢における脊椎の各分節間の動きの相関を調査している(**図6**)．その結果，腰椎の動きと骨盤の動きとの間にも座位姿勢で有意な相関関係(骨盤の前傾と腰椎の伸展とが対応する)が認められた．これに対して胸椎と腰椎との動きの相関関係は立位姿勢では認められた[5]が，座位姿勢では認められなかった．つまり，座位では腰椎と胸椎との動きの相互関係が認められないことから，座位では胸椎と腰椎とが1つの分節となって姿勢制御に関わる可能性が高いと考察される．

位置知覚

立 位

立位における前後方向の位置知覚能は，それぞれの位置によって異なることがわかっている(**図7**)[7]．立位位置は，足長を100％，踵点を0％FL(FL：foot length)として，前後方向において足圧中心が投影される足長に対する相対位置として表される．そして，安静立位位置を中心に前後方向にそれぞれ10～15％FLの範囲では知覚能が低い[7]．しかも，安静立位位置が前方にある人では，知覚能の低い範囲も安静立位位置を挟むように前方にあり，安静立位位置が後方にある人では知覚能の低い範囲も後方にあることが判明している[7]．

これに対して，最前傾位置および最後傾位置に近い立位位置(それぞれ80％FLおよび20％FL)では知覚能がかなり高いため(**図7**)[7]，これらの立位位置での絶対誤差は約2％FLで，足長が25cmの被験者では参照位置に対する再現位置の絶対誤差が約5mmである．

以上のことから，安定性が低い位置では，転倒にいたらないように立位姿勢を安定性の高い位置

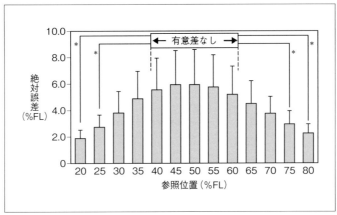

図7 健常成人における前後方向立位位置知覚能[7]より改変
絶対誤差が大きいことは知覚能が低いことを表し，絶対誤差が小さいことは知覚能が高いことを表す

に移動するために，立位位置の正確な知覚に基づいたより随意性の高い制御を行う必要性が高くなると考察される．一方，安定性が高い位置では，このような制御を行う必要性が低く，より自動性の高い制御が行われるので知覚能は低くなると考察される．

立位位置を知覚するための感覚情報としては，安静立位位置から前方あるいは後方に身体を傾斜させたときに大きく変化する足底圧，下肢の筋活動に起因する体性感覚情報の大きな変化などがあげられる．つまり，不安定な位置では足底圧および下肢の筋活動の大きな変化に伴う感覚情報の大きな変化が正確に知覚されていると言える．

そこで，前傾方向では母趾圧の大きな変化，第一中足骨骨頭部圧のピークおよび母趾外転筋活動（母趾の屈筋）の大きな変化，後傾方向では大腿直筋，前脛骨筋活動のそれぞれ大きな変化の知覚に焦点を当て[8]，これらの圧や筋活動の特徴的な変化が認められた位置とこれらの変化を知覚した位置との関係を分析した[8]．

これらの圧や筋活動の前・後傾に伴う変化をみてみると，前傾方向では安静立位位置からゆっくり前傾する際に，母趾圧と母趾外転筋活動は足圧中心位置が60％FL付近で一度大きく増えた（初期増大）．さらに前傾を続けると70％FL付近で再度大きく増えた（後期増大）．一方，第一中足骨骨頭部圧は，前傾に伴い徐々に増え70％FL付近でピークとなり，そこから最前傾位置では減少することが明らかとなった．後傾方向では，安静立位位置からゆっくり後傾すると，大腿直筋および前脛骨筋活動は足圧中心が30数％FL付近で一度大きく増えた（初期増大）．さらに後傾すると両群ともに20数％FL付近で再度大きく増えた（後期増大）[8]．

これらの結果をもとに，被験者に対して，前傾方向では第一中足骨骨頭部圧のピークおよび母趾圧，母趾外転筋活動の初期増大を，後傾方向では大腿直筋活動および前脛骨筋活動の初期増大をそれぞれ知覚させた．前傾方向では母趾圧と母趾外転筋活動の初期増大は，正確に知覚されなかったことが示唆された．一方，第一中足骨骨頭部圧は正確に知覚されたことが示唆された（**図8**）．また，母趾圧と母趾外転筋活動の後期増大は正確に知覚されたことが示唆された．以上のことから，被験者は初期増大が知覚できずに，後期増大を初期増大として誤知覚した可能性が高かったと考え

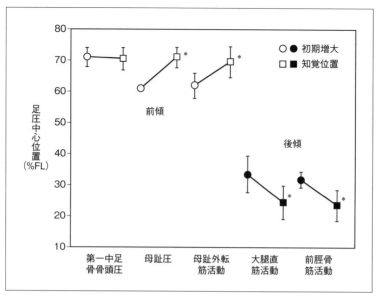

図8 圧や筋活動が大きく変化した位置とその知覚位置[8]をもとに作成
＊：初期増大位置との間に有意差あり

られる．このことは，母趾圧と母趾外転筋活動の初期増大は，位置情報源にならなかったことを示唆する．しかし，第一中足骨骨頭部の最大圧は，母趾圧と母趾外転筋活動の後期増大とほぼ同じ位置でみられたことから，第一中足骨骨頭部の最大圧は母趾圧と母趾外転筋活動の後期増大の情報と関連させて正確に知覚されており，重要な位置情報源であったと思われる．後傾方向も，大腿直筋活動および前脛骨筋活動の初期増大は知覚されず，後期増大が初期増大として誤知覚された可能性が高い．後傾でも，この初期増大は位置情報として重要であったと思われる．

前傾および後傾方向ともに，初期増大が知覚されなかったのは，初期増大の位置が立位姿勢の安定性が高い位置にあるために，姿勢制御を積極的に行う必要性が少なかったためであろう．これに対して，後期増大は，立位姿勢の安定性が大きく低下する位置にあり姿勢制御を積極的に行う必要性が高いため，正確に知覚されたと思われる．

また，前傾においては母趾圧と母趾外転筋活動の後期増大位置と第一中足骨骨頭部圧のピーク位置との間に有意差が認められなかったことからすると，この位置では前方での安定性を確保するために，これらの3つに由来する感覚情報間の連携も重要であろう．

座位

さて，座位における前後方向の位置知覚は，立位における前後方向のそれと同じような傾向があるのだろうか．これまでに報告されている座位での体幹位置，あるいは腰椎の形状を再現させる研究においては，そのほとんどの参照位置は1か所ないしは2か所のみであった[9,10]．よって，前後方向における体幹位置における位置知覚能を検討した報告はなされていない．具体的には，Ryersonら[9]は，片麻痺患者を対象にして座位での体幹位置の再現性を検討し，O'Sullivanら[10]は，腰痛患者を対象にして腰椎の形状の再現性を検討している．いずれの報告においても，片麻痺患者

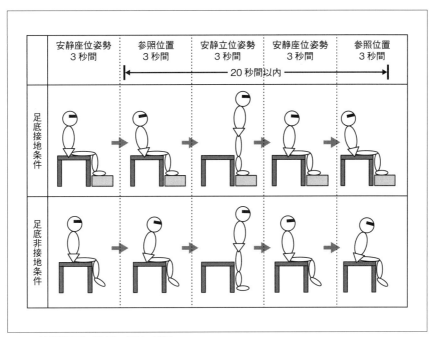

図9 体幹位置知覚能の測定手順

および腰痛患者の再現能力が健常者よりも劣っていることが報告されている[9, 10]．

座位では，上肢を用いて目的動作を行うために多様な座位姿勢を保持することの必要性が日常的に観察される．これは，いわゆる"機能的座位姿勢"と呼ばれるものである．この機能的座位姿勢では，目的を達成するための上肢の動きを阻害せず円滑にするために，体幹位置および上肢の位置・動きなどに合わせた制御がなされていると考えられる．円滑な姿勢制御を遂行するためには，制御対象となる体幹位置をある程度正確に把握する必要がある．加えて，立位姿勢位置の知覚においても記述したように，体幹位置の知覚の正確性には体幹の安定性も関係している可能性がある．よって，先行研究のように参照位置が1か所ないしは2か所のみの測定結果から座位における体幹位置知覚の様相を議論することは困難であると考える．一方，足部の接地の有無により座位姿勢における体幹の安定性，あるいは座位時の下肢全体からの体性感覚情報の様相に相違があると予想される．したがって，座位における足底の接地の有無によっても体幹の位置知覚の様相は異なると推察される．

体幹は，胸骨と肋骨，骨盤部を含めたヒトの身体を表す一般的名称である．ただし，体幹のなかでも骨盤部は股関節を介して大腿骨とつながり，仙椎を介して腰椎とつながっており，胸部や腹部と比べると大きな可動性があることから1つの分節となり得ると考えられる．特に，座位においては立位時よりも大きな可動性が得られるため，体幹の動きなどを論じる場合には，骨盤とそれ以外の体幹とに分ける必要がある．しかし，ここでは骨盤も含めた体幹についての前後方向における位置知覚能を14人の健常者を対象に足底接地の有無の相違を検討したので紹介する．体幹角度の参照角度は，$-15°$，$-10°$，$-5°$，$0°$，$5°$，$10°$，$15°$の7つの位置であった（−は後傾を表す）．

図9に測定手順を示す．図の上段が足底接地座位，下段が足底非接地座位での手順である．いず

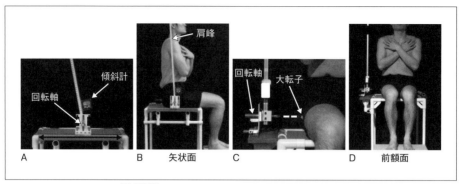

図10　体幹傾斜角度計[11] より改変

れも同じ手順で閉眼にて実施した．安静座位を3秒間保持し，その後参照位置に体幹角度を合わせ3秒間保持し，この間に参照位置を記憶する．次に一度安静立位を保持し，再び安静座位を3秒間保持した後，参照角度を再現する．体幹角度は肩峰と大転子とを結ぶ線と垂線とのなす角とした．知覚能の測定は，参照角度と再現角度との絶対誤差によって判定した．絶対誤差が大きいことは知覚能が低いことを意味するが，この測定では，試行ごとに立位姿勢を必ず保持してから再び座位姿勢をとるため，着座ごとに座面上での殿部の前後位置が異なることに加えて，体幹角度が変わることによって骨盤の前後傾角度も変わる．この骨盤の前後傾角度が異なることによって大転子の位置が上下方向に変わる．つまり，試行ごとに大転子の前後方向および上下方向における位置がそれぞれ変わる．このため，**図10**に示す体幹角度計を作製した[11]．これは角度計の軸心を試行ごとに大転子に一致させるために，軸心が前後方向，および上下方向に移動するものである．

　結果には参照位置と足底接地条件とによる交互作用が認められたので，それぞれの接地条件ごとに参照位置による一元配置分散分析を行った．参照位置の相違による絶対誤差への有意な影響は，足底非接地条件と足底接地条件で認められた．足底非接地条件では，安静座位姿勢に近いと思われる0°での誤差が-15°，および15°での誤差よりも有意に大きかった（**図11**）．つまり，足底非接地時の前後方向における体幹位置知覚能は，安静座位姿勢に近い位置において低いが，大きく前傾，後傾した位置では高いことが明らかとなった（**図11**）．足底接地条件では，-15°と15°との間に有意差が認められた．そして，-5°と0°では足底非接地条件での絶対誤差が足底接地条件でのそれよりも有意に大きく，これらの位置での体幹位置知覚能は足底接地時が非接地時よりも高いことが明らかとなった（**図11**）．

　足底非接地条件での結果から，立位時と同じように安静時の位置に近く保持する頻度が高い位置では知覚能が低く，安静座位での体幹位置から大きく離れた位置では体幹位置知覚能が高くなるものと考えられた．一方，足底接地条件での結果から，以下の2つのことが考えられた．1つ目は足底接地座位では-5°と0°において足底接地に伴う下肢からの感覚情報が位置情報として機能していたと考えられること，2つ目は前方の体幹位置よりも後方の体幹位置知覚の正確性が高かったことである．これらの結果から，先行研究では不明であった，前後方向における種々の体幹角度における位置知覚能の様相が明らかになったと考える．今後は，前述したように骨盤の角度を考慮した体幹位置知覚能を明らかにしたい．

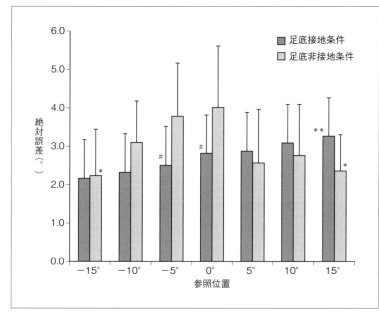

図11 前後方向における体幹位置知覚能
＊：0°との有意差がある．＊＊：−15°との間に有意差がある．＃：足底非接地条件との有意差がある

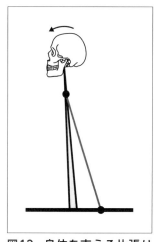

図12 身体を支える片張り綱方式の模式図[12]を参考にして作成

姿勢制御と筋活動

立位姿勢保持のための筋活動

　前後方向における安静立位位置は30％FLから60％FLの範囲に分布し，しかも前述したように個人ごとに特有の立位位置がある[7]．一般に安静立位位置は足関節よりも前方にある．足圧中心が足関節よりも前方にあるということは，重力によって身体を常に前方に傾斜しようとする力が働いていることになる．この姿勢を制御するために，背面の筋を活動させている．このような制御様式は片張り綱方式と呼ばれている[12]（**図12**）．この制御様式の利点は，身体を2方向から支える両張り綱方式とは異なり，調節機構は複雑でないことを意味しており，背面の筋は抗重力筋として立位保持のために活躍している．その代表的な筋としてヒラメ筋や脊柱起立筋があげられる．これらの筋は，身体の前傾度合が強くなる（足圧中心が前方に大きく動く）にしたがって活動量も大きくなる．

　ところで，身体前面の筋，特に下肢筋である大腿直筋，および前脛骨筋は，安静立位から後傾し足圧中心が35％FL付近から後方において活動する[8]．このことと，安静立位位置の個人差とに着目したい．Fujiwaraらの報告では対象者36人中，安静立位位置が35％FLから30％FLの間に分布した被験者が3人確認されていることから[7]，この3人の被験者は背面ではなく腹面（前面）の筋活動によって姿勢制御されている可能性を否定できない．また，この3人の全被験者に対する割合は約8％である．8％という数字がすべての人々に当てはまるかどうかは不明であるが，かなり後

傾位で安静立位を保持する人が決して低くない確率で存在することは事実であろう．教科書的には，あるいは多くの人々にとって抗重力筋は背面の筋であるが，このようにかなり後傾位で安静立位を保持する人々にとって，抗重力筋として作用するのは腹面（前面）の筋であるとも言える．

ここで，姿勢筋としてのヒラメ筋について加齢による身体活動量と筋量との関係について考えてみる．ヒラメ筋は腓腹筋とともにアキレス腱に移行するが，双方の筋組成は大きく異なる．ヒラメ筋の遅筋線維の比率は高く，腓腹筋のそれは低い．速筋線維は加齢によって早期から萎縮し，筋線維数も遅筋線維より少なくなることが数多く報告されている．したがって，腓腹筋はヒラメ筋よりも萎縮が早期に起こることが考えられる．そこで，20代から70代までの800人以上の健常な被験者を対象に超音波によってこれらの筋の筋厚の加齢変化を調べた報告をみると，腓腹筋の筋厚は男性では20代に対して50代から，女性では同じく60代からそれぞれ有意に少なくなっていた[13]．一方，ヒラメ筋の筋厚は男女ともに20代から70代の間で有意差は認められなかった[13]．この点から，筋厚は筋量を表す1つの尺度と考えられるため，健常な高齢者で，しかも日常の身体活動量が比較的保たれていれば，ヒラメ筋の加齢変化はほとんど起こらないことが示唆される．換言すると，ヒラメ筋量は必要な活動量を維持していることの指標になる可能性があり，ヒラメ筋の筋厚が少なくなることは身体活動量が極端に少なくなっていることを反映するものと考えられる．

予測的姿勢制御

予測的姿勢制御は，例えば上肢運動時に平衡性の乱れや姿勢に対する外乱の影響を予測的に小さくするために，体幹や下肢の姿勢制御に関与する筋が三角筋などの上肢運動の主動筋に先行して活動を開始することである．上肢が関与する予測的姿勢制御の研究では，上肢挙上運動（主に上肢を下垂位から水平位に挙上する）[14,15]が比較的多く採用されている．

両側上肢挙上時の予測的姿勢制御では，安静立位位置から上肢を挙上する場合に，健常人では姿勢筋である脊柱起立筋および大腿二頭筋が，主動筋である三角筋におよそ20～30ms先行して活動することがわかる[14]．ところが，これらの姿勢筋の先行時間は前後方向における立位位置によって異なっていた[14]．最前傾位置に近い立位位置では先行活動がさらに早まり50～60msの先行時間であるが，最後傾位置に近い位置では安静立位位置よりも遅くなり，脊柱起立筋の先行時間はおよそ20msで，大腿二頭筋では先行活動がみられなくなり三角筋とほぼ同時に活動していた[14]．つまり，姿勢筋活動の先行時間は，上肢挙上直前の立位位置と見事に対応していた．このことは，上肢挙上直前の立位位置が正確に知覚されていたことおよび筋活動の必要性の相違に応じて先行時間や筋活動量が変わることを示唆するものと考えられる．

高齢者の予測的姿勢制御では，若年者よりも姿勢筋活動のタイミングが遅く，筋活動量が多くなることおよび筋活動が多いにもかかわらず，姿勢の不安定性が強いことが指摘されている[15]．一方，痙直型両麻痺タイプの脳性麻痺児では，三角筋の活動開始に対する姿勢筋活動の先行開始時間は，健常児のそれと同じであったが，三角筋の活動開始に対して−150から＋50msの間の筋活動量は健常児よりも少ないことが報告されている[16]．このことは，痙直型両下肢麻痺タイプの脳性麻痺児は，上肢運動に伴う姿勢外乱に対して予測する能力を有していても，姿勢筋の予測的な活動増加が不十分であることを意味している[16]．

座位姿勢での上肢運動時の予測的姿勢制御についての報告も散見され，この中でもAruinは，足

底支持の有無，下腿の前方および後方支持の条件を比較している[17]．それによると，足底支持の有無では予測的姿勢制御に相違はないことが明らかにされた[17]．加えて，下腿の前方支持では大腿二頭筋および下腿の後方支持において，大腿直筋の予測的活動がそれぞれ増強されたことも明らかにされた[17]．

結　語

立位および座位姿勢を保持・制御するための機構について，足部（立位），および骨盤・脊椎（立位，座位）の骨格構造，立位や座位における位置（姿勢）の知覚，および上肢挙上時の姿勢制御（立位，座位）について考察した．これらのことが，立位や座位姿勢を考察する際の一助になれば幸いである．

文献

1) 水野祥太郎：ヒトの足―この謎にみちたもの―．pp132-142，創元社，1984．
2) Huang CK, et al：Biomechanical evaluation of longitudinal arch stability. *Foot Ankle*, **14**(6)：353-357, 1993.
3) Basmajian JV, et al：The role of muscle in arch support of the foot. *J Bone Joint Surg Am*, **45**：1184-1190, 1963.
4) Schwab F, et al：Gravity line analysis in adult volunteers：age-related correlation with spinal parameters, pelvic parameters, and foot position. *Spine*, **31**(25)：E959-967, 2006.
5) Kuo YL, et al：Video analysis of sagittal spinal posture in healthy young and older adults. *J Manipulative Physiol Ther*, **32**：210-215, 2009.
6) Asai H, et al：Age-related changes in maximum pelvic anteversion and retroversion angles measured in the sitting position. *J Phys Ther Sci*, **26**：1959-1961, 2014.
7) Fujiwara K, et al：Relationship between quiet standing position and perceptibility of standing position in the anteroposterior direction. *J Physiol Anthropol*, **29**(6)：197-203, 2010.
8) Asai H, et al：Perceptibility of large and sequential changes in somatosensory information during leaning forward and backward when standing. *Percept Mot Skills*, **96**(2)：549-577, 2003.
9) Ryerson S, et al：Altered trunk position sense and its relation to balance functions in people post-stroke. *J Neurol Phys Ther*, **32**(1)：14-20, 2008.
10) O'Sullivan PB, et al：Lumbar repositioning deficit in a specific low back pain population. *Spine*(Phila Pa 1976), **28**(10)：1074-1079, 2003.
11) Asai H, et al：Anteroposterior perception of the trunk position while seated without the feet touching the floor. *J Phys Ther Sci*, inpress.
12) Asmussen E：The weight-carrying function of the human spine. *Acta Orthop Scand*, **29**：276-290, 1960.
13) Fujiwara K, et al：Changes in muscle thickness of gastrocnemius and soleus associated with age and sex. *Aging Clin Exp Res*, **22**(1)：24-30, 2010.
14) Fujiwara K, et al：Anticipatory activation of postural muscles associated with bilateral arm flexion in subjects with different quiet standing positions. *Gait Posture*, **17**(3)：254-263, 2003.
15) Kanekar N, et al：The effect of aging on anticipatory postural control. *Exp Brain Res*, **232**(4)：1127-1136, 2014.
16) Tomita H, et al：Anticipatory postural muscle activity associated with bilateral arm flexion while standing in individuals with spastic diplegic cerebral palsy：A pilot study. *Neurosci Lett*, **479**(2)：166-170, 2010.
17) Aruin A, et al：Anticipatory postural adjustments while sitting：the effects of different leg supports. *Exp Brain Res*, **151**(1)：46-53, 2003.

〈淺井　仁〉

第3章

解剖学・生理学・運動学に基づく日常生活活動の分析と統合

1. 作業分析学

序説

　身体を構成する骨，骨と骨を連結する関節，そして骨に付着する筋組織（起始⇒停止）が協働収縮することによって，関節運動や身体運動が起こる．さらに，関節周囲組織と筋組織が正常な状態であれば，最大可動域と適切な筋力が確保され，日常生活や仕事・余暇活動を遂行することができる．しかし，一度疾病や怪我が発生し，いずれかの組織が損傷を受けると，「関節可動域の制限，拘縮」や「筋の弱化，萎縮」をきたし，目的行為・動作・行動を妨げることになる．また，災害などにおいて日常生活や社会行動が強制的に制限されると，廃用症候群が発生し，心身の機能低下を発生する．

　一方，身体活動は，随意系と反射系などの運動を制御する脳と神経系の機序にも関与している．私たちの生体は外部からの情報を各種の感覚受容器を介して入力し（図1-A），それらの情報は脳において過去の経験の記憶と照合のうえ処理されている．そして，新しい情報が加味されると分析統合され，最終的な意思決定を行い，円滑な運動，日常生活活動や家事活動などを含めたすべての活動が遂行される（図1-B）．

　図2は脳内の各局在部位の役割を模式化したものである．脳の各局在部位における機能的役割を，①活動企画系，②運動調整系，③実運動系の3つに分類した．①活動企画系は，体性感覚と視覚からの情報と運動記憶からの情報を再生し，活動の手順や至適速度，運動の大きさと方向を定め

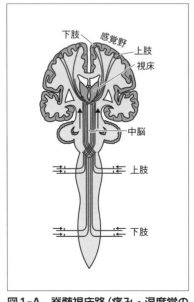

図1-A　脊髄視床路（痛み・温度覚の求心性線維）の概念図[1]

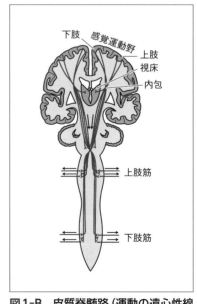

図1-B　皮質脊髄路（運動の遠心性線維）の概念図[1]

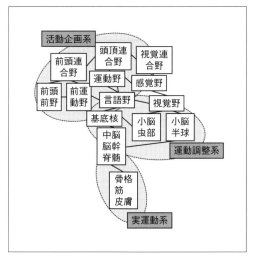

図2 脳の模式図と各局在部位の役割

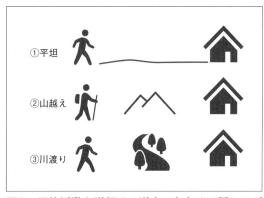

図3 目的活動を遂行する道中に存在する種々のバリア
人は徒歩で目的地へ到着するために，その道中に存在する種々のバリアに対して最適な道具を選択し，最大限の身体能力を駆使し，可能な限り少ないエネルギーで克服しようと努力する

る特定の関節と筋群種を決定して活動に反映させる．②運動調整系は，実際の活動が開始された後にもそれぞれの関節および体表などからの情報に準じてフィードバックを介し，より正確かつ効率的な活動が遂行されるように微調整する．③実運動系は，活動の効果器としての役割を有し，末梢受容器である皮膚感覚および関節覚から得られる情報を感覚野へ伝える重要な役割がある．これらの3つの組織の連携作用が円滑に働くことによって，作業が完遂される．

脳と身体の連動

　前述したように，人は外部から得た情報に準じて目的行動を脳内で統合して，運動調整を行いながら実際の筋活動⇒関節運動⇒目的動作へと連動させていく．さて，ここで人が目的地へ向かう課題の例を考えてみよう（**図3**）．目的地へたどり着くまでの間に，①「平坦な道路である」，②「登り下りの山を越える」，③「川を渡る」の3種類の自然環境を設定した．目的地に到着するためには，それぞれの条件を克服することが求められる．①の状況では特に準備するものはないが，②と③の状況では，必要な装備や準備に加えて安全なルートを選択する能力が求められる．②の「山を越える」課題は，道中の山道を想定して，滑りにくく疲れにくい靴，風や標高を考慮して体感温度の調整可能な服装の選択，険しくない安全かつ短距離のルート探索が必要である．③の「川を渡る」状況では，川に浸かっても川苔で滑らないような履物と濡れても差し支えのない衣服や着替えの準備が必要である．さらに，強い水流を避けた浅瀬のルート探索も必要となる．それぞれの目的地に到達するためは道中のさまざまな自然環境の変動を念頭に置いて，それらの課題を克服して目的を達成できるように周到な計画と準備を行うことが重要である．

　このような課題達成に際して，事前の準備段階で必要な装備を選択しそれらをリストアップするためには，過去の記憶や道具の使用法を担う高次脳機能が必要であり，頭頂連合野の領域の活動と判断および実効性を担う前頭連合野の働きである「活動企画系」が活躍する．さらに，それぞれの

表1 日常に行っている活動の分類

ADL 日常生活活動	IADL 家事関連活動	他
食事（摂食）	移動力	労働（就業）
整容	調理	学習（就学）
排泄	掃除	習い事
入浴	洗濯	社会活動（奉仕）
更衣	買い物	趣味活動
	外部との連絡	友人との交流
	服薬管理	健康活動
	金銭管理	

課題達成のためには環境状況が異なるため，必然的に求められる心身の機能と能力も異なる．登山のためには筋力と持久性を含む体力とを総合した走破力，川を渡るときには身体バランス能力と筋力とが求められる．双方には小脳と運動野そして視覚野，足部から伝わる感覚が重要となり，「運動調整系」が役割を果たすことになる．

作業分析学
―日常の各種生活活動における工程分析と統合―

人は朝，目覚めると同時に1日の活動を開始し，夜その日の活動を終えて寝床につくまでにはさまざまな種類の活動を行っている（**表1**）．人が行う活動の中で，日常生活活動（Activities of Daily Living, ADL）と生活関連活動（手段的日常生活活動，Instrumental Activities of Daily Living, IADL）に分類されるものは発達過程において順次体験を通じて学習される．ADLの5つの活動は生きていく過程で誰もが行わざるを得ないことであり，乳幼児期の全介助から一部介助，監視，自立へと成長するに伴って移行していく．IADLの項目も同様に，全く関わっていなかった時期から年齢を重ねることによって，徐々に一部の項目に関与することになる．しかし，通常，発達段階においてADLが自立していない時期に，IADLに関与することはない．IADLの活動は複数の人が同居生活を続けている際には，全員が同じことをやらなくても，家族内でそれぞれの活動を役割分担することが一般的である．また，家族員の中でその役割遂行ができなくなった際には家族の誰かが代行可能な活動である．家族内でその代行役割を遂行できないときには，他人に委ねることもあれば，専門職の人材に代行してもらうことも可能である．さらに，ADLとIADLの他にも多種多様な活動があげられる．これらの活動は，生活環境（家族構成）や地域の特性などの影響や個人の考え方によって価値観の相違もあるため，本項では触れない．

ここで，ADLとIADLの項目が1日の生活で占める時間と年代の関係について男性の例でみると，乳児期は睡眠が1日のほとんどの時間を占めているが，幼児期からは睡眠時間は徐々に減少し，青年期の睡眠時間は最も短く，老年期になると若干増加する．覚醒している時間はその逆になり，幼児期から増加し，成年期は最長になる（**図4**）．乳幼児期を除くと，1日の2/3は覚醒している時間帯であり，何らかの活動を行っている．学童期は就学と遊びが主な活動であり，青年・成年

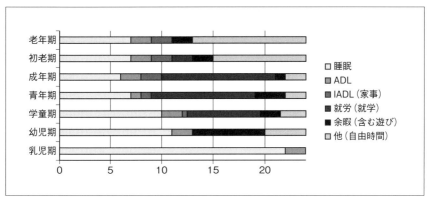

図4　各年齢層と生活時間の関係（男性）

期は就労（労働），余暇活動および家事活動，老年期では自由時間などが1日の半分を占める．

それぞれの活動を行っている「場」は，乳児期は全日自宅で過ごす生活であり，幼児期は身体の成長と発達により歩行能力を獲得し，生活活動範囲が室内から室外へ，そして自宅周辺へと拡大していく．さらに保育園・幼稚園に通い始めると自宅で過ごす時間は徐々に減少する．学童や学生の生活の場は学校，勤労者であれば，職場や仕事に関連した産業社会である．高齢者は退職後に仕事から開放されると生活の場は自宅と限定された地域社会となり，自宅で過ごす時間が再び増大する．

女性の例をみると，結婚後は主婦という役割が生まれ，家事活動（IADL）が大幅に増加し，その結果，余暇・自由時間が減少することが予想される．しかし，近年は家事を夫婦で分担し男性も家事活動を担当することが増加してきている．

自宅で生活する際に誰もが行う共通の活動は，食事・排泄・更衣・整容・入浴である．さらにIADLとして家事活動がある．人は疾病や機能低下をきたすとADLが急激に制限される．その制限を乗り越えて自立するために，多くの試みが実践されている．本項では，ADL項目を工程ごとに分析する方法を紹介する．

作業工程分析

工程分析の考え方は，機械工業発展の歴史に遡ることができる．レンガ積み作業を効率的に進めるためにギルブレスが考案したサーブリッグ記号はその代表例である．生産効率をより向上させるためにその工程分析を求められ，同じ製品を多量に製造する大量生産の過程は繰り返し動作が多いため，工程分析し記号化が可能である．同種類の記号が付いた工程を集めることにより，効率的な生産に結び付けている．しかし，ADLの5種類の項目はそれぞれの目的と内容が特徴的なことから共通の要素を見出すことが困難である．つまり，人の動作は機械と異なり，全く同じ動作の繰り返しではないため，動作の開始から終了（完遂）までの流れを把握して，その状況に応じて使用する道具を選択する．次に道具を使う（操作する）ために必要な筋力と関節運動，そして，心身・道具・物体の3つの側面について時空間的な相互関係性を推測して総体的に認知する能力が求められる．

日常生活活動の項目に対して工程分析を行う意義

従来から使用されているADLの評価法としてKlein Bell ADL scale, Index of ADL (Katz), Barthel Index, Functional Independent Measurement (FIM) などが報告されているが，Klein Bell ADL scaleを除いた他の評価表は各項目の自己参加（自力）度と介助量の比重を検討している．Klein Bell ADL scaleはそれぞれの動作項目を工程に分類して，「どの工程までができる」，「どの工程からできない」という工程がチェックされ，対象者のADL動作から機能不全と自立水準が明確に示される．この利点は，身体機能不全とADLの関係が明確に示され，リハビリテーション計画の立案から福祉用具の選定において有効な指標になっている．一方，臨床で用いられているBarthel IndexやFIMは対象者の能力を各項目で採点し総合点で表示できるため，対象者個々人の全体像が表出され，プログラム介入後の変化をとらえられる利点がある．不利な点は，対象者の課題に介入した結果，総合点と細部の項目の改善との関係もしくは識別を判定しにくいことである．

トイレ動作工程分析表の検討

3章-7で「排尿・排便」については解説されているが，ここでも排尿・排便動作を例にして，トイレ動作工程分析表を試作したので記述しておきたい（**表2**）．この指標の特徴は，動作項目を列挙し，その動作に対して個人要因と環境要因に基づいて分析している点である[2]．個人要因には，**図2**で述べた高次脳機能（認知機能として表示），上肢・体幹・下肢の能力，そして立位バランス能力（平衡機能）をあげた．環境要因の欄には，トイレ室における便器の配置，手すりの位置と高さ，ドアの構造，トイレ制御盤（コントローラー機能），衣服類の種類，照明スイッチの位置と高さなどを詳細に記載することによって，各工程の課題点が明確化される．ADL項目は一連の動作の連続であることから，トイレ動作工程分析表のように詳細な項目ごとに記載すると，一連の動作が中断される要因は，認知および身体的な機能不全によるものか，環境因子の影響によるものかを介助者や対象者自身によって明らかにできることが有用な点であると考える．トイレ動作では，その主な環境の一部としての便器の種類や形状が少ないため，工程分類をすることが容易であるが，より複雑な入浴や更衣動作については困難であることは言うまでもない．

作業工程分析の考え方

作業工程分析は，人が生活する家庭内の活動や職場での作業において，それぞれの活動や作業を「作業工程分析」というツールを使うことにより，効率的な作業の獲得や作業環境の改善につなげることが可能である．

日本作業療法士協会は，「生活行為向上マネジメント」と称したツールを開発した[3]．このツールを用いることによって，「今，これから何をしたいのか，何を行うことが可能なのか」を明確にして，対象者個々人の生活の自律・自立を図ろうとするものである．「生活行為向上マネジメント」は，達成可能なニーズを掲げ，その作業工程分析を企画・準備力（PLAN），実行力（DO），検証・

表2　トイレ動作の工程分析[2] より改変

動作工程	個人要因	環境要因
トイレに行きたい	尿便意，認知能力，耐性の計算	トイレまでの距離
トイレまで移動する	移動能力	アプローチ，段差の有無
空いているか確認する	認知能力	ドアの使用中表示，磨りガラス
照明などのスイッチをオンにする	上肢能力，認知能力	スイッチの位置と形状
ドアを開ける	立位バランス能力，認知能力	ドアの開閉方式，ドアノブの形状と位置
トイレ内に入る	移動能力	段差の有無，手すりの有無
ドアを閉める	立位バランス能力，認知能力	ドアの開閉方式，ドアノブの形状と位置
便器の前に移動する	移動能力	便器までの距離
起立位で方向を変える	移動能力，立位バランス能力	トイレ内の空間，手すりの形状と位置
ベルトを緩める	立位バランス能力，上肢能力	ベルトの形状
ズボンを降ろす	立位バランス能力，上肢能力	ズボンの形状
下着を降ろす	立位バランス能力，上肢能力	下着の形状，ゴムなどの強度
便座へ座る	立位バランス能力，下肢能力	便座の高さ，手すりの位置
排尿・排便をする	腹圧コントロール，認知能力	便座の高さ，手すりの位置
お尻を拭く(トイレットペーパーの操作)	上肢および手指能力，認知能力	紙巻器，スイッチの位置
ウォシュレットの使用	上肢および手指能力，認知能力	スイッチの位置と形状
温風で乾燥する	上肢および手指能力，認知能力	スイッチの位置と形状
水を流す	上肢および手指能力，認知能力	スイッチの位置と形状
便座から立ち上がる(手すりにつかまる)	立位バランス能力，下肢能力	便座の高さ，手すりの位置
下着を上げる	立位バランス能力，上肢能力	下着の形状，ゴムなどの強度
ズボンを上げる	立位バランス能力，上肢能力	ズボンの形状
ベルトを締める	立位バランス能力，上肢能力	ベルトの形状
ドアの前まで移動する	移動能力	ドアまでの距離
ドアを開ける	移動能力，立位バランス能力	ドアの開閉方式，ドアノブの形状と位置
トイレから出る	移動能力	段差の有無，アプローチ
ドアを閉める	立位バランス能力，上肢能力	ドアの開閉方式，ドアノブの形状と位置
照明などのスイッチをオフにする	上肢機能，認知能力	スイッチの位置と形状

完了力(SEE)の3つに区分している．3つの区分に対してプログラム介入前後で5段階に評価して，最終的に，生活行為を達成できたのか否かを判定している．このツールは新たに開発されたものであり，目標立案やプログラム介入後の判定に有効利用されるものと期待されている(**表3**)．

結　語

　人が作業課題(行おうとする生活項目)を選んで，決定(発言)計画遂行して完了にいたるまでには，国際生活機能分類に準じた対象者の身体構造と身体機能が十分に発揮できるような環境要因と個人要因を含む生活環境が大きな要因となる．米国の作業療法士協会は作業を遂行するときに影響する多種多様な要因を提示している(**図5**)．この図は作業の遂行領域は日常生活の広範囲にわたっているが，それらを構成し支えているものは個人要因，社会因子，つまり社会の存在そのものであることを示している．生活が自律と自立にいたらず円滑に営むことが困難な対象者には，作業活動

表3 作業遂行向上プラン表

利用者：＿＿＿＿＿＿　担当者：＿＿＿＿＿＿　記入日：＿＿＿年＿＿月＿＿日

達成可能なニーズ	作業工程分析		評価			基礎練習	基本練習	応用練習	社会適応練習
			前	後					
	企画・準備力(PLAN)		1 2 3 4 5	1 2 3 4 5	達成のためのプログラム				
	実行力(DO)		1 2 3 4 5	1 2 3 4 5					
					いつ・どこで・誰が支援して行うか	本人			
	検証・完了力(SEE)		1 2 3 4 5	1 2 3 4 5		家族			
						支援者			
達成						□達成　□変更達成　□未達成（理由：　　　）　□中止			

評価：1．1人で可能　2．手掛かりや見本があれば可能　3．練習により可能　4．一部手助けが必要
　　　5．ほとんど手助けが必要

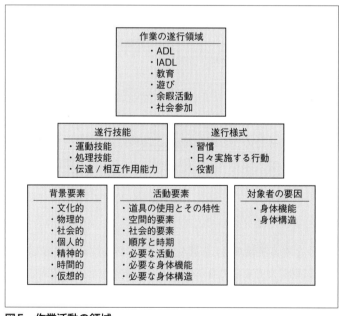

図5　作業活動の領域

の工程分析を実践することが肝要である．そして，それらのデータに基づいて対象者自身はもとより彼，彼女らを取り巻く環境へのアプローチを通じて解決していくことが基本原則であると考える．

文献

1) Waxman G. Stephen：Clinical neuroanatomy 27ed. pp187-197, Mc Graw Hill Educaton, 2013.
2) 澤田雄二（編）：活動能力のとらえ方〔考える作業療法―活動能力障害に対して―活動能力のとらえ方〕．文光堂, 2008.
3) 一般社団法人日本作業療法士協会（編著）：事例で学ぶ生活行為向上マネジメント．医歯薬出版．2015.
4) Heidi Mc Pendleton, Winifred Schultz-Krohn：Pedretti's Occupational Therapy：Practice skills for physical dysfunction 7th ed. p5, Mosby, 2013.
5) 石山大介，森尾裕志，井澤和大，堅田紘頌，小山真吾，松永優子，清水弘之，松下和彦：トイレ動作工程に対する手すり設置の有効性および身体機能との関係．第48回日本理学療法学術大会抄録集：40 Suppl. No.2　セッションID：E-O12, 2012.
6) 山﨑裕司，山本淳一（編）：応用行動分析〔リハビリテーション効果を最大限に引き出すコツ　第2版〕．pp10-47，三輪書店，2012.

（清水順市）

2. 言語的コミュニケーション機能の分析と統合

序説

　言語聴覚士（以下ST）の仕事の領域は大きく分けて言語系，聴覚系，発声発語系に分かれる（**表1**）．本項ではこれら3つの領域別に述べる．STは摂食嚥下不全のみを担当する医療職ではなく，コミュニケーション機能やスキルを扱う専門職である[1]．

　なお，言語聴覚分野においては，他の医療関連専門分野と同様，専門用語として「障害」を使用していることが多い．しかし，本書の監修者の基本方針として「障害」の使用を控え，それに代わる適切な用語の使用が奨励されている．その点から，本書では「障害」に代わる用語を使用したことを断っておきたい．

言語機能の発達と獲得

0歳代の発達

　言語機能は人間に特有なもので，生後間もなくから言語学習が始まる（**図1**）．言語発達の理解の側面は0歳代に大きく発達する．赤ちゃんは，周囲の保護者が自分に働きかけてくることや，保護者（多くは両親）同士がやり取りしている様子を感じ取りながら，ヒトとヒトとの間にあるコミュニケーションの存在に気づき，そこにはやり取りがあること，つまり一方が発信者で他方がそれを受ける受信者であることを理解していく．また，自分が発した声によって，多くは母親が「おむつを替えてあげるよ」，「おっぱいをあげるよ」などと言いながら寄ってきて，赤ちゃんにとって気持ちの良いことをしてくれる．それが繰り返されるうちに，赤ちゃんは要求の内容によって声色も変えて泣くようになる．このように，0歳代からヒトは対ヒト関係を学習しているのである．しかし，仮に赤ちゃんが難聴で，まだ周囲の保護者にも難聴であることに気づかれていなかったら，「ミルクをあげるよ」という母親の優しい声も届いていないので，いきなり哺乳瓶が口の中に突っ込まれることになる．また，保護者は「お風呂に入ろうね」と話しかけながら上着を脱がすであろ

表1　言語聴覚士（ST）の領域

STの領域	具体的な症状名
言語系	言語発達遅滞，知的遅滞，自閉症スペクトラム，脳性麻痺，学習遅滞，右半球コミュニケーション 失語症，他の高次脳機能不全
聴覚系	先天性聴覚不全，後天性聴覚不全，中枢性聴覚不全
発声発語系	音声不全　（声帯結節，ポリープ，声帯萎縮症など） 構音不全　（運動性，器質性，機能性，耳性） 共鳴不全（開鼻声，閉鼻声，混合性鼻声）

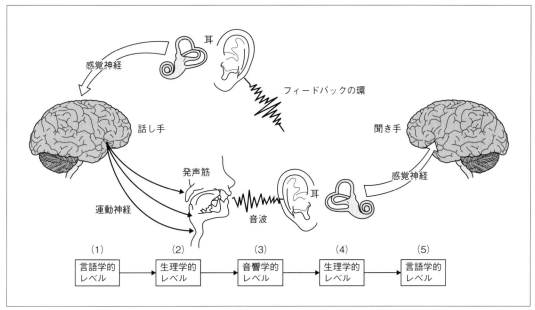

図1 話しことばのコミュニケーションの図式[2] より改変

うが，ここでも難聴の赤ちゃんにとってはいきなり上着を脱がされ，びっくりすることが想像できる．このようなことから，保護者の話しかけが入力されない難聴の早期発見は非常に重要であることが理解できると思う．さらに，難聴の早期発見は，難聴に伴う二次症状を防止するうえで最も大切なことである．二次症状とは，難聴と気づかれずに育てられた結果，落ち着きがない，多動，すぐに暴れる，しつけができないなど，ヒトとのコミュニケーションが成立しない状態をさす．

0歳代の運動面では，生後3か月頃に頸が座り，生後6か月頃にはお座りができるようになって，0歳代後半には，もの（例えばボール）を使った保護者とやり取りの芽も出てくる．さらに，手に持ったものを何でも口に持っていって舐めるという状況から，だんだん太鼓のバチなら叩く，ラッパなら吹く，帽子なら頭にのせるなど，そのものに適した使用法を身につけ（機能操作），ものの意味理解が可能になる．例えば，保護者が鈴を振って見せた後に子供に鈴を持たせると，低月齢のうちは手に持つと同時に口に運び舐めるが，少し月齢が進むと，すぐに口に持っていくことなくまず鈴をしばらく振り，その後に口に鈴を持っていく様子が観察できる．さらに月齢が進むと，鈴を持つと振る動作だけで，舐める動作は消失する．用具の操作発達が進むと同時に，大まかな動作の模倣もするようになる．例えば，両手で胸を叩いたり，イナイイナイバーなどを親がやってみせたりすると，子供もその動作を真似る．また母親が外出するときにいつも決まった上着を着るようにしていると，その上着を母親が手にとると，子供がとても喜ぶ（生後8～9か月頃）など，親が行う動作の意味理解も進む様子がわかる．これらの発達はおおよそ0歳代に進むもので，前言語期段階の発達である．このような子供の発達を小さい一歩（small step）でみていくと，発達が少し遅い子供をもつ保護者への対応もしやすくなる．

1歳以降の発達

1歳前後には簡単な単語の理解，表出が可能となる．「マンマ」，「ブーブ」など始語と言われる，真似ではない意味のある発語が出現し，1歳半頃から2歳前半には2語文「マンマ，ちょうだい」，「パパ，バイバイ」などが出現し，その後3語文と徐々に文が長くなる．このように，ことばの産出面では，文を形作る文法的な要素の発達で，機能語の1つである「パパ"が"」，「ママ"の"」などの格助詞と呼ばれるものが1歳半から2歳半頃には出現し，その後幼児期の間に副助詞，接続助詞など，より複雑な助詞を用いて保護者や周囲の成人，子供同士でもやり取りするようになる（**表2**）[3]．動詞部分の発達をみると，過去形，現在形，未来形という時制表現のほかに，食べられる（可能），叩かれる（受動態），来るだろう（推量），食べさせる（使役），もし〜なら（仮定）なども幼児期の間に獲得して，豊かな表現ができるようになる．この言語機能は子供の発達に伴って複雑化され，それを駆使して人間は自らの要求，思考，伝言などのコミュニケーション活動に利用している．重要なことは「言語」はヒトが幼児期から学習して獲得しているものであるということである．また，用具の操作や認知（視覚認知，聴覚認知など）機能もまた幼児時期から学習され脳内に蓄積されている高次脳機能である．

最近では，新生児聴覚スクリーニングシステムが浸透して，聴覚不全児も0歳代の早期からのトレーニングが珍しくなくなっている．特に超未熟児で誕生した児で難聴を合併した例であれば，STのみならず，理学療法士，作業療法士も関わる．未熟児の場合には，発達遅滞を認める例も少なくないため，0歳代から運動機能，認知機能，言語機能について細かくみていく必要を感じる．なぜなら，保護者の立場からは，まだ幼いわが子がさまざまな難題を抱えていること自体を受け止められず，トレーニングに向かう以前の課題が多いこともよく目にするからである．介入する側の医療職は，子供のわずかな発達にも目を向け，それが将来どのような発達の基礎となるのかを常に保護者へアドバイスし，保護者の受容の様子をみながら介入することが必要である．

言語機能が脳内に学習・獲得され，ほぼ12歳頃までに第一言語と言われる母語が完成する．一旦獲得された言語機能が，脳損傷（多くは左半球の）によって機能低下をきたしたものが失語症である．失認（ものの認知機能不全）や，失行（行為の機能低下）が生じる場合もある*．

一旦獲得した言語機能が損傷を受けるとどうなるか

失語症とは

一旦学習され脳内に貯蔵されている言語機能が，脳梗塞や脳出血に代表される脳卒中や脳外傷によってその機能が損なわれると，失語症になる．よって，失語症という疾患は先天性や心因性では

---

*幼児期からの学習によって獲得された認知・行為の機能を高次脳機能と言い，これらが機能低下を生じた状態を高次脳機能不全と言う．出現した症状によって失語・失認・失行と呼ばれる．これらの高次脳機能は1800年代から多くの報告が積み重ねられている．失語，失認，失行に代表されるものの多くは脳卒中や脳腫瘍などが原因で生じるが，近年では，交通事故，転落などによる脳外傷によって生じる疾患もある．脳外傷によって生じるのは，記憶，注意，遂行機能，社会行動などの水準低下であり，行政的には総称して「高次脳機能不全」と定義されている．

表2 2歳代に出現する主な助詞

格助詞		接続助詞		副助詞		終助詞	
の	2:1〜	て	2:2〜	も	2:2〜	ね	2:0〜
と	2:1〜	ても	2:2〜	だけ	2:2〜	よ	2:1〜
は	2:1〜	たら	2:3〜	でも	2:3〜	や	2:1〜
から	2:2〜	ば	2:4〜	だか	2:3〜	か	2:1〜
へ	2:2〜	と	2:4〜	しか	2:3〜	かな	2:2〜
が	2:2〜	たり	2:5〜	なんか	2:4〜	な	2:2〜
で	2:2〜	ながら	2:5〜	なら	2:5〜	ぞ	2:2〜
に	2:2〜	けど	2:11〜	くらい	2:8〜	もん	2:7〜
より	2:3〜					なきゃ	2:8〜
を	2:3〜					こと	2:11〜

なく後天性の疾患である．一旦失語症になると，言語機能，すなわち話す機能，聞いて理解する機能，文字を読んで理解する機能，書く機能のすべての領域が程度の差こそあれ，機能不全に陥る．

失語症は，右利きの多くの人で左半球損傷によって生じる．左後頭葉や頭頂葉の上方でも失語症に類似した症状を呈することがあるが，失語症の多くはシルビウス溝周辺領域の損傷で生じる．解剖学的には左第三前頭回下部弁蓋部と三角部とがBroca中枢と呼ばれ，左第一側頭回後方部がWernicke中枢である．現在ではBroca中枢のみの損傷では，いわゆるBroca失語（後述）を呈することはなく，Wernicke中枢損傷では軽度のWernicke失語のみしか呈しないと言われる．しかし，CT，MRIもない1800年代にこれらの部位が言語機能として，聞いて理解して話す言語中枢と関係性があると発見されたことは驚きである．患者が呈する症状や病態を臨床的に詳細に観察してきた結果であろう．

右利きの人では左半球損傷で失語症になると述べたが，それでは左利きや両手利きの人はどうなるのだろうか．左利きや両手利きの人は右利きの人と大脳の側性化が異なると言われ，70％ぐらいは左利きや両手利きの人でも左半球損傷によって失語症を呈する．

筆者が講義の際に学生達に必ず問いかけるのは，「なぜ失語症になったら話す・読む・書く・聞く，の4つの領域にコミュニケーション能力低下が生じるか？」との質問である．

この疑問に適切な回答を呈示する学部がある．それは理工学部系である．理工学部系の学生たちは，情報処理システムに関心があるせいか，言語も情報処理の1つと考え，入力信号に相当する音声信号であることばを聞く，視覚信号である文字を読むこと，符号化（発信）信号に相当する音声信号の発話と文字出力信号である書字とに分け，それらの機能不全が左半球の言語中枢の損傷によって生じると考えるのではないかと推測する．入力された言語記号は脳内で解読されて理解される．入力には，話しことばである音声言語と書きことばである文字言語があるので，Wernicke中枢やその周辺の聴覚連合野が損傷すると，言語記号の解読が困難になる．

失語症のタイプ

失語症のタイプ（**図2**）は，まず発話の流暢性で分けられる[4]．流暢タイプは，多弁で話がなかなか止まらないタイプで，Wernicke失語がその代表例である．Wernicke失語の発話は時には聞き手

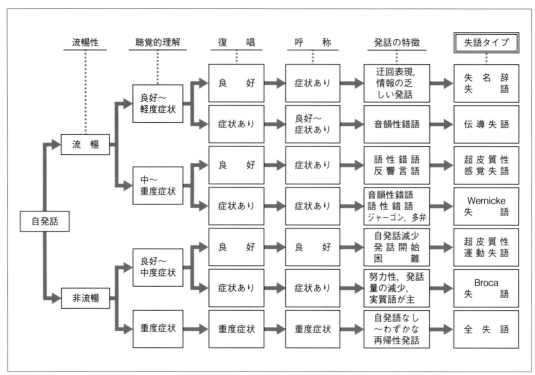

図2　失語症の各タイプ

に意味不明の語としか聞こえない語新作や音韻性錯語（例：たまねぎ→たもねぎ），語性錯語（例：みかん→りんご）が多く出現する．流暢性タイプにはWernicke失語以外に，発話で語性錯語しか出現せず，ことばの復唱が上手な超皮質性感覚失語や理解が良好な失名辞失語がある．理解は良好であるが，復唱を含む発話面全体に音韻性錯誤を呈するタイプは，伝導失語と言う．

　非流暢タイプでは，自発的な発話数は少なく，たどたどしい話し方で音の誤りもある．理解が比較的良好なタイプをBroca失語，自発語は少ないが，復唱の良好タイプを超皮質性運動失語と言う．このタイプでは，標準失語症検査（SLTA）では比較的成績が良好なことが多いが，その中で語列挙（動物の名前を1分間でたくさんあげる）が低得点に留まることが多い．

失語症者とその家族

　失語症の人達は言語機能操作に多くの難題を有するが，それでも多くの失語症者は話をたくさん聞いてほしいと願っている．要するに話したいのである．周囲の人々は，この気持ちを大切にする必要性がある．

　失語症になって社会とのつながりを自ら絶ってしまうようなケースもあるが，「失語症友の会」などの患者団体を通じて，ヒトとヒトとのつながりを求める患者達も多く存在している．医療従事者はどうしても患者だけに目が向いてしまいがちであるが，失語症者を支えている家族の思いも受け止める必要がある．筆者は石川県失語症友の会の設立から40年間にわたり，患者達との交流を保ってきた．設立当初の1975年初め頃までは，ことばが不自由になったことを知能が低下したと

勘違いする家族の方々も多く，入会を嫌がる家族もあった．しかし，世の中でリハビリテーションの必要性が強く叫ばれ，理学療法士，作業療法士だけではなく，STの働く場も増えてからは，再び会の活動が復活した．2015年に石川県失語症友の会40年周年大会が開催された．この間に患者数は減少傾向にあり，会の存続自体が危ぶまれることもあったが，今日もなお続いているのは，患者達の努力だけではなく，家族の支え，中でも，特に配偶者の支えが大きいと言える．そして，過去の40年間を振り返ってみると，失語症者の会ではあるが，家族の方々をも癒す会であることに気づいた．今後も患者だけに焦点を当てるのではなく，患者を取り巻く周囲の家族全員をも含めて介入を進める必要があると確信している．

失語症と間違えやすい疾患

　失語症と認知症の違いの1つに，発症起点がある．認知症の患者の家族にいつ頃から具合が悪くなったかを聞くと，「そういえば2, 3年前ぐらいから，おばあちゃんは食事が終わったのに，まだ食べていないと言うようになった」などのエピソードをたびたび耳にする．一方，失語症の発症日については，「○年○月○日のおよそ何時ごろ突然倒れて意識がなくなり，目が覚めたら右手足と口が動かなくなって，何も言えない状態となった」などと家族から聞くことが多い．その前日までは全くことばに不自由はなかったため，そのコミュニケーション能力の喪失感は大きい．

聴覚系

　先天的に聴覚の機能が低下している場合には，構音のみならず言語発達そのものが遅れてくる．聴力が80dB（80デシベル，耳介に接するぐらいの大声を出したときの大きさであれば音に気づく）の状態でそのまま幼児期まで適切な対応がなされなかった場合，一生ことばの発達が遅滞すると言われている．耳の聴こえに異常があれば当然のことながら，音は中耳→内耳→脳幹→大脳皮質へと伝わらないからである．先天的に内耳機能不全があれば前述したようにことばそのものが脳には到達しにくい（または到達しない）ために，言語獲得が困難になる．それに伴い，構音の獲得困難，音声の韻律の変調，不安定でこもった音声となるなど，図1のことばの鎖のすべての過程において機能不全に陥る．しかし，一般的には，難聴は軽度であっても言語遅滞が生じると言われるので，要注意である．

先天性聴覚機能不全と後天性聴覚機能不全

　聴覚低下は先天性と後天性で全く異なる症状が生じる．最も大きな違いは，言語獲得前からの聴覚低下か，言語獲得後の聴覚低下（中途失聴）かである．この項では，最初に聴覚低下が人に及ぼす影響を先天性と後天性とに分けて解説する．次に，聴覚低下を補う補装具としての補聴器と人工内耳について記述する．

1. 先天性聴覚機能不全

　先天性聴覚機能不全とは，生来の難聴である．聴力低下の程度によって軽度（ささやき声が聞こえない），中度，高度，ろうと分類される．補聴器は軽度の40dBぐらいから推奨されている．以前は箱型が主流であったが，現在では小児は耳かけ型，成人では耳かけ型や耳穴式など，小型に

なった.性能もノイズキャンセレーションやハウリング防止,制汗対策など格段に改良されている.

先天性聴覚機能不全を早期に発見する目的で,新生児聴覚スクリーニングシステムが産婦人科医院で施行されている.産後の入院中に検査を受け,合格か要精密検査で判定される.要精密検査と判定されると,すぐに最寄りの精密検査機関(多くは大学病院耳鼻咽喉科)に紹介され,さらに詳しく検査される.難聴と診断された後には,できるだけ早く補聴器装用を含む難聴児に対する介入が必要である.早期発見・早期療育が望ましいからである.先天性聴覚機能不全をそのまま放置していると,正確な発声や構音が困難となるだけではなく,話す,聞いて理解する,文字の読み書きを含む言語系にもその影響が及ぶことになる.

0歳代の乳児が難聴と診断された場合,保護者にとって大きな精神的ストレスになる.そのため,医師,STによる今後の療育に関する説明や,患者会の紹介などを丁寧に行って同意を得る必要がある.

先天性聴覚機能不全児のコミュニケーション手段としては,補聴器や人工内耳(後述)を装用した話しことばによる会話と,手話がある.どちらの方法にしても書きことばの学習が不十分になることが指摘されている.手話は即時性があり,コミュニケーションツールとして便利ではあるが,ろう者が用いる日本手話には日本語で使用される助詞がなく,健聴者が話す日本語と対応していないので,手話とは別に読み書きを習得する必要がある.一方,話しことばの獲得を目指してトレーニングしても,助詞の理解や表出が遅れることが指摘されている.筆者は,難聴児の語彙,文法的な獲得の遅れを軽減する方法として,金沢方式を取り入れて40年以上にわたりトレーニングを実践しており,良好な成績を報告している[6].

2. 後天性難聴

この世に生を受けて生まれたときには聞こえていた人が,人生のどこかで聴力を失う場合に生じるさまざまな影響について年齢順に解説する(**表3**).

まず,幼児期前半に失聴した自験例について紹介する.1歳まで順調にことばの発達がみられ,簡単な単語(ママ,じいちゃん)が自発語で出現していたが,1歳頃に髄膜炎に罹患後,音に対する反応が消失し,1歳2か月時にA病院を受診した.その頃の症例の様子は,もちろん「聞こえない」と訴えることができないためか,両手で両耳をバンバン力任せに叩いている姿がよくみられた.1歳でこんなにも悲しげな表情ができるのかと思われた.初診以後,補聴器を装用して言語聴覚療法を行ったが,聴力は120dB以上で,補聴器の効果は全く得られなかった.半年もしないうちに自発語が不明瞭になり,8か月ほどで自発語が消失した.この例でもみられるが,自発語が出現してまもなく脳内の語音の定着が不十分である時期に聴覚を失うと,言語が構音も含めて崩れてしまう.

次に,2歳代で失聴した症例(自験例)である.2歳頃まで順調に発達していた児において発熱以降に聴力低下を認め,保護者が人工内耳手術を希望して来科された例である.発症から1年近く経過していたが,不明瞭ながら簡単な文の発話は認められた.

日本語を獲得した後に失聴した自験例としては,進行性難聴のために補聴器の効果がしだいに消失した高校生の例がある.家族だけではなく友達関係についても消極的となり,うつ状態に陥る結果となった.成人例では「職場で,1対1の会話であればなんとか理解できても,大勢が集まる会議になると全くわからなくなり,とても辛い」との訴えも聞いた.進行性難聴でなくても,加齢に

表3 後天性難聴の出現時期とその課題

時期	症状
乳児期	発話の不明瞭化その後消失，心理的不安定
幼児期	発話の不明瞭化，心理的不安定
学童期	学業に影響，消極的
青年期	学業に影響，うつ状態
熟年期	職場での不適応，うつ状態
老年期	消極性，閉じこもり，うつ状態，認知症

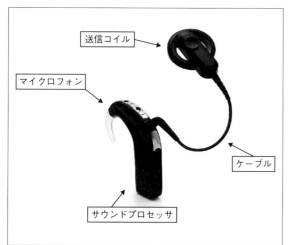

図3 人工内耳のしくみ

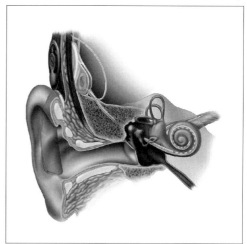

図4 人工内耳の挿入の様子
〔出典：株式会社日本コクレア社〕

よって高音域から聴力の低下が始まる．低音域の残存聴力が比較的保たれているといくらか聴こえるが，話の内容が理解しにくくなる．その結果，以前は積極的に講演会や老人会の集まりに参加していた高齢者が，聞こえが悪くなるにつれて参加しなくなり，認知機能不全が疑われることもある．このようなケースでは，さ行音が聞き取りにくくなる．例えば，さかい→たかい，そうじ→とうじなどに聞き誤ることがしばしばみられる．

人工内耳

1．人工内耳とは

　補聴器は，外耳からの伝音系を利用して音を内耳に伝える音響増幅機器であるが，人工内耳は，通常の補聴器とは異なり，直接音を内耳に送る（図3，4）．内耳とは，耳の中を通ってきた音を電気信号に変換して脳に送る働きがある器官である．脳は，音をそのまま（直接）理解することができないため，内耳で電気信号に変換し，その信号を認識することで音を理解する．この役割を代行したのが，「人工内耳」である．耳にかけているマイクに音が入るとコイルに音が送られる．その後，頭の中にあるインプラントを経由して蝸牛（内耳の一部）に音が送られ，蝸牛の中にある有毛

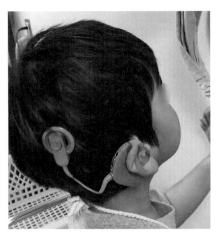

図5　人工内耳装用の様子（幼児）

細胞が送られてきた音を電気信号に変換して，有毛細胞とつながっている聴神経に音の情報を伝える．聴神経は，その情報を脳に伝える働きをしている．

かつては，高度難聴以上に対応する医学的方法は存在しなかったが，1985年頃から日本でも人工内耳挿入術が開始され，高度難聴者たちにも音を取り戻す機会が到来した．補聴器で補えないほどの難聴者にとっては，画期的な医療技術である．当初は成人聴覚低下のみが対象であったが，現在では小児の装用者の方が増えている．現在，日本の多くの施設でこの手術が行われている．

成人の場合には，失聴して2～3年以内であれば，失聴する以前と同じではないにせよ音声を聞いてのコミュニケーションが可能となる．失聴して約3年経過している60歳代の女性（自験例）は，ことばが聞き取れない状態であったが，人工内耳手術を受けて約3か月経過時には，「テレビで聞いていた歌手の声が昔と同じように聞こえてきた」との報告があった．一方，失聴してから10年以上経過した例では，手術後に鳥の声などは聞こえるが，昔のようにことばを聞いて会話をするレベルまでには回復できなかった．しかし，「昔のように音がすることで，安心する」とおっしゃっていたことが印象的であった．

人工内耳を装用すれば，なんでもよく聞こえるとは限らない．現在のところ音楽の聞き取りが難しいと言われているが，クラッシックを楽しんでいる症例もいる．

2．人工内耳の適応

2014年に日本耳鼻咽喉科学会福祉医療・乳幼児委員会で「小児人工内耳適応基準」が改訂され[7]，手術適応年齢は原則1歳以上（体重8kg以上）で，ほかにもいくつかの適応基準が示された（図5）．

聴力レベルが裸耳で平均90dB以上，6か月以上の最適な補聴器装用を行ったうえで装用下の平均聴力レベルが45dBよりも改善しない場合，補聴器の効果が十分でない高度難聴であると確定される．言語習得期以後の失聴例では，高度難聴であることが確認された後には，獲得した言語が失われてしまわないために，早期に人工内耳を検討することが望ましいと報告されている．また，人工内耳が日本に導入された当時は片耳装用が主であったが，「小児人工内耳適応基準（2014）」[6]では，音声を用いてさまざまな学習を行う小児に対する補聴の基本は両耳聴であり，両耳聴の実現のために人工内耳の両耳装用が有用な場合にはそれを否定しないとも明記され，現在では両耳装用児

者も増えつつある．

3．人工内耳の調整

人工内耳の手術後には，すぐに聞こえるようになるわけではない．また，術創が治癒すれば（通常2週間程度），音入れと言って内耳の中に挿入した電極に電流を流し，Tレベル（聞こえ始め），Cレベル（最大快適閾値）の測定を聴力検査のような方法で行う必要があり，これをマッピングと言う[7]．電極は日本コクレア社製のものでは1番から22番までの22本ある．1番は内耳の手前の方で高音域を担当しており，22番は内耳の一番奥側に設置されており，低音域を担当している．

4．人工内耳装用後の注意点

頭の中に機械を入れているので，頭部をぶつけることは厳禁である．また，MRIの検査時は，インプラント側の磁石を外すために頭部を切開することがある．

その他，海では水圧の関係で25m以上深く潜らない，サッカー，剣道，ボクシングなど身体や頭部が耳に当たる可能性のあるスポーツは避ける方が望ましい．基本的には，耳の中にあるインプラントを壊さないようにするための施策が必要である．筆者の経験した症例では，自転車に乗っていて倒れたときに大きな石に頭部をぶつけ，人工内耳のインプラントが破損して，再手術した例がある．

患者は装用者カードを携帯しているので，MRIなどの医療検査時には提示してもらうと良い．現在では装用したままMRIを受けられるものもある．人工内耳装用者にとって，水泳は長らく禁止されていたが，数年前からアクアパッドが開発され，ヘッドセットの上からカバーをかけて防水状態にして，水泳時にも人工内耳が使用できるようになっている．これは，学童を中心として生活の質（QOL）の向上に貢献している．

5．人工内耳の進歩

以前は高度難聴者のみが対象となっていたが，現在では低音域に残聴があるタイプの聴覚低下者も人工内耳の対象となっている．つまり，まだ聴覚が温存されている低音域は補聴器で補い，高音域の高度難聴部分は電気信号で情報伝達される人工内耳が担当するのである．人は，話されていることばの聞き取りが不十分になると，年齢によっても異なるが，さまざまな心身機能不全をきたすため（表3），後天性聴覚機能不全を有する人々にとって人工内耳は大きな福音である．

中枢性聴覚不全

聴覚低下は，中耳や内耳の末梢レベルの課題だけではなく，中枢レベルでも生じる．大脳の上側頭回中部にあるHeschl回は一次聴覚中枢，一次聴覚野と呼ばれ，内側膝状体から聴放線（聴覚線維）を受けている．以下，中枢性聴覚不全の1つである聴覚失認を中心に解説する．

聴覚失認

聴覚失認とは，聴覚路を通じての対象の認知機能不全である．一般に，人間の耳に入ってくる聴覚情報には，人が話すことばのほかに救急車や電話の音に代表される社会音（環境音），風の音，鳥の鳴き声，工事現場の音をはじめさまざまな雑音などがある．その中で人が話すことばを言語音，その他は非言語音に分けられる．大脳損傷によって，末梢レベルの聴力に著しい機能不全が認

められないにもかかわらず，言語音のみが聞き取りにくくなる病態を純粋語聾と言う．また，言語音や音楽以外の環境音や社会音などの非言語音の識別に困難が生じる症状を聴覚失認（狭義）と言い，環境音失認とも呼ばれる．

一般的には，周囲の言語音も非言語音も音としては聞こえるが，その意味がわからなくなることを称して聴覚失認（広義）という場合もあるので注意を要する．つまり，広義の聴覚失認は，狭義の聴覚失認と純粋語聾が合併した状態である．その際，音楽の認知機能不全も含めることもあるし，音楽の認知機能不全を別に扱うこともある．以下，本文では広義の意味で聴覚失認と使用する．

聴覚失認は脳梗塞や脳出血，ヘルペス脳症などの後遺症として出現する．臨床的には比較的稀な疾患である[8]．聴覚性失認の判定で注意を要するのは，高齢者は病前から高音域の聴力閾値が上昇していることが多い点である．

ことばの聞き取りだけではなく，環境音（社会音）を聞いて理解できるか否かの検査も必要である．失語症が合併していないときには口答による返答法も可能であるが，音源に対応する絵や写真を選択する方法で行うこともできる．

小児例ではヘルペス脳炎後に生じることがある．また，Landau-Kleffner症候群による聴覚性失認も報告されている[9]．この症候群は小児のてんかん発作に伴う聴覚言語症と言われる病態で，広義の聴覚性失認を呈するケースと純粋語聾を呈するケースなどが報告されている[10]．

その他の中枢性聴覚機能不全として，いわゆる皮質聾が知られている．この病態は，両側内側膝状体の損傷で生じる．発症時期が異なって両側損傷となり，皮質聾に陥ることもあるので，特に被殻出血例では注意を要する．純音聴力は聾状態となり，ことばの聞き取りもほとんど不可能となり，改善するケースは少ない．

発声発語系

発声発語系が機能不全に陥ると，構音（発音），音声，共鳴，嚥下の変調が生じる．この章では主に構音機能不全について述べる（**表4**）．

構音機能不全とは

構音とは，話したい内容が整い，発語に向けて音韻配列（話したいことばに対応する音が選択される過程）が脳内でなされ，音産生の段階である．多くは口唇，舌，口蓋，咽頭，喉頭が関わる．日本語には大きく母音，子音があり，これらは幼児期からおおよその発達順序が決まっている．

1. 機能的構音不全

表5に示すように，ある音についておおよその獲得年齢に達しても何らかの原因で正しく発音できない場合を機能的構音不全と言う．例えば，カメ→タメ，カラス→タラツなど，カ行の構音がタ行に置き換わるものや，サカナ→タカナ，セミ→テミなどのサ行がタ行に置き換わるものがある[5]．これは機能的構音不全と言われ，器質的に異常がないにもかかわらず音の誤りを示すものである．先ほど幼児期と書いたが，幼児期にきちんとした言語聴覚療法を受けることなく，そのまま成人になって構音機能不全が残存している例（カ行構音，ラ行構音）も経験している．機能的構音

表4　各構音機能不全の例

運動性構音機能不全	器質性構音機能不全	機能性構音機能不全	耳性構音機能不全
仮性球麻痺（けい性） 小脳失調性 球麻痺 運動低下性	舌がん切除後 口蓋裂 口蓋短小症 軟口蓋麻痺 口腔外傷	サ行構音不全 　（サカナ→タカナ） カ行構音不全 　（カメ→タメ） タ行構音不全 　（タイコ→カイコ）	高音域難聴 　サイトウ→タイトウ 低音域難聴 　オモチャ→イモチャ など母音の誤りなど

表5　幼児のおおよその構音発達

3歳頃まで	母音　パ行　バ行　マ行　ヤ行 タ行（ツを除く）　ダ行（ヅを除く）
3歳代	カ行　ガ行
4歳代	ワ　ナ行　ハ行
5歳代	サ行
6歳代	ザ行　ラ行　ツ

不全に対しては保護者や周囲が誤った対応をするのではなく，早めに専門家が勤務する施設に行くことを勧めたい（**表5**）．

2．器質的構音不全

　構音を産生する際に必要な器官の形態がうまく形づくられていない状態で出現する構音の誤りであり，成人も小児にも生じる．先天性の口蓋裂（口唇口蓋裂を含む）では，フーフー息を吹きかけようとしても鼻に空気が抜けてしまい上手く吹けない，ストローでジュースを吸おうとしても口の中に入りづらい，ゴクンと飲み込んでも鼻から飲んだものが漏れてしまうなど，食事面に影響を及ぼす．それと同時に構音の発達にも大きな影響を及ぼし，一般的には口蓋裂音声と言われる．舌がんで舌を切除したケースや外傷によって口腔内や声帯の損傷を受けたケースにも構音機能不全が生じる．

3．運動性構音機能不全

　大脳の運動皮質と末梢の運動器官を結ぶ経路のどこかに損傷が生じると，運動性構音不全（Dysarthria）が生じる．いわゆる発音不全である．原因は，脳卒中や変性疾患，外傷，神経−筋接合部疾患，筋疾患などさまざまである．損傷部位は，発話の運動に関係する中枢から末梢で生じ，大脳半球，視床，基底核，脳幹，小脳，脊髄，筋である．
　運動性構音機能不全でみられる音の誤りは歪みが多く，子音のみならず母音の歪みも出現する．このようなケースでは正しい発音に困難をきたすだけでなく，リズムの乱れ，大きさの変動，声の高さの変動，発話が徐々に速くなるなど，韻律（prosody，プロソディ）の変調も合併する．小脳失調性構音不全やパーキンソン病でみられる構音機能不全は，構音そのものにも変調があるケースがあるが，失調性の際には，主に音の大きさの変動，リズムの変調などが目立つ．

4．耳性構音不全（聴覚低下に伴う構音の誤り）

　最後に，難聴に伴う発音の機能不全について述べる．難聴と言ってもさまざまなタイプがあり，

また，聴力がいつから悪化したかによって構音の誤り方は異なる．

言語をすでに獲得している成人が，ある日突然難聴に陥ってもすぐには構音や音声が崩れることはない．しかし，聴こえが悪い状態が続くと，本人も声の大きさなどの程度がわからず大声で話すことが多い．難聴発症後10年以上が経過すると，声がこもるような感じがしたり，構音がひずんだりすることがある．難聴発症2～3年ほどでは，自分の声が大きくなるだけで，発音自体に影響はない．

結語

本項ではSTの領域を大きく言語系，聴覚系，発声発語系に分け，それぞれについて解説した．しかし，分かれるとは言え，発語には聴覚系も言語系も影響を及ぼすため，相互の領域が独立しているわけではない．ちなみに，小児領域のSTは，成人の失語症の評価やトレーニングができないと言われることがあるが，それは誤認識であり，小児から成人までの「言語的コミュニケーション機能の分析統合」と治療介入していることを理解していただきたい．

文献

1) 笹沼澄子（編）：言語障害〔リハビリテーション医学全書11　第2版〕．p2，医歯薬出版，2001．
2) Denes, PB, et al（著），切替一郎，藤村　靖（監修）：話しことばの科学：その物理学と生物学．東京大学出版会，1966．
3) 福沢周亮：幼児の言語．pp24-25，日本文化科学社，1970．
4) 医療研修推進財団（監修）：言語聴覚士指定講習会テキスト　第2版．p106, 217，医歯薬出版，2002．
5) 能登谷晶子（編）：ことばの障害と相談室．エスコアール，2012．
6) 能登谷晶子（編）：聴こえの障害と金沢方式．エスコアール，2012．
7) 一般社団法人日本耳鼻咽喉科学会：小児人工内耳適応基準（2014）．
8) 能登谷晶子：聴覚失認〔鈴木孝治・他（編）：高次脳機能障害マエストロシリーズ③リハビリテーション評価〕．pp138-144，医歯薬出版，2014．
9) Deonna T, et al：Acquired aphasia in childhood with seizure disorder：a heterogeneous syndrome. *Neuropadiatrie*, 8(3)：263-273, 1977.
10) 能登谷晶子・他：Landau-Kleffner症候群の2例．失語症研究，9(1)：1-8, 1989.

（能登谷晶子）

*   *   *

3. リハビリテーション医療分野における行動分析学

序説

　行動分析学(Behavior Analysis)とは，人間や動物を対象とし，行動の原理がどのように働くかについて研究する学問領域である．また，行動分析学には，行動の科学哲学を扱う行動主義，基礎的研究に取り組む実験行動分析学，行動改善のためのテクノロジーの開発に取り組む応用行動分析学(Applied Behavior Analysis, ABA)の3分野および行動分析学に基づく情報を，さまざまな分野の専門的な実践活動に応用する領域がある[1]．

　看護，理学療法，作業療法，言語聴覚療法，介護福祉などを含むリハビリテーション医療分野において行動分析学が注目されるのは，それらがともに学習の基本的な原理に基づいていることや行動分析や行動習得の方法に類似性があるものが含まれているからである．さらに，応用行動分析学の実践者によって，行動分析学の理論や実践に関して具体的な解説がなされ，リハビリテーション医療分野における多様な実践例が紹介されてきたことなどが影響していると思われる．

　本項では，リハビリテーション医療分野において対象者の行為・行動の理解に努める立場の医療関連専門職者(以下，専門職者)として，行動分析学への関心をもつ人々に，心理学的な実践活動(教育的支援など，心理療法よりも幅広い実践活動が含まれる)の1つとしての応用行動分析学(ABA)および実践分野に関する基礎的な事項，応用などについて中立的な立場から解説する．

行動分析学とは

行動分析学における行動

　行動とは，外的，内的な刺激に対する反応として生体が起こす活動の中で，客観的に観察できる活動や内観的に観察できる活動のことで，意識下のプロセスを含むとされている[2]．一方，行動分析学の対象とされる行動は，分析や改善の対象となる行動そのものであることとされている(例えば，当該行動の言語記述などは相応しい対象ではない)．また，対象となる行動は測定可能であることが前提条件となる．さらに，誰の行動が変化したのか(関節可動域運動を行った対象者の可動域が拡大したのか，関節可動域拡大を期待する専門職者の測定方法が変化したのか)を，明確にすることが求められる[1]．

　一方，行動分析学でよく紹介される行動の定義は，行動とは死人にはできない活動であるとのことである(死人テストと呼ばれる，図1)．この定義によると，亡くなった方でもできること，すなわち〇〇されること(受け身で表されること)，〇〇しないこと(否定，非行動)，〇〇している(状態)は，行動ではないとされている[3]．

　この定義について，疑問を抱く人々もいるかもしれない．対象者がリハビリテーション室に"来ない"ことが行動ではないとすると，この状況に関して行動分析学は役立たないのではないか．"仰

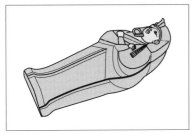

図1 死人テスト

向けに横たわっている"ことが行動でなければ,仰臥位をとるように求められた人が行うことは何なのであろうか.

行動分析学では,ある時点で起こる活動を分析の単位としており,特にその出現(生起)頻度に注目する.リハビリテーション室に"来ない"とは,"来る"行動の生起頻度が0の場合であり,"仰向けに横たわっている"とは,"仰向けに横たわる"行動が,継続的,連続的に起こっている状態と考えることができよう[3].一方,この定義によれば,外部から直接観察することが困難な活動も行動となる.例えば,対象者がリハビリテーション医療の意義について"考える","治療プログラムの効果を感じる"などである.

行動分析学においては,言語は"言語行動"として,独特の用語(例えば,マンド〔要求言語行動〕,タクト〔報告言語行動〕など)を用いて分析し説明している[1,4].これは,行動分析学の適用範囲を拡大する一方で,一般の人達の行動分析学に関する理解をより困難にする一因になると思われる.別の方法や考え方を導入した方が良いのではなかと考える人々もいるかもしれない.

行動分析学における行動の説明

ある患者が,ゴミを病室の床に散らかさない,病室内で大声を出して会話をしないなどの病院内のルールを守らないことがあるのはなぜだろうか.ある人は,それはその患者にルールを守る気がないからだ,わがままだからだと説明するかもしれない.「では,なぜその患者はルールを守る気がない,わがままだと思うのか」と質問されたときに,「それはゴミを散らかしたり,病室内で大声を出して会話したりするからだ」と説明したとしたら,これはトートロジー(同義反復)であったり,わがままな性格とのラベル貼りをしているにすぎないこととなる[4].また,このような説明は,ある行動の原因を,個人の責任(性格の悪さ,能力の低さなど)として非難するばかりで,課題の改善,解決には結びつかないことになってしまう(これは"個人攻撃のわな"と言われる[4]).

行動分析学では,その行動がなぜ起こるのかについて,行動随伴性に基づいて説明しようとする.行動随伴性とは,図2に示したように,ある条件のもとである行動をすると,ある環境の変化が起こるとの行動と環境との関係[1]である.

行動に先立ち行動のきっかけになる先行刺激(antecedent stimulus：A)があり,ある行動(behavior：B)が起こると,行動の結果として環境刺激が変化し,後続刺激(consequent stimulus：C)となる[1,4].後続刺激は,それに先行する行動を,「増加させる」「減少させる」「変化をもたらさない」などの機能のいずれかをもつ[5].先行刺激,行動,後続刺激の随伴性は,3項随伴性と呼ばれる.先行刺激(A),行動(B)後続刺激(C)の関係の分析,先行刺激,後続刺激が,行動にどのような影響を与えているのかを分析することは,ABC分析と言われる.

2つの行動随伴性

例えば,図2の上段(行動随伴性1)に示したように,この患者が,ゴミを病室の床に散らかしたり,病室内で大声を出して会話したりしていると,そのたびに看護師が病室に来てこの患者に,

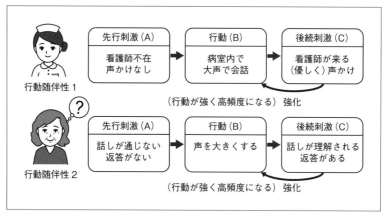

図2　2つの行動随伴性

（優しく）ことばかけをしていたとする．この行動随伴性によって，行動の生起頻度が高まっていた可能性が考えられる．看護師が，この患者がゴミを散らかしたり病室で大声を出したりした際に，すぐに行って声をかけることをやめ（消去），この患者がゴミを適切に処理したり，適度な大きさの声で会話したりしている際には，声かけして患者をほめることによって（他行動分化強化），ゴミを散らかしたり，大声を出す行動が減ったとすれば，先の考えは支持されることになる．

一方，看護師の対応の変化にかかわらず，患者の行動が変わらないとすれば，他の可能性を考え，対応（行動分析学では，介入，処遇といわれることが多い）を再検討し，修正する必要がある．

例えば，しばしば面会に来る患者の夫人が難聴なため，つい大きな声で話してしまうという場面や，ゴミを病室のゴミ箱に入れようとしているのだが，患者の現在の機能レベルではゴミ箱に入れることが困難なため床に散乱してしまうなどの場面では，それに合わせて分析，検証することができよう（行動随伴性2）．

なお，行動分析学では，分析や改善などの対象となる行動を，"問題行動"と呼ぶことが多かったが，社会福祉などの分野ではその用語が使用されなくなり，行動分析学の文献などでも"行動問題"としているものもある[5]．問題（problem）はネガティブな側面を指し，課題はその改善・解決にポジティブに取り組む行動志向であると考える本書の編集方針を考慮し，本項では"問題行動"という用語は用いず"分析や改善などの対象となる行動"，あるいは単に"対象となる行動"と呼ぶ．

行動分析学における行動の説明のレベルと有効性

なぜ特定の行動が起こるのかとの質問には，いくつかの観点，レベルからの回答が考えられる．例えば，その行動が，系統発生や個人の発達過程の中でどのように獲得されてきたのか．

行動分析学では，"当該の行動を行うことが可能であることを前提"として，なぜそのときにその行動が起こる（起こらない）のか，別の行動よりも多いのか，維持されているのかなどについて，分析，検討するとの考えもある．一方，行動分析学では，身体機能的には当該の行動を妨げる要因がなくとも（少なくとも），未だ行動レパートリーとして獲得されていない行動を生起させることを目標とすることがある（本項「行動分析学におけるその他の用語・概念と説明」参照）．行動分析

学よる説明の利点として，検証可能性と，節約性が強調されるかもしれないが，行動分析学によって説明するためには，まずその基礎となる概念・用語を適切に理解することが必要である．

学習に関する基礎的事項の確認

学習に関する学習

　リハビリテーション医療分野で学ぶ学生にとって，"学習"に関する学習はそれほど容易なものではないと思われているようである．その要因の1つは，日常生活ではあまり使われない用語が使用されることであろう．もう1つの要因は，厳格に概念・用語が定義され，理論の説明が行われることである．理論を正確に説明するために，動物実験の例があげられると，いっそう日常生活とはかけ離れた，自分自身には関係ないものに感じられてしまうであろう．

　筆者が心理学を専攻する学生であったときに在籍していた大学では，教員，大学院生，学生が参加して学習理論や動物行動に関する研究会が行われていた．学部生がその研究会で行われる学習理論に関するさまざまな議論を理解するためには，まず，さまざまな用語や研究者の学説を調べることが必要であったことを想起する．

　専門職者は，学習に関する基本的事項についてすでに学習しているので，本項では学習の基本的事項に関して，行動分析学の基礎を理解するために必要なことに限定して，可能な限り日常生活，リハビリテーション医療分野の場面で経験する例を示して説明することとする．また，説明に使用する用語も，行動分析学に特有のものよりも一般的な心理学の教科書で使用されている用語を優先的に使用することとする．

学習に関する基本的事項

1. オペラント行動 (operant behavior)

　人間や動物が行う自発的な行動をオペラント行動と呼ぶ．例えば，顔を洗う，歯を磨く，服を着替えるなどである．また，オペラント行動は，環境に対してある結果をもたらす行動であり，その行動の再現可能性は結果の影響を受けるとされている[2]．

2. オペラント条件づけ (operant conditioning，道具的条件づけ)

　オペラント条件づけとは，行動の結果の関数として，行動の変化（つまり学習）が生じる過程のことである[2]．オペラント行動とその変化（出現頻度の変動）の例を考えてみよう．メール，無料アプリなどで連絡した相手が，即座に返信を返してくれ，その内容もあなたにとって楽しく好ましいものであるという結果であれば，あなたはその相手に，より頻繁に，より短い間隔で連絡をするようになるだろう．連絡した相手から返信がなかったり，返信までの時間が長かったり，内容があなたにとって楽しく好ましいものではないとの結果であれば（借金の返済を求めるなど，特別な動機づけ操作がなければ），その相手に連絡することは少なくなるであろう．

　オペラント条件づけは，道具的条件づけとも呼ばれる．これは，（この条件づけの研究の初期に）犬の足の屈曲に関する条件づけの実験を行った人が，足の屈曲が報酬を得るための"道具"となっているということから名づけられたとされる[6]．

3. 正の強化刺激，負の強化刺激（嫌悪刺激）

図3に示したように，あるオペラント行動に続いてある刺激が"提示（あるいは，刺激強度が増強される）される"ことにより，ある行動がより強くなり出現（生起，自発）する確率が高まる刺激のことを，正の強化刺激（positive reinforce stimulus）と言う．正の強化刺激が提示されれば正の強化子（positive reinforcer）となる（強化刺激＝強化子としている説明もあるが，負の強化刺激などに関する誤解，混乱を避けるために，ここでは区分している）[7]．

一方，あるオペラント行動の後に，その刺激が"除去（停止，刺激強度減少，遅延）"されるとその行動がより強くなり出現（生起，自発）確率が高まる刺激のことを，負の強化刺激（negative reinforce stimulus）と呼び，負の強化刺激が除去されれば負の強化子（negative reinforcer）となる．正，負の強化とは，刺激が提示されることによって強化されるか，除去することによって強化されるかを示しており，良い，悪いではない[1,7]．

また，負の強化刺激は，嫌悪刺激（aversive stimulus）とも呼ばれる[7]．嫌悪的（aversive）とは，刺激に元来備わる特徴ではなく，それを除去することが負の強化として機能することを意味する（その刺激提示は，正のpunishmentとして機能する）[1,7]．行動分析学では，正の強化子を好子，負の強化子を嫌子と呼ぶこともある．

4. 臨床実習生にとっての正の強化刺激と負の強化刺激（嫌悪刺激）

例えば，実習生A君とB君が，ある検査の方法について実習施設のS実習教育者（従来，実習指導者とされてきたが，筆者の大学ではこのように呼んでいる）に相談したとしよう．S実習教育者は，A君，B君に共通するその検査に関する課題や修正方法について，率直かつ詳細に説明した．A君は，それ以降はS実習教育者には相談しないで，他の実習教育者に相談する（あるいは自分で文献を調べる，検査方法の改善を図らずに実施するなど）ようになったとしたら，A君にとって，S実習教育者の説明は"嫌悪刺激"であったと考えられよう（**図4**）．

一方，B君がその後も繰り返しS実習教育者に相談に行くとしたら，B君にとってS実習教育者の説明は"正の強化刺激"だと考えられよう（**図4**）．同じ刺激であっても，それがどのように機能するかは，人と状況や相互の人間関係などによって異なることがある．また，実習教育者が説明方法や表情，よい点を評価する，励ましを行うなどについて配慮すれば，すべての実習生にとって正の強化刺激となる可能性があると思える．

5. 正の強化（positive reinforcement）

ある行動の後に，"正の強化刺激"が提示（強度増加）されることによって，ある行動がより強くなり出現（生起，自発）確率が高まることは，"正の強化"と呼ばれる（行動の測定項目としては，出現頻度，継続時間，反応時間などがある）[7]．例えば，対象者がリハビリテーション医療を受診するためにリハビリテーション室に行くと，専門職者に笑顔で挨拶され，楽しく会話ができたという結果，また自分が期待したリハビリテーション医療の効果が現れたという結果となり，リハビリテーション室に積極的に行くことが多くなったとする．それらは，楽しい会話や，対象者が望む効果などの"正の強化刺激が提示された"ことによる"正の強化"によって，リハビリテーション室に行く行動が強くなり生起頻度が高まったと考えられる．

6. 負の強化（negative reinforcement）

"負の強化"では，"負の強化刺激を除去（強度減少，遅延）するオペラント行動"が強くなり出現

	提示（あるいは増強）	除去（停止，減少，遅延）
正の強化刺激 (正 positive＝提示されることにより行動を強化)	正の強化 (刺激提示に先行する行動が，強くなり出現確率が高まる)	負の punishment (刺激除去に先行する行動が，弱くなり出現確率が低下する)
負の強化刺激 (負 negative＝除去されることにより行動を強化)	正の punishment (刺激提示に先行する行動が，弱くなり出現確率が低下する)	負の強化 (負の強化刺激を除去する行動が，強くなり出現確率が高まる)

図3　正負の強化刺激と強化随伴性

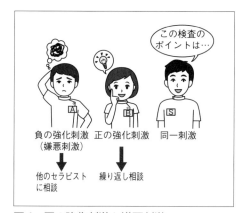

図4　正の強化刺激と嫌悪刺激

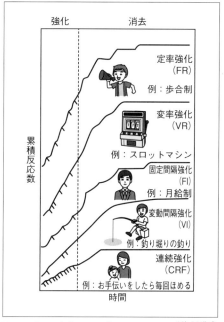

図5　主な強化スケジュールと行動[13]より作成
反応曲線の点は強化があったことを示す

（生起，自発）確率が高まる[1,7]．乾燥した冬，リハビリテーション室のドアノブに触れるとビリッとショックを感じる対象者が，ドアノブに触れる前に，静電気除去シート（グッズ）に触れると電気ショックを除去することができ，静電気除去シート（グッズ）に触れる行動の生起頻度が高まれば，負の強化の例となる．

　ある対象者が，関節可動域運動や歩行練習を行う際に痛みが伴うために「今日は体調がすぐれないから」との理由でリハビリテーション室に行くのを断ったとしよう．リハビリテーション室に行くことを断る行動により，治療プログラムに伴う痛みすなわち"負の強化刺激が除去された"ので，リハビリテーション室に行くことを断る行動が強くなり生起頻度が高まる可能性が考えられる．一

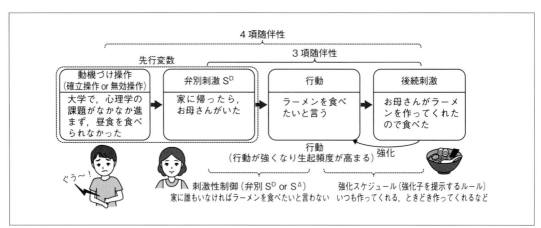

図6　オペラント条件づけの基本パラダイム（正の強化の例）[19]より作成

方，リハビリテーション室に行くことを断ると，治療プログラムは受けられず，心身の機能や日常生活の動作・活動改善が進まないことなど（正の強化刺激が提示されない，あるいは他の負の強化刺激の提示）が起こるため，断る行動は増加しない可能性も考えられる．

　実際的にどうなるかは，各強化子の特性，動機づけ操作（図6），強化スケジュール（図5）など，いくつかの条件によって決まる（図6）．曖昧性があると思われるかもしれないが，随伴性に関する単純化された説明とは異なり，現実の生活やリハビリテーション医療の場面では，複数の強化随伴性が関与することも多いことから，単純明快ではないのである．

7. 負の強化刺激，負の強化に関する説明・理解の混乱

　この"負の強化刺激"や"負の強化"について，説明・理解の混乱が生じているようであることから，ネット上などの解説や例示を参考とする際には適切なものであるか否かを確認する必要がある．行動分析学で，負の強化子を嫌子と呼ぶのも，混乱を避けるためと思われる．

　"負の強化刺激""負の強化"については，"刺激が除去される"ことが記述されないこと（忘れられていること）が，混乱の一因となっていると思われる．また，どの行動が強化される（た）のか（除去する行動は1つとは限らない），明示されないことも混乱の要因である．一方，分析や改善などの対象となる多くの行動が，負の強化によって強化され，維持されている可能性があるため，適切に理解することが重要となる（図3）．

　負の強化刺激提示の前に，刺激を除去する行動が生起することを回避（例えば，移乗介助の際に腰痛防止のために介助用具を用いる），刺激提示後に除去する行動が生起すること（腰に痛みを感じたので，介助動作を変えた）を逃避と言う．回避行動の説明として，古典的条件づけによって危険信号に条件づけられた恐怖の低減が，希望と呼ばれる積極的過程を誘発し，回避行動が希望によって二次的に強化されると考える改訂二要因説がある[6]．

8. 強化スケジュール (schedule of reinforcement)

　強化スケジュールとは，繰り返し行われる行動のどれにいつ強化を与えるかという強化のプログラムであり[7]，強化随伴性を記述する規則（ルール）のことである[1]．行動が出現（自発）すれば必ず強化が与えられる場合は，連続強化スケジュールという（例：作業療法の終了時に，必ず笑顔で「お

疲れさまでした」と言われる).しかし,行動の一部が強化されることも多く,これは部分強化(間歇強化)スケジュールと言われる.部分強化スケジュールには,強化を受ける前に何回行動が出現したかを定める比率スケジュールと,強化を受ける時間間隔を定める間隔(時間)スケジュールがある.すべての行動が強化される連続強化スケジュールの際に,学習は最も速く進む(これは行動の習得過程のことで,行動の保持・維持とは異なる).比率スケジュール,間隔スケジュールともに,比率,間隔が固定されている固定強化スケジュールと,比率,間隔が変動する変動強化スケジュールがある(変動強化スケジュールでも,単位時間当たりの平均強化比率,平均時間間隔は制御される).各々定率(Fixed Ratio, FR)強化スケジュール,固定間隔(Fixed Interval, FI)強化スケジュール,変率(Variable Ratio, VR),変動間隔(Variable Interval, VI)強化スケジュールと呼ばれる(図5).これらを組み合わせたスケジュールもある[7,8].

図5は,累積反応曲線と呼ばれるもので,強化スケジュールによって,単位時間当たりの行動の出現頻度や,行動の変動パターン,消去過程が異なる[7,8].

9. 消去と消去抵抗 (extinction, resistance to extinction)

オペラント条件づけによって獲得された行動の消去は,行動が出現(生起,自発)しても強化しないという手続きによって行える[7].消去は,単にその行動が出現しなくなるのではなく,条件づけられた行動を行わなくなる新たな学習過程である.それは消去手続きを繰り返すことによって出現しなくなった行動が,時間間隔(インターバル)を置くことで再び出現するようになる自然的(自発的)回復などによって示される.消去手続きに入っても行動の出現が続くことを,消去抵抗と言う.図5に示したように,強化スケジュールが異なると消去の過程も異なり,連続強化よりも,部分強化(間歇強化)の方が消去抵抗が大きくなる[7,8].条件づけられた行動が長く維持されるので,望ましい行動を長く維持したいときには有効となる.消去手続きを途中でやめると,消去前の行動レベルに戻ることがあるが,これは"復帰"と呼ばれる.

10. 消去誘発性行動変容 (extinction-induced variability)

消去手続きを行う際に生じる行動の変化を,消去誘発性行動変容と言う."行動バースト"(extinction burst)とは,消去手続きを行うと,一時的に当該の行動が増加することであり,自動販売機が壊れていてお金を入れ商品ボタンを押しても商品が出てこないと,何度も商品ボタンを押したり,取り出し口を確認したりするのがその例である."消去誘発性攻撃行動"とは,消去手続きが行われる際に,周囲のものに対して起こる攻撃行動である.商品が出てこないときに,自動販売機を蹴り飛ばすことがその例となる[4].消去手続きを行う際には,消去誘発性行動変容が起こる可能性を考慮し,対応することが求められる.

11. punishment (罰)

図3に示したように,オペラント条件づけにおいて,それに先行する行動を弱め出現(生起,自発)確率を低下させる負の強化刺激の提示,正の強化刺激の除去は,"punishment(罰)"とされている[7].punishmentは,先行する行動の出現確率を低下させるが,日本の行動分析学では,"罰"は体罰や虐待などを連想させることから,"punishment"に対して"弱化"という訳語が発明された[1].しかし,本項では,心理学のテキストで一般的に使用される用語を優先するとの原則に従って,punishmentまたは罰を用いる.また,弱化ということば(言葉)を用いることによって,ある学習に関する課題が理解し難くなることもある.

倫理指針，倫理ガイドラインなどから，専門職者が，対象者の運動や動作の学習・獲得を進めるために，意図的に罰を用いることはほとんどないであろう．しかし，専門職者が行っていることが"意図せず""意図とは異なり"punishmentとなっていて，行動の習得，改善や維持を妨げる可能性が考えられる．

例えば，治療介入に伴う痛み，疲労，恐怖や動作・歩行練習効果などが得られないこと，セラピストのネガティブな表情・ため息，目標を達成せず練習が終了することなどは，ケースによってはpunishmentとして機能することがあり，動機づけを低下させるケースもあり得る．

仮に，punishmentが行動の習得，改善や行動の維持を妨げていると思われる際には，それをなくしたり（減少させたり），強化によって学習を進め・維持する方法について検討し，導入を図ることが重要である．また，対象者自身やその家族，他のスタッフ，他の対象者などが行うことがpunishmentとなっていて対応が必要なこともある．

さらに，セラピストが，治療の際の痛みや恐怖などと対提示されると"古典的条件づけ"と"般化"とによってセラピスト全般に対し，攻撃的行動などが起こるようになる可能性もある．

12. 罰による学習への影響と効果の検証の必要性

行動分析学の創始者と言われるスキナーは，"罰なき社会"というテーマで講演し，一貫して負の強化子を用いたコントロールを否定し，正の強化子によって制御される社会の重要性を主張した[3]．一方，特定の状況においてある種の学習を行う際には，罰を用いることが有効だとか，罰なしでは学習が進められないと考える人々もいるかもしれないが，罰に関しては，以下に示すようなさまざまな影響があることが指摘されている[7]．専門職者には，リハビリテーション医療によって，有効な治療や運動・動作獲得の効果・向上になり得ているのか否かについて，検討，検証することが求められよう．

13. 罰による学習への影響の例

①罰は，恐怖や怒りのような情動を誘発することがあるが，それは学習や遂行能力にはマイナスである．例えば，イタズラをしてお母さんにひどく叱られた子どもは，泣いたり怯えたりして混乱するばかりで，イタズラをしなくなるという学習は全く進まないことになる可能性が大きい．

②罰は，しばしばすべての行動の全般的な抑制を招くことがある．例えば，ある対象者の質問に対して，セラピストが「その質問は，意味のない質問ですね」と答えたとすれば，そのセラピストは，適切ではない質問のみを避ける意図であったとしても，その後その対象者は全く質問も会話もしなくなることがある．

③罰を与える人や罰が与えられる状況を避けるようになると，学習は進まない．例えば，自動車教習所（学校）で，安全確認や運転技能に関して注意され続けると，次第に自動車教習所に通うことを避けるようになり，運転技能は向上せず，運転免許は取得できないことがある．

④罰だけでは，適切な行動についての情報は与えられない．例えば，対象者がある動作を練習しているときに，セラピストが「そうじゃないんです」と言ったため，対象者がやり方を変えたところ，セラピストは，長いため息をついた．このような場面で，対象者自身は何をどのように修正すれば良いのかわからない．正の強化刺激の提示（負の強化刺激の除去）があれば，それに先行する行動を繰り返し行えば良いが，罰は，その状況における適切な行動に関する情報を与えることはないので，個別に具体的に提示する必要がある．

⑤罰には慣れが生じると効果は継続しないことがある．例えば，喫煙している対象者の夫人が，「病気になってもタバコをやめないなんて．これからは健康のためにタバコをやめて」と毎日言っていても，旦那は聞き流すだけになってしまい，喫煙をやめようとはしないこともある．

行動分析学におけるその他の用語・概念と説明

先行変数

1. 動機づけ操作 (motivating operation, MO)

強化子の現在の有効性を高める動機づけ操作は，確立操作 (establishing operation, EO) と呼ばれる．一方，強化子の現在の有効性を弱める操作は，無効操作 (abolishing operation, AO) と呼ばれる．例えば，長時間食事をしていなければ（遮断化），食べ物の強化子としての有効性が高まり，満腹であれば（飽和化）食べ物の強化子としての有効性は弱まる．**図6**のように，3項随伴性に，動機づけ操作を加えると4項随伴性となる[1]．

2. 刺激性制御 (stimulus control)

ある行動に先行する刺激すなわち弁別刺激 (discriminative stimulus, S^D) があると，出現頻度，出現潜時，持続時間，大きさなどが変化するとき，刺激性制御が起こると言われる[1]．例えば，着信音が鳴ったときにスマートフォンをチェックすること，信号が赤のときに車を停止することはこの例である（着信音がないなど，S^Dがないときは，S^{Δ}（エスデルタ））．弁別刺激と確立操作は，どちらも当該行動の前に起こり，どちらも喚起機能（行動を呼び起こす，引き起こす機能）をもち，2つの類似性があるので適切に区分することが求められる[1]（**図6**）．

強化子の有効性と選定，行動レパートリー拡大・改善のための手法

強化子の有効性に影響を与える要因として，強化の即時性（ABAでは，即時とは60秒以内とする考え方があり，60秒ルールといわれる[3]），強化のmagnitude（先行刺激と後続刺激の変化の大きさ），競合行動（特定の場面で可能な対象となる行動以外の行動）は強化されないなどがある[1]．また，強化子には，活動性強化子，社会性強化子などさまざまな種類のものがあり，そのケースにおいて有効な強化子をみつけることが重要になるが，学習過程において有効な強化子が変わることもあるので，留意が必要となる[1]．

また，ABAでは，行動レパートリーを拡大し改善するために，さまざまな手法が用いられる[1,3,4]．例えば，(a) 複雑な課題を達成するため，より細かい行動要素に分解し，各要素が成立するかを評価する"課題分析"，(b) 複雑な行動を形成する際に，分離した各々の行動成分を結びつけていく"行動連鎖"，(c) 対象者のレパートリーに含まれる行動の中から最終目標とする行動にどこか似た行動を選んで強化し，漸近的接近反応を形成する"シェイピング"，(d)"行動プロンプト"すなわち対象となる行動をスムーズに確実に行えるように手がかり刺激（身体的誘導，視覚的手がかり，言葉がけなど）を提示して行動を生起させ，その後，手がかり刺激を少なくする"プロンプト・フェイディング"を行うなどである[1]．

	分析や改善などの対象となる行動					
獲得／逃回避	欲しいモノを獲得			嫌なことから逃避・回避		
人による仲介	なし	人による仲介あり		なし	人による仲介あり	
対象	内部刺激	注目	活動・モノ	内部刺激	注目	課題
具体例	神経伝達物質	微笑み	食物外出	空腹かゆみ	誤りの修正	困難な課題
結果事象のラベル	正の強化			負の強化		
	自動的	対人	活動・モノ	自動的	対人的逃避	課題の逃避

図7 機能的アセスメント[10)]をもとに作成

◆ 行動査定と機能的アセスメント
（行動機能査定，functional behavior assessment）

観察，面接，先行・後続刺激の組織的操作などによって，行動に先行，後続し行動を制御する可能性のある変数を同定することを"行動査定"と言う[1)]．"機能的アセスメント"とは，分析や改善などの対象となる行動が，当人のどのような目的・機能に役立っているかについての情報収集のために行うアセスメントである（**図7**）[10)]．対象となる行動の機能を同定し，その機能を適切な行動，あるいは等価・代償行動で置換し，増加・拡大するという"競合行動モデル"などによって対象となる行動を減少させ，適切行動，等価・代償行動を増やすために用いられる[5, 10)]．

◆ タイムアウト
（time out，あるいはtime out from positive reinforcement）

タイムアウトとは，クライエントをその行動を強化する環境から離すことによって，望ましくない行動が弱まり，出現頻度が減少する行動分析学の手法であるとされ[2)]，punishment（負の罰）を用いた，ABAの代表的な手法の1つとして紹介されてきた．タイムアウトで，"正の強化刺激"を提示しないように一時的に環境を変えて，他者によって別の場所に移動させたり，特定の刺激をなくしたり，一人にしたりすることがあっても，それは"お仕置き（こらしめ）"として負の強化刺激を提示しているのではない．

タイムアウトは，望ましくない行動を減らすために有効な方法とされてきたが，まず，消去や強化を用いた方法によって対象となる行動を減少させることが望ましいと指摘されている．また，タイムアウトの効果を評価することも重要であるとされている[1)]．

実験デザインと，観察，測定およびグラフ化による効果の評価

◆ 実験デザインと結果の視覚的表示

行動分析学では，さまざまな独立変数の操作（介入，処遇）の効果を確かめるために，対象とな

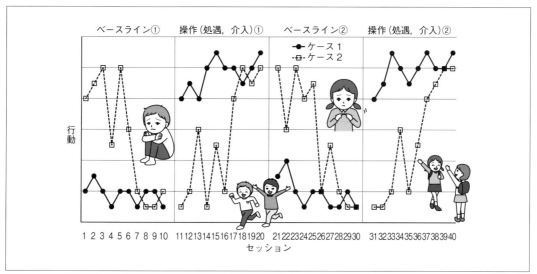

図8 A-B-A-Bデザインの例

る行動を適切に観察，測定し，グラフ化することが重要とされている[1,3]．また，行動分析学では，行動変化の分析は，多くの場合実験参加者自身を対照群として用いる単一事例デザインの実験として行われる．実験（実践活動）では，剰余変数，交絡変数が適切に制御されることが重要であるが，特に実践活動の場面では，制御にはさまざまな制約がある．

最もシンプルなデザインは，ベースライン（A）と独立変数の操作（介入，処遇）を行った場合（B）を比較するA-Bデザインである．しかし，これでは独立変数操作の効果の立証が十分でなく再現性を確認できないため，A-B-A-Bデザイン（図8）など多様なデザインが，各々の研究目的に応じて使用されている[1]．

結果をグラフ化することにより，実験者（実践者）は，結果を視覚的に確認することができ，研究参加者（対象者）自身や周囲の人（家族，病棟・施設スタッフなど）にも結果を示すことができ，正の強化刺激や，動機づけ操作として機能することもある．結果を視覚的に示しやすいことは，行動分析学の優れた特徴と考えられよう．

視覚的分析の特性と応用における課題

行動分析学では，効果の判定は主として視覚分析（実験者がグラフを見て判定する方法）によって行われてきた．その理由として，(a) 統計的検定に頼らなければ判定できないようであれば，行動は改善されていない．(b) 統計的検定よりも，微弱な（効果量の小さい）効果も検出できる（タイプⅡエラー，偽陰性が減る）．(c) 変動の大きなデータについては，実験条件を改善してデータを取り直すなどの判断ができる．(d) 統計的検定が適用不可のデータでも，判定可能であることがあげられる[1]．しかし，この方法は，実験（実践）経験の少ない人には難しく，恣意的な判定になる可能性があるなどの課題が指摘されてきた．

図8に，A-B-A-Bデザインによる2つの仮想的なケースが示されている．ケース1は，セッションごとの変動を超える独立変数の操作（処遇，介入）の効果があるように思える．では，ケー

ス2について,読者の判定はいかなるものだろうか.

　ケース2は,ベースライン①の変動が大きいため,何らかの改善が必要だと思えるかもしれない.例えば,実験者を含む実験環境への慣れが不十分だった,体調の変動が大きかった.また,ケース1との差異についても検討が求められよう.あるいは,データの変動傾向から何らかの可能性を考えるかもしれない.ケース2のように,データに一定の変動傾向があると,視覚的分析では何らかの効果があると判定しやすいと言われている.一方,時系列的変化には,剰余変数(例えば,時期による周期的変動)などが関連している可能性も考えられよう.実は,ケース2は,A-B-A-Bの各期間で同じ10個のデータの順番を並べ替えているにすぎず,平均値,標準偏差などはすべて同一である.

　ABAの専門家108人に,仮想的データに関して視覚的分析を求めた結果,すべてのペアのグラフに関する評定値の相関係数の平均値は,0.61であり,一般的に高いとされる相関ではなかったことが報告されている[11].このため,近年では,単一事例に関する,適切な統計的手法の導入についてさまざまな提案(各期間の平均値の差の検定だけに留まらず)がなされており,リハビリテーション医療における実践的応用でも参考になると思える[12].

応用行動分析学(ABA)の有効性について

科学的根拠に基づく実践活動(Evidence-Based Practice in Psychology,EBPP)

　心理学における科学的根拠に基づく実践活動(EBPP)とは,対象者の特性,文化,価値観などを考慮した最良の利用可能な研究成果(evidence)を,臨床技能に統合することであり,医療領域のevidence-based practiceとほぼ同様なものである[13].ちなみに,practiceとは,therapyと比較してより幅広い実践的活動である.EBPPの目的は,有効な心理学的な実践活動を促進し,心理学的なアセスメント,事例定式化(case formulation),治療的関係および介入に関する経験的に支持された原理を応用してpublic healthを向上させることである[13].

　従来,心理学的な実践活動の評価は,非常に困難なものとも考えられていた.例えば,クライアント(依頼人)が,ある心理療法を,一般人には理解困難な,複雑で繊細な自分の課題を理解してくれるからなどの理由で,主観的に非常に優れたものと評価したとする.しかし,日常生活の改善や仕事や学業への復帰などには全く効果がない場合,仕事や学業への復帰を回避したい人には,むしろ効果がない方が,都合が良いこともあるが,その有効性をどのように捉えるのかに関して疑問が残るのである.しかし,有効性に関する科学的な根拠を示すことができなければ,一般の人達は,心理学的な実践活動全体の有効性に懐疑的になるであろう.

　このため,American Psychological Association(APA,米国心理学会)などを中心に,さまざまな心理学的実践活動の科学的な根拠を収集し,提供する活動が行われている(APAの一部門であるSociety of Clinical Psychologyのホームページ[14],British Medical Journalによる情報提供[15]などを参照).これらの情報は,とりわけ精神科領域に関わる作業療法士には,重要な情報となると思える.

心理学的実践活動の有効性に関する科学的根拠とメタ分析（meta-analysis）

　実践活動の有効性に関するエビデンスレベルの高い科学的根拠として，systematic review，メタ分析や，ランダム化比較試験などがあげられている．例えば，5人の研究者が，行動分析学に基づく学習方法Aと，他の学習方法Bによる学習を，10人ずつの研究参加者を各学習法に層化ランダム割り当てして実施したところ，すべての研究で，学習方法Aの方が平均成績は良好であったが，その差は有意水準には達していないことが示されたとしよう．

　読者は，この結果をいかに理解するであろう．(a) 5つの研究では，すべて学習方法Aの方が有意に有効であることを示さなかったことから，学習方法Aの有効性を否定する証拠が多く集まった．(b) 5つの研究で，有意差は示されなかったので，学習方法A，Bの有効性に関する情報は得られていない．(c) その他：仮に，これらの5つの研究が全て同一の方法で行われていたとすると，5つの研究のデータを再集計し，学習方法A，Bで学習を行った各50人のデータについて，再分析することが可能となる（各研究に，研究実施上の重大な誤りがないことが前提であるが）．その際，学習方法A，Bの成績の差は，有意差が示されなかった個々の研究と同程度でも（効果量が小さくても）統計的に有意となる可能性が高まる[16]．だが，これは各研究で研究方法を改善するとか，データを増やして有意な結果を示す努力を否定するものではない．

　このため，APAの論文作成マニュアルでは，統計的な有意性だけでなく，効果量や信頼区間などを示し，それらを考慮することが求められている[17]．また，心理学，統計学では，統計的有意性の基準，意味についてさまざまな議論がある．

　このように，分析を行うために必要な情報が得られる研究結果を集め，比較，分類，統合，分析することをメタ分析と呼ぶ[18]．一次研究の統合は，各研究の条件が同一でなくても統計的手法を用いて行うことが可能だが，どのような研究がまとめられているのかに関して，いくつかの基準に基づいて検討することが必要となる．この課題は，リンゴとオレンジとを適切に区分するのか，フルーツ全体を対象にするのかに例えられている[18]．しかし，一次研究には著者・査読者が重要と思わない情報は，記載されないので留意が必要となる．

　また，有意な結果が示されなかった研究は発表されないことがあり，オリジナリティが認められない研究（追試など）は，論文として採択されないことが多いため，科学的根拠の検討に用いられるevidenceには，バイアス（bias，偏り，偏見）の可能性があり考慮が必要となる[18]．このため，心理学においては，追試データなども収集する活動が行われている（Registered replication report[19]，Many Labs[20]などを参照）．

米国心理学会（APA）による応用行動分析学（ABA）に関する見解

　米国心理学会（APA）による応用行動分析学（ABA）に関する見解は，以下のようなものである．ABAの理論は，心理学において発展し研究され，それらの研究に基づくさまざまな疾患の治療において有効に応用されてきた．ABAは，明らかに心理学の領域（discipline）の範囲内に含まれ，心理学の領域の中で不可欠な部分である．ABAは，全米的に，応用心理学および健康心理学の中核的な技能として教授されている．APAは，ABAの実践とスーパービジョンが，心理学的な科学に

よって十分に基礎づけられており，科学的な根拠に基づいて適切に確立されていることを確言する（APA Council Policy Manualより一部抜粋）[21]．

◆ Evidence-Based Practiceあるいはeffective practiceとしての応用行動分析学

　APAは，Autism Spectrum Disorder,（ASD，自閉スペクトラム症）に関して，ABAは，学習を進める行動を増加させ，学習者にとって学習を妨げる行動を減少させる科学的根拠に基づく教育技法であり，ABAによるセラピーは，コミュニケーションスキル，社会的スキル，発声スキルを向上させることが示されているとしている[22]．また，子供に対する有効な心理療法に関する情報を提供しているEffective Child Therapyのホームページでは，成人を含むASDに関して，測定された結果 (outcomes measured) により，非常に有効〜有効〜有効であろうなどの，さまざまな水準の有効性が示されている[23]．ASDの人が対象者となることがあるリハビリテーション医療分野への応用に際しても参考になると思える．

◆ 他の疾患・分野における応用行動分析学およびその応用領域の有効性

　ABAおよびその実践領域の他の疾患や専門職者養成教育への広範な応用分野における有効性については，各々について検討する必要があろう．その際，ABAに関するevidenceは，behavior therapyなどの他のkeywordで検索されるものに含まれている可能性もあるため，ABAおよびその実践領域の定義，範囲をどのように考えるかによって，有効範囲は異なることにもなりうる．さらに，有効であることを示す情報が少ないことと，有効でないことが立証されていることとは意味が異なることから十分に留意する必要がある．

◆ 対人関係（ラポール）の重要性と行動分析学以外のアプローチ導入の可能性

　ある実践活動が，ある領域で有効であることが示されていても，自分自身が行う実践活動，特定のケースで有効であることは保証されない．心理学的な実践活動では，対象となる人と実践者（セラピストなど）との対人関係が非常に重要となる[24]．適切なラポール・信頼関係の形成，対象となる人が，実践者（セラピスト）は，自分のことを理解してくれているあるいは理解しようとしてくれていると感じることは，対象となる人のコミュニケーション能力，認知機能，知的機能が低下しているケースなどを含め非常に重要である．むしろ，そのようなケースでは，対人関係，信頼関係の重要性がいっそう高まる可能性があると思える．コミュニケーション能力や知的機能，認知機能の低下などの要因により，ことばによる説明や，認知的なアプローチが困難なケースでは，ABAは非常に重要となるであろう．

　一方，十分な認知能力などを有する青年・成人を対象とするケースでは，行動分析学に基づく実践活動は，実際に行動が行われる場面以外の場所，例えば相談室やリハビリテーション室などでの多くの言語行動を含むことがある．よって，行動随伴性を言語記述したルールにより生起する"ルール支配行動"も対象とするなど複雑化する可能性がある[5]．このため，他のアプローチも導入することを検討しても良いのではないか，との意見があることも事実である．

結　語

　本項では，本書の基本的な企画意図である「動作・行動の分析と統合」を見据えたリハビリテーション医療分野における行動分析学の応用行動分析学について，その概要を解説していただいた．人間の行動を科学的に探究するためには，多岐にわたる隣接学際領域で探究されてきたことを認知しておく必要がある．そもそも，学問の起源は哲学であり，それをより客観的に探究する手段が科学である．だが，哲学は「全体真理の追究」，科学は「部分真理の追究」とも言われていることから，双方のバランスを保つことは極めて重要である．　　　　　　　　　　　　　（結語は編著者代表による）

文献

1) クーパー J・他（著），中野良顯（訳）：応用行動分析学．pp1-1161，明石書店，2013.
2) ファンデンボス GR（監修），繁桝算男・他（監訳）：APA心理学大辞典．pp92，272，565，培風館，2013.
3) 杉山尚子：行動分析学入門―ヒトの行動の思いがけない理由．pp9-114，集英社新書，2005.
4) 吉野智富実，吉野俊彦：プログラム学習で学ぶ行動分析学ワークブック．pp1-98，学苑社，2016.
5) 日本行動分析学会（編），山本淳一，武藤　崇：ケースで学ぶ行動分析学による問題解決①②．pp12-28，金剛出版，2015.
6) 小牧純爾：学習の理論の生成と展開―動機づけと認知行動の基礎．pp137-278，ナカニシヤ出版，2012.
7) 木村　裕：オペラント条件づけの基礎〔山内光哉・他（編著）：学習心理学―行動と認知〕．pp41-98，サイエンス社，1985.
8) Domjan M, et al：The principles of leaning and behavior 2nd edition. Brooks/Cole Publishing Company, 1986.
9) 藤原義博：応用行動分析学の基礎知識〔小林重雄（監修）：応用行動分析入門―障害児者のコミュニケーション行動の実現を目指す〕．pp26-39，学苑社，1997.
10) 茨木敏夫（監修），オニール R・他：問題行動解決支援ハンドブック―子どもの視点で考える．pp1-122，学苑社，2003.
11) DcProspero A, et al：Inconsistent visual analyses of intrasubject data. *J Appl Behav Anal*, **12**（4）：573-579, 1979.
12) 山田剛史：シングルケースデザインの統計分析．行動分析学研究，**29**：S219-S232，2014.
13) APA presidential task force on evidence-based practice：Evidence-based practice in psychology. *Am Psychol*, **61**（4）：271-285, 2006.
14) Society of Clinical Psychology：Division 12 of the APA：Psychological treatment.（http://www.div12.org/psychological-treatments/）
15) BMJ clinical evidence（http://clinicalevidence.bmj.com/x/set/static/cms/about-us.html）
16) Maxwell S, et al：Is psychology suffering from a replication crisis? What does "failure to replicate" really mean? *Am Psychol*, **70**（6）：487-498, 2015.
17) 前田樹海・他（訳）：APA論文作成マニュアル　第2版．pp15-37，医学書院，2011.
18) 山田剛史・他（編）：メタ分析入門―心理・教育研究の系統的レビューのために．pp1-233，東京大学出版会，2012.
19) Association for psychological science：registered replication report.（https://www.psychologicalscience.org/publications/replication）
20) Many Labs：investigating variation in replicability across sample and setting.（https://osf.io/8cd4r/）
21) APA council of representatives：Applied behavior analysis. 2017.（http://www.apa.org/about/policy/applied-behavior-analysis.aspx）
22) APA：Diagnosing and managing autism spectrum disorder（ASD）.（http://www.apa.org/helpcenter/autism.aspx）
23) Effective child therapy：Autism Spectrum Disorder.（http://effectivechildtherapy.org/concerns-symptoms-disorders/disorders/autism/）
24) 奥田裕紀：リハビリテーションに関する心理学的配慮〔奈良　勲（編集主幹）：実学としてのリハビリテーション概論―理学療法士・作業療法士のために〕．pp128-139，文光堂，2015.

〈奥田裕紀〉

4. 精神疾患者の作業療法と理学療法

精神疾患者の作業療法

序説

　古来より人間は，運動，遊び，音楽，仕事が心身の鍛錬や養生に有効であることを知っており，それらを健康維持のために活用していた．作業や運動は誰もが認めるある種の養生法として文明の始まりとともにあったと言われている．本項では，日本で精神疾患への治療介入として作業活動が利用されてきた経緯に触れ，作業活動が心身に及ぼす影響とその効果を，身体と脳との関連から解説する．そして統合失調症，うつ病の回復過程においていかなる視点で作業活動を展開することがより有効であるのか，さらに生活や就労を支援する介入についても紹介する．

精神疾患者に対する治療の歴史

日本の精神疾患に対するとらえ方

　日本における精神疾患は古事記，日本書紀などにも登場する．江戸時代に入ると，貝原益軒[1]によって『養生訓』という自然治癒力を高める方法を説いた養生の書物が出版される．貝原は，健康に生活していくために必要なことを食べ物や環境，日々の過ごし方にいたるまで事細かに指南しており，その実践的価値は高く現在にも通ずるものである．その後，蘭学の国内導入によって，徐々に脳と精神の関係が明らかになる．

現在の作業療法への萌芽

　江戸時代は，神社・仏閣での加持・禁厭・水治療方など民間療法が主流となっていた．また，明治時代に入ると拘禁的な処遇の施設が設置され，患者の生活は拘束的なものになった．そのような時期に，呉によって西欧の道徳療法の流れを汲んだ移導療法が展開される．道徳療法は，激しい病状期には薬も使ったが，その期を人道的な優しさと機智で切り抜け，回復期には軽い運動やなじみの仕事，興味のもてそうな仕事へと誘い，落ち着きを取り戻す生活への誘導を模索して，それに順応してもらうものであった．呉は，移導療法に主体的に動くことが人間を健康にするといった作業療法と，美術，音楽鑑賞，読書，談話，散歩といった受身的な気晴らしとなる遺散療法の2つの視点を組み込んでおり，この考え方が，現在の日本の作業療法の源流となった[2]．また，森田療法[3]もこの流れに準じて生まれた神経症の治療法である．森田療法では症状に注目するのではなく，目的に視点を置いてその目的を果たすために作業介入を行い，人間に原則的に備わっている自然治癒力を活性化する考え方を提示した．このように精神科の治療の中に作業や運動が取り入れられ，それぞれの特徴を活かしながら効果的に使われてきた．

作業活動を治療介入とする視点

身体と脳の情報処理

　人が精神を病むとき，自分の意識は身体から離れてしまい，セルフコントロールが困難な状態になり，健康的な生活を維持することが難しくなる．そういった状態から回復していくためには，再び自己の身体に意識を向け，自分自身が活動を遂行していることを意識することが必要になってくる．

　山根[4,5]は，ひとが自分自身の心身の状態や自分が今おかれている状況を知るための情報として内部情報と外部情報の2つをあげて説明している．内部情報は，内臓情報と作業に伴う自己情報に分かれる．内臓情報は心血管系や呼吸器系，消化器系，尿路性器系などから送られてくるものであり，筋や腱，骨膜にある感覚受容器からの筋感覚情報と内耳から脳神経連絡で入力される前庭覚情報とがある．自己情報は，深部感覚と前庭覚などからなる四肢の位置や身体の動きなどを表す情報である．外部情報は，自分がおかれている環境や対象物の特性に関する情報を言う．自分自身のことを知る内部情報も己がおかれている環境や対象との関係を知る外部情報もすべて身体を介して脳に伝えられる．内部情報は，脳幹，視床下部，自律神経中枢に，外部情報はそれぞれの感覚の一次皮質，二次皮質に伝えられる．これらの内外からの情報を中隔核・扁桃体・海馬などで，それまで体験し記憶されている情報と比較することで環境からの感覚情報と身体の活用に伴う自己情報を意味のあるものとして再構成する．

　この2つの情報から自分の状態と自分のおかれている状況を判断し，いかに対処するかが検討される．対処が決まると身体を通して実行し，それに伴う自己の変化や外界の変化がフィードバックされ，適切な対処が行われるように修正される．

　人は，自分自身の身体を活用し，さまざまな作業活動を行うことで，個人を取り巻く環境や対象物に触れ，その対象を意識し，自分の身体の状態を実感してその存在性や実存性を認識する．この過程は作業活動や運動には自己へ意識を向けさせる力があることを示唆するものである．

精神認知機能不全に対する作業療法の治療的機序

　患者が作業を行うことの治療的意義は，患者を病的な世界から現実世界へ引き戻し，そこでの感覚や感性を意識化させることである．これは，人々が日々行う仕事や生活上の活動自体の基本的基盤を成すことと変わらないと考える．山根[5]は，具体的な作業を介して，自己の主体的な行動に伴って起きる身体感覚により，自己内外の刺激を明確にする．そして入力される刺激を必要なものだけ選択することで単純にし減少させることで，無用な刺激から保護し混乱を防ぐと述べている．そのようにして現実的な刺激が入力されるようになると注意機能，知覚機能，認知機能の改善に向けて，状況や対象の認識に対する歪みを正し，適切な対処行動を試みるように支援する．加えて，知覚のカテゴリー化や対処行動の決定に影響する．さらに，基本的な生活技能の再学習によって，精神認知機能不全の支障の改善がなされると説明している．身体を使う作業活動によって自分の身体状態を認識し，主体的に行動することで自分自身の存在を実感し，本来の健康な自己を取り戻す手段となりうる．作業活動は，身体的運動を介して精神認知機能に働きかけることが可能なのである．

統合失調症

病態像

　統合失調症は，思春期から青年期ないしは成人期にかけて発症し，中年期以降の発症は稀である．一般人口に対する発生率は1％とされ，男女差はなく慢性の経過を示すことが多い．精神科病院では入院患者の半数を占めるが，近年緩やかに減少傾向をたどっている．

　内因性精神病に位置づけられるが，個体のもつ精神生物学的な脆弱性に悩みや不安，環境変化などの心理社会的ストレスが加わり，心身のバランスが崩れて発症すると考えられている．またドパミンやセロトニンの影響が注目されている．統合失調症の病態像は複雑で個人差が大きく，急性期には幻覚・妄想・思考伝播や緊張病性の混迷・拒絶・緘黙などの症状がみられやすい．また自己との関係が特徴的な認知思考不全や疲れやすさ，迷いやすさなどの行動特徴がみられ，対人関係，作業遂行，日常生活に支障をきたしやすい[6]．

作業療法の役割と課題

　患者の回復過程に応じて，機能不全の軽減，心身機能の回復，生活関連技能の改善・習得，生活の質の維持向上，社会生活・社会参加などを目標とした治療，誘導，援助などを行う．回復過程は[5]前駆期，要安静期，亜急性期，回復期，維持期に分類される．以下作業療法が必要な時期を中心に述べる．

1. 要安静期（1〜2週間）

　急性精神病状態にある要安静期は，心身ともに安静の確保が最優先されるため作業療法は実施しない．抗精神病薬による鎮静作用と静かに落ち着ける空間で過剰な情報からのコントロールを優先させる．

2. 亜急性期（〜1か月）

　この時期は，寛解の初期にあたり，一見すると落ち着き安定しているようにみえても，内的には敏感さが残っており，周囲の刺激に影響を受け，容易に混乱をきたしやすい特徴がある．十分な休息は必要であり，無理をさせてはいけないが，休息をとりすぎると遅延や慢性化をまねく恐れがある．また周囲からの刺激に敏感であるため，治療環境はとても重要になる．

　この時期から作業療法を導入する．急性期[5,7]では，作業そのものに依存し病状の安定を図り，簡単な身体運動をすることで現実感の回復を図る．他患者と共有する場での安心で安全な作業療法の提供，早期に心理教育を実施することでの不安の軽減と主体的な治療への取り組みを行う．

①簡単な身体運動の導入

　身体感覚の自覚が十分ではないこの時期は，リズムのある粗大な身体運動を選択して，内外の刺激の単純化と明確化を試みる．作業活動を通して身体感覚を取り戻すことで，本人のペースに配慮しながら回復を促す．

②他患者と共有する場での作業療法

刺激のコントロールの難しいこの時期は、具体的な作業に専念することにより、周囲からの不要な刺激の侵入を防ぎ、患者を守ることになる。

3. 回復期（入院後2〜3か月）から維持期に向けて

回復期初期は退院に向けて心身の基本的機能の回復、現実生活への移行援助を中心に関わる。身体を動かすこと、作業への短時間の集中と合間の休息など身体感覚の回復や基礎体力、基本的生活リズムの回復を目的とし、作業活動をうまく取り入れながらセルフコントロール能力を改善する。

回復期後期は、自律（自立）と適応、治療関連技能の改善習得を行う。この時期は自分の生活の再編に向けて、服薬や金銭などの自己管理の技術や対人交流技能、役割遂行能力の改善、職業準備や教育など地域で自立した生活が送れるように具体的な活動を一緒に実施しながら関わる。

うつ病

病態像

うつ病は憂うつ気分が根底にあり、それに伴う意欲減退、思考力減退のほか、睡眠変調、食欲減退、頭痛、便秘などの身体症状を呈する疾患である。うつ病有病率は、1〜5％とされ、日本の疫学調査では、生涯有病率は14％と報告されている。また最近では軽症うつ病の受診率が増えてきており、発病比は女性が男性の2倍ほど多いとされている。

うつ病では脳内の神経伝達物質の中で気分や意欲、食欲、記憶などの伝達に関連しているセロトニンとノルアドレナリンの減少がみられる。真面目、几帳面、完璧主義、人任せにできない、悲観的な見方をしがちなど性格的傾向もうつ病の発症に影響を与える[6]。

作業療法の役割と課題

うつ病性変調の治療では、薬物療法と休息、精神療法、認知行動療法、心理教育プログラムなどが実施される。その中で作業療法は、具体的な作業活動を用いるという特徴を活かしながら他の治療法と並行して行い相補的な役割をとる。作業療法の役割[8]は、患者の生活において大切な作業を明確にし、患者の心身機能を評価したうえで生活の予後を予測することであり、患者が再発しないよう、また大切な作業活動が継続遂行できるように治療・トレーニングを計画的に実施することである。作業療法士は、患者と関わりながら様子を観察・評価していく。現時点での心身機能の状態や対人・集団適応力、作業パターン、作業耐久性などがその中心となる。患者とは、評価内容や治療の目標を確認し合いながら作業療法を進める。

回復過程は[5]、早期（身体療法導入期、身体療法導入後）、回復期前期、後期に分類される。

1. 早期（入院直後：〜2・3週目）

この時期は基本的に薬物療法と休息を重視し、作業療法は実施しない。十分な休息がとれた後、入院後2週目くらいから作業療法開始となる。身体状態や対人関係の影響を考慮し、患者にとって負担の少ないベッドサイドや他患者と共有する場から開始する。活動時間は、疲労度を確認しながら短時間から開始し、回復段階に沿って延長していく。

2. 回復期（4週目～退院に向けて）

　徐々に現実的な生活が考えられるようになると，無理なことを行ったり焦燥感に陥ったりしやすいため，休息と活動のバランスを考慮し本人の身体の疲労度などを確認しながら関わることが大切である．現実感をゆっくりと取り戻してもらうためには，生活のリズムを整え，具体的にイメージした生活の課題に取り組み，実際の生活に取り組んでみて疲労度や気分などを振り返る自己モニタリングを取り入れていくことも重要な時期である．

作業活動の用い方

　一般的には，以前に経験のあるものや技術・時間を要するものは過去の自分の能力と現状との比較で自責感，劣等感，自己卑下を起こしやすいため，以前になじみのあるものより初めてのもの，簡単で繰り返しのある構成的活動，組織的で実用的な活動を用いて1対1で開始し，短時間で連続性をもたせる．話しかける内容は簡単にわかりやすくし，対象者のテンポに合わせて，相手が知覚できる速さで働きかける．能力を超えた要求をしていないことを伝えることに留意して実施する[5]．

　自己評価が高く，知的防衛の強い傾向を示す患者には，陶芸や革細工など知的感覚を刺激する若干難易度の高い作業プログラムを選択する．また，自信喪失や自責感の強い患者には，技量や能力によって作品の完成度や見栄えが大きく変化する作業や一工程の失敗が後の工程に悪影響を及ぼす作業は控える．作業結果によって回復感が確認できる作業が必要である．また攻撃性は，内外に向けられた抑圧された感情であるので，物体を破壊しながら作品を作り上げる作業種目を活用することも効果がある[8]．

　作業を用いた現実体験をもとに自己モニタリングを行い自分自身との付き合い方を学ぶ．

作業療法と併用し生活支援，就労支援を担う治療法

　作業療法を行っていく際には，以下のような治療法を併用することが有効である．

心理教育

　精神変調やエイズなど慢性で受容しにくい難題を有する当事者とその家族に対して，心理面への十分な配慮をしながら，変調や疾病を抱えながらもより良く生きるために必要な知識，情報，対処技能を獲得させるなど，当事者や家族，関係者のエンパワメントを目的に実施する[9]．精神科の治療・リハビリテーションの過程には家族の協力も不可欠であるため，対象者とその家族に対して，疾病・変調の回復過程について理解を促し，入院に対する不安の軽減を図り，治療への主体的参加に向けた動機づけを行う必要がある．心理教育は患者の予後や治療経過にも大きく関わってくるため急性期から取り入れることが大変重要である．

運動プログラム

　運動プログラムは，かつての健康増進といった意味合いではない．統合失調症においては，ヨガや呼吸，身体意識の向上，姿勢感覚などを目的にしたピラティス運動によって陰性症状，陽性症状の改善がみられたという報告や，有酸素運動による不安や苦痛の軽減が主観的幸福度を高めるとい

う報告もされている．また，認知機能の改善や脳構造自体の変化をもたらす報告もされている．さらにうつ病に対して運動することも治療のエビデンスが比較的高く効果が期待されており，抗うつ薬の増強療法としても一定の効果が期待されている[10]．また，私たちは，身体的体験により自分自身の動きの理解と現実環境を認知して自己実在を知ると同時に調整・制御しており，知覚，存在，活動そして社会との関連が基盤になっていると言われている．また生活の中での動きや活動の様相は，運動制御およびアウェアネスと密接に関連しており，より機能的な運動から身体の体験を対象者に促すことは，肯定的な体験を得るために役立っている．また最新の研究では，より健康的になるための方法論として，単純な運動によって十分なエネルギーを消費することが明らかにされている[11]など運動はいろいろな精神疾患や状態に対して有効であることが報告されているため，今後一層効果的な活用が期待できる．

◆ 認知行動療法（CBT）

認知行動療法（Cognitive Behavior Therapy，CBT）は当事者の自助力の回復や促進を目的とする教育的な心理療法の総称である．認知行動療法で言う認知とは「物事の考え方」や「とらえ方」，「解釈」を指している．認知行動療法やその考え方を取り入れたアプローチが多く用いられ，うつ病や不安症，摂食変調，パーソナリティ変容など多くの疾患に用いられている[12]．認知は感情に伴う記憶であるため，その記憶を修正することが治療として有効になってくる．

◆ 社会生活技能トレーニング（SST）

SSTはSocial Skills Trainingの略で，社会生活技能トレーニング，生活技能トレーニングなどと呼ばれる．社会生活技能とは，社会的に容認できる対人場面での行動を指し，服装や振る舞いの習慣，言うべきことと言うべきでないことの区別，感情表現の仕方，社会的強化，相手との距離のとり方など，人付き合いにふさわしい行動の基準などが含まれる[13]．SSTは認知行動療法の1つに位置づけられており，実技リハーサルに社会学習理論を取り入れながら対人技能の練習を行っていくものであり，統合失調症をはじめ多くの精神疾患に適用されている．

■ 結　語

これまで日本においても，精神疾患の治療に対して作業活動をうまく活用しながら，人の生命力を引き出す治療法を積極的に試行して，対象者の有する回復力を最大限に高めることに善処してきた．精神疾患自体の回復が進むこととは，本人が自分の身体を意識し，セルフコントロールできるようになることであると考える．作業を遂行することの意義は，単に身体的作業ではなく，脳と身体とを一元的に活用することであり，作業療法士は，作業活動の特性を効果的に駆使しながら，患者自身が総体的に心身の回復を実感できるように関与する使命がある．そのためにも，精神疾患の治療に関与する作業療法士に求められることは，多岐にわたる知識と技能・技であることは言うまでもない．それらに加えて，人間としてのセラピストと人間としての患者・対象間における相互的ダイナミックな人間関係から派生する癒しの根源の重要性を無視することなく，むしろ，セラピストとしては，研鑽と臨床の知を豊かにしてそのパワーを感性豊かに増強することが望ましい．そ

の目標に到達するためには，自然科学を基盤にしながらも，社会科学，人文科学など人間を理解して認識するために必要な総合科学を究めることが求められる．さらに，それらの中でも，科学とアートおよび臨床哲学に焦点を当て，客観と主観と整合性のあるバランスと臨床現場における全体真理を哲学的に探究することの重要性を提起しておきたい．

引用文献

1) 貝原益軒：養生訓．中公文庫，2001．
2) 鎌倉矩子（著），鎌倉矩子・他（編）：作業療法の世界．pp36-38，三輪書店，2004．
3) 岩井　寛，阿部　亨：森田療法の理論と実際．p95，金剛出版，1995．
4) 山根　寛：ひとと作業・作業活動新版—作業の知をとき技を育む—．pp66-70，p100，三輪書店，2015．
5) 山根　寛：精神障害と作業療法—病いを生きる，病いと生きる　精神認知系作業療法の理論と実践—　新版．p144，pp220-247，282-285，三輪書店，2017．
6) 冨岡詔子，小林正義：作業療法学全書　改訂第3版．p133，pp141-142，協同医書出版社，2010．
7) 香山明美・他：精神障害作業療法—急性期から地域実践まで—　第2版．pp78-87，医歯薬出版，2014．
8) 早坂友成，稲富宏之：うつ病の作業療法．pp33，38-39，48-49，医歯薬出版，2013．
9) 大島　巌：「心理教育」とは何か—そしてその可能性—．Review，35：4-7，2001．
10) 高橋章郎，早川友成：精神科作業療法　運動プログラム実践ガイドブック．pp33-37，メジカルビュー社，2017．
11) 奈良　勲・他：心理・精神領域の理学療法　はじめの一歩．pp37-38，医歯薬出版，2013．
12) 伊藤絵美：認知療法・認知行動療法カウンセリング初級ワークショップ．pp1-30，星和書店，2005．
13) Bellack AS, et al（著），熊谷直樹・他（訳）：わかりやすいSSTステップガイド上巻　基礎・技術編．pp1-25，星和書店，2007．
14) ジョンJ，レイティ・他：脳を鍛えるには運動しかない！最新科学でわかった脳細胞の増やし方．NHK出版，2013．

（畑田早苗）

精神およびメンタルヘルス関連疾患の理学療法
—ヨーロッパを中心とした世界の動向—

序説

　精神およびメンタルヘルス関連疾患の身体症状は多岐にわたる．それらの症状の背景には，自己意識や自己感覚などに関わる脳内の神経基盤や運動制御に関する感覚運動情報の処理過程において，何らかの不全状態が関係しているとの報告がある．精神およびメンタルヘルス関連疾患を起因とする身体症状は，妄想や不安，恐怖などによる心身の緊張亢進，姿勢の悪化，呼吸困難感や換気困難，自律神経症状，身体各部位の慢性疲労および疼痛，異常感覚などを伴い，身体の動きの質を低下させる症状として現れることがある．動きの質は，「身体の構造」「身体の生理機能」「心理社会文化」「実存」などの各視点による人の総体として統合された現象と説明されている[1]．

　理学療法の専門職としての主要な役割は，機能的な動きを高めて身体の動きを最適化することである．精神およびメンタルヘルス関連疾患における対象者の身体症状を改善するためには，理学療法で従来から取り組まれている「エクササイズ」を中心とした運動の量的な治療的枠組みに加え，

「ムーブメント」を主体とした動きの質的な治療的枠組みを取り入れた介入が重要な視点となる．

精神領域における理学療法

日本における精神およびメンタルヘルス領域の理学療法

　日本の精神およびメンタルヘルス関連領域で実施されている理学療法は，精神症状とは別に併存する身体疾患，身体活動量の低下や高齢化によって発生した廃用症候群などを対象として実施され，身体機能の改善を目的とした治療アプローチが主な取り組みである．身体疾患を併存した際は専門科による治療が望ましいが，精神科病院には整形外科や理学療法診療科が設置されていないことが多い．精神疾患がある人は，精神科病院外での入院治療におけるケアが困難となるケースが多く，専門科での治療が十分に実施されずに精神科病院へ戻ることも少なくない．この点においても，精神疾患を抱える人が各専門診療科を開設している病院において，適切な治療が受けられるための環境整備と理学療法士を含む医療者の教育水準を高めていくことが重要な課題になると考える．

　このような状況の中，日本においても精神疾患がある人の早期退院や地域生活への移行を目指す地域生活を基盤とした適正な保健医療サービスの理論的基礎作りが急務となっており，精神医療において身体症状や生活習慣，就労など対象者の生活を支えるための身体のあり方への関心を高めることが求められている．しかし，日本における精神疾患の治療は，精神症状に対する薬物療法が治療の第一選択肢とされており，生活機能の基盤となる身体症状への対応については関心が低く，これまで身体への介入を含めた適正な保健医療サービスが十分になされてきたとは言えない．これらの背景には，精神疾患の治療に身体的治療介入を取り入れる理論的背景，あるいはその具体的治療法が日本国内では確立していないことがあげられる．

ヨーロッパにおける精神およびメンタルヘルスの理学療法

　ヨーロッパにおける精神およびメンタルヘルス関連領域の理学療法では，身体活動量の増大を目的として実施される運動療法[2]と，機能的な動きの改善を目的とした運動療法[3]が実施されている．身体活動量の減少は，閉じこもりや内科疾患の罹患危険性を高め，生活の質を低下させる要因になる．身体活動の増大に対する運動療法に関しては，統合失調症，双極性症，不安症，認知症，自閉症スペクトラム症などに対する身体症状と精神症状の双方の改善を示唆した研究報告がなされている．一方，機能的な動きの改善に対する理学療法は，主に身体機能のみでは説明が困難な心因性の運動機能不全に対して実施され，身体活動と同様に運動療法の成果が報告されている．これらの運動療法は，対象者自身の身体や動きへの気づきを高めることで動きの質を高め，身体症状および精神症状の改善を目的に実施されている[4]．

　北欧では精神疾患者に対する理学療法として体系化された治療プログラムであるBasic Body Awareness Therapy（BBAT）が，1980年代に身体症状とともに精神症状の改善に寄与するための治療プログラムとして開発されている．BBATは，生活の基盤である身体への気づきを通して動きの質を高め，統合失調症者やうつ病をはじめとする精神およびメンタルヘルス関連疾患に対する，運動を主体とした理学療法として実践されている．

理学療法と動きの質的パラダイム

　理学療法の目的の1つは，機能的な動きを改善することであるとされている．「機能的」とは，それぞれの機能が有効に働くことであり，目的に適った運動遂行を呈している質的状態を表し，機能的な動きはその美しさを表現する．例えば，フィギュアスケート，器械体操，シンクロナイズドスイミングなどの採点競技は，その演技の技と美しさを競い合う．さらに，日本の伝統的国技である相撲における横綱の土俵入りは，一連の動作が研ぎ澄まされ，無駄がなく，強さ，身のこなし，そして何よりもその美しさに感銘を受ける．機能的な動きを理解するには，動きの量だけではなく，動きの質的パラダイムを無視することはできない．「美しい」とは「合理的な出来具合」であり，「カッコよさ」や「利害関係」を排除した「自然体」と説明されている[5]．

　動きの質の低下は，理学療法が主な対象としている身体の構造や生理機能の不全状態だけでなく，心理社会文化的，実存的にも影響を受けることから，メンタルヘルス領域の理学療法では，より幅広い視野で対象者の動きをとらえなければ，機能的な動きを引き出すことは困難となる．機能的な動きを引き出すには，理学療法士による外的な治療的介入とともに，対象者自身が自己の動きの質を内面的に発展させることが重要な課題となる．精神およびメンタルヘルス関連領域における理学療法士の役割は，動きの質を高め，機能的な動きを最大限に引き出し，心身の健康を高めることが目的となる[6]．

理学療法からみた精神疾患

動きの構造的視点

　動きの質モデル（**図1**）における身体の構造的視点では，身体中心軸および動きの中心などの身体配列（アライメント）が重要となる．身体中心軸は，身体各部から全身の身体配列を整えるために重要となる．動きの中心は，身体の動きの中間位であり，身体全体の中核となる場所である．動きが身体の中心（中枢）から開始されているときには，身体の動きは安定する．また，末梢部位から開始され，あるいは末梢部位だけの動きは不安定でバランスを崩しやすく，動きを引き出すために過剰なエネルギーを必要とするため，姿勢の悪化や非効率的な動きになる．

　身体中心軸は，身体・姿勢が静的に安定する要件であり，重心線と身体中心軸が重なるときにバランスは安定し，身体への負担は減る．動きの中心は，動的安定性の要件であり，安定した動きは心身の過剰な緊張から身体を解き放ち，疲労の少ない効率的な動きを実現するための要件となる．

動きの生理学的視点

　身体の動きの中心は，体幹において上半身と下半身の双方の筋群が合流した横隔膜付近に位置し，動きに関わる生理学的かつ心理学的な要素を併せもつとされる．姿勢が悪化すれば，身体中心軸から身体の重心線が離れることによって，身体配列の乱れを補うために余分な筋力を使い，無駄なエネルギー消費が発生する．また，筋緊張の亢進は，身体の動きの可能性と自由度を低下させ，疲労や痛みを引き起こす原因となる．このとき，姿勢の乱れとともに，筋の緊張の増加に伴う胸腔

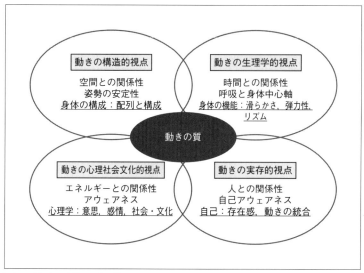

図1 動きの質モデル[1]
Skjærvenによって表現された身体の動きに関する質的枠組みの要素である．構造的，生理学的，心理社会文化的，実存的な動きに関わる各要素が動きの質に影響を及ぼすと考えられるモデルである．実際にはモデルの下線部で示した動きが観察可能となる

や腹腔の圧迫によって，自由で楽な呼吸が制限され，呼吸機能をはじめとする身体内部機能の低下の起因にもなる．吸気と呼気で成立する呼吸（息をすること）は，空気が自己の内界と外界とを行き交う唯一の身体機能であり，自己（内部）と環境（外部）のそれぞれの状況を反映する機能である．呼吸は，身体内部の状況を整え，リズム，弾力性，しなやかさといった動きの質的側面に影響を及ぼし，同時に自己の心的状態を表す指標となる．自己の呼吸状態を知ることは，自己および環境の状態を把握する手がかりとなり，多様な状況に対応するために重要な役割をもつ．

動きの心理社会文化的視点

心理社会文化的視点においては，人生における出来事や社会的環境などのストレス状況下で引き起こされる身体の動きへの影響がある．例えば，心理的に抑うつ状態にあるときの姿勢は，体幹が前屈して上下肢が軽度屈曲する状態であり，いわゆる閉ざされたような円背姿勢になりやすい．また，ストレス環境下では免疫機能の低下や自律神経の機能不全などだけではなく，姿勢や動き，生理機能にも悪影響を及ぼす．これらの状況は，効率的な動きの妨げとなり，疲労を蓄積させ，慢性疼痛などが発症しやすくなる．また，姿勢や動きの悪化は，身体の生理機能を低下させ，ストレス状態をさらに増悪させる原因になることが報告されている．心理的側面は，自己の身体への関心を低下させ，無意識的に動きの質を低下させる．動きに対する注意の向け方や自己がどのように環境へ働きかけているのかが明確でない際は，動きに対する意図が薄れて動きの質が低下するとされる[6]．

動きの実存的視点

動きを実存的にとらえるには，己が己であるという自己意識が重要となる．精神およびメンタル

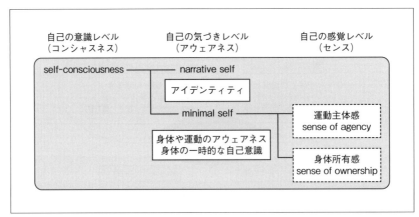

図2 自己意識・自己気づき・自己感覚
自己感覚は,己が己である意識の最小構成単位とされており,運動主体感と身体所有感の改善が身体気づきを改善させると考えられている.また,身体気づきは,身体および運動の一時的な自己意識とされ,アイデンティティを更新しながら自己意識を形成する

ヘルス関連疾患において,自己意識は疾患の共通基盤になっていると考えられている.自己意識の低下は,身体の感覚入力レベルにおいて自己感覚が脳内で適切に処理されていないことがあり,このときには自己と環境の間に理解困難な錯覚に似た感覚が生じるとされている[2].説明困難な状況が生じたときには,自己意識の低下が発生し,時間軸で築き上げられた自己同一性(アイデンティティ)の低下に加え,自己の身体や動きに対する気づきの低下が生じていると考えられている[7].自己の身体や動きに対する気づきの低下は,自己の身体の運動主体感や身体所有感における感性(sensitivity)の低下および機能不全として説明される.身体や動きの気づきの低下は,己の意思による運動制御そのものが破綻し,自己の身体感覚や動きにまとまりがなくなり,動きの質を低下させる原因となる.

精神領域における理学療法の理論と実際

精神およびメンタルヘルス領域における理学療法の理論

近年,脳科学や認知神経科学の発達により,精神疾患,主に統合失調症における神経基盤の計算理論からそのメカニズムが解明されつつあり,自己感覚および身体と運動の認知による感覚運動を主とした自己モニタリング仮説が提案されている.自己モニタリング仮説は,自己に発生した感覚が自己認識できることを示す概念であり,統合失調症では神経基盤の機能不全が原因で自己の身体や運動の認知に影響を及ぼすと考えられている.自己感覚は,運動主体感と身体所有感の構成単位に分けられる(図2).運動主体感は「ある行為を己自身が己の身体で行っているという主体的感覚」であり,身体所有感は「動いた身体が自己の身体であるという感覚」によって得られると考えられている(図3).

自己感覚は過去・現在・未来という時間軸で語られる自己(アイデンティティ)と,身体や動き

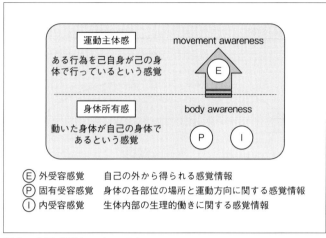

図3 自己感覚とアウェアネス
自己感覚である身体所有感を高めるためには，固有受容感覚と内受容感覚を改善し，身体気づき(body awareness)を促すことが重要となる．また，身体と環境の中でどのように自己が作用しているのかに気づくこと(movement awareness)が動きの質(movement awareness)を高めるために重要な課題となる

で自己認識（セルフアウェアネス）できることと分けてとらえることができる．アイデンティティは，セルフアウェアネスによって更新され，過去から現在の状態をもとに未来の自己も予測している．己の身体を己の意思で動かすことができなくなった場合，これまで予測していた未来の自己と異なる（予測した動きと異なる身体感覚のフィードバックが得られる）状況になり，自己の身体および動きの気づきによって，現在の自己へ修正するためにアイデンティティの更新が必要になる．

精神およびメンタルヘルス領域における理学療法の実際

統合失調症やうつ病などの精神およびメンタルヘルス関連疾患に対する理学療法では，身体機能の低下による運動不全を原因としないことから，運動機能の改善を目的とする従来の理学療法では十分な効果を発揮することが困難である．メンタルヘルスを原因とする運動不全に対しては，量的な運動機能の改善ではなく，機能的な動きである動きの質を高めるための運動療法が必要となる．動きの質を高めるためには，身体への気づきを通し，身体が環境の中でいかに適応すれば良いのかを己自身で認識することが重要な治療要素となる．

統合失調症やうつ病の対象者は，自己の身体に関心が向きにくいとされている．これは，脳内で活動するデフォルトモードネットワーク（安静閉眼時においても神経活動が活発な脳内領域があり，それらの領域の活動は神経線維によって相互に情報が交換されている）作用が高く，脳内環境が安静状態になりにくいことが関係していると考えられる[8]．また，自閉症スペクトラム症や摂食症では，身体への関心が高いとされている．これは，アロスタティック負荷と呼ばれ，過剰なストレスによって脳機能のバランスが失われてしまうことがあり，ストレスレベルがある閾値を超えてしまうと，それが原因で脳や身体に機能不全が生じ，心身疲弊の起因となる現象である（**図4**）．これは，身体感覚の異常や自律神経症状が亢進している状態と考えられる．つまり，アロスタシス

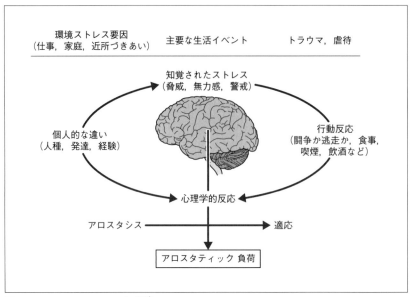

図4 アロスタティック負荷[7]
ヒトが日常生活を送るためには，適度なストレスが不可欠であり，ストレスが適度なバランスを保って生体の恒常性を維持する必要がある．アロスタシスは，環境に対する身体の適応や社会に対する精神的適応を促進する機能である．生体が環境の変化に適応するためには，環境に応じて心身機能を高める必要があるが，ストレスレベルがある閾値を超えてしまうと，それが原因で心身に機能不全が発生する．このストレスによる心身の疲弊のことをアロスタティック負荷と呼ぶ

(allostasis，動的適応能) とは，変化に対して体内環境の恒常性による安定性を維持することを指し，急性のストレスに対して適応するプロセスを説明する概念として用いられている[9]．

デフォルトモードネットワークやアロスタティック負荷の過剰な亢進は，新たな環境への適応を低下させ，精神およびメンタルヘルス関連疾患における種々の身体および精神症状を発生させる原因と考えられる．これらの症状を緩和させるためには，身体を使ったリラクセーション法，呼吸法，太極拳，basic body awareness therapyなどが用いられ，各運動療法の研究成果が報告されている．これらの運動は，身体を使った動きを中心に運動主体感と身体所有感を最適化することによって自己感覚を改善し，動きの質を高めて機能的動きを引き出すための方法として取り入れられている．機能的な動きは健康であるために必要な要件となる．

結 語

2011年にアムステルダムで開催された世界理学療法連盟学会 (WCPT) の総会において，WCPTのサブグループに「メンタルヘルスの理学療法 (International Organization of Physical Therapists in Mental Health, IOPTMH)」が設立された．IOPTMHの加盟国は，日本を含む設立当初の12か国から，現在はヨーロッパを中心に20か国に増えている．IOPTMMは，精神およびメンタルヘルス領域で活躍している理学療法士の国際的なネットワークから発展して設立され，各加盟国の理学

療法協会・関係団体には精神およびメンタルヘルス領域に関連する下部組織が設置されている．精神およびメンタルヘルス領域において，各国における下部組織がお互いに情報を共有し，一貫した理学療法体系の構築を目的に，IOPTMHは2年に1回の頻度で国際学術集会を開催している．

　身体の機能的動きを最大限に引き出す専門家である理学療法士は，身体機能の低下による運動機能不全のみではなく，精神機能の低下による運動機能不全に対してもその専門性を発揮することが，今後，国内での重要な課題となる．精神およびメンタルヘルス関連領域において，身体運動をツールに心身両面から人への全人的アプローチをする理学療法への期待は高まっている．なお，日本理学療法士協会には「心理・精神領域の理学療法」の部門が置かれていて，この領域の学術研究が実践されている．

文献

1) Skjærven LH, et al：An Eye for movement quality：A phenomenological study of movement quality reflecting a group of physiotherapists' understanding of the phenomenon. *Physiother Theory Pract*, 24(1)：13-27, 2008.
2) Vancampfort D, et al：What are the top 10 physical activity research questions in schizophrenia? *Disabil Rehabil*, 38(22)：2235-2243, 2016.
3) Skjærven LH, et al：How Can Movement Quality Be Promoted in Clinical Practice? A Phenomenological Study of Physical Therapist Experts. *Phys Ther*, 90(10)：1479-1492, 2010.
4) Probst M：The international organization of physical therapists working in mental health（IOPTMH）. *Ment Health Phys Act*, 5(1)：20-21, 2012.
5) 橋本　治：人はなぜ「美しい」がわかるのか．pp36-60, ちくま書房, 2014.
6) 奈良　勲：心理・精神領域の理学療法．pp113-121, 医歯薬出版, 2013.
7) Gallagher S：Philosophical conceptions of the self. *Trends Cogn Sci*, 4(1)：14-21, 2000.
8) Whitfield-Gabrieli S, et al：Default mode network activity and connectivity in psychopathology. *Annu Rev Clin Psychol*, 8：49-76, 2012.
9) Bruce S, et al：Protective and damaging effects of stress madiators：central role of the brain. *Clin Neurosci*, 8(4)：367-381, 2006.

〈山本大誠〉

5. 栄養と食事

序説

「食べること」とは身体の組織を保ち続け，また身体活動を行ううえでのエネルギーを得るために必要な機能である．また食べることには「おいしい」と感じることや，家族や友人と一緒に食べることで「楽しい，幸せ」と感じる情動も伴い，生活の質（Quality of Life，QOL）に深く関与している．そのため，食べる機能に低下をきたすと，身体的にも精神的にも大きな影響を受ける．

食べることで得られる，身体の機能を保つための栄養や，活動を維持するためのエネルギーに関する知識は，運動を治療手技の1つとして扱う理学療法士，作業療法士にとって知っておくべき基礎知識である．近年リハビリテーションの現場では，リハビリテーション対象者の機能や活動を最大限発揮するための栄養管理を行う考え方が広がっている．少なくとも，リハビリテーションを行うにあたって，患者の栄養状態を把握したうえでプログラムを組み立てることは重要である．ここでは嚥下・消化・栄養の基礎について説明する．

摂食嚥下機能

味覚と嗅覚

人間が食事を「おいしい」と感じる要因には味覚と嗅覚の働きが関与している．味とにおいは口腔や鼻腔の感覚受容器の刺激として感じる．嗅覚には多くのにおい物質が存在するが，味覚は甘味，塩味，酸味，苦味（4基本味）の組み合わせで成り立つ．最近ではうま味（イノシン酸ナトリウム，グルタミン酸ナトリウム，グアニル酸ナトリウムなど）も基本味の1つとして認知されている．味覚は舌や軟口蓋に分布する味蕾の中に配列された味細胞が受容する．味細胞で受容した味の情報は舌前2/3では鼓索神経（顔面神経），舌後ろ1/3では舌咽神経，軟口蓋は大錐体神経（顔面神経），咽頭・喉頭部では迷走神経といった複数の経路を通り延髄の孤束核に伝えられる．その後，視床味覚中継核を通って前頭葉の前頭弁蓋部と島に伝わり，そこから前頭連合部に送られ，食物の認知や好き嫌いなどの食行動に関わる情報処理が行われる．味刺激は顎，顔面，舌の運動や唾液分泌などの消化活動を誘発する．味覚は唾液や水分と混ざり合うことで初めて感じられる．そのため唾液量の減少した高齢者などでは味がわかりにくくなる．

咀嚼と嚥下反射のしくみ

1. 摂食嚥下の5期

食べ物を取り込むときに，まず口から食物を入れ，噛み砕き，飲み込む．これらの一連の流れを摂食嚥下と呼ぶ．摂食嚥下は以下の5期に分けられる（**図1**）．

・先行期：視覚・嗅覚を使って食物を認知する時期．

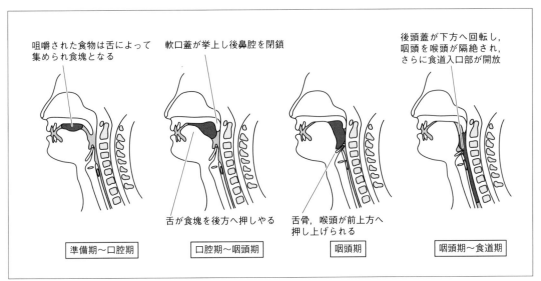

図1 準備期から食道期までの嚥下の相[2]

- 準備期：口腔内に取り込まれた食物を歯列で粉砕し（咀嚼），舌により食物と唾液を混ぜて，嚥下に適した物性に調整する．
- 口腔期：細かく粉砕され唾液とよく混ぜられた食物が集められ，舌背にのせられ（食塊形成），舌によって口腔から咽頭に送られる．
- 咽頭期：食塊が咽頭から食道の入り口まで移送される．ここでは鼻腔と咽頭腔の間が閉鎖され（鼻咽腔閉鎖），舌骨挙上と甲状舌骨筋の収縮によって喉頭蓋が反転し，喉頭口を閉鎖する．多くの食塊は梨状陥凹を通って食道へと向かう．この時期は呼吸ができない．
- 食道期：食物が，食道の入り口から胃の入り口に送られる．食塊が食道の入り口に到達すると上食道括約筋が弛緩し，食塊は食道に流れ込む．食塊は食道の中を蠕動運動により胃に運ばれる．

口腔期から食道期を嚥下と呼ぶ．口腔内までの動きは随意運動でありコントロールが可能であるが，咽頭から先の嚥下は神経反射（嚥下反射）で引き起こされる不随意運動である．ここでの各機能がスムーズに働かないと誤嚥が引き起こされる．

2．摂食嚥下に関わる器官の解剖と機能（図2）

①口腔

口腔は口唇から歯列の前の前庭部に始まり，歯列の奥にいたる部分を言う．口腔の重要な働きは取り込んだ食物の情報を収集し，咀嚼し嚥下することである．人はまず口に入れようとするものを見て，今までの経験をふまえ，食べても良いものかを判断し，口に入れる．口腔内の感覚は舌の前方や口蓋の前方が三叉神経（第五脳神経），舌の背側根部から喉頭蓋，下咽頭までは舌咽神経（第九脳神経）と迷走神経（第十脳神経）が支配領域である．味を感じるのは舌に存在する味蕾で，味蕾の神経支配は顔面神経（第七脳神経）である．味蕾で感じた甘味や酸味などの刺激が顔面神経の枝を通して中枢に伝えられる．視覚から得られた情報と口腔内の情報，記憶などの大脳皮質からの情報により唾液が分泌される．

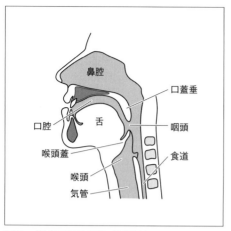

図2　摂食嚥下に関わる器官

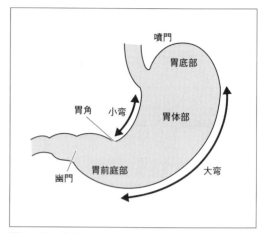

図3　胃の解剖

　唾液は耳下腺，顎下腺，舌下腺から1日に1〜1.5L分泌される．耳下腺からの唾液は漿液性の唾液で，アミラーゼが多く含まれる．顎下腺からは漿液性と粘液性の混合した唾液，舌下腺からは粘液性の唾液が分泌される．舌下腺唾液にはムチンが含まれる．

②咽頭

　咽頭は鼻腔・口腔・喉頭腔と食道腔との間の約12cmの空間である．気道と食道の分岐点でもある．食塊の喉頭，気管への流入を防ぎ，スムーズに食道へと受け渡すために，嚥下反射（協調的嚥下運動）が起こる場所である．口腔に取り込まれた食塊の情報は，三叉神経・舌咽神経，迷走神経を介して，孤束核と延髄網様体にある嚥下中枢（Central Pattern Generator, CPG）に伝わる．さらに上位脳からの情報（「食べ物を口に入れた」など）も統合されると，CPGから嚥下運動に関わる筋を制御している三叉神経や顔面神経，舌下神経などへと伝わり，嚥下に関する筋がタイミング良く働き，口腔から食道へと食塊が送られる（食塊が咽頭に流入→鼻咽腔閉鎖→喉頭蓋反転・喉頭口閉鎖→上部食道括約筋弛緩→食道への流入）．このような一連の制御された運動を嚥下反射と言う．ここでの協調的な運動がスムーズに行われないと，気道への食塊流入が起こり誤嚥を引き起こす．

③食道

　食道は輪状咽頭筋の高さ（第6頚椎）に始まり，胃へと続く成人で約25〜30cmの管状の器官である．食道には生理的狭窄部が3か所あり，第一狭窄部は食道入口部，第二狭窄部は左気管支との交差部，第三狭窄部は横隔膜食道裂孔部である．第一狭窄部と第三狭窄部はそれぞれ上部食道括約筋部，下部食道括約筋部と呼ばれる．上部食道括約筋は通常食道入口部を閉鎖しており，呼吸時に食道への空気の流入を防ぎ，食道咽頭逆流による気管内逆流を防ぐ．嚥下反射により送られてきた食塊が食道入口部に達すると弛緩し，食塊を食道に導く．下部食道括約筋は胃の内容物の食道への逆流を防ぐために通常は閉鎖している．食道の運動と腺分泌は迷走神経が支配している．

消 化

消化管と消化腺の働き

1. 消化管（胃，十二指腸，小腸，大腸）

　食物中の栄養素を分解し，吸収する過程を消化と呼ぶ．消化の途中で一旦分解された栄養素は，体内で必要な形に再合成される．消化に直接関わる器官を消化管と呼ぶ．ここでは摂食した食物（食塊）の移動に合わせて各消化管の機能を紹介していく．なお，消化は口腔から始まるが，口腔から食道に関しては，摂食嚥下の項を参照されたい．

①胃

　胃は食道に続く器官で，左の上腹部に位置する．胃の入り口を噴門と呼び，だいたい横隔膜の直下（第11胸椎）あたりにある．各名称を**図3**に示す．胃の上部を胃底部と呼び，主に食道から移行してきた食塊を溜める部位になる．胃の蠕動運動により食塊は徐々に幽門の方へと移動する．胃の蠕動運動は1分間に3回の速度である．その間分泌される胃液と混ざり合い，食塊は殺菌・攪拌され粥状となる．幽門前の胃前庭部に，胃液と混ざり攪拌された食塊は溜まり，少しずつ十二指腸へと送り出される．これを排出と言う．

　胃は副交感神経の迷走神経と，交感神経の内臓神経に支配されている．迷走神経は胃の運動を亢進し胃液を分泌する働きがあり，内臓神経はこれらを抑制する働きをしている．

　胃の主な働きとしては，食塊を貯蔵し，胃液と混ぜ合わせ（混合），十二指腸へ送り出す（排出）ことである．排出のスピードは食塊の形状により変わる．液体は早く排出され，固形の食塊は小さく分けながら少しずつ十二指腸へと排出される．炭水化物が最も早く，次いでタンパク質，脂質の順で排出される．また胃で多く分泌されるグレリンというペプチドには摂食亢進やインスリンの分泌，成長ホルモン分泌を促進させる働きがある．胃はエネルギー代謝や成長ホルモン分泌調整に関与している．

　胃の分泌腺は噴門部と胃底部，幽門部に多く分布する．噴門部には噴門腺があり，主に粘液を分泌する．胃底部には胃底腺があり，主細胞，壁細胞，副細胞という外分泌細胞からなる．主細胞からはペプシノーゲン，壁細胞からは塩酸，副細胞からはアルカリ性粘液が分泌される．胃の胃底部で胃液が分泌され，蠕動運動で移動しながら食塊と混ざり合っていく．幽門部にはアルカリ性の粘液とペプシノーゲン（タンパク質分解酵素）を分泌する粘液細胞と，ガストリンを分泌するG細胞が存在する．

②十二指腸・小腸

　十二指腸と小腸で多くの食塊は消化され，栄養素が吸収される．小腸は腸間膜の有無により十二指腸と小腸（空腸と回腸）に分けられる（**図4**）．十二指腸は胃の幽門から続きトライツ靱帯までのおよそ20～30cmの管である．十二指腸が左に曲がったところに膵臓からの膵管と胆嚢からの総胆管が開口するファーター乳頭があり，膵液や胆汁が混合され，分泌される．腸間膜のある部分が小腸となり，小腸は空腸と回腸に分かれる．空腸と回腸は全長6～7mほどあり，前半の2/5が空腸，後半の3/5が回腸と言われる．小腸は輪状のひだとなっており，その表面に絨毛と呼ばれる突起が

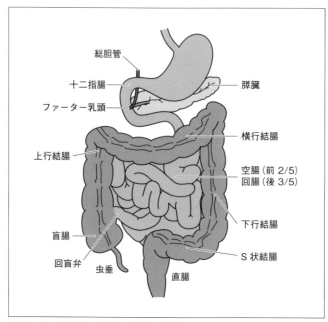

図4　十二指腸・小腸・大腸の解剖

あり，さらに絨毛の表面には数百万もの微絨毛が存在している．この微絨毛に消化分解酵素が存在し，最終的に各栄養素は小腸の上皮細胞に吸収されていく．小腸を栄養するのは上腸間膜動脈である．静脈は上腸間膜静脈で，この上腸間膜静脈を経由して門脈に入る．

　小腸の働きは，胃から排出された食物の消化と栄養素の吸収である．また水分の多くが小腸で吸収される．十二指腸に送られた食物の刺激により粘膜上皮細胞にあるセクレチン細胞からセクレチンが放出される．セクレチンは胃酸の分泌を抑制し，ペプシノーゲンの分泌を促す．また迷走神経刺激や脂質により，小腸粘膜からコレシストキニン（CCK）が放出されると，膵液や胆汁が分泌される．膵液は胃で酸性となった食塊や胃酸を中和する働きがある．またタンパク分解酵素のトリプシンや炭水化物分解酵素のアミラーゼ，脂肪分解酵素のリパーゼなどの消化液を含み，小腸での栄養吸収がされやすいように加水分解していく．鉄やカルシウムは十二指腸で吸収される．小腸では腸液により加水分解が進み，小腸の上皮細胞にある消化酵素によりさらに分解・吸収される．空腸で糖，アミノ酸（タンパク質），脂肪酸，ビタミン類が吸収される．回腸ではビタミンB12と胆汁酸が吸収される．

③**大腸**

　大腸は結腸と直腸に分けられ，直腸からは肛門へと続く（**図4**）．回腸と結腸の間にある回盲弁から結腸が始まり，虫垂，盲腸，上行結腸，横行結腸，下行結腸，S状結腸に分けられる．結腸の全長は約150cmくらいである．直腸はS状結腸から続き肛門へと移行していく，全長は12cmほどである．

　大腸では栄養素の吸収はほとんど行われず，小腸で吸収できなかった水分や電解質の再吸収が行われる．また大腸内には腸内細菌が数多く存在し，大腸に送られてくるさまざまな有機体を分解している．回盲部から送られてくる食物は小腸で消化され粥状となっているが，結腸の中でゆっくり

表1　各器官で分泌される消化液・消化管ホルモン

場所	消化液（消化酵素）	消化液の働き	消化管ホルモン
口腔	唾液（アミラーゼ） 　　　（リパーゼ）	糖質の分解 脂質の分解	
胃	胃酸 ペプシノーゲン リパーゼ	殺菌・ペプシノーゲン活性 タンパク質の分解 脂質の分解	ガストリン ソマトスタチン グレリン
十二指腸	胆汁 膵液（膵アミラーゼ） 　　　（トリプシン，キモトリプシン， 　　　エステラーゼ） 　　　（リパーゼ）	脂質の消化・吸収促進 糖質の分解 タンパク質の分解 脂質の分解	CCK セクレチン ソマトスタチン 胃酸分泌抑制ペプチド （GIP）
小腸	腸液（マルターゼ） 　　　（ラクターゼ） 　　　（アミノペプチターゼ，ジペプチターゼ）	糖質の分解 タンパク質の分解	CCK GIP セクレチン

消化管ホルモンは主に分泌されている場所を示している

と動きながら，水分と電解質が吸収され固形化し，直腸へと送られる．固形化された内容物（便塊）が直腸に到着すると，内肛門括約筋が弛緩し，その情報は便意として脳に伝わる．脳は出しても良いと判断すると，外肛門括約筋を弛緩させ，便塊が排出される．内肛門括約筋は自律神経（骨盤内臓神経と下腹神経）に支配されており，外肛門括約筋は陰部神経の支配である．外肛門括約筋は随意的に弛緩収縮させることができる．食事として口に入ったものが便として直腸に到着するまでに約1日〜3日かかる．

2. 消化腺の役割

　消化液は，食物の栄養を吸収しやすいように分解する働きをする．その消化液を分泌するのが消化腺である．消化液として，口腔で唾液が，胃では胃液が，十二指腸で胆汁と膵液が，小腸で腸液が分泌される．消化管ホルモンは胃や十二指腸，小腸で分泌されるホルモンで，胃や十二指腸の運動，膵臓，胆嚢，肝臓からの消化液の分泌を調節している（**表1**）．

①口腔内では

　唾液が，耳下腺，顎下腺，舌下腺から分泌される．唾液は1日約1〜1.5L分泌される．唾液の機能は，消化や細菌からの防御，食塊の口腔・食道内の移動を円滑にすることである．唾液にはα-アミラーゼ，リパーゼといった消化酵素が含まれる．アミラーゼは糖質（でんぷん）をマルトース，マルトトリオース，α限定デキストリンに分解する．また唾液中にはリパーゼという脂肪分解酵素が含まれ，脂肪（トリグリセリド）を加水分解し，胃内で攪拌されやすいようにしている．

②胃内では

　胃液が1日約2L分泌され，主細胞からペプシノーゲン，壁細胞から塩酸（胃酸），副細胞から粘液（ムチン）が分泌される．胃酸は入ってきた食塊の殺菌と，不活性のペプシノーゲンを活性型ペプシノーゲン（タンパク分解酵素）に変換する働きをする．ペプシノーゲンは胃酸の働きを受け，活性化しタンパク質を分解する．また胃内では脂肪を分解するリパーゼも分泌される．胃で分泌される消化管ホルモンとしてG細胞からガストリンが分泌される．これは胃酸の分泌を促進する．胃液の分泌は自律神経と消化管ホルモンによって調整され，以下の3相に分類される．

- 脳相：食物を見たり，においを嗅いだりといった，視覚・嗅覚・味覚などの感覚刺激が大脳皮質から迷走神経に伝わり，迷走神経を介して口腔内での唾液，胃内での胃酸，ガストリン，十二指腸での膵液の分泌を促進する．
- 胃相：食塊が胃の中に入ると胃壁が伸長され，その刺激が延髄を介して迷走神経を刺激し，胃酸やペプシノーゲンを分泌する．また食塊が胃に入り，胃内のpHが3以上になると迷走神経を介してガストリンが促進され，ガストリンの働きにより胃酸分泌が促進される．
- 腸相：酸性化した胃の内容物が十二指腸に送られると，十二指腸の粘膜からセクレチンが放出され，膵液の分泌を促進する．また胃粘膜のD細胞からソマトスタチン分泌を促進する．ソマトスタチンは胃酸分泌を抑制する．また十二指腸・小腸内の脂肪酸は粘膜のK細胞から胃酸分泌抑制ホルモン（gastric inhibitory polypeptide, GIP）を分泌し，胃酸分泌を抑制する．

③十二指腸では

　1日に約0.5Lの胆汁と約1.5Lの膵液が分泌され，小腸では約1.5〜3Lの腸液が分泌されて，食物の化学的消化を助ける．胆汁は胆汁酸，ビリルビン，無機塩，脂肪酸などからなり，肝臓で生成され，毛細胆管に分泌される．迷走神経刺激や脂質（脂肪酸）による刺激で小腸粘膜のI細胞からCCKを放出し，CCKが十二指腸内への胆汁分泌を促す．胆汁内の胆汁酸は90〜95％が小腸で再吸収されて，門脈を経て肝臓に戻り，再度胆汁内に分泌される．これを胆汁酸の腸肝循環と言う．胆汁の機能としては脂肪の消化と吸収を促進させる働きをもつ．十二指腸に入ってきた脂肪を乳化し，膵液内の膵リパーゼによる脂肪の消化を助ける．また小腸内で加水分解されたモノグリセリド，脂肪酸とともにミセルを形成する．

　膵液は消化酵素を多く含み，高濃度の重炭酸イオン（HCO_3^-）を含むアルカリ性の消化液である．アルカリ性の膵液が，十二指腸に入ってきた胃酸により酸性化された食物を中和する．また膵液には食物中の栄養素を消化するさまざまな酵素が含まれる．糖質の消化酵素はアミラーゼ，タンパク質の消化酵素はトリプシンなど，脂質の消化酵素として膵リパーゼが分泌される．タンパク質の分解酵素は膵液内では不活性な形で存在し，十二指腸内に分泌された後，腸管粘膜に存在するエンテロキナーゼによって，トリプシン，キモトリプシン，エラスターゼ，カルボキシペプチターゼへと活性化され，タンパク質を分解する．膵液の分泌は消化管ホルモンであるCCKとセクレチンの分泌により調整される．また迷走神経によって調整されている．

　小腸での消化は小腸粘膜の上皮細胞にある消化酵素により分解吸収される．糖質の消化酵素としてマルターゼ，ラクターゼ，スクラーゼが，タンパク質の消化酵素はアミノペプチターゼ，ジペプチターゼ，脂質の消化酵素として腸リパーゼなどがある．胆汁や膵液とともに，栄養素を小腸で吸収しやすい分子まで分解する．

内臓感覚

空腹と満腹

　食べたいという欲求は空腹感により引き起こされる．また満腹になると食欲は減退し，食事を中止する．このような摂食行動は視床下部外側野にある摂食中枢と視床下部内側核にある満腹中枢が

コントロールしている．これらの中枢は相反的に活動しており，一方が活動しているときは他方は抑制されている．

空腹を感じると摂食中枢が刺激され，摂食行動が起こる．この空腹という感覚情報は血中のグルコースやインスリンの濃度減少，グルカゴン，アドレナリン，遊離脂肪酸の濃度上昇，胃が空になることで起こる胃の収縮（飢餓収縮）などから刺激される．

一方，血中のグルコース・インスリン濃度が上昇し，グルカゴン・アドレナリン・遊離脂肪酸の濃度が低下することで満腹中枢が刺激される．また食物消化時の体温上昇や，食物流入による胃壁の拡張（伸展刺激）によっても満腹中枢が刺激され，摂食行動は収まる．

また中枢による摂食調節以外に，摂食調節機能をもつ体内物質が，末梢組織と中枢神経系に存在する．末梢組織にある体内物質として，胃から多く分泌されるグレリンが知られている．グレリンは空腹時に多く分泌され，その刺激が迷走神経により脳に伝達され，視床下部の摂食中枢に作用し食欲を亢進させる．グレリンは摂食調節に関わる消化管ホルモンの中で唯一食欲を亢進させる．一方で脂肪細胞から分泌されるレプチンや消化管ホルモンであるCCKなどは摂食中枢を抑制し，満腹中枢を促進させて摂食を抑える作用がある．中枢神経系に存在する神経ペプチドであるオレキシンは食欲を亢進させる作用がある．また炎症時には炎症性サイトカインが食欲を抑制させる．

エネルギー代謝

生物は生存するために常にエネルギーを取り入れ，消費している．外界から取り込んだ食物を消化・吸収し，貯蔵したり，身体構成成分を合成したり，また生体を維持するエネルギーとして消費する．このような体内で起きる化学反応を代謝という．大きな分子を小さな分子に分解する過程を異化と呼び，小さな分子をより大きな分子（化合物）に合成する過程を同化と言う．異化の過程ではエネルギーの放出が行われ，同化の過程ではエネルギーを必要とする．このエネルギーはATP（アデノシン三リン酸）を加水分解する際に放出するエネルギー（7.4 kcal/mol）である．つまり生体では，でんぷんからグルコース，タンパク質からアミノ酸など，摂取した栄養を分解していく（異化）過程でATPを放出する．一方，生体内でアミノ酸からタンパク質を作り出したり，グルコースからグリコーゲンを作ったりする合成（同化）の過程ではATPを利用する．同化により筋肉や臓器などの生体構成成分を合成する．異化では最終的に二酸化炭素（CO_2），水（H_2O），尿素（NH_3）となって体外に排出される．

ここでは生体に必要な三大栄養素（糖質・タンパク質・脂質）の役割と代謝について述べる．

糖質代謝

糖質とは炭水化物の中から食物繊維を除いたものを言う．日本人の糖質の1日平均摂取量は総エネルギー量の約60％（約1,200 kcal）で，主に血糖の維持とエネルギー源（4 kcal/g）として利用される．糖質はその大きさにより単糖類，二糖類，多糖類に分けられる．単糖類にはグリコーゲン，フルクトース，ガラクトースなどがあり，二糖類にはスクロース（ショ糖），マルトース（麦芽糖），ラクトース（乳糖）などがある．多糖類はでんぷんやグリコーゲンなどがあり，グリコーゲンとでんぷんは，グルコースが違う形で結合したものである．グルコースは，血糖を維持し，脳や神経組

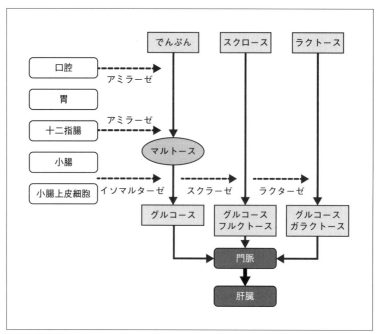

図5 糖質の分解吸収

織，赤血球での重要なエネルギー源となる．糖質の多くはでんぷんの形で摂取され，唾液や膵液のアミラーゼの働きで二糖類のマルトースに分解され，小腸の微絨毛でグルコースに加水分解され小腸の上皮細胞に吸収される（**図5**）．多糖類は消化吸収の過程で単糖類に分解され，小腸から吸収されて門脈に入り，肝臓に運ばれる．肝臓ではグルコースをグリコーゲンに合成し，肝臓に貯蔵する．肝臓には約72g（300kcal），筋肉中には約245g（1,000kcal）のグリコーゲンが蓄えられている．グルコースの血中濃度によって，肝臓でグルコースをグリコーゲンに変換するか，脂肪に変換するかを調整する．絶食中（飢餓）には肝臓に貯蔵されたグリコーゲンを使用して血糖をコントロールするが，肝臓に貯蔵されたグリコーゲンは約12〜18時間で枯渇する．そのため不足したグリコーゲンを補うために脂質やタンパク質をグルコースに変換する（糖新生）．飢餓時の糖新生ではグリコーゲンの枯渇後，まずは脂肪酸からグルコース変換が始まる．筋肉のグリコーゲンは，筋肉のみのエネルギー源として使用される．脂肪酸の糖新生後，筋内のアミノ酸を分解消費していく．

糖の代謝は細胞質ゾルでの解糖から始まる．解糖はグルコースを代謝してピルビン酸を経てアセチルコリンCoAを作り，TCA酸回路（クエン酸回路）へと続く代謝経路である．解糖では酸素がなくても2molのATPを作り出し，無酸素の状態ではピルビン酸から乳酸へと反応する（嫌気性代謝）．酸素供給下ではピルビン酸からアセチルコリンCoAへとなり，ミトコンドリア内でのTCA回路へと続き，36molのATPを作る（好気性代謝）（**図6**）．

TCA回路とそれに続く電子伝達系でATPは36mol生成される．このTCA酸回路はタンパク質や脂質の代謝にも関わる（**図7**）．このように糖質の代謝は酸素の有無で変わってくる．激しい運動時や，末梢循環不全など酸素供給が不足していると，嫌気性代謝が進み，乳酸が溜まってくる．また十分な酸素が供給された条件での運動では好気性代謝が進み，多くのエネルギーが生成され，長

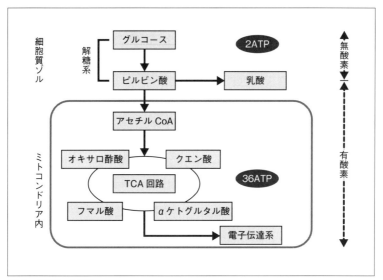

図6 糖質の代謝

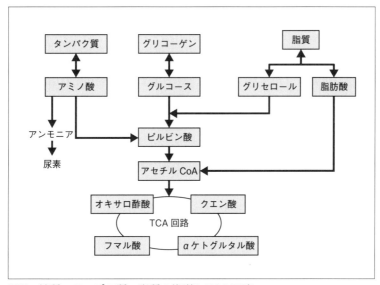

図7 糖質・タンパク質・脂質の代謝とTCA回路

時間の運動に耐えられる．嫌気性代謝で産生された乳酸はピルビン酸に再変換されたり，肝臓でグルコースに再変換されたりしてエネルギー基質となる．

◆タンパク質代謝

　日本人のタンパク質摂取量は1日平均で総エネルギーの約15％（約300 kcal）で，タンパク質は血液や臓器，ホルモン，酵素など生体の主要な構成成分である．また生体を維持するエネルギー（4 kcal/g）でもある．タンパク質はアミノ酸からなり，約20種類のアミノ酸が体内に存在する．ア

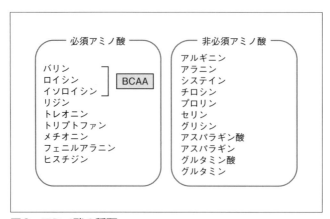

図8 アミノ酸の種類
ヒスチジンは小児の間は体内で合成することができず，必須アミノ酸とされる

ミノ酸には必須アミノ酸と非必須アミノ酸があり，必須アミノ酸は体内で合成されないため食事など外部から取り入れる必要がある（図8）．必須アミノ酸の中でバリン，ロイシン，イソロイシンは分岐鎖アミノ酸（Branched chain amino acid, BCAA）と呼ばれ，筋タンパク合成を促進したり，筋タンパク分解を抑制したりする作用がある．

タンパク質は体内で合成と分解を繰り返している．体内には約10〜11kgの体タンパクがあり，その約3％が毎日入れ変わる．これを代謝回転と言う．

食事により体内に取り込まれるタンパク質は胃液のペプシン，膵液のトリプシン，キモトリプシンなどにより加水分解され，遊離アミノ酸やオリゴペプチドになり，小腸で吸収される．小腸で吸収されたアミノ酸は門脈に入り肝臓へと運ばれる（図9）．肝臓でアミノ酸は血清タンパクなどの合成に使われ，その他は血液や各組織にあるアミノ酸プールに入る．アミノ酸プールに入ったアミノ酸は一部体タンパクに合成され，筋タンパクなどに合成される．アミノ酸プールにも入りきれなかったアミノ酸は分解されて，グリコーゲンや脂肪とアンモニアに変換される．グリコーゲンや脂肪は体内に貯蔵される．アンモニアは肝臓で尿素回路に入り尿素となる．尿素は腎臓で尿として排泄される（図10）．腎機能が低下すると身体に尿素が溜まり，肝臓の機能が低下するとアンモニアを尿素に変換できず，体内にアンモニアが溜まる．アミノ酸の中で，BCAAは肝臓よりも筋で優先的に代謝され，TCA回路でエネルギーを産生し，筋のエネルギー源となる．BCAAはタンパク合成を促進し，タンパク分解を抑制するため運動時に積極的に取られる．

骨格筋は血漿アミノ酸から筋タンパクを合成し，筋内に貯蔵している．体内のタンパク質の約7割が骨格筋に存在している．炎症や手術などの侵襲時にはエネルギー代謝が亢進し，損傷された組織を修復しようとして筋タンパクを分解して血漿アミノ酸を補うため，筋肉量の減少が起こる．

脂質の代謝

日本人の脂質摂取量は1日平均で総エネルギーの約25％（約500kcal）である．脂質の主な役割として生体の主要なエネルギー源（9kcal/g），細胞膜の構成成分，ホルモンや酵素の材料，脂溶性ビ

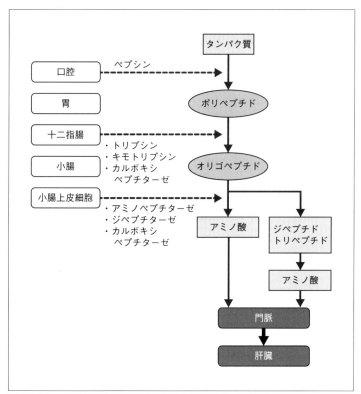

図9 タンパク質の分解と吸収

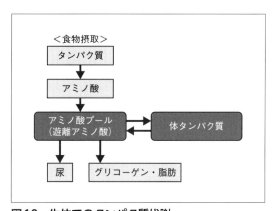

図10 生体でのタンパク質代謝
骨格筋でのアミノ酸プールは全体の50％以上を占める

タミンの運搬などがある．脂質は多くが脂肪(中性脂肪)であり，その他にリン脂質やコレステロールが含まれる．脂肪はグリセリンと脂肪酸が結合(エステル結合)したものである．脂肪の構成要素である脂肪酸には飽和脂肪酸と不飽和脂肪酸があり，不飽和脂肪酸は分子の結合の位置によりn-3系，n-6系，n-9系に分けられる．また脂肪酸は鎖状に炭化水素が並び，その先にカルボキシル基が結合しているが，この炭化水素の炭素の長さにより，短鎖脂肪酸(炭素数1-4)，中鎖脂肪酸

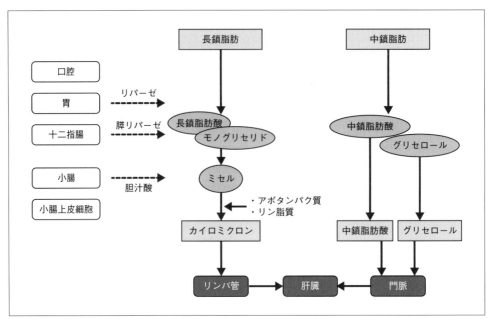

図11　脂肪の分解と吸収

(炭素数6-12)，長鎖脂肪酸(炭素数14以上)に分類される．

脂質の消化吸収と代謝は長鎖脂肪(Long Chain Triglyceride, LCT)と中鎖脂肪(Medium Chain Triglyceride, MCT)によって異なる(**図11**)．LCTは十二指腸に入った後，膵臓からの膵リパーゼでモノグリセリドと長鎖脂肪酸に分解され，胆汁酸によりミセルを形成する．その後小腸の上皮細胞で吸収され，アポタンパク質やコレステロール，リン脂質とともにカイロミクロンを形成し，リンパ管へと送られる．リンパ管から鎖骨下静脈へと入り全身の各組織へ行きわたる．一方MCTは膵リパーゼにより中鎖脂肪酸とグリセロールに分解され，小腸上皮細胞で吸収され，門脈に入り肝臓へ至る．肝臓に入った脂肪酸は代謝によりアセチルコリンCoAとなり，TCA回路に入りエネルギーを産生する(**図7**)．

膵臓の役割と血糖調整

膵臓には外分泌機能と内分泌機能の働きがある．外分泌機能は，食物を消化するための消化液(膵液)を作り分泌することである．膵臓から分泌される膵液はタンパク質や脂質，糖質を分解する．また膵液はアルカリ性で十二指腸に入ってくる胃酸により酸性となった食物を中和している．内分泌機能は膵ホルモンを分泌し，血液中の血糖値の調節をしている．ここでは膵ホルモンによる血糖調節機能について述べる．

膵ホルモンは膵臓の外分泌腺の中に，島状に存在する膵島(ランゲルハンス島)から分泌される．膵島は膵尾部に多く100万～160万個ほどある細胞群である．膵島にあるホルモン分泌細胞は4種類に分類され，それぞれα(A)細胞，β(B)細胞，δ(D)細胞，F細胞とある．α細胞からはグルカゴンを，β細胞からはインスリンを，δ細胞からはソマトスタチンを，F細胞からは膵ポリペプチドが分泌される．

インスリンの働きの中でも重要なものは，栄養素の貯蔵を促進することである．具体的には筋肉や脂肪組織内でのグルコースの取り込み促進，肝臓でのグリコーゲン合成の促進，糖新生の抑制，アミノ酸の取り込み促進，タンパク質合成の増加，タンパク質分解の抑制，脂肪酸合成の増加，などである．食事を摂ると，小腸から栄養が吸収され，血液内のグルコース量が上昇し血糖値が上昇する．しかし，健常人の血中グルコース濃度は空腹時でも食後でも一定の範囲に保たれている．これはインスリンの作用で，筋や脂肪組織にグルコースが取り込まれ，肝臓や筋でグリコーゲンが合成されたり，肝臓や脂肪組織での脂肪合成に利用されたりするからである．そのため，インスリンが不足する糖尿病ではグルコースの取り込みが減り，肝臓や筋へ貯蔵されるグリコーゲンが減少する．またタンパク質の合成が抑制され，インスリンの代わりにグルカゴンが相対的に優位となるため，体タンパクの分解が進む．血糖を下げる作用のあるホルモンはインスリンだけである．ホルモン以外で血糖調節に関与するものとしては迷走神経によるグリコーゲン合成促進，糖新生抑制作用がある．

グルカゴンはインスリンとは逆に低血糖になると分泌が増える．血糖が低下すると肝臓でのグリコーゲン分解を進め，血中のグルコース濃度を上げる．また肝臓でのタンパク質分解（糖新生）も促進する．グルカゴンの作用は肝臓での糖代謝に強い影響を与えるが，筋でのグリコーゲン分解は行わない．血糖を上げる作用はグルカゴン以外にもアドレナリンやグルココルチコイド，甲状腺ホルモンなど体内にはいくつかある．また内臓神経もグリコーゲン分解，糖新生促進に働く．

結　語

理学療法や作業療法を行う際，患者の状態を把握し，状態に合わせてプログラムを選択していく．患者の状態を把握するうえで，エネルギーとなる食事が摂れているのか，摂れない場合は他の手段で栄養を摂っているのか，食べられていても十分に身体に栄養が足りているのかなどを知っておく必要がある．低栄養の患者に激しい運動をさせても十分な効果が出ないだけではなく，異化が進んで筋量が減ることもある．栄養や摂食に対する知識をもち，効果的なリハビリテーションの提供に役立ててもらいたい．

参考文献

1) 山田好秋：よくわかる摂食・嚥下のメカニズム．医歯薬出版，2004.
2) 日本静脈経腸栄養学会：経腸栄養ハンドブック．南江堂，2011.
3) 才藤栄一，向井美恵：摂食・嚥下リハビリテーション　第2版．医歯薬出版，2007.
4) 小澤瀞司，福田康一郎：標準生理学　第7版．医学書院，2009.
5) 栢下　淳，若林秀隆：リハビリテーションに役立つ栄養学の基礎．医歯薬出版，2014.
6) 林正健二：ナーシンググラフィカ—人体の構造と機能(1)解剖生理学．メディカ出版，2013.
7) 山田好秋：嚥下を制御する神経機構．新潟歯学会誌，**29**(1)：1-9, 1999.
8) 小嶋将康：グレリンによる摂食調整のメカニズム．脳と発達，**43**：87-90, 2011.
9) 日本神経治療学会治療指針作成委員会：標準的神経治療：神経疾患に伴う嚥下障害　第2版．神経治療，**31**(4)：437-470, 2014.

（渡邉直子・若林秀隆）

6. 調 理

序 説

　料理を含む調理は，ヒトの生命や生活の基礎となる重要な「食」を創出する活動（activity）の1つである．さらに，調理は生活維持に必要な機能的な動作（motion）という側面だけでなく，家族への帰属意識や役割意識など，対象者自身の主観的意味づけによる重要性が高い[1,2]．また，調理の特性から，楽しみとしての要素もあり，趣味活動としても行われる．いずれにせよ，ヒトにとっては欠かすことのできない活動および動作である．しかし，何らかの疾患や受傷により，調理活動が困難となる対象者は少なくない．特に，利き手における整形外科疾患や片麻痺を呈する対象者においては，必発と言って良いほど調理活動が困難となる．それによって家族内の役割に変化が生じたり，外食や宅配食に依存せざるを得なくなったりし，労力や金銭的な負担が増加することも多い．また，自分自身で料理できない，好みの味付けや品目が食べられないといった個人的嗜好に合う食生活ができないことは，生活の質にも大きく影響すると思われる．よって，臨床において調理活動を介入の一因子としてとらえ，アプローチすることは，「自律した生活を再び獲得する」というリハビリテーションの理念において重要と考える．本項では調理動作の分析および自助具を含めた特定の疾患の調理方法を解説する．

調理における評価

　調理と一言に言っても，「洗う」「むく」「容器から取り出す」「切る」「焼く」「煮る」「揚げる」「蒸す」「炒める」「混ぜる」「盛り付ける」「配膳する」「片付ける」など，調理を構成する動作の工程は自由度が高く，多様性に富む．個々の調理動作によって必要とされる身体機能はさまざまであり，身体機能が低下した対象者は身体機能のみならず，後述するように"対象者""環境""調理動作そのもの"の評価が必要となってくる．以下にそれぞれの評価の要点をあげる（**表1**）．

包丁で食材を刻む際の動作分析

　前述のとおり調理動作は多岐にわたるが，基本的な調理動作である"包丁で食材を刻む動作"を例にあげて分析する．食材を刻む際には，身体（腹部の高さ）から10cmほど離れた安定した台上にまな板を置き，両足を肩幅程度に開いて立ち，上半身は正面に向ける[3]．食材を切る動作を両手動作で行う際には，非利き手で食材を固定し，利き手で包丁を筒握りで持って適したサイズに刻み，非利き手で適宜食材を刻みやすい位置へと調整する．さらに，感覚情報などを用いながら，両手は互いに協調し合って動作を調整（動作の最適化），遂行する[4]．調理動作の刻み動作に焦点を当てると，食材の刻み始めから終わりまでの工程では，包丁が食材に触れた時点から包丁がそれに入っていくに従い，肩関節屈曲（主動筋：三角筋前部，大胸筋鎖骨部　補助筋：烏合腕筋，上腕二頭筋），

表1 調理における評価

対象者の評価	①上肢の機能(随意性,筋力,可動域,疼痛,巧緻性など) ②作業姿勢(立位か座位か,体幹の安定性) ③座位の場合,起立可能か ④耐久性 ⑤認知・高次脳機能 ⑥感覚(表在覚,味覚,嗅覚,視覚,聴覚など) ⑦調理経験の有無
環境の評価	①台所の広さ ②床面の状態(平らかどうか) ③動線の長さ ④動線上の状態(段差の有無,足元のバリアの有無) ⑤保管場所,器具や食器の収納場所と調理する場所の距離 ⑥流し台やガス台,調理台の高さ ⑦加熱器具の選択(IH,ガス調理器,電子レンジなど) ⑧補助者の有無 ⑨自助具の有無
調理動作の評価	①調理品目 ②調理工程(下準備,加熱方法,盛り付けなど) ③調理する分量(少量か多量か) ④使用する食材の種類(肉,魚,野菜の種類など) ⑤使用する調理器具の選定(鍋,包丁,自助具など)

肘関節伸展(主動筋:上腕三頭筋 補助筋:肘筋)が同時に出現する[5]．2関節筋である上腕二頭筋と上腕三頭筋は，それぞれ動筋ならびに拮抗筋として同時に作用する．つまり，食材の刻み始めから終わりまでに，上腕二頭筋は肩関節屈曲には動筋として，肘関節伸展には拮抗筋として作用し，上腕三頭筋は逆に肩関節屈曲には拮抗筋として，肘関節伸展には動筋として作用する(**図1-A，B**)．その後，食材の刻みが完了し，包丁がまな板に接したときに肩関節屈曲，肘関節伸展が最大となる．手関節の関節運動は通常ほとんどみられず，手関節を安定・固定させるため，尺屈筋群(尺側手根屈・伸筋)が等尺性収縮している．

筋の伸張が起こると，筋の長さを感知する筋紡錘が活動する．それにより，Ia神経線維が興奮し求心性インパルスとして上行し，脊髄を介してその筋を支配するα運動ニューロン，あるいは共同筋を支配するα運動ニューロンへ伝達される．それによって，反射的にその筋自体あるいは共同筋が収縮する．その際，抑制性の介在ニューロンを介して拮抗筋には抑制作用を及ぼし，拮抗筋を弛緩させる．これを伸張反射と呼び，伸張反射とこれに伴う拮抗筋の抑制をあわせて相反性神経支配という[6]．これは関節運動のための重要な制御機能である．また，包丁で食材を刻む動作時の上腕二頭筋と上腕三頭筋のように，拮抗する2関節筋が動的役割と拮抗的役割を同時に果たすような運動を行ったとき，両2関節筋の活動はいずれも動的役割のみの場合と比較して減少する(相互抑制現象)[6]．この現象も筋収縮の巧みな制御のために重要な機能である．

一方，食材からの引き抜きから再び食材に包丁が触れるまでの間には，包丁を食材から引き抜くのと同期して，肩関節伸展(主動筋:三角筋後部，広背筋，大円筋 補助筋:上腕三頭筋)，肘関

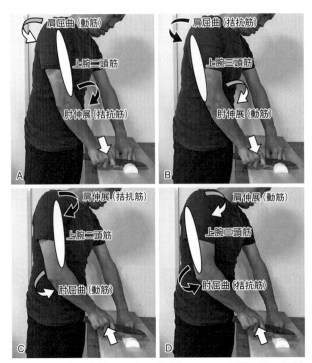

図1 調理動作時（包丁で切る動作）における2関節筋の役割
A，B：材料の切り始めから切り終わり
C，D：材料から包丁を引き抜き材料に触れるまで

節屈曲（主動筋：腕橈骨筋，上腕二頭筋，上腕筋　補助筋：円回内筋）が出現し，包丁が食材に触れる直前に肩関節伸展，肘関節屈曲が最大となる．その際にも上腕二頭筋は肩関節伸展には拮抗筋として，肘関節屈曲には動筋として作用し，上腕三頭筋は逆に肩関節伸展には動筋として，肘関節屈曲には拮抗筋として作用する（**図1-C，D**）．その後，徐々に肩関節屈曲，肘関節伸展が起こり，包丁が食材に触れる．食材を刻む動作は，以上のように肩関節屈曲・肘関節伸展と肩関節伸展・肘関節屈曲の反復した運動によって行われる．また，包丁で食材を刻む動作における筋の収縮と「テコ作用」では，肩，肘関節ともに支点（関節）が一端に，作用点（荷重）が他端に，その間に力点（筋付着部）がある「第3のテコ」であり，力に対しては不利であるが，速さには有利な構造である．

　刻む動作と同様に，「洗う」「混ぜる」「炒める」など他の調理動作も，反復した運動によって行われている．よって，他の調理動作においても動作の一連のサイクルに焦点を当て，細分化して分析することは重要である．

特定の疾患による機能不全に応じた調理方法の工程

　昨今，リハビリテーションの対象となる疾患は多様化しているため，調理動作へのアプローチ方法は千差万別である．本項では臨床でも比較的多い片麻痺と関節リウマチを例にあげて解説する．

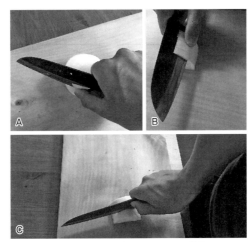

図2　片麻痺を呈する対象者の調理動作

片麻痺

　片麻痺を呈する患者の調理における課題点として，①食材や調理道具を持ったり押さえたりすることが困難，②起立やしゃがみ込みができないため手の届く範囲が狭い，③持ち運びが困難，④麻痺側の随意性が低い場合，両手が使えないため片手で行うと力が足りない，⑤同時に複数の調理工程を行うことが困難，⑥疲れやすい，などがあげられる．

　一側上肢の機能不全により，本来両手動作で行っていた動作を片手動作で行う場合，動作を遂行する上肢で他方の上肢の役割を代償する必要がある．そのため，活動を行う側の上肢は遂行に際し異なる運動が求められる[5]．臨床上，片手動作のトレーニングでは，包丁を持たない手の役割の1つである固定の役割を自助具(図4，6)や鍋の蓋，重石などで補う方法が多くとられている．また，片手で5指を別々に使い分けて固定と操作の両方を行うこともある．例えば，包丁で野菜の皮をむく場合は，野菜の切り口を下にしてまな板に載せ，母指で野菜を押さえながら，示指，中指，環指，小指で包丁を把持し，下に向かってむいていく(図2-A，B)．野菜を動かすときは，中指，環指，小指で包丁の柄を持ちながら，母指と示指で動かす．また，刻み込む際には包丁自体で野菜を固定し，体重が乗りやすいように包丁の刃元を使って野菜がずれないようにしながら一気に体重を乗せるようにして切る[7]（図2-C）．

　また，片麻痺を呈する対象者の調理では麻痺側が利き手か否かが重要となる．麻痺側が利き手の際には，特に考慮が必要である．再び利き手となる見込みがない場合には，時期や予後予測を考慮したうえで利き手交換の検討も必要である．発症からの経過期間，随意性，痙性，感覚，拘縮，今後の回復の予後などを考慮し，麻痺側の役割として，実用手か補助手かについても判断することが求められる．また，片麻痺の対象者については，環境設定も重要になってくる．特に，しゃがみ込みの動作が困難となる場合が多いため，調理器具や食器，調味料などは極力，低位置には配置しないことが望ましい．

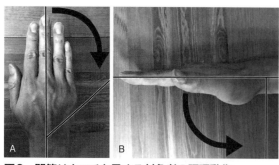

図3 関節リウマチを呈する対象者の調理動作
尺屈が強制される動作（A）や掌屈が強制される動作（B）は避ける

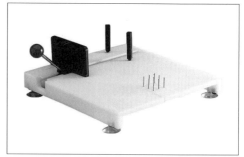

図4 ワンハンド調理台（etac社　相模ゴム工業提供）

関節リウマチ

　関節変形や筋力低下，疼痛を伴う関節リウマチ患者に困難な調理動作として，①固い食材を刻むこと，②重い物（鍋や大皿料理など）を持つこと，③頻繁なしゃがみ込みや起立，④ペットボトルやビンなどの蓋の開閉，⑤関節の変形があれば細かい手作業，⑥こわばりがあれば朝方の調理，などがあげられる．関節リウマチでは手指，手，肘などの関節に負担のかからないような調理動作を体得することが重要となる．よって，関節の変形を助長するような動作は控えるようにする．例えば，尺屈が強制される動作（布巾を絞る，瓶の蓋を開閉するなど）や掌屈が強制される動作（掌を下に向けて重い鍋の取っ手などを持つ）は避けることが大事である（**図3**）．そのため，関節の負担を軽減できる自助具として柄の角度が調整可能な包丁やテコを利用した包丁（**図5**），軽量で手に持つときに安定性の良い物，片手作業にならないよう両手作業で使える物（片手鍋は避けて両手鍋を使うなど）を使用することが望ましい．また，ねじりを要する作業は関節への負担が大きいため，節水ハンドルのようにレバー形状でワンタッチで操作できる物を用いる．場合によっては，関節保護をしながら長時間の調理ができるように，スプリントの作製も検討する．関節リウマチの調理動作の自助具の使用は単に弱い力で調理可能となるだけでなく，疾患の進行を予防するためにも必要である[8]．

調理に用いる自助具

　何らかの疾患や受傷によって，本人のもつ機能やさまざまな工夫だけでは調理動作が困難になった際には，自助具の活用によってその動作が可能となることがある．Hopkinsらは，自助具の定義として「原則として，自助具がないと不可能である，安全上必要である，エネルギーと時間を節約できる，以上の場合に使用されるデザインされた器具である」としている[9]．自助具を選択するポイントとしては，使用者に適切で，安価で，手に入りやすく，耐久性が高いことなどがあげられる．必ずしも福祉用具だけではなく，一般のキッチン用品に使用できるものがないか検討することも大切である．実際，ユニバーサルデザインよりも一般のキッチン用品の方が，対象者によっては使いやすかったり，自助具を購入しても全く使わなかったり（使えなかったり）することもしば

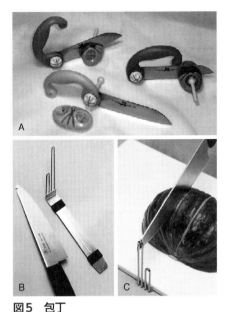

図5　包丁
A：UDグリップ包丁（ウカイ利器）
B，C：万能包丁 楽（トッププロダクツ）

しばあるためである．先行研究[10〜12]の報告も参考にいくつかの自助具を紹介する．

◆調理台

ワンハンド調理台は片手で調理するためのまな板である．食材を刻む際，剣山部分に食材を刺したり，バーと固定板の間に食材や鍋を挟んだりすることによって固定することも可能である．また底面には吸盤があり，作業台にしっかりと固定ができる（**図4**）．

◆包　丁

手関節，筋肉に負担が少なく，手関節を動かさず，押すような動作やテコの原理を用いて刻むことができる，握力が弱い対象者でも使いやすい包丁である．UD（ユニバーサルデザイン）グリップ包丁（**図5-A**）は，ハンドルの位置を変えられ，上向きと下向きの方向に付け替えも可能であり，使用時の手関節の角度が調整可能なため片麻痺や関節リウマチの対象者にも有用である．

また，万能包丁（**図5-B，C**）は刃先をフックにかければテコの原理でかぼちゃなどの固い食材を軽い力で楽に刻むことができ，普通の包丁として使用することも可能である．

◆皮むき器ピーラー式（図6）

台やテーブルに固定することによって，片手で野菜や果物の皮をむくことができる．取り付けも片手で可能である．

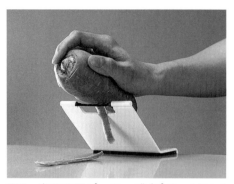

図6 皮むき器ピーラー式（パターソンメディカル）

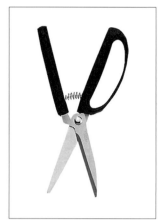

図7 万能バサミ（OXO）

万能バサミ（図7）

　万能バサミは，包丁の代用品となり得る．野菜や肉，魚など，全般的な食材の調理を片手で行うことが可能であり，安全性も高い．図7のはさみは柄の片方が棒状になっており，握るようにして刻めるため，通常のはさみよりも少ない力で使用できる．バネの力で刃が開くので，手指伸展筋力が低下している対象者にも有用である．

トング

　トングは菜箸の代わりに高温の物を鍋から取り出したり，肉を裏返したり，盛り付けたりするのに有用である．また，食材を刻む際の食材の固定などにも便利である．

オープナー

　パックオープナーやボトルオープナーは，筋力不足でビニールパックを開口できない，ボトルの蓋を回せない対象者に適している．片手の単純な操作で開けられるようになっているので便利である．

両面吸盤吸着シート（図8）

　両面吸盤吸着シートは下面で台に吸着・固定し，上面で包丁や鍋，ボウル，食器類を固定し，片手での作業を容易にする．

すべり止めシート

　まな板，ボウル，食器の下に敷いて，道具が滑らないように安定させる．濡れ布巾でも代用可能である．

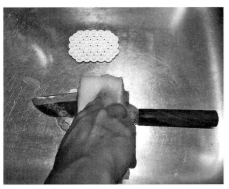

図8　両面吸盤吸着シート

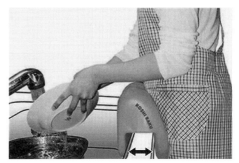

図9　もたれてシンク腰楽（アルファックス）

フードカッター

刻む，おろす，スライスする，つぶす，混ぜるなどの機能を電動で行うことができる．細かい調理動作ができない人に適しているが，あらかじめ食材をある程度細かく刻んでおく必要がある．

スライサー

フードカッターの機能を手動で行うことができる．一般的にどこの家庭でも使われており，器具を滑り止めマットで固定すれば片手動作が可能であるが，使用時の事故（切創）も多いため注意が必要である．

電子レンジ

電子レンジは，調理の手順の簡略化や固くて刻むことが困難な食材を軟らかくするなど，調理の幅を増やすことができる．また，最近では電子レンジを使用したレシピが多く紹介されており，火や鍋を使わず安全に調理が可能である．

食器洗い乾燥機

食器洗い乾燥機は，食器洗いの労力を軽減できる．ただし，油汚れなどがひどい場合には，一度洗浄することにも留意する．

体幹支持クッション（図9）

体幹の安定性や耐久性の低下や腰痛がある対象者の，流し台での洗い物や調理動作時に有用である．クッションにもたれることで転倒予防や長時間の立位保持，腰痛の軽減が期待できる．

調理におけるリスクを避ける方法

調理は食品，刃物，高温の物，火を取り扱うため，リスクとしては食中毒や切創，熱傷，火災などがあげられる．それらのリスクを防ぐための要点を以下に述べる．

食中毒を防ぐために

手洗いの徹底は基本である．特に生の肉，魚，卵を取り扱う前後は手洗いをしっかりと行う．また手洗いのみならず，包丁やまな板，調理に使用する器具，環境の消毒も徹底する．生の肉や魚を刻んだ後，洗わずにその包丁やまな板で，果物や野菜など生で食べる食品や調理の終わった食品を切ることは避ける．食材の取り扱いも食中毒を予防するうえで非常に重要である．賞味期限の確認，保存方法の確認，加熱が必要な食材の十分な加熱（中心部の温度が75℃で1分間以上加熱）も必要である．

包丁での切創を防ぐために

包丁を使用する際，包丁の思わぬ落下や接触を避けるため，包丁は台の端から離した位置に刃を自分自身と逆向きにして置くことが望ましい．また，患側上肢に感覚低下や不随意運動が認められる際は，極力使用しないようにする．片手動作で包丁を洗うときは，固定したタワシの上で洗うか，もしくは包丁を両面吸盤吸着シートで固定して洗う（図8）．拭くときには包丁をふきんの上に置き，キッチンペーパーで叩くようにして水分を拭き取るなど，刃に触れない工夫が必要である．

熱傷を防ぐために

高温の油や熱湯などが入った鍋は，こぼさないように注意し，冷めてから移動できる台に載せて運ぶ．柄を引っかけてこぼしてしまうため片手鍋の柄は手前に向けない．鍋を台の端やコンロの五徳の端など不安定な場所に置かないなどの配慮が必要である．また，感覚低下がある対象者は，気づかないうちに火傷を生じてしまうことがあるため，特に注意を要する．

火災を防ぐために

火災には特に留意する必要がある．火をつけたらその場から離れないことや，器具の安全装置に全面的に頼らず，必ず消火を確認する必要がある．火気の周囲には，調味料や可燃物など，火災の原因となりやすい物は置かないようにする．揚げ物は極力一人では行わないようにし，火災の危険性が予測できる状況下では電子レンジ，電気ポット，電磁調理器（Induction Heater, IH）を使用する．服装も袖口が広い服は避け，不燃性のエプロンの着用が望ましい．万が一，出火した際を考慮し，消火グッズ（消火スプレーや投てき消火用具）を備えておくこともと望ましい．

その他，味覚，嗅覚低下を呈する対象者の調味確認

味覚について

顔面神経麻痺やワレンベルグ症候群など末梢側の神経損傷では，一側の味覚低下が生じる．両側の機能不全の多くは薬剤の副作用などによる亜鉛の欠乏によって起こる．

味覚低下者では，味見をしても五基本味（甘味，酸味，塩味，苦味，うま味）を感じにくいため，味付けが濃くなることが多く，レシピどおりの分量を守ることが望ましい．また，味覚低下を呈し

ている対象者はレシピどおりでは味気なく感じることが多いため，天然のダシを多めに使い，酢や柑橘類で酸味を効かせる，香味野菜や香辛料でアクセントをつけるなど，塩分過多とならないような味付けを工夫すると良い．

嗅覚について

嗅覚低下の原因として，鼻炎や鼻腔の狭窄などによって起こる呼吸性嗅覚不全，感染や外傷などによる嗅上皮の不全や嗅糸断裂によって起こる末梢神経性嗅覚不全，加齢や頭部外傷，脳腫瘍などによって起こる中枢神経性嗅覚不全があげられる．

嗅覚低下では食材の腐敗したにおいがわからなくなるため，消費期限を遵守するほか，色合いや触感などから鮮度を確認して調理することが望ましい．

結　語

料理を含む調理は，ヒトの生活にとって欠かすことのできない重要な動作と活動である．しかし，調理動作は，工程が複雑であり自由度も高いため，容易に困難となり得る動作でもある．調理動作の再獲得には，対象者の運動機能だけにとらわれず，環境因子を含めて大局的に対象者の全般的な生活を考慮する必要がある．対象者にとって何が最適な調理方法なのか柔軟に考え，試行していくことが，それに関連した動作の獲得，ひいては生活の質の向上につながると考える．

文献

1) 竹田里江・他：女性の日常生活の中で料理の遂行を動機付ける因子に関する家族形態および年代別の検討．作業療法，27(1)：27-37，2008．
2) 野村庸子，山田　孝：脳血管疾患の入院患者にとっての調理訓練の意味．作業行動研究，18(1)：8-16，2014．
3) エコール辻東京：素材の力を引き出す包丁の使い方．p14，ナツメ社，2015．
4) 澤田雄二：自立を援助する作業療法：両手動作を片手で行う．p48，健康文化，2013．
5) 廣田真由子・他：包丁を操作する際の両上肢の役割について：両手動作と片手動作の比較．作業療法，29(6)：733-742，2010．
6) 山下謙智・他：多関節運動学入門．pp60-61，ナップ，2007．
7) 遠藤てる：片手で料理をつくる：片麻痺の人のための調理の手引き．pp41-46，協同医書出版社，1998．
8) 西村尚志：自助具(Ⅱ)：家事．臨床リハ，6(8)：789-792，1997．
9) Hopkins Helen L, et al：作業療法　第5版．p305，協同医書出版社，1982．
10) 服部千秋・他：在宅神経難病患者のための住宅改造　台所(2)．難病と在宅ケア，7(1)：70-73，2001．
11) 市川　洌：ケアマネジメントのための福祉用具アセスメント・マニュアル．pp214-218，中央法規出版，1998．
12) 高木憲司：片麻痺障害者の調理補助具について．日本調理科学会誌，48(4)：325-327，2015．

〔岡部拓大〕

7. 排尿・排便

序説

　脳卒中や脊髄損傷などの神経系疾患において，排尿機能不全をきたすケース（症例）は数多い．排尿を司る神経系の損傷によって生じる膀胱機能の異常を神経因性膀胱（neurogenic bladder）と言う．排尿機能不全をきたす神経系の損傷は，しばしば排便機能不全も引き起こす．これら排尿・排便機能不全は，生涯にわたって患者を脅かす多くの合併症を引き起こしかねないため，医学的に重要な課題となる．同時にリハビリテーション上，排尿・排便動作の自立の課題にとどまらず，介護負担，失禁などの課題による外出を含めた社会参加制約など，患者の退院後の生活に影響を及ぼすことから，心理・社会的側面においても重要な課題である．

排尿のメカニズム

尿の生成・排泄

1. 概要

　尿の生成，排泄に関与する器官を泌尿器（腎臓，尿管，膀胱，尿道）と呼び，腎臓（腎杯・腎盂〔腎盤〕）から膀胱，尿道の尿の運搬路を尿路（図1）と言う．

　腎臓で生成された尿は，尿管を経て膀胱へと運ばれる（上部尿路）．一時的に膀胱に蓄えられた尿は，尿道を経由して体外に排泄される（下部尿路）．膀胱での蓄尿，排尿は，大脳皮質（前頭葉），脳幹部（橋），脊髄神経（胸腰髄・仙髄）および末梢神経（下腹神経・骨盤神経・陰部神経）によって調節されている．しかし，随意的な排尿の機序についてはまだ不明な点も残されている．

　1日の排尿量は飲水量，発汗量などに影響されるが，成人で800〜1,500 mlである．なお，排尿量が2,500 ml/日以上を多尿，400 ml/日以下を乏尿，100 ml/日以下を無尿と言う．

2. 尿の生成

①腎臓・尿管（上部尿路）の構造と機能

　腎臓はソラマメに似た形をした150g程度の重さの器官で，第12胸椎（T12）から第3腰椎（L3）の高さで，左右の後腹膜腔内に1つずつ位置している．右腎の上には肝臓が位置しており圧迫されているため，左腎より2cm程下方に位置している．左右の腎臓の間を腹部大動脈と下大静脈とが縦走している．

　腎臓の内側面には腎門があり，血管，神経，リンパ管，尿管が出入りしている（図2）．

　腎臓は尿生成，血圧調整，水・電解質の調整などを行っている．腎臓における尿を生成する基本的機能単位をネフロン（腎単位）と言う．1つの腎臓には約100万個のネフロンが存在する．ネフロンは，毛細血管の集合体である糸球体と，それを包むBowman（ボーマン）嚢からなる腎小体および尿細管で構成される（図3）．腎小体は直径200μm程度の球体である．尿細管は，近位尿細管，

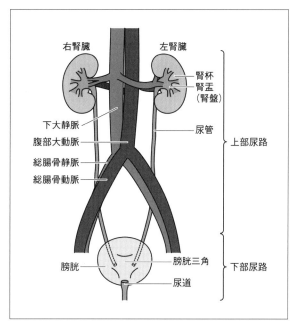

図1　泌尿器の構造

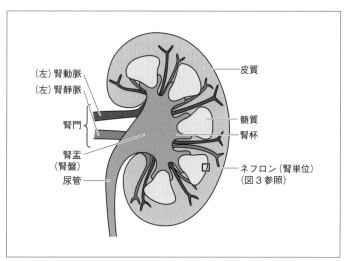

図2　腎臓の構造

Henle（ヘンレ）ループ，遠位尿細管から成り，遠位尿細管は複数が集まって集合管を形成し，腎杯へとつながる．

　血液は腎小体の糸球体で濾過され，水と老廃物として尿細管へ運ばれる．濾過された血液は原尿と言われ，尿細管内を流れる間にナトリウムイオン，カリウムイオンなどの電解質や水の一部が再吸収され，水素イオン，尿素，アンモニアなどの物質の分泌を受けた後，集合管に注がれ，尿として腎杯に到達する．腎杯に到達した尿は，腎臓内の腎盂（腎盤）を経て尿管の蠕動運動によって膀胱へ送られる．

　尿管には生理的狭窄部位があり，これらの狭窄部には尿路結石が嵌頓しやすい．この生理的狭窄

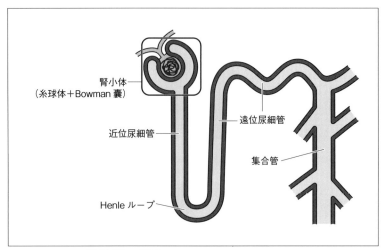

図3 ネフロン(腎単位)の構造

部位は，腎臓側から腎盂尿管移行部，腸骨動脈交差部，尿管膀胱移行部の3か所にある．尿管は，尿管膀胱移行部で膀胱壁内を斜めに貫通し尿管口が弁状になっているため，膀胱内に貯留している尿の逆流を防ぐ構造になっている．

②膀胱・尿道(下部尿路)の構造と機能

膀胱は骨盤内の前方にあり，恥骨結合の後方に位置している．膀胱の後方には，男性では直腸，女性では子宮と腟とがある．膀胱底の内面は，左右の尿管からの移行部である尿管口と，膀胱から尿道への移行部である内尿道口の3つの開口部がある．この3点を膀胱三角と言う(**図1**)．

膀胱の重要な機能は，①尿を貯留すること(蓄尿機能)，②尿を排出すること(排出機能)の2つである．膀胱は伸縮性のある袋状の平滑筋層(排尿筋，利尿筋とも呼ぶ)で，300～500 mlの尿を貯留することができる．この平滑筋層は排尿時には収縮する．また排尿時には，膀胱頸部から膜様部尿道まで尿道を囲む内尿道括約筋，尿生殖隔膜の位置にある外尿道括約筋は弛緩している．なお，内尿道括約筋は平滑筋で随意的制御はできず，外尿道括約筋は横紋筋で随意的に制御されている．

尿道は，尿を膀胱から体外へ排出する経路である．男性の尿道は，尿のみではなく精液の排出路でもある．尿道の長さは，男性で15～18 cm，女性で2.5～4 cmである．また，男性の外尿道口までの尿道には2か所の弯曲部(恥骨下曲，恥骨前曲)があり，S字状に走行している．女性は外尿道口まで直線的に走行していて短いため，女性は尿道からの上行性感染による膀胱炎を起こしやすい(**図4**)．

3. 蓄尿・排尿の神経機構

蓄尿・排尿は，大脳皮質(前頭葉)，脳幹部(橋)，脊髄神経(胸腰髄・仙髄)の3つの中枢神経の協調的な作用によって制御されている(**図5**)．各々の中枢神経による制御は，以下のとおりである．

- 大脳(前頭葉)が，脳幹(橋)の排尿中枢を抑制し膀胱排尿筋を弛緩させることで蓄尿，抑制を解除することで排尿される．
- 脳幹にある排尿中枢が，脊髄神経(胸腰髄・仙髄)を介して膀胱排尿筋弛緩・収縮と尿道括約筋を収縮・弛緩させることで，蓄尿・排尿される．

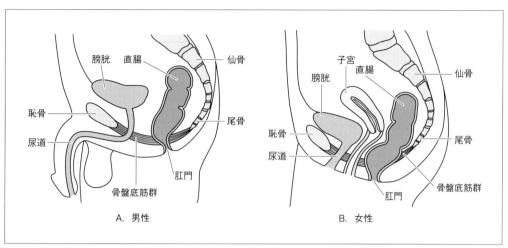

図4 尿道および骨盤内の構造

- 脊髄（胸腰髄・仙髄）にある排尿中枢が末梢神経（下腹神経・骨盤神経・陰部神経）を介して膀胱排尿筋弛緩・収縮と尿道括約筋を収縮・弛緩させることで，蓄尿・排尿される．

膀胱排尿筋収縮の抑制は大脳の前頭葉のみの作用であるため，中枢神経疾患では，しばしば膀胱収縮の抑制が困難となり，排尿機能不全が生じる．

蓄尿・排尿時に作用する下部尿路の筋は，排尿筋（利尿筋），内尿道括約筋，外尿道括約筋である．平滑筋である排尿筋（利尿筋），内尿道括約筋は不随意筋で，骨格筋である外尿道括約筋は随意筋である．これらの筋を支配している末梢神経と蓄尿・排尿時の筋の状態について表1にまとめる．

①蓄尿のメカニズム（蓄尿反射）（図5）

蓄尿反射は，仙髄排尿中枢を介して行われる．尿量が150～200mlに達すると膀胱壁の伸展受容器が興奮し，その刺激が骨盤神経を介して求心性に胸腰髄交感神経，仙髄排尿中枢を興奮させる．この興奮は大脳にも伝えられ尿意として自覚されるが，大脳皮質が脳幹（橋）の排尿中枢の作用を抑制するため，即時に排尿反射が生じるわけではない．そして，膀胱内に尿が蓄えられるよう，膀胱壁は弛緩する（蓄尿反射）．この間は排尿筋に分布する骨盤神経が抑制され，胸腰髄交換神経からの下腹神経，仙髄排尿中枢からの陰部神経が興奮し，内尿道括約筋，外尿道括約筋は収縮し，膀胱平滑筋は弛緩する．つまり，大脳皮質の排尿中枢が脳幹部（橋），仙髄の排尿中枢を抑制することで，いわゆる"排尿を我慢する"ことになる．尿意が強いときは，陰部神経を介して骨格筋である外尿道括約筋を意識的に収縮させ，尿漏れを防ぐ．ちなみに，我慢することができる膀胱の尿量は600～800mlとされる．

②排尿のメカニズム（排尿反射）（図5）

尿意が生じたことでトイレに行き排尿可能な状況が整うと，大脳からの排尿の意思に伴って，脳幹（橋）排尿中枢を介した排尿反射が起きる．

膀胱の尿量が最大容量に達することで，膀胱から骨盤神経を介して求心性に興奮が胸腰髄交感神経および仙髄排尿中枢に伝達される．蓄尿中，大脳の前頭葉によって抑制されていた橋排尿中枢は抑制を解除される．そして，橋排尿中枢からの遠心性刺激が仙髄の副交感神経（骨盤神経）を興奮

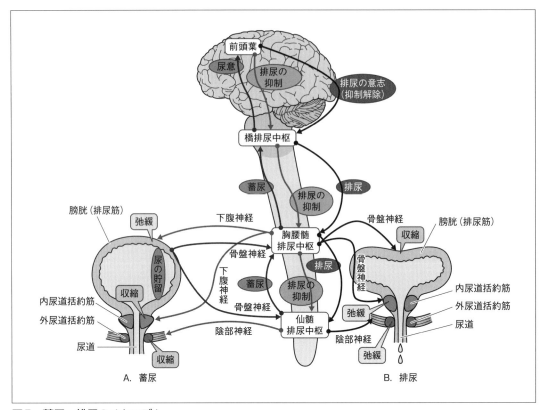

図5 蓄尿・排尿のメカニズム

させると同時に，交感神経（下腹神経，陰部神経）が抑制されることで，排尿筋の収縮，内尿道括約筋，外尿道括約筋が弛緩して排尿が開始される．

排尿機能不全とその管理

1. 排尿機能不全

　神経因性膀胱（neurogenic bladder）をきたす代表的な疾患は，脳卒中，脊髄損傷で，その症状は損傷された部位によって異なる．脳卒中では尿意が感じにくくなる．尿意は感じられても大脳皮質からの排尿反射抑制が不十分となり，蓄尿機能不全（失禁，頻尿）となるケースがある．脊髄損傷では，蓄尿時の膀胱伸展による刺激が大脳皮質に伝わらないため，尿意が感じられなくなる．受傷直後は脊髄ショックによる膀胱の弛緩，排尿反射の消失により尿閉となるが，脊髄反射の消失期間が過ぎると，①自動型膀胱（核上型膀胱・反射型膀胱），または②自律型膀胱（核下型膀胱・弛緩型膀胱）の症状が現れる．自動型膀胱は仙髄排尿中枢の損傷がなく排尿反射が存在する脊髄の上位損傷の多くにみられる．自律型膀胱は仙髄排尿中枢が損傷あるいは馬尾神経が損傷され排尿反射が消失している下位損傷において多くみられる．

2. 排尿管理

　排尿機能不全がADL上の課題となることが多い脊髄損傷の排尿管理について解説する．
　脊髄損傷の排尿管理の基本は，①下部尿路の高圧状態を防ぎ上部尿路を保護する（腎機能の保

表1 蓄尿・排尿時に働く筋と神経

	蓄尿時		排尿時	
	筋の状態	支配神経	筋の状態	支配神経
排尿筋（利尿筋）	弛緩	下腹神経 （胸腰髄・交感神経）	収縮	骨盤神経 （胸腰髄・仙髄・副交感神経）
内尿道括約筋	収縮	下腹神経 （胸腰髄・交感神経）	弛緩	骨盤神経 （胸腰髄・仙髄・副交感神経）
外尿道括約筋	収縮	陰部神経 （仙髄・体性神経）	弛緩	橋排尿中枢から仙髄への抑制 信号により陰部神経が抑制

持），②尿路感染を防止する（尿路結石の防止を含む），③急性期を除き，カテーテル留置による排尿をできるだけ避けるなどである．排尿の評価として，1回の尿量，残尿量，1日の排尿回数など，自覚症状も含めて確認する必要がある．また，膀胱内圧測定や尿流量動態検査などの結果を把握しておく必要もある．

　急性期は無菌的間歇導尿法や無菌的持続カテーテル留置法を行っている場合が多い．飲水量と尿量の安定が得られるようになると，より早期に清潔間歇自己導尿，自排尿を併用しながら，排尿練習を進める．排尿の状態に合わせて薬物療法も必要となる．座位保持が可能であれば，トイレまたはポータブルトイレでの排泄ができるように動作の練習をする．多くの脊髄損傷者は尿意を感じられないが，膀胱内圧や腹圧の高まりによる漠然とした腹部の膨満感を感じる対象者もおり，尿意として代償可能なことがある．

　脊髄損傷者は基本的には尿意を感じられないため，時間，間隔を決めて排尿することを考慮する必要性があるが，時間誘導をする際に対象者個人の排尿間隔を知ることも大切である．近年，膀胱の蓄尿状況を超音波センサーでリアルタイムに分析し，ある程度の尿が膀胱に貯留した段階でスマートフォンなどのデバイスへその情報を知らせる器具も開発・販売されている（D Free®，トリプル・ダブリュー・ジャパン株式会社）．この機器は個々の対象者の排尿間隔を分析することもできるため，その応用が期待されている．

①自動型膀胱（核上型膀胱・反射型膀胱）の排尿練習

　反射性の緊張が戻り，ある程度の蓄尿に反応して排尿筋が収縮する排尿反射が現れる．この反射的な膀胱の収縮は，下腹部や会陰部，大腿部などの皮膚を摩擦や叩打することによって反射的に生じることがある．この皮膚−膀胱収縮を活用する．皮膚−膀胱反射を生じるトリガー・ポイントの探索を対象者と協力して確認する必要がある．これは2〜3時間ごとに時間を決めて行う必要があり，排尿練習以外には蓄尿できるように膀胱収縮の再学習を行うことが望ましい．

　この反射による膀胱の収縮力が弱いとか，収縮が長続きしないようであれば，刺激後に下腹部へ手圧を加えることも有効である．ただし，無理な外力の加え方は膀胱逆流や膀胱破裂を起こす可能性もあるので注意を要する．

②自律型膀胱（核下型膀胱・弛緩型膀胱）の排尿練習

　膀胱はほぼ無緊張な状態で，排尿反射も消失している．ある程度の尿が膀胱に溜まった時点で下腹部を叩打し直接膀胱に刺激を加えると，排尿筋の緊張を高めることができる．同時に，下腹部への手圧，腹圧を加えることを試みる．腹筋の筋力が残存していれば息むことで腹圧を高められる

が，同時に直腸へも圧力がかかるので便失禁を起こす可能性がある．この排尿練習も時間を決めて定期的に行う必要がある．

　排尿練習を進める一方で自己導尿法を指導する．自己導尿法は上肢機能が保たれていれば自立する可能性が高い．C6の対象者でもテノデーシス・アクション，手掌面の活用によってカテーテル操作ができれば自立の可能性が高い．カテーテル操作やズボンや下着（下衣）の操作には自助具を必要とすることが多いので，作業療法士とともに考案・製作する必要もある．

③尿失禁への対応

　脊髄損傷患者では，個人差はあるものの尿失禁の症状は少なからず残る．特に長時間の外出が必要な際に，定時にトイレでの排尿ができるとは限らない．そのため，男女とも同様に収尿器の取り扱いを含めて指導練習する必要もある．

　男性用の収尿器には，コンドーム型やプラスチックリングで陰茎に固定するタイプのものがあるが密着性に難があり，さらなる改良の余地がある．収尿器を選択するときには，使いやすく対象者のニーズに合致したタイプの収尿器を選択する必要がある．また，陰茎を傷つけないよう2時間以上の連続使用を避け，陰茎を清潔に保つために1日1回は収尿器を洗浄して，陰部のかぶれや感染を防ぐことも大切である．

　女性の場合，外陰部に装具を密着させるタイプのものがあるが，適合性が不良なため十分な収尿ができないこともある．そのため保護パッド付きの下着を利用することが多い．

排便のメカニズム

便の生成・排泄

1. 概要

　人が摂食した食物は，消化管で消化・吸収され，便として排泄される．この消化・吸収が行われる，口から肛門までの器官を消化管と言う．

　食物の栄養分と水分は小腸，大腸で吸収され，大腸の直腸に達するときには便となる．直腸に便が蓄えられると便意を生じ，肛門から排泄される（排便反射）．排便も排尿と同様に，大脳皮質（前頭葉），脳幹部（橋），脊髄神経（胸腰髄・仙髄）および末梢神経（下腹神経・骨盤神経・陰部神経）によって調節されている．しかし，排尿の機序と同様，消化管の運動，排便の機序に関する脳からの神経支配などについては，不明な点も残されている．

　食事をしてから排便が起きるまでの時間は24〜72時間とされる．便の固さは便が大腸を通過する時間に関係するとされ，その時間が長くなると便秘になりやすい．便秘の定義は排便回数や排便量に個人差があり明確にはされていないが，数日に1回の排便（排便回数の減少），排便間隔が不規則で固い便，残便感などがある際には便秘とされる．

2. 便の生成

　口から飲み込まれた食物（3大栄養素：炭水化物，タンパク質，脂質）は，食道を通って胃に移送される．胃に到達した食物は胃液と混ざり，蠕動運動によって撹拌されて粥状になる．その後，この粥状の食物は十二指腸に移送され，脾臓からの脾液，肝臓からの胆汁によって分解吸収が促進さ

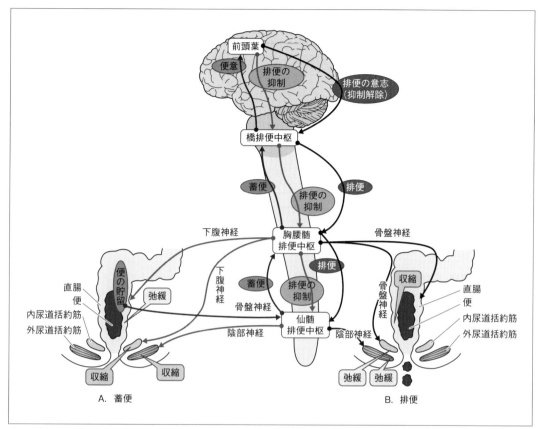

図6 蓄便・排便のメカニズム

る．炭水化物はグルコース，タンパク質はアミノ酸，脂質は脂肪酸とグリセロールに分解される．消化酵素によって分解された消化物は小腸へ移送され，栄養分とほとんどの水分が吸収される．小腸（空腸，回腸）で吸収されなかった消化物は大腸（盲腸・結腸・S状結腸・直腸）へ運ばれ，残りの水分が吸収されることで適度な固さの便となる．

3．排便の神経機構

　排便の神経機構は，排尿の神経機構に似ていると考えて良い．関係する中枢神経は，大脳皮質（前頭葉），脳幹部（橋），脊髄神経（胸腰髄・仙髄）である．また，末梢神経では，下腹神経（胸腰髄・交感神経系）と骨盤神経（胸腰髄・仙髄・副交感神経系）が内肛門括約筋の作用と，陰部神経（仙髄・体性神経）が外肛門括約筋（随意筋）の動きと肛門部の感覚を支配している（**図6**）．

　朝，目覚めてから起立することで，腸の蠕動運動が促される（起立反射）．そして，朝食を摂ることでも胃と腸の蠕動運動が促進される（胃腸反射）．これらの反射によって，便が直腸へ移送される．それによって直腸内圧が上昇，直腸壁の伸展が起き（直腸への便の貯留），興奮が骨盤神経を介して求心性に仙髄へ伝達され，大脳皮質で便意として認識される．同時に肛門部の陰部神経によって直腸の内容物が知覚され，貯留物が固形便，液状便，ガスか識別される（サンプリング反応）．知覚された貯留物がガスであれば，意識的に外肛門括約筋を弛緩させ，ガスのみを放出する（放屁）．便であると認識された場合，交感神経系（下腹神経）の作用で持続的に収縮している内肛

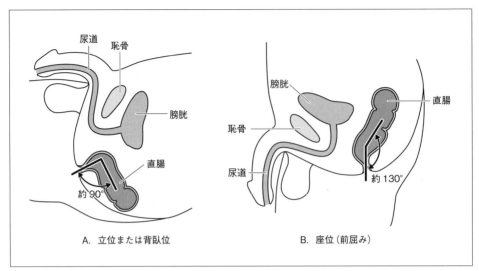

図7 直腸-膀胱角
直腸-肛門角は，体位によって異なる．立位および背臥位では約90°の鋭角になり（A），便が排出されにくい（フラップバルブ・メカニズム）．一方，座位では約130°の鈍角になり，便が排出されやすい構造になっている（B）

門括約筋が直腸肛門抑制反射により弛緩する．さらに，便意が生じたことでトイレに行き排便可能な状況が整うと，大脳皮質からの排便の意思によって脳幹部（橋）の排便中枢の抑制が解除され，仙髄の排便中枢の反射が起こる（排便反射）．排便反射では骨盤神経が内肛門括約筋を弛緩し，陰部神経支配の外肛門括約筋を随意的に弛緩させ，便が排出される．このとき，意識的に腹筋や呼吸筋を収縮し腹圧を高めて排便する．

直腸に便が貯留して便意が生じても大脳皮質が橋の排便中枢を抑制し，陰部神経を介して外肛門括約筋を収縮させ，いわゆる"我慢をする"状態を保つ．排便を我慢していると，腸壁の緊張が緩むことで次第に直腸内圧が低下する．そのため，便意が消失する．我慢を繰り返すと直腸が鈍感になり，多量の便が貯留しないと便意を生じなくなるため，便秘になりやすくなる．

4．排便姿勢

排便の際に作用する力は，①直腸の蠕動運動によって便を動かす力，②腹筋などによって腹圧を高める力，③重力によって便を下に落とす力などである．これらの力を効率良く活用するためには，下部直腸の長軸と肛門管の角度（直腸-肛門角）を便が出やすい姿勢にすることである．

直腸-肛門角は，立位および背臥位と座位で異なる（**図7**）．立位および背臥位の直腸-肛門角は鋭角（約90°）で便が排出されにくい形となるため，便失禁も起こりにくいしくみになっている．「フラップバルブ・メカニズム，flap valve mechanism」と呼ばれる用語がある．これを意訳すると「大腸管への圧力」となろう．この理由から，寝たきりの生活をしている人ほど便秘状態になりやすい．一方，加齢や体幹の変形，機能低下などにより神経・筋活動が低下すると，立位，背臥位で直腸-肛門角が鋭角にならず，失便しやすい状況になることもある．

洋式トイレで体幹を30°〜40°前方へ傾けた，いわゆる前かがみの座位になると，骨盤も前傾することで直腸-肛門角は鈍角（約130°）になり，便は排出されやすくなる．この点から，最近は使

用頻度が少なくなった和式トイレは洋式トイレよりも腹圧をかけやすく，排便に適した姿勢であると考えられる．しかし，和式トイレは洋式トイレよりも下肢関節可動域とその筋力を要する姿勢であり，座った姿勢を保つこと自体が辛く，高齢者，脳卒中や脊髄損傷者には困難な姿勢である．ともかく，高齢者や身体的機能不全を呈する対象者では，洋式トイレで前かがみの座位になることによって床への足底接地をし，息みやすく腹圧がかけやすい姿勢になると良い．

以上の理由から，物理的にも解剖学的にも座位が排便に適した姿勢であり，座位姿勢によほどの危険性がない限り座位での排便が推奨される．

排便機能不全とその管理

1. 排便機能不全

主な排便機能不全は，便秘や下痢，便失禁であるが，中枢神経疾患のケースでは，残念ながら十分な自然排便は期待できない．

脳卒中患者は，大脳による意識的な排便制御が低下して息めない，便意を感じにくいなどの理由で便秘や便失禁を起こしやすい．脊髄損傷者も便意を感じることはないが，腸管内への便の貯留によって，鳥肌が立つ，発汗，下肢のクローヌスが起きやすくなるなどの症状や，満腹感や消化不良感などの感覚が便意の代償となることもある．

脊髄損傷者の急性期では，胃や腸の蠕動運動低下による麻痺性イレウス（腸管の蠕動運動低下による腸閉塞）や鼓脹（腸管内へのガスの充満による腹部の膨隆）になりやすい．脊髄ショック期を脱し，反射が回復してくると腸管の蠕動運動も回復してくるが，大腸（結腸）の収縮力の低下による便の移送が遅くなり，便の水分が多く吸収される．そのため宿便となり，頑固な便秘となる．一方，姿勢を変化させたときに腹圧がかかり，便失禁を起こすこともある．

2. 排便管理

排尿管理と同じく，排便機能不全がADL上の課題として直面することの多い脊髄損傷者の排便管理について解説する．

排便管理の基本は，規則的な生活習慣・排便習慣の獲得，下剤による便の固さの調節，排便の誘発である．長期間の排便困難状態は，消化吸収にも影響を及ぼし，栄養面でも深刻な課題となる．そのため，排尿練習と同様に，排便練習も早期から実施することが推奨される．座位保持が可能であれば，トイレチェアや前傾姿勢での便器上座位の安全性を確保し，トイレでの排便を積極的に勧める．これらの理由からトイレの環境整備は必須であることは言うまでもないが，排便が長時間に及ぶことも多いため，トイレでの排便の際は，体力の消耗，血圧低下，褥瘡に注意する必要がある．

これらの手段を用いて適切な排便管理を行っても，便秘や便失禁を完全に防ぐことは困難であり，社会生活上の難題として残ることも多い．

①規則的な生活習慣・排便習慣の獲得

排便は毎日行うことが理想的であり，規則正しい生活習慣を実践することを心がけることが重要となる．食生活においても，毎日3回の食事時間を一定にする，食物繊維を十分に摂取する，水分補給を怠らないなどに心がける．そして，排便を毎日一定の時間に試みる．可能であれば朝食後が望ましいが，生活スケジュールや介助者が必要な場合には，個々人の都合に合わせた時間帯を定めれば良い．また，食事後，排便までに要する時間，排便間隔の時間を確認することも重要である．

起立位になる時間を作る(起立台の利用含む)，適度な運動をすることも，生活リズムに応じた排便習慣獲得の一助となる．

②下剤による便の固さの調節および排便の誘発

排便にあたっては，温存されている起立反射，胃腸反射，直腸肛門反射などがあれば活用する．排便を促進する手段としては，ウォシュレットの温水による肛門への刺激，下剤，座薬，浣腸，摘便などがある．下腹部のストロークによる排便の誘発や排便の際の手圧による腹圧補助も有効である．

下剤は排便を行う前日の夜に服用し，便を軟らかくして排便をしやすくする．座薬は腸の動きを活発にして排便を促すが，座薬挿入をしてすぐに排便が誘発されるわけではないため，挿入後，10～30分程度経過してから排便に備える．浣腸は，宿便や腸管の動きが不十分なときに温水を肛門から注入することで排便を促す．ただし，浣腸には依存性もあるので頻繁に使用することは要注意である．十分な排便ができない際には直接直腸に指を入れる摘便を行うため，直腸粘膜を傷つけないように十分に注意する．

結 語

排泄は，腹圧がかけやすいこと，直腸-膀胱角の理由から，できるだけ座位で行うことが望ましい．そのためには，排尿・排便のメカニズムへの理解を深めたうえで，対象者の身体状況や環境など，状況に合わせた排泄管理方法を考える必要がある．排泄動作を考えるにあたっては，トイレへのトランスファー，ズボンや下着(下衣)の着脱(陰部の露出)，トイレでの座位保持，後始末の動作ができることが重要となる．トイレ動作のうち，1つでもできるようになれば介助量の軽減につながるため，これらの動作の練習は必須になる．ズボンや下着(下衣)の着脱や自己導尿の際のカテーテル操作，排便時の座薬の挿入には手指機能が重要になるが，C6患者などで手指の機能不全があるときには，トイレ環境の整備，排便動作の工夫だけではなく下衣を操作しやすい所にループやベルクロなどを付けるなど，作業療法士とともに個々の対象者のニーズに合致した自助具を考案・作製することが望まれる．

文献

1) 真島英信：生理学　改訂18版．pp446-463, 489-507, 文光堂, 1986.
2) 前田眞治・他：標準理学療法学・作業療法学専門基礎分野　内科学　第3版．pp270-296, 医学書院, 2014.
3) 川平和美(編)：標準理学療法学・作業療法学専門基礎分野　神経内科学　第4版．pp226-240, 335-339, 医学書院, 2013.
4) 千野直一, 安藤徳彦(編集主幹), 大橋正洋・他(編)：リハビリテーションMook11　脊髄損傷のリハビリテーション．pp56-68, 金原出版, 2005.
5) 千野直一(編)：現代リハビリテーション医学　改訂第3版．p40-44, 189-197, 金原出版, 2009.
6) 江藤文夫, 里宇明元(監修)：最新リハビリテーション医学　第3版．pp140-147, 医歯薬出版, 2016.
7) 二瓶隆一・他(編)：頸髄損傷のリハビリテーション　改訂第2版．pp12-15, 53-58, 108-115, 協同医書出版, 2006.
8) 萩原新八郎(訳)：四肢麻痺と対麻痺　第2版．pp8-13, 医学書院, 1999.
9) 神奈川リハビリテーション病院脊髄損傷マニュアル編集委員会：脊髄損傷マニュアル・マネージメント　第2版．pp34-55, 医学書院, 1996.

(河野光伸)

8. 更衣・整容

序説

　更衣と整容の行動を円滑に実行するためには，骨格筋を適切な強さでタイミング良く収縮させて骨を動かし，衣服や歯ブラシなどの物体に作用する上肢や手指の力・位置・速度・加速度を巧妙に制御する必要がある．では，力・位置・速度・加速度はどのような法則に基づいて制御されているのだろうか．本項の前半では，更衣と整容に関する行動要素を例にあげ，力・位置・速度・加速度の変化を紐解きながら，その背景にある行動制御の法則について考える．

　また，更衣と整容に関する行動を学習するためには，行動の前後に存在する刺激を頼りにして，試行錯誤的により適切な行動を探索することが求められる．はたして，適切な行動の学習は，どのような法則に基づいて行われているのだろうか．本項の後半では，行動の前後に存在する刺激と行動の関係性を紐解きながら，その背景にある行動学習の法則について考える．

更衣・整容の行動制御

更衣に伴う力の変化

　更衣に関する行動は，複数のより小さい単位の行動要素が一定の順序で連なり合うことによって成立している．例えば，前開き服の着衣の場合，着衣という1つの行動は，①一方の手を袖に通す，②袖を肘まで引き上げる，③肩まで引き上げる，④衣服を背部から渡す，⑤もう一方の手を袖に通す，⑥襟を整える，⑦ボタンをはめるという小さい単位の一連の行動要素に分割することができる[1]．このような一連の行動要素のつながりのことを，行動連鎖(behavior chain)と呼ぶ．また，①一方の手を袖に通してから，②袖を肘まで引き上げるというように，それぞれの行動要素は単独に生起しているのではなく，前の行動要素の結果を受けて関連して生起している．

　前開き服の着衣に関する行動連鎖の中でも，袖を引き上げる行動要素に着目してみる．すると，袖を引き上げるためには，上腕二頭筋の力が肘関節を支点として橈骨に作用し，肘関節を屈曲する必要性があることがわかる．つまり，人は骨格筋を収縮して骨を動かすことによって行動を行い，物体に力を及ぼしているわけである．

　この場面を運動学の観点からもう少し詳しく考えてみよう．袖を引き上げる際には，肘関節が少し伸展した状態（例えば肘関節屈曲30°）から屈曲した状態（例えば肘関節屈曲90°）に変化しなければならないが，はたして肘関節屈曲30°と90°で，橈骨に作用している力はどのように変化しているのだろうか？

　この場面を図1のように図式化してみる．式(1)と(2)より，肘関節屈曲30°では上腕二頭筋付着部における橈骨に垂直な力(F_2)は，上腕二頭筋の張力(F_1)が半分に分解されたものであることがわかる．

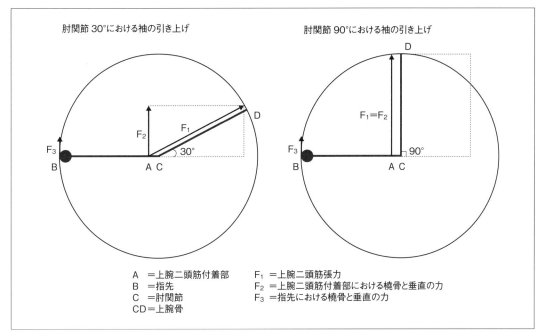

図1 袖を引き上げる際の力

$$F_2 = F_1 \sin 30° \quad \cdots (1)$$
$$F_2 = F_1 \cdot 0.5 \quad \cdots (2)$$

　また，肘関節から指先までの距離ABが肘関節から上腕二頭筋付着部までの距離ACの10倍とすると，式(3)より，袖を引き上げる際に指先に作用している力(F_3)は，上腕二頭筋付着部における橈骨に垂直な力(F_2)の10分の1であることがわかる．

$$F_2 = F_3 \cdot 10 \quad \cdots (3)$$

　一方，式(4)と(5)より肘関節屈曲90°における上腕二頭筋付着部における橈骨に垂直な力(F_2)は，F_1の力と等しいことがわかる．

$$F_2 = F_1 \sin 90° \quad \cdots (4)$$
$$F_2 = F_1 \cdot 1 \quad \cdots (5)$$

　また，肘屈曲30°と90°では肘関節から指先までの距離は等しいため，式(6)より，肘関節屈曲90°において袖を引き上げる際に指先で作用している力(F_3)は，肘関節屈曲30°と同じように上腕二頭筋付着部における橈骨に垂直な力(F_2)の10分の1であることがわかる．

$$F_2 = F_3 \cdot 10 \quad \cdots (6)$$

　肘関節屈曲30°における式(2)と90°における式(5)を比較してみると，衣服を引き上げるために肘関節屈曲30°のほうが90°よりも2倍大きい上腕二頭筋の張力(F_1)を必要としていることがわかる．このように，着衣に関する行動に伴う関節角度の変化に応じて，骨格筋による張力はさまざま

な比率に分解され，衣服に作用する力が変化する．ただし，実際の力は筋長の変化や協同筋の影響も受けるため，分解された力と必ずしも等しくはならないことに注意する必要がある．

◆整容に伴う位置・速度・加速度の変化

整容には，歯磨き，手洗い，洗顔，整髪，髭剃り，化粧などさまざまな種類があり，それらの種類によって行動連鎖が異なる．例えば，歯磨きの場合，①非利き手を歯ブラシに伸ばす，②非利き手で歯ブラシを掴む，③利き手を歯磨き粉のチューブに伸ばす，④利き手で歯磨き粉のチューブを掴む，⑤非利き手で歯ブラシを持ちながら歯磨き粉のチューブのふたを開ける，⑥歯ブラシに歯磨き粉を付けるといった一連の行動要素に分割することができる．

歯磨きに関する行動連鎖の中でも，非利き手を歯ブラシに伸ばす行動要素に着目してみる．非利き手を歯ブラシに向かって伸ばし，歯ブラシのところでぴたりと止めるためには，指先の位置，速度，加速度を変化させなければならないが，はたして，それらはどのように調節されているのだろうか．

目標物に向かって運動する際の指先位置の変化は，式(7)のような5乗の多項式によって表される[2]．

$$f(s) = x_0 + (x_1 - x_0)(6s^5 - 15s^4 + 10s^3) \quad \cdots \cdots (7)$$

s（正規化時間）：物理的な時間(t)／全運動時間(T)

x_0：始点

x_1：終点

指先の始点(x_0)を0，終点(x_1)を1とすると，式(7)は式(8)のようになり，正規化時間0から1までの指先位置の変化が**図2-A**のように表される．

$$f(s) = 6s^5 - 15s^4 + 10s^3 \quad \cdots \cdots (8)$$

s（正規化時間）：物理的な時間(t)／全運動時間(T)

速度は単位時間当たりの位置の変化量であるため，式(8)を微分することによって求められる．式(9〜10)と**図2-B**のように，目標物に向かって運動する際の速度は，運動開始後に増加して軌道の中間付近で最大となり，その後減少するという釣り鐘型の変化を示す[3]．

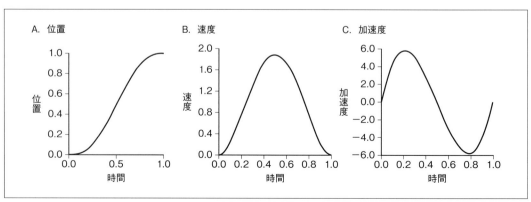

図2 非利き手を歯ブラシに伸ばす際の位置・速度・加速度

$$\lim_{s \to 0} 6s^5 - 15s^4 + 10s^3 \dotfill (9)$$
$$= 30s^4 - 60s^3 + 30s^2 \dotfill (10)$$

　さらに，加速度は単位時間当たりの速度の変化量であるため，式(10)を微分することによって求められる．速度を微分して得られる加速度は，式(11～12)と図2-Cのように，運動前半の速度増加と後半の速度減少に応じて正負の2つの頂点からなる変化を示す．

$$\lim_{s \to 0} 30s^4 - 60s^3 + 30s^2 \dotfill (11)$$
$$= 120s^3 - 180s^2 + 60s \dotfill (12)$$

　このように，非利き手を歯ブラシに伸ばす行動は，目標物に手を伸ばす際の初期の速度増加（加速期）と，目標物付近で手を止めるための後期の速度低下（減速期）から成る．行動開始の直後に視覚を遮断した場合にも，加速期の運動軌跡が変化しなかったことから，加速期は主に運動のフィードフォーワード制御に関わることが示唆されており，一方，視覚的な標的を運動中に不意に変化させた場合，減速期の運動軌跡が調節的に変化したことから，減速期は主にフィードバック制御に関わると考えられている[4]．

更衣・整容の行動学習

行動学習に必要な刺激

　対象者がすでに習得している行動連鎖の総体を行動レパートリー（behavioral repertoire）と呼ぶ．対象者が行動連鎖をレパートリーとしてもっていない場合，新しい行動連鎖を学習して「できないこと」をできるようにする必要がある．例えば，子供の場合，最初は服を着るための行動連鎖をレパートリーとしてもっていないため，行動連鎖を新たに学習しなければならない．また，片麻痺を有した対象者が健常な頃と同じ行動連鎖で服を着ることができなくなった場合，片麻痺を生ずる以前にはなかった新しい行動連鎖を学習しなければならない．

　認知機能の低下は，新たな行動連鎖を学習する際の障壁になる．脳梗塞を発症した対象者の場合，57％に失語症，55％に失認症あるいは失行症，38％に記憶力の低下，44％に注意・遂行機能の低下を認めるとされている[5]．また，パーキンソン病を発症した対象者の場合，60％に記憶力の低下，40％に精神緩慢と認知症，30％に失念と集中力の低下を認めるとされている[6]．それらの疾患を有していない対象者の場合でも，加齢とともに認知機能が低下し，またそのばらつきも大きくなることが知られている[7]．このように，脳血管疾患やパーキンソン病を発症した対象者や高齢者などの多くが認知機能の低下を有しており，新たな行動連鎖を学習することが難しい状態にある．それでは，対象者が新しい行動連鎖を学習するために作業療法や理学療法ではどのような練習が行われているのだろうか？

　右片麻痺を有している対象者が服を着る練習を行う場面を想定してみる．セラピストは，「このように右手から袖に通すとやりやすいですよ」というように適切な行動方法を言語的に教示すると同時にジェスチャーなどで手本を示しながら説明する．そして，対象者がセラピストの言語教示や

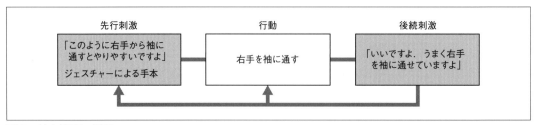
図3 着衣練習の場面

手本を頼りにして右手を袖に通すことができた場合,「いいですよ.うまく右手を袖に通せていますよ」と行動の成功を具体的にフィードバックしながら対象者を褒める.対象者の行動やセラピストの言語教示・ジェスチャー・賞賛などを模式的に整理すると**図3**のようになる.

セラピストの言語教示やジェスチャーのように,行動に先立って提示される環境条件のことを先行刺激(antecedent stimulus)と呼ぶ.また,セラピストによる言語的なフィードバックや賞賛のような,行動を起こした結果として環境から与えられる応答のことを後続刺激(consequent stimulus)と呼ぶ.つまり,環境にあるさまざまな先行刺激を手がかりとして行動が引き起こされ,行動によってさまざまな環境の変化(後続刺激)が生じているのである.このように,ある条件下である行動をするとある環境の変化が起こるという行動と環境との関係のことを三項随伴性(three-term contingency)と呼び,三項随伴性によって成り立っている行動を,オペラント行動(operant behavior)と呼ぶ.また,後続刺激によってその行動の生起頻度が増えることを正の強化あるいは強化(positive reinforcement)と呼び,行動を強化する後続刺激を強化刺激と呼ぶ.一方,後続刺激によってその行動の出現頻度が減ることを負の強化あるいは弱化(negative reinforcement)と呼び,行動を弱化する後続刺激のことを嫌悪刺激と呼ぶ.

刺激の価値判断

更衣や整容などの随意的行動を学習する際には,強化刺激の報酬としての価値(報酬価)を基に,より高い報酬価を得られるような行動則が探索的に学習される.複数の行動の候補から1つの行動を選択する場合,**表**の3つのステップによって将来的に得られる報酬価が最大になるような行動が選択される.報酬価の予測には,行動の結果として得られた実際の強化刺激と予測された強化刺激との差(予測報酬誤差)が用いられ,時刻tにおける予測報酬誤差を$\delta(t)$とすると,予測報酬と実際の報酬の関係は式(13)で表される[8].

$$\delta(t) = r(t) + \gamma V(t+1) - V(t) \quad \cdots (13)$$

$\delta(t)$:予測報酬誤差
$r(t)$:時刻tの強化刺激
$V(t)$:時刻tの予測強化刺激
γ:強化刺激の減衰定数

学習の初期には,行動に対していかなる後続刺激が得られるのかわからない状態であるため,強化刺激を予測することができない.そのため,時刻tの予測強化刺激($V(t)$)と時刻tの少し後の予

表　行動選択のステップ

ステップ1	報酬価の予測	行動を選択した後に起こる強化刺激の価値を予測する
ステップ2	行動の実行	強化刺激を得るために最適な行動を選択し実行する
ステップ3	行動の強化	行動の結果得られた強化刺激と予測された強化刺激との差（予測報酬誤差）を基に，行動選択の確率を更新する

測強化刺激（V(t+1)）の差を検出できず，V(t)＝V(t+1)＝0になる．それによって，予測報酬誤差（δ(t)）は時刻tの実際の強化刺激（r(t)）と等しくなる（**式14**）．つまり，学習の初期には，実際の強化刺激と等しい分だけ予測報酬誤差が得られ，行動が強化されることになる．

$$\delta(t) = r(t) \quad \cdots \quad (14)$$

δ(t)：予測報酬誤差
r(t)：時刻tの強化刺激

学習が進むと，強化刺激を予測することができるようになってくる．実際の強化刺激が予測された通りのものだとすると，式(13)を変形した式(15)における実際の強化刺激（r(t)）と予測された強化刺激（V(t)－γV(t+1)）が釣り合うことになり，δ(t)＝0になる．この場合，予測報酬誤差が生じず行動は強化されないことになる．

$$\delta(t) = r(t) - (V(t) - \gamma V(t+1)) = 0 \quad \cdots \quad (15)$$

δ(t)：予測報酬誤差
r(t)：時刻tの強化刺激
V(t)：時刻tの予測強化刺激
γ：強化刺激の減衰定数

仮に予測以上の強化刺激が提示されたとすると，式(16)のように，時刻(t)の強化刺激（r(t)）が予測された強化刺激（V(t)－γV(t+1)）よりも大きくなるため，δ(t)＞0になり行動が強化される．

$$\delta(t) = r(t) - (V(t) - \gamma V(t+1)) > 0 \quad \cdots \quad (16)$$

δ(t)：予測報酬誤差
r(t)：時刻tの強化刺激
V(t)：時刻tの予測強化刺激
γ：強化刺激の減衰定数

一方，仮にこのときに強化刺激が提示されないと，時刻(t)の強化刺激（r(t)）は0になるため，式(17)のように予測報酬誤差（δ(t)）＜0になり，行動は弱化される．

$$\delta(t) = 0 - (V(t) - \gamma V(t+1)) < 0 \quad \cdots \quad (17)$$

δ(t)：予測報酬誤差
r(t)：時刻tの強化刺激

$V(t)$：時刻 t の予測強化刺激

γ：強化刺激の減衰定数

また，時刻（t）における予測強化刺激（$V(t)$）は，式(18)のように表される．式(18)では，さまざまな時刻（t, t+1, t+3…）における強化刺激（$r(t)$，$r(t+1)$，$(t+2)$，$(t+3)$…）が示されている．減衰定数（γ）は0〜1の値をとるが，時刻が将来的なものほどγが指数関数的に減少し，得られる強化刺激の価値が減衰していく．γの値が大きいほど将来の強化刺激の価値が長く続き，長期的にみて有利な行動が選択されることを示している．一方，γの値が小さいほど，将来の強化刺激の価値が急激に減衰し，短期的にみて有利な行動が選択されることを示している．つまり，予測強化刺激を基に行動を選択する際には，時間経過を加味しながら将来得られる強化刺激の総計を最大にするような行動が学習される．

$$V(t) = r(t) + r(t+1) + \gamma^2 r(t+2) + \gamma^3 r(t+3) + \cdots \quad (18)$$

$V(t)$：時刻 t の予測強化刺激

$r(t)$：時刻 t の強化刺激

γ：強化刺激の減衰定数

更衣や整容に関する行動練習の初期には，つねに予測報酬誤差が生じることが想定されるため，強化刺激をできるだけ多く，すべての適切な行動に対して提示するようにして行動を確実に形成することを考慮する．次に，行動が確立されてきたら，セラピストが提示する強化刺激の量と回数を系統的に減らしていく．その際，予測報酬誤差が得られやすいように，ランダムに強化刺激を提示したり，普段担当しているセラピストではないセラピストが強化刺激を提示したりするなどの工夫をすると効果的である．

行動学習に伴う神経活動の変化

中脳のドーパミン神経細胞が，学習の初期では報酬そのものに反応し，学習が進むと報酬を予期させる条件刺激に対して反応するようになることが知られている[9]．また，学習が進んだ後にも，思いがけない報酬（より好みの刺激）が提示されたときにはドーパミン神経細胞が再び活動し，報酬を提示しなかったときには活動が抑制されることから，中脳のドーパミン神経細胞は予測報酬誤差に基づいた反応を示すと考えられている[9]．

では，予測報酬誤差に基づく行動の選択はどのような神経回路で行われているのだろうか．**図4**は，行動の強化と弱化に関係する神経回路を示したものである．大脳皮質に入力された先行刺激（A）が線条体を経て運動野へ伝達されて行動（B）が生起する際に，その行動の結果として報酬（C）がもたらされたときに中脳ドーパミン神経細胞が活動し，線条体のシナプス結合を増強することが知られている．これによって，先行刺激（A）に対して行動（B）を引き起こすのに貢献したシナプス結合が強化されるため，次回に先行刺激（A）が提示された際に行動（B）が生じやすくなると考えられている．このように，大脳皮質−線条体−大脳皮質のループがオペラント行動の学習に重要な役割を果たしている．

また，線条体においてシナプス結合が増強する背景として，シナプス前末端から放出された興奮

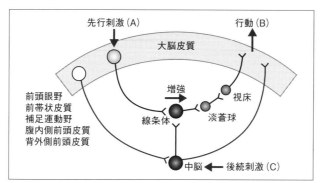

図4 行動学習に関わる神経回路

性の神経伝達物質であるグルタミン酸が，樹状突起の受容体に結合した2秒以内にドーパミンによる刺激が行われた場合に，樹状突起の頭部増大が生じることが知られている[10]．これが，報酬に伴って中脳ドーパミン神経細胞が活動して線条体のシナプス結合を増強する1つの理由であると考えられている．

結語

更衣や整容などの複雑な行動を，解剖学・生理学・運動学・心理学などの基礎科学の観点から分析することによって，「どのようにその行動が制御されているのか」，「なぜその行動が生起しているのか」といったさまざまな洞察ができるようになる．そもそも，作業療法や理学療法は，多岐にわたる学問領域を基盤として成り立っている．そのような学際的性質を有する作業療法や理学療法の意味や合理性をより深く追究するために，基礎科学は多くの手がかりを提供してくれる．

引用文献

1) Suzuki M, et al：Development of the upper-body dressing scale for a buttoned shirt：a preliminary correlational study. *Am J Phys Med Rehabil*, 87(9)：740-749, 2008.
2) Flash T, Hogan N：The coordination of arm movements：an experimentally confirmed mathematical model. *J Neurosci*, 5(7)：1688-1703, 1985.
3) Suzuki M, et al：Time course of change in movement structure during learning of goal-directed movement. *J Med Biol Eng*, 35(1)：113-124, 2015.
4) Ansuini C, et al：Control of hand shaping in response to object shape perturbation. *Exp Brain Res*, 180：85-96, 2007.
5) 高次脳機能障害全国実態調査委員会：高次脳機能障害全国実態調査報告．高次脳研, 26：209-218, 2006.
6) 村井克昌，葛原茂樹：Parkinson病の記憶障害．*Clin Neuroscience*, 16：156-159, 1998.
7) Crum RM, et al：Population-Based Norms for the Mini-Mental State Examination by Age and Educational Level. *JAMA*, 12：2386-2391, 1993.
8) 中原裕之：基底核と高次機能：大脳基底核の計算モデル 報酬の予測と獲得のための強化学習．分子精神医学 8：307-313, 2008.
9) Schultz W, et al：A neural substrate of prediction and reward. *Science*, 275(5306)：1593-1599, 1997.
10) Yagishita S, et al：A critical time window for dopamine actions on the structural plasticity of dendritic spines. *Science*, 345(6204)：1616-1620, 2014.

（鈴木　誠）

9. 入 浴

序 説

　入浴には日本人にとって独特の文化があり，諸外国の人々に比べてその頻度が高いと言われている．冬場に温熱湯で満たされた銭湯に浸かるという文化が根付き，今では各家庭に内風呂が設置され，毎日入浴することが一般的となった．近年では，少人数家庭の増加やシャワーの普及に伴いシャワー浴で済ます人も増加しており，入浴する形態もそれぞれ異なるが，生活において重要な活動であることは確かである．本項では，入浴行為で生じる一連の動作について解説していくが，入浴動作は日常生活の中でも難易度の高い活動であり，対象者の能力や環境によって大きく左右されるため，これらの要素についても解説する．また，入浴により生じる生理学的な反応についても入浴時のリスク管理をふまえて記述する．

体温と血圧調整の生理学

　ヒトの体温は外部環境の変化を感知して内部環境を一定に保とうとするホメオスタシス（恒常性）によって，外気温が変化してもある一定の範囲に保たれ，代謝や体内の活動が最も効率的に行われるよう調整されている（**図1**）．体温調節には，熱産生（体内で産生される熱量）と熱放散（外部へ放散される熱量）とのバランスが重要である．熱産生を起こす因子には基礎代謝，身体活動，食事，寒冷時のふるえ熱産生および非ふるえ熱産生，各種ホルモンの影響などがある[1]．熱放散は伝導・対流・蒸発などによって起こり，気温の高い環境ではヒトは発汗して，水分が蒸発する際に熱を放散する．また，皮膚血管も重要な働きを担う．血管が収縮すると皮膚血流の低下が生じ，体表面への伝導による熱移動が抑制され，熱放散が減少する．逆に血管拡張が生じると体熱の放散促進につ

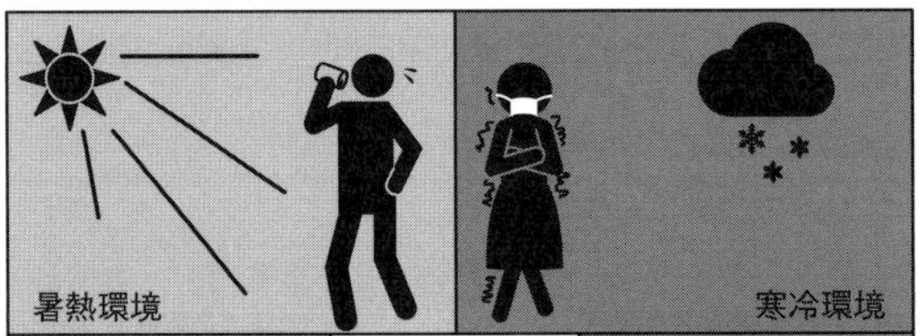

暑熱環境		寒冷環境
低下	熱産生	増加：褐色脂肪組織 　　：骨格筋ふるえ
促進	熱放散	抑制
上昇	発汗	なし
拡張	皮膚血管	収縮
増加	皮膚血流	減少
下げる	体温	上げる
上昇	心拍数	低下

図1　外部環境による内部環境の変化

ながる.入浴中には湯による熱移動が生じ,体表面の温度が上昇し,発汗や血管拡張といった熱放散が生じる.一方,血圧調整に大きく影響するのは末梢血管抵抗の変化である.心拍出量が高く,末梢血管抵抗が高ければ血圧が上昇し,血流が増大し血液が強く押し出される.逆にどちらかが低下すれば血圧が低下することとなり,互いに血圧を調整している.入浴中は水圧により全身に負荷がかかり,末梢血管抵抗が変化するためこれに応じて血圧が調整されている.よって,体温と血圧は独立に調節されるわけではなく,相互に関連し合い,体内外の変化に応じて調節が行われる.入浴を安全に行うためには,これらの相互作用についても十分に理解し,必要に応じた対策を検討する必要がある.ここからは,入浴形態による影響をふまえて考察する.

全身浴は,一般的に行われてきた入浴形態であり,対流による熱移動が活発になり,身体の温熱効果が高く,全身の体温上昇が生じて発汗を伴うことから代謝量も増加する[2~4].これにより,軽度の運動をしたような精神的なストレス発散効果もある.しかし,外部からの静水圧とそれによる血圧の上昇により心臓に負荷がかかることから入浴中の事故発生の要因になることもあり,心疾患や高血圧症を有する方々は十分な注意を要する.特に冬場,室温の低い脱衣所では,血管の急激な収縮とともに血圧が上昇する.その後,浴槽内の湯に浸かることで温熱刺激によって交感神経が刺激され,水圧による心臓への負担が高まり血圧はさらに上昇する.高温浴では急激に末梢体表の血流が増加し,心臓や脳へ十分な血流が届かず虚血状態を引き起こすこともある.その後,温熱作用によって血管が拡張し,時間の経過とともに徐々に血圧は低下(入浴前の5〜30%程度)する.そして,浴槽から出る際に急に立ち上がると,水圧が瞬間的に消失して急激に血管が拡張するため,脳への血流が著しく低下することがある.また,温まった浴室から再び気温の低い脱衣所へ移動するときにも血管が収縮し,再び急激に血圧が上昇する状況となる.急激な血圧の変化は身体にとって大きな負担となり特に高齢者にはより負担が大きい.日本での報告によれば,入浴中の溺水や溺没の事故の多くは,これらが要因となって生じる一過性の意識低下による.

半身浴は,全身浴に比べて水圧の影響が低くなり,急激な血圧変動は少ないとされている.温熱効果としては30分程度の入浴で全身浴を10分間行ったときと同等の効果が得られる[2].全身浴と比べて温熱効果には時間を要するが,近年では全身浴や高温浴の危険性が徐々に認知され,半身浴を行う高齢者も増加している.リスクは少ないが全身浴と同様に血圧の変動には注意が必要である.

足浴は全身浴,半身浴に比べて脱衣の必要がなく,水圧の影響もほとんどないことから,事故の心配が少ない入浴形態である.また,足部のみの局所的な入浴であるため,狭い空間でも可能である.20分程度の足浴で全身浴を20分行ったときの60%程度の温熱効果が認められている[3].足浴はあくまでも温熱効果を期待するものであり,身体の清潔を保つためのものではないが,毎日の入浴が困難な際には手軽に行える方法である.なお,各入浴形態で20分間入浴したときの血圧,心拍数,体温の変化を**図2**に示す.

近年増加しているシャワー浴はエネルギー消費や発汗をほとんど伴わず,心拍数などの変動がないことから,急な血圧変化を避けたい期間や体調不良などにより全身浴が難しい際にも利用可能な入浴形態である.温熱効果はほとんどないが,洗体を行うことで皮膚を清潔に保つことができる.

いずれの入浴形態においても,消費者庁は事故の要因に留意して,入浴前に脱衣所を暖めることや高温浴を避けること,浴槽からゆっくり立ち上がることなどを推奨し,同居者にも見守り見回りをしてもらうように呼びかけている.

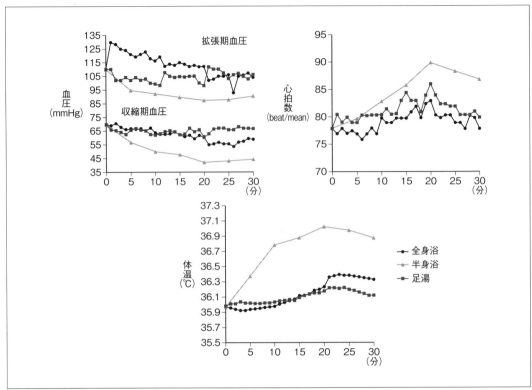

図2 入浴形態による血圧・心拍数・体温の変化（各20分間入浴した場合の例）[1~3]より改変

皮膚の感覚器

　皮膚には体性感覚の1つである表在感覚があり，知覚するための感覚受容器が存在する．皮膚に存在する感覚受容器は，求心性神経線維の末端に存在している．この部位の構造は，求心性神経線維から独立した細胞が感覚受容器になっており，マイスナー小体，パチニ小体，メルケル細胞，ルフィニ終末，毛根の傾きをとらえる毛包受容器と神経線維の自由終末になっているものとに分類できる[5~7]（図3）．

　感覚受容器と連結する求心性の神経線維の種類は複数あり，受容器によって伝達速度は異なる．触覚，圧覚の受容器は，マイスナー小体，パチニ小体，自由神経終末であり，伝導速度の速いAβ神経線維を介して知覚される．入浴において重要となる温度覚の受容器は，自由神経終末でありAδ神経線維を介しており，伝導速度は触圧覚よりも劣る．温度覚は，温・冷覚のインパルス頻度で受容され，皮膚温が42℃に達すると温覚を強く感じ，25℃程度で冷覚を強く感じるようになる[5]．また，自由神経終末は痛覚の受容器としても反応し，45℃以上または17℃以下で疼痛感覚となる．日本では一般的に入浴湯の適切温度を40～42℃とすることが多く，浸かる際に最適温覚を感じる．温度覚・痛覚・触覚といった表在感覚は，加齢とともに閾値が上昇し，感受性が低下する．よって，高齢者では浴槽内の湯温や入浴時間の調節が十分に行えないことがあり，また本人が実感しにくい可能性もあるため，周囲の人々も確認することが望ましい．同じ理由から，脱衣所や浴室内の

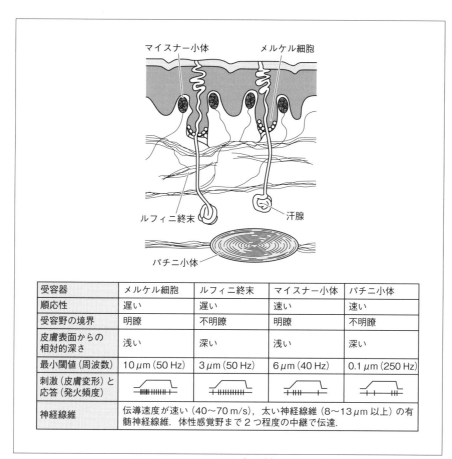

図3 感覚受容器の模式図と各受容器の特徴[6, 7]より改変

温度の調節も大切である．独居や高齢者のみの世帯など，周囲の協力が得られにくい際には，湯温計や温度・湿度計を利用することが勧められる．脳血管損傷や脊髄損傷などによって感覚機能が低下しているケースでも同様である．

入浴動作の分析

入浴はさまざまな動作の組み合わせからなる一連の動作である．入浴動作は，浴室や浴槽などの個人因子や能力，介助手段，道具の相違に応じて異なる．ゆえに，入浴前に十分な聞き取りを行ったうえで，個々人の環境および対象者の能力を評価し，入浴方法を検討する必要がある．入浴の一連の動作を**図4**に示す．ここでは浴室内での動作に限定して記述する．また，一般的な動作に加えて，症例の特徴や浴室・浴槽の形体の違いについても述べる．

浴槽への出入り

浴槽への立位での出入りは，一般的には，浴槽に対し横向きに立ち，浴槽側下肢の股関節，膝関節を屈曲させ前方から浴槽に下肢を入れる（**図5-A**），または，股関節伸展，膝関節を屈曲させ後

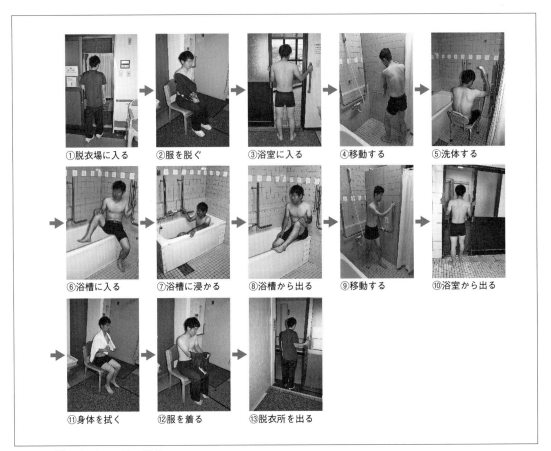

図4　入浴における一連の動作

方から下肢を入れることもある．どちらの場合も足底を浴槽底面にしっかりと着地させ，対側下肢を同様の方法で浴槽内に入れる．十分な関節可動域に加え，跨ぐ動作では一側下肢で支持することになるため，大腿四頭筋や大殿筋，中殿筋の筋力と，立位での動的バランス能力が必要となる．浴室内壁や浴槽縁を上肢で支持することも多く，手すりの設置も有効である．

　一方，座位での出入りは，浴槽縁，または浴槽と同程度の高さの浴槽台に座り，浴槽側下肢の股関節を屈曲，膝関節を伸展し，体幹後傾させながら引き上げ，浴槽内に下肢を入れ，浴槽底面に足底を着地させる．対側下肢も同様に引き上げて浴槽内に入れる（**図5-C**）．十分な体幹筋力（腹直筋・腹横筋）と，下肢筋力（腸腰筋，四頭筋）と可動域および動的座位バランス能力が不可欠となる．

　いずれの方法でも，浴槽内に入るときと出るときでは基本的には逆戻しの動作となる．浴槽内では浮力が作用することから，入るときよりも出るときの方が足の引き上げが若干楽になる．一側下肢での体重支持が難しい際には立位では不安感が高まるため，座位での出入り動作とするなど，対象者の機能によって方法を選択する必要がある．また，入浴動作は浴槽の形体による違いも大きい．据え置き型浴槽では浴槽が高いため，立位での動作は極めて困難である．座位および立位どちらの出入りも，浴槽の妥当な高さは35〜40cm程度であり，半埋め込み型浴槽が望ましい．また，埋め込み型浴槽は洗い場と浴槽底面の高さが異なるため，出入りに際して難易度に差異が生じるの

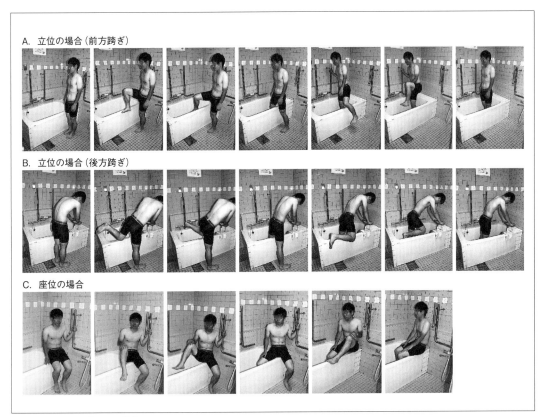

図5 浴槽への出入り動作

で注意を要する．

　脳血管損傷による片麻痺を伴うケースでは，麻痺側下肢の支持性が動作の要点となる．麻痺側下肢での体重支持が可能な際には立位での動作を選択し，困難なときには座位での動作を選択する．

　人工股関節置換術や人工骨頭置換術によって股関節の屈曲制限があるケースでは股関節の過度な屈曲を防ぐため動作方法の検討が必要である．立位で行う際には，体幹を前屈し，股関節を伸展させ，下肢を後方へ振り上げる方法が屈曲制限の影響を受けずに行えることが多い（**図5-B**）．この場合，浴槽縁に手すりを設置すると有効である．また，座位で行う際には，体幹を十分に後傾し股関節が過度に屈曲しないように下肢を持ち上げる方法が有効である．また，変形性膝関節症のケースでは膝関節の屈曲制限が生じることが多いが，跨ぎ動作に関しては同様に実施できる．下肢の疼痛が強いときや両側とも疾患の影響があるときには下肢の支持性が低いため，座位での跨ぎ動作が妥当である．

　脊髄損傷者では座位での出入りとなるが，上肢の筋力が保持されていれば，十分に自立が可能である．この場合，バスボードなどを利用して座位で安全に動作を行う環境を整える必要がある．C7レベル以下の損傷であれば，洗い場と浴槽の高さを合わせた高床浴室や完全埋め込み式の浴槽を使用することで自立が可能である[8]が，それ以外はリフターの導入が検討される．C6レベル以上の損傷であれば介助を要するケースが多い．

浴槽内での座位保持

浴槽内での座位保持は浮力を伴い，さらに滑りやすいという特徴もあり，通常の座位よりも難易度が高い．一般的には，殿部を浴槽底面に着け長座位や両膝立て座位など安楽な姿勢をとる．この姿勢を保つために，腹直筋や腹横筋，脊柱起立筋などの体幹筋力と大腿四頭筋などの筋力が必要である．和式浴槽のように浴槽内が狭い場面では，股関節，膝関節を屈曲した状態での座位となり，足底を浴槽壁面に押し当てて下肢で突っ張ることができるなど比較的安定して座位保持が可能であるが，股関節の屈曲角度がある程度必要となる．洋式浴槽は広く浅いため，全身を伸ばすことができる反面，滑りやすく，下肢で突っ張ることもできないため座位保持が困難となる．近年増加している和洋折衷タイプの浴槽は，座ると足が伸ばせるサイズであり，股関節屈曲90°程度，膝関節はある程度伸展した状態で下肢を突っ張ることで座位保持ができる．いずれの場合でも，座位安定性を確保するため浴槽内や浴槽縁への手すりの設置が有効である．

脳血管損傷によって片麻痺を呈した対象者では，重心が健側に偏るため，麻痺側殿部が浮きやすくバランスを崩すことが多いため注意を要する．必要に応じて，手すりに加えて浴槽内の滑り止めマットの使用など福祉用具の導入が推奨される．整形外科疾患などにより股関節の屈曲制限があるケースや，過度な屈曲を避ける必要性があるときには浴槽内椅子を用いるなど，屈曲角度への配慮が必要である．

浴槽内での立ち上がりと浴槽内へのしゃがみ込み

浴槽内からの立ち上がり動作は滑りやすいため恐怖感を抱きやすく，浮力などの影響も受けるため，日常とは異なった難易度の高い動作である．まず，上肢で手すりや浴槽の縁を把持し，安定した肢位をとる．足部を軸として，上肢の引きつけ動作とともに股・膝関節を屈曲させる．そして，体幹を前方に移動し，殿部を離床させ，股関節を伸展していきながら膝関節をやや屈曲した後に伸展させ，上肢の引きつけ動作とともに体幹をより前方へ移動させる．股・膝関節は継続して伸展させ，足関節は底屈し，体幹を上後方に移動させ，最終的に立位肢位となる[9]．浴槽内へのしゃがみ込みは基本的にこの逆戻しである．この動作においても重要となるのは下肢の支持性であり，大殿筋や大腿四頭筋，下腿三頭筋の筋力が保持され，両側下肢で体重支持が可能であればスムーズに動作が可能である．逆に下肢の支持性が不十分なときには上肢による支持が必要となり，上肢の筋力や手すりの設置などが必要となる．

脳血管損傷による片麻痺者など下肢の支持が不十分なケースでは，上肢での支持が必要となるため手すりの設置が必須であり，底面からの立ち上がりが困難な際には浴槽内椅子（浴槽台）の使用を検討する．また，浴槽からの立ち上がり方法も膝関節を軸として股関節が弧を描くように立ち上がるパターン（図6-A）や，膝関節を十分に屈曲し，前方へ重心移動して立ち上がるパターンがある（図6-B）[9, 10]．大殿筋や大腿四頭筋の筋力が低く両下肢の支持性が低いケースでは，後者の重心を前方に移動するパターンがとられる．健側の上下肢の筋力がどの程度残存しているかも大切な要点である．

股関節または膝関節の屈曲制限があるケースでは，これを補うために後方重心の立ち上がり動作となる（図6-C）．そのため，健側下肢の筋力と上肢の支持が必要となる．浴槽底面への着座が困

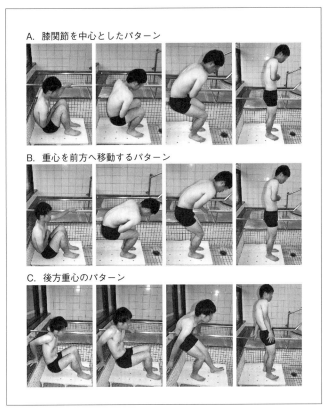

図6 浴槽内での立ち上がり動作パターン

難であれば浴槽台を検討し，立ち上がり時には両手の筋力を活かせるよう手すりの設置が必要となる．ただし，浮力が働く分，比較的楽に行えることもある．

脊髄損傷者のケースでは，浴槽内へは両上肢を使ってしゃがみ込むが，浴槽の高さによっては浴槽台の使用も必要である．動作の際に座位を安定して保つスペースが必要であり，バスボードなどを利用することが多い．頸髄損傷者であれば，洗い場をフラットにしそのまま座位から動作を行うが，擦過傷に注意が必要である．C6レベル以上の損傷のケースには自力では困難な場合が多く，浴槽の出入り動作からリフターの導入を検討する必要がある．

洗体

洗体動作は，清潔保持のため体幹の背面など普段は手を伸ばすことが少ない身体部位にまでしっかりと手を接触させ，上肢全体の関節運動を連動させて身体をこする動きである．したがって，洗体動作における上肢の運動は非常に複雑である．特に洗髪などのように閉眼で行う動作や体幹背面の洗体など視覚的に確認が難しい状況での動作においては，さらに複雑となる（**図7-A**）．また，部位によっては上肢のリーチが困難であるため，タオルなどを使った両手での動作となる．手指に関しては，タオルなどをしっかりと把持するための筋力が必要であり，洗体の際の皮膚との接触・圧迫の程度を知覚する必要があるため，体表面の感覚機能の役割も重要である．また，上肢の運動に体幹の前屈・側屈，回旋などを伴い，それらの動作を行いながら座位を保持する座位バランス能

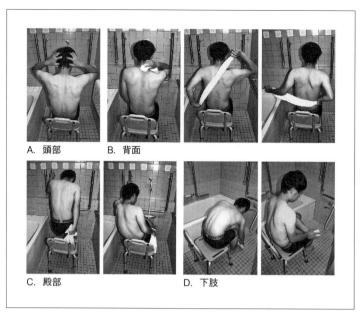

図7　洗体動作

力も不可欠である．浴室内での立ち座りは滑りやすく難易度が非常に高いため，床上動作能力の高い者を除き，安全性を考慮して通常は椅子座位で行う．能力に応じて，使用する浴室内椅子の高さや種類，背もたれの有無の検討が必要である．ここからは特に介助が必要となりやすい背面，殿部，下肢の洗体について述べる．

　背面を洗う動作は，肩甲帯の挙上と下制運動が基盤となり，僧帽筋や菱形筋，肩甲下筋などの作用が必要となる．そして，肩関節は屈曲・伸展とも最終域での内外旋を伴う動作となり，関節の柔軟性も問われる．また，体幹背面の片手で洗体が難しい部位はタオルなどを使用した両手動作となり，一方の肩関節を十分に屈曲・外旋，他方の上肢は伸展・内旋した肢位を保持したまま肘関節の屈曲・伸展の反復運動で洗体を行うこととなる（図7-B）．また，手関節に関しては分回し運動を利用して洗体する部位を微調整しながら肘関節の運動を介助する．殿部は，座位では，重心を移動させ一側ずつ殿部を浮かして，または体幹を前傾させて，体幹回旋，肩関節を伸展内旋させて洗う方法があるが，いずれも高い座位バランス能力を要する（図7-C）．立位では，座位と比較すると殿部に手は届きやすいが，石鹸を使用する動作の過程における起立や立位保持は，滑りやすく転倒の危険を伴う動作となる．足先や足底を洗う際には，座位で体幹や股関節を屈曲させて手が届くようにする，もしくは一側下肢を対側の大腿上に載せた状態で洗うのが一般的であるが，いずれの際にも高度な座位バランスが必要である（図7-D）．

　脳血管損傷による片麻痺などがあり片手で動作を行うときには，背面や下肢先端も洗えるようにループ付きタオルや長柄ブラシなどを使用すると便利である．また，非麻痺側が洗いにくいことも多く，固定して使う吸盤付きブラシ，片手で使用できる容器の洗剤も便利である．また，高い座位バランス能力を要すことから，肘かけや背もたれなどの付いたシャワーチェアを選ぶなどの配慮が必要である[10]．

整形外科的疾患などにより股関節の屈曲制限があるケースでは，手で下肢（特に足部）を洗うことは困難となるため，長柄ブラシや床面などに固定して足を洗える吸盤付きブラシなどの導入検討が必要である．

　脊髄損傷者のケースでは，姿勢保持のためシャワーチェアや背もたれが必要となり，特に頸髄損傷者では背もたれが必須となることが多い．洗体に際しては，下肢および体幹の可動域制限がなく，柔軟性が高い対象者は特定の用具を必要としないこともあるが，頸髄損傷者で手指筋力に麻痺が認められるケースの把持力は不十分であることから，ブラシの柄の工夫や洗体用スポンジ・ミット，洗髪用ブラシなどの使用も有効的である．

結　語

　入浴は昔から日本人が楽しんできた日常生活活動であるが，動作としては最も難易度が高く，在宅復帰後も自立度が低い活動である．今回は触れていないが，濡れて滑りやすい浴室内での移動や身体が濡れた状態から水分を拭き，服を着るなど通常とは異なる状況で実施する動作も多い．さらに，環境のわずかな変化が動作へ影響を及ぼし，恐怖心や不安感などを引き起こすこともある．そのような理由から，入院期間中は可能であったとしても，自宅復帰後には困難となるケースも少なくない．入浴による生理学的な作用も十分に理解したうえで，入院期間中から対象者の能力や入浴する環境に合わせた動作の習得に努め，自宅でも安全な入浴を行えるよう取り組むことが重要である．

引用文献

1) 坂井建雄，岡田隆夫：体温とその調節　解剖生理学　第7版．pp442-449，医学書院，2004．
2) 山崎律子・他：半身浴による整理変化．日温気物医誌，**70**(3)：165-171，2007．
3) 美和千尋・他：足浴が高齢者の鼓膜音，発汗量，血圧，心拍数に及ぼす影響．日温気物医誌，**70**(2)：84-88，2007．
4) 河原ゆう子，美和千尋：入浴中のヒトの体温調節能，熱的快適性および皮膚洗浄にマイクロバブル性状が与える影響．自立神経，**49**(4)：236-242，2012．
5) 大地陸男：生理学テキスト　第3版．pp127-138，文光堂，2000．
6) 石澤光郎，冨永　淳：標準理学療法学・作業療法学　生理学　第2版．pp77-79，医学書院．
7) 下条　誠：皮膚感覚の情報処理．計測と制御，**41**(10)：723-727，2002．
8) 古川昭人：頸髄損傷〔伊藤利之，鎌倉矩子（編）ADLとその周辺〕．pp90-99，医学書院，1994．
9) 船橋　圭・他：片麻痺患者の浴槽内での立ち上がり動作分析．作業療法，**23**(4)：327-335，2004．
10) 濱　昌代：入浴動作のパターン〔生田宗博（編）ADL　作業療法の戦略・戦術・技術〕．pp225-234，三輪書店，2005．
11) 北亜希子：入浴〔生田宗博（編）ADL　作業療法の戦略・戦術・技術〕．pp235-240．三輪書店，2005．

（磯　直樹）

10. 高次脳機能からみた日常生活活動

序説

　日常生活活動（Activities of Daily Living，ADL）に関して，私たちは日頃，多種多様な活動を特別に意識することなく行っている．実はそこにはさまざまな記憶，学習，言語，認知などの高次脳機能と呼ばれる，特に人で発達した高度な脳機能が関与している．この高次脳が何らかの要因で機能不全をきたすと，これまで可能であった活動が困難になり，日常生活に影響を及ぼすだけではなく，社会参加が困難となり，さらには生活の質（Quality Of Life，QOL）が低下し，人としての尊厳が著しく損なわれることになる．

　基本的ADLは食事，整容，排泄，更衣，入浴の5つの活動としてとらえ，食事と排泄の活動は毎日欠かせないものであり，そこに高次脳機能不全が関与すると生活全体に与える影響は多大となる．本書には食事と排泄について記述されているが，本項ではこの食事動作と排泄動作に絞って，それを司る高次脳機能とその症状，メカニズムを中心に解説することを断っておきたい．

食事動作

　食事動作において必要とされる高次脳機能は，注意・空間認知・道具の操作・遂行機能などである．それぞれの食事動作における役割を**表1**にまとめた．注意機能は全般性の注意機能と方向性の注意機能に分けられ，前者は主にターゲットに注意を向けたり，それを持続させながら食事に集中するために働き，後者は主に左右の空間に対する注意を均等に配分するために働いている．食事では箸，スプーン，フォーク，ナイフなどの道具を使用するが，これらの道具の使用も高次脳機能の範疇である．また，食事の際に主食，主菜，副菜などを交互に計画的に食べていくが，その際の計画性を担っているのは遂行機能という高次脳機能である．つまり，私たちは日頃意識しない（むしろ，何をどれだけ食べようかということは意識する）が，日常の意識とは別に，ここにあげたような高次脳機能が食事を摂取する際に働いていることになる．

　ここでは，空間認知機能と道具の操作機能に絞って，それらが損傷した際の症状とそのメカニズムについて述べる．

空間認知機能

　人を含めた生き物は左右に均等に注意を向けることができる．この機能が十分に働かないと，左右どちらかの対象にしか意識が向かず，意識が向かないもう一方の対象物や空間を無視したり，おろそかにしてしまうことになる．仮にこの機能が低下した際，動物は天敵から身を護ることが難しくなるであろうし，人であれば他人と物理的に衝突する，物を探せないなど，さまざまな困難をきたすこととなる．

　この空間認知機能は空間の対側の大脳半球，つまり右空間に対しては左半球が，左空間に対して

表1 食事動作における主な高次脳機能の関与

注意機能(全般的注意)	空間認知機能(方向性注意)	道具の操作機能	遂行機能
動作を開始したり継続して食事に意識を向け続けること	机上の空間全体に対して均等に意識を向けること	箸やスプーンなどの道具を使用すること	主食,主菜,副菜,飲み物などを計画的に摂食すること

は右半球が担っているが,脳卒中などの大脳損傷によってこれらの機能不全がしばしば生じる.この症状は前述のとおり,病巣の対側にある対象をあたかも無視するような現象であることから,半側空間無視と呼ばれている.

半側空間無視の病巣とメカニズム

半側空間無視は左右どちらの大脳病巣でも起こりうるが,実際的には,ほとんどが右大脳半球損傷による左半側空間無視である.責任病巣として重要視されているのは,頭頂葉と側頭葉の境界部である.ただし,前頭葉や視床に限局した病巣でも半側空間無視が出現することがあり,責任病巣としてはかなり広範囲である[1].

当然ながら,病巣の違いは半側空間無視の症状の違いとなって表出する.大脳の元来の機能のとおり,前頭葉は運動などの出力を担っているのに対して,頭頂葉や側頭葉などは感覚情報の連合野であり,入力を担っている.よって,前頭葉の損傷では行為の出力,例えば,文字や絵をかいたり,手を使った操作をしたりする際に無視症状を呈し,頭頂葉や側頭葉などの損傷では対側の情報が入ってこない状態になる[2].

半側空間無視が生じるメカニズムは,この症状の多くが右半球損傷による左半側空間無視であることを考慮すると理解しやすい.つまり,図1に示すように,空間認知機能を両側の大脳半球に備わっている方向性の注意機能としてとらえたとき,それは左半球が右空間にのみ機能を発揮するのに対して,右半球は両側の空間にその機能を発揮する.そのように仮定すれば,右半球損傷が生じたときだけ,左空間に対する注意が低下して対象物や空間を無視することになるのである[3].

このような方向性注意機能不全の仮説に加え,近年新たに能動的注意(背側ネットワーク)と受動的注意(腹側ネットワーク)の破綻によって半側空間無視症状を説明しようとする報告がある[4].後述するように,無視症状を検出する評価には数多くのものがあるが,線分抹消検査などの机上検査では患者の能動的注意が高まり,課題をクリアできたとしても,車いす駆動中に他人が突如前方を横切ったときに気付くための受動的注意が低下していて,反応できないため衝突することがある.したがって,ADLでの半側空間無視の影響を考慮するときには,受動的注意ネットワーク機能を把握しておく必要がある.

道具の操作機能

高次脳機能は動物,サルなどの類人猿などと比較して,人において発達しているものと考えるとわかりやすい.その代表的な機能が,言語(ことば)をコミュニケーションの手段(道具:ツール)としていることである.前者は他人との人間関係や社会における相互関係性を保つために必要不可欠であるが,後者の道具を使う機能は個々人の日常生活になくてはならない機能である.

道具を使うことは言語と同様,生後に習得獲得する機能である.生後1歳前後になるとクレヨン

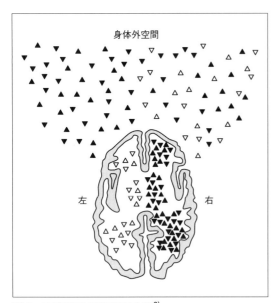

図1　方向性注意機能不全説[3]

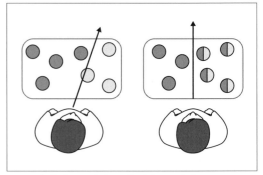

図2　身体中心の無視と物体中心の無視

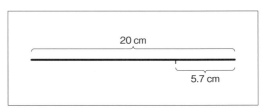

図3　線分二等分課題
この対象者の場合は，右端から5.7cmの箇所に印をつけている

などでなぐり書きができるようになり，2歳前後になるとスプーンを使って食事ができるようになる．その後，成長に伴ってさまざまな道具の使い方を学習し，さらには道具を作製することもできるようになる．パソコンやスマートフォンを使いこなせるのも，このような道具を使う人間特有の究極の高次脳機能と言えるかもしれない．

この道具の操作機能が失われると，今まで日常生活で使っていた道具の持ち方や使い方がわからなくなる．この症状はある目的をもった行為に失敗することであり，失行と呼ばれ，道具が使えなくなる症状は観念失行と定義されている．

そもそも，ヒトは石器時代から道具を作り・造り・創り使用してきたため，ホモ・ファーブル（homo・farber）と呼ばれている．また，ホモ・ハビリス（homo・habilis）とは器用なヒトとか道具を上手に使うとの意味である．

観念失行の病巣とメカニズム

道具を操作するという行為を理解するためには，その機能をいくつかの要素に分けて考える必要がある．まず，道具の用途に関する知識である．道具はある目的を有しているため，特定の道具が何のために用いられるのかについての知識を有する必要がある．また，それとは別に道具の使い方に関する知識も必要である．これには道具の把持の仕方や操作の方法が含まれる．さらに，道具と対になる対象物との関係性に関する知識である．例えば，ハサミと紙，金槌と釘とのように，道具には決まった対象物があり，その対象物との位置や距離の関係性に関する知識や認知も重要となる．

これらの知識をもとに道具を操作することになるが，これらを司っているのは左半球の頭頂葉と考えられている[5]．つまり，左半球頭頂葉周辺の損傷によって，これまで使えるようになってきた

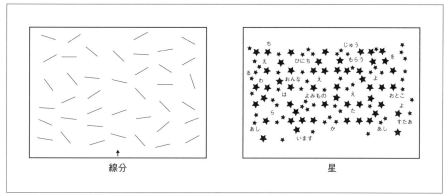

図4 抹消課題の例

身の回りにある道具の使用が困難になる．責任病巣については，左半球の頭頂葉以外の報告もあり，十分に解明されているとは言えない．メカニズムについてもまだ十分に納得できる説が展開されていないが，道具と対象物，運動のという3要素のミスマッチであると考えられている[6]．

食事動作への影響

食事は日本でも近年では通常，椅子座位にて卓上で行う動作であり，病院や施設などではごはん茶碗や皿などはトレーに載っている．半側空間無視があるとトレー全体の左側にある食べ物や器に気付かない．むしろ，右側にある器や食べ物ばかりに注意が向いてしまうため，それらに気付かないまま食事を終えることになる．これが半側空間無視の影響であることを知らなければ，食欲がないのかなと判断され，そのまま下膳されてしまうであろう．

さらに，この半側空間無視の影響はトレー全体に対してのみに生じるのではなく，個々の器ごとにも生じる．つまり，**図2**に示すように，たとえ右側にある器でも，その中に盛られた料理の左側を食べ残してしまうのである．このような現象については，トレー全体に対する無視現象を身体中心の無視，器ごとに生じる無視現象を対象中心の無視と，それぞれ分けてとらえることが重要である[7]．

一方，観念失行があると箸やスプーン，フォーク，あるいはストローなどの道具の使用に困難をきたす．箸を握って持ったり，スプーンやフォークの柄の方ですくおうとするケースがある．また，お茶やコーヒーを自分自身で入れようとする際に，例えば茶筒にお湯を入れようとしたり，白湯をそのまま飲もうとしてと動作の工程が混乱してしまう．このような複数の道具を使って複数の工程からなる行為を系列行為と呼ぶが，この症状も観念失行の影響で生じる．

半側空間無視の評価

半側空間無視の評価は大きく机上課題とADL課題に分けられる．机上課題にはさまざまな課題があるが，代表的なものは線分二等分課題と抹消課題である．前者は20cmの線分の中心に印を付けてもらう課題で，左半側空間無視を呈するときにはその中心点が右側にずれる（**図3**）．抹消課題にはさらに複数のものがあり，抹消する対象が線分，文字，数字，図形などさまざまである．**図4**に線分と図形（星）の課題を示すが，線分の課題は対象の線分が40本あるのみであるが，星の課題

表2 BITの検査内容

通常検査	行動検査
線分抹消試験	写真課題
文字抹消試験	電話課題
星印抹消試験	メニュー課題
模写試験	音読課題
線分二等分試験	時計課題
描画試験	硬貨課題
	書写課題
	地図課題
	トランプ課題
カットオフ点/満点	
131/146	68/81

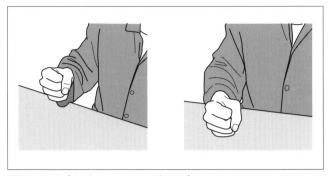

図5 BPO (Body Parts as Object)
金づちを使う真似をしているところ．右上肢が金づちになって直接机を叩いてしまっている

はターゲットである大きな星以外にも小さな星や文字が妨害刺激として描かれており，難易度としては星の課題の方が難しい．いずれにしても，抹消課題の場合も線分二等分課題と同様に，左半側空間無視を呈するケースは左側に気付かないため，右側だけを抹消することになり左側のターゲットを抹消できない．

一方，ADL課題は種々のADLの動作を直接観察することをとおして評価する．食事動作であれば，左側の食べ残しの程度やそれが身体中心なのか物体中心なのかを判別する．身体中心の無視であれば，体幹の向きに影響されているため，体幹が右側を向いてしまっている可能性が高いことから，体幹や頸部のアライメントの評価を忘れてはならない．

このように半側空間無視の評価は，さまざまな手段を用いて複眼的に行う必要があるため，包括的な検査が出版されている．代表的なものは行動性無視検査 (Behavioral Inattention Test, BIT) であり，机上検査だけではなく日常生活に即した課題が行動検査として用意されている (**表2**)[8]．合計点数が集計でき，カットオフ値も設定されているため評価には有用である．またADLへの影響を総合的に評価する尺度もある．Catherine Bergego Scaleは，机上検査だけではとらえられないADL全体への影響を得点化でき，かつ他者評価と自己評価との差を検出できるのが特徴である[9]．

観念失行の評価と治療

観念失行は日頃使い慣れた道具の使用に失敗する症状であることから，評価には対象者が使い慣れている道具，例えばハサミやホチキスなどの文房具，食事動作で使う箸やスプーン，整容動作で用いる歯ブラシや櫛などを実際に用いて評価する．通常，観念失行の評価は定量的に測定することよりも，定性的に実施する．例えば，スプーンを使う際の持ち方は正しいか，動かす方向や角度は正しいか，他の道具（フォークやナイフなど）と混乱していないかなどである．

また，評価過程では，実際の道具の使用の前に道具を使う真似をしてもらうと良い．これは，道具を使用する行為の真似（パントマイム）ができない観念運動失行の症状をしばしば合併するからである．多くのケースにおいて，観念失行と観念運動失行は合併してみられるが，評価ではそれらを分けて実施しておくと良い．観念運動失行の評価では，BPO (Body Parts as Object) と呼ばれる，自分自身の手や指をあたかも道具のように動かしてしまう現象が確認される (**図5**)[10]．

表3 van Heugtenらによる評価法[11]

1. 物品使用
   教示：「この物品をあなたがどのように使用するかみせてください」
   ①物品なしで言語指示のみ（鍵, 金槌, 歯ブラシ）
   ②視覚的に提示（スプーン, 金槌, ハサミ）
   ③ 実際の使用（消しゴム, くし, ねじ回し）
2. ジェスチャーの模倣
   検者の呈示後に模倣してもらう
   舌を突き出す, ろうそくを吹き消す, 目を閉じる, バイバイをする, 敬礼をする, 拳を握る
3. 採点方法
   3点：正しく適切
   2点：正しい行為に近いが, 何か不適切か, BPO
   1点：正しい行為にわずかにしか似ていない（例：歯ブラシを額の前で動かす）
   0点：正しくないか, 不完全
   （すべて2回施行したときの合計点を採点するが, 1回目で正しければ即座に6点を与える）
   物品使用：54点, ジェスチャーの模倣：36点, 合計：90点満点
   カットオフ値は86.4点

　失行も半側空間無視と同様, 包括的な評価法が報告されている. 国内では日本高次脳機能障害学会が標準高次動作性検査（Standard Performance for Apraxia, SPTA）を出版しているが, これは失行全般を扱ったかなり体系的な評価法であるため, その実施にはかなりの時間を要する. そのため, 臨床上はWAB失語症検査に含まれる行為検査や海外で開発された評価法を用いることが多い. 表3に示すvan Heughtenらによる評価法[11]は点数化できるうえカットオフ値も示されており有用である.

半側空間無視に対する統合的解釈と治療

　前述のとおり, 半側空間無視は方向性注意機能が低下あるいは喪失した状態である. 左側に対する注意が低下し, 相対的に右側に対する注意が増す. このメカニズムの仮説に照らして考えると, 治療的戦略は左側に対する注意を向上させるか, 右側に対する注意を減弱させることが目標となる. しかし, 半側空間無視を呈する対象者は「左側の世界はない」と話すことがしばしば報告されている. これは, いくら注意を払っても意識に上らないということを意味している. つまり, 「左側に注意して」とか「左側を見てください」といくら教示しても, 持続的な効果は期待できないことになる. これを克服するためには, 対象者自身が「左側の世界はないけれども, それは左側に対する注意が低下しているからであり, 自分自身でもっと左側に対して意識を向けるように努める」と言い聞かせ, これを習慣的に身に付けることが有効になる可能性がある. このような代償的な手段を身に付けることをトップダウン型アプローチと呼ぶが, これが有効となるためには対象者自身が意識に上りにくい半側空間無視症状を認識することが前提となる.

　一方, 半側空間無視症状を神経の可塑性を利用して改善させようという取り組みがある. これは目で見たものが右にずれるプリズム眼鏡を使って治療する方法である. 図6に示すように, 目の前にあるターゲットがプリズム眼鏡を通して見ると右側にずれて見えるため, そこにリーチすると相対的に左側へリーチすることになり, 視覚情報と体性感覚とにわざとずれを起こさせ, 左側への気

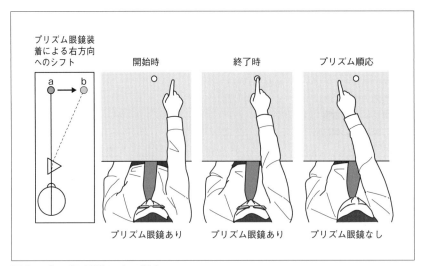

図6 プリズム眼鏡による順応

付きやリーチをしやすくする治療法である[12]．この治療法は症状そのものを改善させようとするもので，対象者自身は意識することなく行えるため，ボトムアップ型アプローチと呼ばれている．プリズムアダプテーションは机上課題を改善するだけでなく，立位バランス，車いす駆動などのADLに影響を及ぼすことが知られている[13]．

観念失行に対する統合的解釈と治療

観念失行の対象となる道具を操作する機能は，後天的に学習した機能である．この機能が失われたときに考慮する治療的戦略は，その機能を道具に関連する記憶あるいは道具の使用に関連する記憶としてとらえて，再度その道具の使い方を学習し直すというものである．対象者の多くは，成人であることから自分自身で学習すれば良いと考えがちになるが，事態はそう簡単ではない．成人であれば，初めて見た道具であっても，把持の仕方や動かし方はある程度想像できるかもしれない．しかし，観念失行を呈する対象者にはこれができないのである．つまり，対象となる道具あるいはそれを把持する部分から想像すること—アフォーダンス，あるいはアフォードすると言う—が困難になっているのである[14]．そのため，乳児に教えるような方法で，手を添え，介助しながら，正しい把持の仕方，正しい動かし方を再度学習してもらう必要がある．

これとは別に，道具を直接使わないジェスチャーやパントマイムの練習を介して，正しい運動方法を再習得する方法も試みられている．これは，観念失行のある対象者でも相手の動作の模倣は比較的保たれていることから，その神経回路を活性化させようとするアプローチ法である．

食事動作のまとめ

食事動作は座位での卓上動作である．ここでは座位の姿勢に与える高次脳機能の影響には言及できなかったが，卓机上動作に絞った影響のみ取り上げるだけでも深刻な課題がある．その評価にあたっては，損傷部位の左右差に注意すること，つまり，右半球損傷であれば左半側空間無視を，左

半球損傷であれば観念失行の有無を調べる必要がある．そのうえで詳細な評価を実施し，治療戦略を練ることになるが，食事動作は見守りや介助に当たる看護師や介護士などとも情報を共有して，対象者のQOL向上につなげていく必要がある．

排泄動作（トイレ動作）

　排泄動作は，それを自力で行えなくなった対象者が優先的に再習得したいADLの1つである．単なる運動機能不全のみの片麻痺であれば，健側の筋力を強化し，座位バランスと立位バランスを調整したうえで，片手での下衣の着脱方法などを学習すれば，それほど時間をかけなくても自立できるレベルに達するであろう．しかし，高次脳機能不全を伴うことになれば，その目標達成はたちまち破綻する．排泄動作の自立に向けた目標達成を破綻させる高次脳機能は，半側空間無視とPusher現象である．

　車いすを利用している対象者を想定すると，排泄動作には移乗動作が含まれることになる．車いすから立ち上がって便座に座る，あるいは便座から立ち上がって車いすに座るという工程が必須となる．ここに半側空間無視とPusher現象が関与すると，その移乗動作は困難を極める．また，半側空間無視は下衣の着脱の際にも影響を及ぼすことになる．

垂直性の維持機能

　人は二足歩行する動物である．そのためには，あらゆる外的な環境に対して姿勢を制御し続ける必要性がある．姿勢制御には運動方略や空間定位などが必要となり，空間定位とは身体部位を定位に保つ能力であり，内的な参照枠が不可欠とされている[15]．この内的な参照枠が重力に対する垂直性を正確に保持し続けられなければ，二足歩行，あるいは立位そのものの維持は不可能になる．

この内的な参照枠は垂直認知機能として，多角的にさまざまな角度から研究されているが，臨床現場ではPusher現象と呼ばれる姿勢制御に関する機能不全を呈する．

Pusher現象とそのメカニズム

　Pusher現象（症候群）は片麻痺の対象者が座位や立位という垂直性の保持を必要とされる姿勢において，非麻痺側上下肢が麻痺側に重心を押し，さらにそれを修正しようとする介助に対して抵抗する現象である[16]．図7のように左片麻痺者において，左上下肢には重度の運動麻痺と感覚異常を認め，膝は屈曲し足底は踵部が浮いている．左下肢の抗重力伸展は困難であるにもかかわらず，右下肢を伸展させて重心を左へ偏倚させ，さらに非麻痺側への転倒恐怖心を訴え，座位や立位における姿勢の正中位修正に対して，抵抗していた健側である右側の上下肢でかなりの力で麻痺側に押すことから，このように称されている．

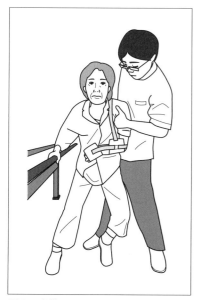

図7　立位でのPusher現象

この症状は急性期に多く認められ，その頻度は10～25%とされている．左右差についてはその差はないとの報告もあるが，右半球損傷に多く，しかもその回復が遅いとの報告がある[17]．責任病巣については視床後外側部や島後部，大脳白質などが関与しているとの報告があり，限局した部位よりも脳内ネットワークの破綻が想定されている．

この現象が出現するメカニズムについては，身体重心と圧中心における関係性の破綻であるとの仮説が提示されている．これは身体中心に対して支持基底面における圧中心を能動的に非麻痺側に偏倚させてしまい，非麻痺側で姿勢制御を司ることが不可能になるとの考えによる．

自己身体に対する無視

半側空間無視は，外空間に対してのみ生じるものではない．内空間の一部でもある自己身体に対しても，無視症状を呈することがある．例えば，歯磨きでは右側ばかりを磨いて，左側を磨かない．介助者の助言によって左側も磨き始めることはできるが，それが長く続くことはなく，再び右側ばかりを磨くようになる．これは化粧や髭剃り，入浴の洗体動作などでも確認されている．更衣動作も左側で拙劣になったり，忘れたりしてしまう．排泄動作においても，下衣や下着を十分に下ろさないとか，上げないことがしばしば観察される．

排泄動作への影響

排泄動作を移乗動作と更衣動作に分けて考えると，前者にはPusher現象と外空間に対する半側空間無視が，後者には自己身体に対する半側空間無視が関与することになる．

Pusher現象は座位でも確認されることが多いが，立位ではより顕著になる．移乗動作では，健側の上下肢を使って健側の方向へ移動するのが基本であるが，Pusher現象があると立位をとったときから麻痺側へ押してしまい，重心を健側へ移動させることができない．そればかりではなく，健側にあるトイレの手すりさえも把持できなくなるのである．前述のとおり，介助に対しても強い抵抗を示すため，移乗動作は容易ではない．さらに，便座に座った後も手すりを把持したまま麻痺側へ押してしまい，座位保持すら困難になる．一方，半側空間無視は健側に対する注意が低下するわけではないため，立ち上がったり手すりを持ち替えたりすることには影響を及ぼすことはない．しかし，車いすから立ち上がる際に，左側のブレーキをかけ忘れたり，左下肢をフットレストから降ろすことを忘れたりする．半側空間無視を呈するケースは，病識がなく動作が性急になる傾向もあるため注意を要する．

排泄動作の工程における更衣動作に関して，下着を含む下衣の上げ下げの際に生じる影響は前述のとおりであるが，殿部を露出したままの状態で廊下などを歩いているケースでは，半側空間無視の影響が疑われる．また，トイレットペーパーや洗浄便座のスイッチが左側に位置している際には，それらに気付くことが困難となる．

Pusher現象の評価

Pusher現象は，失行と同様に動作の観察によって評価する．そのためには，標準化された評価表を用いるのが効率的で数値化もしやすい．**表4-A**に示すPusher評価チャートは座位，立位，歩行の3つの動作ごとに0～2点の3段階で点数化するもので，トータルスコアで1以上をPusher現象あ

りとしたうえで重症度を求めることができる[18]．Karnath[19]によるScale for Contraversive Pushing, SCP（**表4-B**）が多く用いられており，SCPでは1.75以上，BLS（Burke Laterpulsion Scale）では2以上をPusher現象ありとしている．

Pusher現象に対する治療

Pusher現象を軽減あるいは消失させるためには，正しい感覚入力をしたうえで，それらの感覚情報を統合し姿勢制御の再学習を促していく必要がある．座位では，セラピストが後方から支えながら徐々に重心を移動させ姿勢制御に関する運動の受容性を高める．対象者自身の姿勢制御の学習を促すために，**図8**に示すようにon handからon elbowの姿勢へと移行させる練習を行うと良い[21]．

移乗動作では，まず昇降ベッドを利用した高座位からの起立動作の練習を行う．次に立位保持や体幹の回転動作では縦手すりを使って練習すると良い．着座練習の際にも，昇降ベッドを用いて高座位から低座位へと段階付けを考慮して，実際の移乗動作に近づけていくようにする．

排泄動作における半側空間無視に対する治療

食事動作の項で述べたとおり，半側空間無視は左側を無視することを意識できない症状である．そのため，その治療介入としては，特定の戦略的動作を身に付けて正しい動作を習得することに努めると良い．非損傷側の左大脳半球を用いた治療は，対象者の症状に関係なく可能性を高めるために有用であると考える．

先に述べたとおり，排泄動作はいくつかの工程に分けることができる動作であるため，その工程ごとに自己教示を行う．例えば，移乗動作の際に「ブレーキ左」とか「左足フットレスト」などのキーワードを覚えながら動作を確認していくようにする[22]．この方法は性急になりがちな右半球損傷者に対して，言語的に歩調を取りながら工程を進められる点においても理にかなったものと言えるであろう．

排泄動作のまとめ

排泄動作は，移乗動作と座位での更衣動作とが複合した動作である．よって，その習得のためには座位，立位，移乗との基本的動作を習得することが何よりも優先して求められる．その観点から，ここで紹介したPusher現象と半側空間無視に関して理解することなしに，対象者の排泄動作の習得を教示することは難しいと言える．換言すれば，これらの高次脳機能の症状を理解し，的確な評価から戦略的な治療介入によって，排泄動作の習得の可能性があると言える．ADLの中でも排泄動作は対象者にとって極めて重大な課題であり，それだけに，セラピストにとってもやりがいのある大変肝要な課題の1つであると言えよう．

結　語

ADLの中で食事動作と排泄動作は，生命機能にも関わることであり，日々欠かせない重要な行為，行動でもある．本項では高次脳機能不全がADLに及ぼす影響について概説した．生体内における「移動の概念」を考えてみると，水分と栄養素を摂取，吸収して，不要な物質を体外に排泄す

表4-A　Pusher評価チャート

		評価者				
【座　位】 両足接踵の腰かけ・背もたれなしの座位で上肢（健側）をついて座る (starting position)		月/日	/	/	/	/	/
2:	すぐに（60秒以内）右手で押し始め正中軸を越え体幹が傾き左後方へ崩れてしまう．上肢をはずすと座位保持ができない．これがほとんど常に起こる						
1:	1分程度以上は保持できるか，あるいは5回に1～2回程度たまに押してしまう．上肢をはずしても5分程度なら座位保持できる						
0:	自立　押すことはない．10分以上背もたれ，上肢の支持なしで座位保持できる（注：これを「自立」とみなす）						
【立　位】 平行棒内立位で評価（LLBなどを装着してもよい）．いったん肩幅程度に両足を開いて立ち，平行棒を持たせる		月/日	/	/	/	/	/
2:	すぐに（30秒以内）右手で押し始め，左側の骨盤帯が左側の平行棒についてしまう．あるいは左後方へ倒れる．「右側のバーに腰をつける」ように指示してもかえって左側へ移動する						
1:	時間が経つと（30秒以内）押し始めて左側へいってしまう．しかし「右側のバーにつける」ように言うと可能である．右側のバーに寄りかかって1分以上保持してもよい						
0:	右手でバーを持ち，かつ寄りかからず，また左側へ偏位せず1分以上保持できる（注：この場合でもPusher現象がないというだけで，「自立」ではない）						
【歩　行】 四点杖などの適当な杖を持ち10m歩行（介助でもよい）を行う（LLBなどの装着可）		月/日	/	/	/	/	/
2:	杖をついての静止立位はなんとか保持できるが，歩き始めようとすると，かえって右上下肢で押し始め，上部体幹が正中軸を越えて倒れる．倒れないよう介助すると，かえって押す力を強める（注：杖を使用するよりも，かかえこむような介助歩行の方が容易である）						
	歩行スピード；10m介助歩行で3分以上かかる						
1:	杖を体側横につくと押してしまい，正中軸を越えるが，前について歩行すると容易になる．肩・骨盤など1か所サポートするだけで歩行可能である．しかし，サポートしている部分は押している						
	歩行スピード；10m（1分～3分）						
0:	患側を振り出すことと比較して健側の振り出しが容易である．サポートが必要なときでも，その部分を押すことはない（注：この段階でもいわゆる「自立ではない」）						
	歩行スピード；10m1分以内						
		総合得点					

〈コメント〉

聖マリアンナ医科大学病院リハビリテーション部

表4-B　SCP

Scale for contraversive pushing

	座位	立位
(A) 姿勢（自発的な姿勢の対称性）		
1点＝損傷側対側への重度の傾きがあり転倒する	□	□
0.75点＝損傷側対側への重度の傾きがあるが転倒はしない	□	□
0.25点＝損傷側対側への軽度の傾きがあるが転倒はしない	□	□
0点＝傾きなし/正中位	□	□
合計（最大＝2点）：		
(B) 伸展（上肢/下肢を使って支持面への接触範囲を広げる）		
1点＝休んでいるときから出現する	□	□
0.5点＝姿勢を変えると出現する	□	□
0点＝伸展しない	□	□
合計（最大＝2点）：		
(C) 抵抗（他動的に正中位へ修正されることへの抵抗）		
1点＝抵抗あり	□	□
0点＝抵抗なし	□	□
合計（最大＝2点）：		

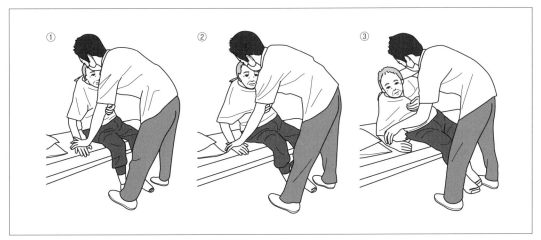

図8　on handからon elbowへの移行練習

る生理学的作用は移動の概念の範疇になることを認識しておくことも大切であろう．ここで紹介したのは，高次脳機能不全の代表的な内容だけに留めたが，臨床現場で遭遇する実際の症状は多彩であり，評価と治療とを表裏一体としてとらえて，多様な計画性と戦略を携えて対象者をみることが望まれる．そして，何よりも高次脳機能不全は，その症状が重症であればあるほど，担当するセラピストの技能はもとより，想像性と創造性を活性化して挑戦することが求められよう．

文献

1) Parton A, et al：Hemispatial neglect. *J Neurol Neurosurg Psychiatry*, **75**(1)：13-21, 2004.
2) 網本　和・他：半側空間無視の生起課程に関する検討—知覚型と遂行型の分析. 総合リハ, **19**(6)：631-635, 1991.
3) Mesulam MM：Spatial attention and neglect：parietal, frontal and cingulate contributions to the mental representation and attentional targeting of salient extrapersonal events. *Philos Trans R Soc Lond B Biol Sci*, **354**(1387)：1325-1346, 1999.
4) Corbetta M, et al：Spatial neglect and attention networks. *Annu Rev Neurosci*, **34**：569-599, 2011.
5) Goldenberg G：Apraxia and the parietal lobes. *Neuropsychologia*, **47**(6)：1449-1459, 2009.
6) 山鳥　重：観念失行—使用失行—のメカニズム. 神経進歩, **38**(4)：540-546, 1994.
7) Ota H, et al：Dissociation of body-centered and stimulus-centered representations in unilateral neglect. *Neurology*, **57**(11)：2064-2069, 2001.
8) 石合純夫：高次脳機能障害の検査と解釈　行動性無視検査(Behavioural inattention test：BIT). 臨床リハ, **18**(7)：628-632, 2009.
9) Azouvi P, et al：Behavioral assessment of unilateral neglect：study of the psychometric properties of the Catherine Bergego Scale. *Arch Phys Med Rehabil*, **84**(1)：51-57, 2003.
10) 能登真一：観念失行と観念運動失行. PTジャーナル, **50**(12)：1133-1138, 2016.
11) van Heugten CM, et al：A diagnostic test for apraxia in stroke patients：internal consistency and diagnostic value. *Clin Neuropsychol*, **13**(2)：182-192, 1999.
12) Rossetti Y, et al：Prism adaptation to a rightward optical deviation rehabilitates left hemispatial neglect. *Nature*, **395**(6698)：166-169, 1998.
13) Watanabe S, et al：Generalization of Prism adaptation for wheelchair driving task in patients with unilateral spatial neglect. *Arch Phys Med Rehabil*, **91**(3)：443-447, 2010.
14) 能登真一：失行に対する環境と適応〔内山　靖(編)：環境と理学療法〕. pp175-186, 医歯薬出版, 2004.
15) Horak FB：Postural orientation and equilibrium：what do we need to know about neural control of balance to prevent falls？ *Age Ageing*, **35**(2)：ii7-ii11, 2006.
16) 宮本真明：Pusher現象〔網本　和(編)：PT・OTのための高次脳機能障害ABC〕. pp23-69, 文光堂, 2015.
17) Abe H, et al：Prevalence and length of recovery of pusher syndrome based on cerebral hemispheric lesion side in patients with acute stroke. *Stroke*, **43**(6)：1654-1656, 2012.
18) 網本　和・他：左半側無視例における「Pusher現象」の重症度分類. 理学療法学, **21**(1)：29-33, 1994.
19) Karnath HO, et al：The origin of contraversive pushing：evidence for a second graviceptive system in humans. *Neurology*, **55**(9)：1298-1304, 2000.
20) D'Aquila MA, et al：Validation of a lateropulsion scale for patients recovering from stroke. *Clin Rehabil*, **18**(1)：102-109, 2004.
21) 万治淳史：姿勢・基本動作障害に対する治療アプローチ〔網本　和(編)：傾いた垂直性—Pusher現象の評価と治療の考え方〕. pp188-217, HUMAN PRESS. 2017.
22) 二木淑子・他：半側無視症例におけるトイレ動作訓練の検討. 作業療法, **12**(1)：29-36, 1993.

（網本　和・能登真一）

コラム

コラム ①
臨床におけることばは医療行為の要でごわんす！

（奈良　勲）

「医療は仁術なり」との表現は，西郷隆盛ではなく『養生訓』（1712年）に医者の貝原益軒が残した格言である．治療対象となる患者とは「心に串が刺さった者」のようなことから，治療とは「患者の心に刺さった痛みや苦しみといった串を取り除くこと」であると記述されている．広辞苑には「医は，人命を救う博愛の道である」と記載されている．日本語の患者の意味は「疾患のある者」であるが，英語のpatientは「忍耐強い」，ラテン語のaegrotusは「耐えしのぶ」である．患だけの意味は，患い，憂い，愁い，苦しみ，悩みなどいずれも心身のマイナス面を表している．

1972～1973年，カラーテレビが始まった頃にNHKの火曜ドラマとして『赤ひげ』（原作：山本周五郎の「赤ひげ診療譚」）が放映された．当時，筆者自身医療人であり顔髭を生やし始めた頃だったので，この番組を鑑賞した．日本人には赤ひげの人々はいないと思われるが，筆者の顔髭の一部が白くなる途中に赤茶色に変色した過程を体験している．これを指して主人公は「赤ひげ」と呼ばれたのだろう．

ともかく，「赤ひげ」は，江戸幕府が創設した小石川養生所長であったが，そこの規則を守らずに診療を行っていた．例えば，診療時間外に受診に来た患者を診る，治療代を払えない貧しい人々からは金を受け取らない，などである．そのような彼の人格や医療倫理観のため周囲の人々からは尊敬されていた．はるか昔，東洋医療の中国人の医者は，加療しても病気が治らないケースでは治療代を請求しなかったらしいが，大変合法的な医療行為であったと言える．

「医は算術なり」は，一部の税金の高い福祉国家や自然資源が世界一豊富な国のカタールなどを除けば，一般的には医療には多額の経費を必要とするという意味である．日本では1961年に国民皆保険制度が開始した．勤務形態にもよるが原則的には保険料を支払っておけば，自己負担は少ない．アメリカでも公的保険制度の議案を検討した経緯があったが実現していない．

算術（算段との用語もある）との意味は，苦心して良い方法や手段を考え出すことや金銭の都合をつけることである．医療自体をビジネスとしてみるなら，私財を増やすことよりも，物事を安定して運営するために必要なスキルであるとすれば，「仁と算」とは必ずしも相反するものではなく，むしろ，仁をなす基盤には算が必要なのである．ビジネスの世界において契約は双方が対等の立場であることが前提になる．保健・医療・福祉領域においても，専門職と対象者とは同等の立場であることの認識が求められる．ボランティアとか慈善活動であっても経費捻出の方法論の違いであり，それらの対象者とは対等の立場であると考える．

さて，医療倫理・哲学的な核心を確認しておきたかったので前書きが長くなった．本コラムのタイトルは，「臨床におけることばは医療行為の要でごわんす！」となっているが，前述した保健・福祉領域を含むことでもある．筆者が本論のテーマに気づいた契機は，治療の英語であるtreatmentの語源と理学療法の主軸が運動療法に変革してきたことから直接的に対象者の身体に触れる場面が多いことであった．Treatmentの動詞，treatの意味は，手当てする，取り扱う，処置する，もてなすなどである．これらは，理学療法士，作業療法士の業務の中にも含まれる医療行為の一部である．評価とセラピーの過程における問診，説明と同意，物語の医療などは，ことば無くして遂行できる事象ではない．ちなみに，筆者が勤務していた病院の理学療法科の職員で「無言のセラピー」を3時間試行したことがある．ことば無しでは仕事を妨げることは明らかに想定されることであったが，それを実体験してみることの重要性を確認したかったからである．その際の職員の感想文は文献[1]に記載されている．セラピーの前に挨拶もせず，ボディランゲージで意思疎通を図ることには限界がある．対象者は，当日の全職員の気分が不機嫌であったと感じたらしい．一方，「手八長口八長」とは，口もやることも上手で，八つの道具を使うことができるほど達者との意味だが，褒めることよりも，けなすときに使われる表現である．人が何事かに集中して真剣に取り組んでいるときには，無駄口を発することはない．これは，セラピーの最中についても言えることであるが，対象者が何らかの理由で過度に緊張しているときには，下手な

ジョークでも口にしてリラックスしてもらうことが必要なこともある．よって，「無言のセラピー」を体験して，その善し悪しを実感できたことは無駄ではなかったと考える．

人類を最も人間らしくした文化的要素は，思考や意思疎通のツールである言語・ことばであると考える．だが，ピカード[2]は，『沈黙の世界』の中で，「もしもことばに沈黙の背景がなければ，ことばは深さを失ってしまうであろう」と述べている．これは，ことば自体を手段とするのか目的にするのかの認識の相違点を暗示していると思うが，思考よりも深淵な思惟・思索はひとりで静かに己と対話する知的活動であろう．

「医療は技術である」との発想は，従来より存在している．技術，techniqueは技能，技巧，職能，手法，芸術，武術など多岐にわたる分野で用いられている．それらの水準は，特定の目的を果たす手段であるが，医療分野では医療職の温かみのある人間性は歓迎されても，医療技術の水準と乖離しているとすれば，おそらく対象者は愛想は今ひとつであっても腕の良い理学療法士に診てもらいたいと思うだろう．より高度なprofessionsを均等に兼ねることが極意であるが，最初からその水準に至ることはあり得ないだろう．天才的可能性のある人間は存在すると思うが，そのような人間でさえも，格段の修練を重ねていることはあまり知られていないようだ．

意思疎通の英語，communicationは，common（共通の・共有の）を基本として，common sense（常識），community（地域），communism（共産主義）などの意味から，相手や相互の見解・情報・思考などを共通的に共有するとの意味になる．しかし，見解を交わしてもそのすべてに賛成・賛同するとの意味ではない．まずは，相手や相互の見解を理解認識したうえで，それらに賛同するか否かを表明することが大切である．民主主義の原則は，多数決で議案が採決されることが多い．しかし，議案の性格によっては全員一致を必要とする場合もある．その例として，1957年のアメリカ映画「12人の怒れる男」は，12人の陪審員によって黒人男性が白人女性をレイプしたか否かについて，法廷で裁くストーリーを描いたものである．最初は，1人の陪審員だけが無罪としたが，アメリカでは全員一致の仕組みであるため，裁判は延々と繰り返された末に，最終的に被告は無罪となる．

日本では2009年に国民の裁判員制度が開始された．原則として裁判員6人，裁判官3人で裁判の全過程に関与する方法である．また，日本では裁判官と一緒に，有罪か無罪かだけではなく量刑についても判決し，評決は裁判員と裁判官の過半数の賛成で可能である．前述したアメリカの制度とは幾分異なるが，共通していることは国民が裁判に関与して見解を反映できることである．だが，裁判に関与する国民の見識が判決を左右することから責任は重大である．

ことば・言語の原則的学習は，①耳からのinputで始まり，②片言ことばで話し，③絵本などの読書，④簡単な文章を書く順序で進む．これらの中で適切な文章を書くことが最も高度な水準であると言われている．そのためには，文法を基盤にして語彙数，ことばの選択，文章全体の構成，読者の立場を配慮するなど総合的な能力を駆使する必要性があると感じている．ただし，臨床現場では対象者のことばを傾聴して理解する能力に欠けることは致命的であろう．そのためにも，日頃から他者の話を聴く力を深める努力を優先したうえで自己表現力を高めることを勧めたい．

参考文献

1) 奈良　勲：臨床におけることば〈のリスク〉―哲学的リハビリテーション人間学の観点から―．理・作療法，11(10)：751-758，1977．
2) ピカードM，佐野利勝（訳）：沈黙の世界．みすず書房，1972．
3) 奈良　勲：プロフェッショナル・コミュニケーション論―Professional Communication―．PTジャーナル，43(8)：737-747，2009．

コラム②
テーブル上のコップの中の水を飲む

（河野光伸・木林　勉）

日常生活活動（Activities of Daily Living，ADL）の改善を主たる目標の1つとするリハビリテーション医療において，運動機能の回復・改善は中心的課題となる．そして，理学療法・作業療法では運動療法，運動学習を主体とした治療プログラムを実践することが多い．そのため，理学療法士・作業療法士にとって身体の構造と機能を理解することは重要である．

ここでは，「机の上に置いてある水の入っているコップから，そのコップを手に取り水を飲む動作」を例にとり，この一連の随意運動について，各学問的側面から解説する．なお，ここで言う解剖学，生理学，運動学は広義にとらえて，神経生理学や臨床運動学なども含むものとして理解されたい．

●机上のコップの水を飲む動作
人が「机の上に置いてある水の入っているコップから，そのコップを手に取り水を飲む動作」について考察すると，その一連の随意運動のプロセスは以下のようになる．

①机上のコップを視覚でとらえて内容物を認識する
②"水を飲む"という意思・意欲が生じる
③コップに手を伸ばす
④コップを手に取る（掴む・持つ・保持する）
⑤コップを口に近づける
⑥コップを口に付け，傾けて水を飲む
⑦コップの傾きを戻し，口から離す
⑧コップを机の元の位置に戻す
⑨コップから手を離す

この随意運動の各プロセスで起きている現象を，解剖学，生理学，運動学の側面から簡潔にとらえてみたい．

●解剖学的側面
解剖学の側面からは，この一連の動作のプロセスで作用している（必要となる）器官は何かと考察してみる．主なものは，眼球，視神経，大脳，小脳，脳幹，脊髄神経，上肢の末梢神経（筋皮神経，腋窩神経，正中神経など），上肢の関節（肩関節，肘関節，手関節など），上肢の筋（三角筋，上腕二頭筋，上腕三頭筋，橈側手根屈筋，母指対立筋など），感覚受容器（Ruffini小体，Pacini小体，自由神経終末など）である．それらの他にも，関節においては，靱帯，関節唇などの関節を構成する組織がある．また，関節はそれを構成する骨の数，関節面の形状，運動の方向性によって分類される．

これらの器官が①～⑨のプロセスにおいて，スムーズな関節運動を可能にするため構造的に協調しながら作用して，運動が制御されている．また，これらの器官に損傷がなければ，目的とする随意運動の遂行を妨げることはない．

●生理学的側面
次に生理学の側面から考察すると，眼球の網膜に映ったコップの映像は大脳後頭葉の視覚野へ伝達され，情動，モチベーションに関与する脳内の帯状回が活動し，"飲む"意思・意欲が生じる．そして，運動野から上肢への運動指令によってコップを持ち，飲む動作が遂行される．この一連の随意運動は，中枢神経（脳・脊髄）から末梢神経（上肢）への指示（神経の興奮）の伝達によって，主な動作を行う筋の収縮へとつながる．すなわち，眼球で生じた神経細胞の興奮がシナプスを介して大脳の後頭葉を刺激し，この刺激により"飲む"という意思・意欲が生じ，大脳皮質連合野で運動がイメージ・プログラムされる．それは大脳皮質の運動野，脊髄，末梢神経へと，シナプスを介して伝達され，神経筋接合部を通じて筋線維に伝わり筋が収縮することで，目的とする随意運動が遂行される．シナプスにおいては，節前線維の軸索の末端である神経終末にあるシナプス小胞から神経伝達物質の放出，イオンチャンネルの働きによって節後線維に興奮が伝わる．筋の収縮においては，各筋の筋線維を構成しているアクチン・ミオシンフィラメントによるフィラメント滑走が起きている．

●運動学的側面
運動学の側面から考察すると，作用する主動作筋，拮抗筋，具体的な骨，関節の動き，関節の運動力学など，さまざまな要素が関与している．限られた紙面ではすべてについて述べることはできないため，ここでは臨床運動学の側面から考察する．

机の上のコップを視覚的に確認すると，その大きさ，形，手からの距離を識別する．このとき，コップまでの手の軌道は無数であり，その際の肩，肘，手，指の各々の関節角，活動する筋の張力の組合せも無数に存在する．また，コップの形状に合わせて持つ手の握りの型，コップを保持するときの筋張力の組合せも無数に存在する．その組合せの中から，1つの最適な軌道や手の握りの型などが選択され，大脳皮質連合野において運動がイメージされプログラムされる．

　コップに手を伸ばす動作について述べると，連合野から送られた目標軌道は，運動野から脊髄，末梢神経（運動神経）へ運動指令として伝達され，筋の収縮が生じる．実現された運動についての情報は，末梢神経（感覚神経）を介して脊髄へ上行し，大脳皮質レベルでのフィードバックループとして知られているトランスコーチカルループによって体性感覚野から運動野にフィードバックされる．ただし，この機構のみではスムーズで速い運動はできないため，小脳の作用も重要となる．

　小脳では運動に関する内部モデルの形成がなされており，目標とする運動軌道に最適な指令が生成される．また，運動前に軌道誤差を予測し，運動指令の修正を行うことで，速いスムーズなフィードフォワード運動を可能にしている．このように随意運動では，中枢神経系の制御によって類似した筋群が共同して作用するように操作され（共同運動），なめらかでやわらかい関節運動を可能にしている．

　一方，人は上肢などの随意運動を遂行する際に，立位であればその上肢の動作に先行して下肢の筋活動が生じている．これは，上肢の随意運動によって生じる姿勢の乱れに備えた反応（フィードフォワード）である．このフィードフォワードによる姿勢調整に加え，随意運動と併行した姿勢調整も行われており，運動指令が計画されると同時に，最適な姿勢が選択される．

　ここまで述べてきたように，「水を飲む」という動作を考察する際には，コップの傾きに合わせた関節角度の調整，水量の程度に合わせた保持力の調整，水をこぼさないための口唇の動き，飲み込む際の口唇・舌の動き，嚥下反射，嚥下性無呼吸など，考察する要点は複雑である．

　このように，「机上のコップの水を飲む動作」という単純な動作でも，さまざまな学問を通して多角的に考察する必要があることがわかる．身体の構造と機能，現象，実際の人の活動（作業・動作・運動）などを的確に掌握するためには，限定的は学問だけではなく，隣接学際領域を総合的に包括する能力を高めることが求められる．

参考文献

1) 木林　勉・他：理学療法学における基礎的学問（解剖学・生理学・運動学）─統合的な理解のための教育方法含む．〔奈良　勲（編集主幹）：実学としての理学療法概観〕．pp45-58，文光堂，2015．
2) 蔵田　潔：運動制御の情報処理機構〔宮本正三，沖田一彦（選）：運動制御と運動学習─セラピストのための基礎研究論文集1─〕．pp3-22，協同医書出版社，1997．
3) 森　茂美：運動の階層性制御〔宮本正三，沖田一彦（選）：運動制御と運動学習─セラピストのための基礎研究論文集1─〕．pp23-47，協同医書出版社，1997．
4) 麓　信義：運動学習の理論〔宮本正三，沖田一彦（選）：運動制御と運動学習─セラピストのための基礎研究論文集1─〕．pp233-267，協同医書出版社，1997．

コラム ③
「持ち上げ」動作の科学

(藤村昌彦)

重量物の持ち上げ方法には，膝を曲げてしゃがみこむように重量物を抱え，その姿勢から膝を伸ばすSquat法と膝を伸展した状態で持ち上げるStoop法とが知られている（**図**）．厚生労働省は，理想的な重量物の持ち上げ方としてSquat法を推奨している．この方法が，膝関節の伸展力を利用する目的であることは想像に難くない．ここでは，生体力学的側面，特に関節モーメントの見地から持ち上げ動作を解説する．

私たちは，被検者の身体の12か所にマーカーを貼付し，Squat法とStoop法とによる持ち上げ動作をビデオカメラで撮影し，マーカー位置の標点座標を特定した．前腕部，上腕部，頭部，上部体幹，下部体幹に分割し剛体ごとに作成した運動方程式を用いて，標点座標データから身体各部の重心位置とその加速度，体幹角度を算出した．腰部は5個の腰椎によって構成されている．この中で腰部損傷が多発するのは第5腰椎と第1仙椎間（以下，L5/S1）である．これは，L5/S1が椎骨の中で可動域が最も大きく，そして体幹の下位にあり上半身の重量を支えるためである．得られたデータから，Squat法のL5/S1関節モーメントは，Stoop法と比べて20%増の負荷を強いられていることが確認された．このことから，Squat法は生体力学的な評価では，Stoop法と比して不利であることは明らかである．

この理由の1つとして，力の作用する位置から回転軸までの距離が長いことがあげられる．Squat法の場合，腰部が後方へ移動するためにL5/S1関節部と重量物および上半身重心点との距離が大きくなる．Stoop法ではL5/S1関節部から下ろした垂線は踵部付近であるが，Squat法ではそれよりもさらに後方になる．次に，Squat法は剛体の質量を増大させることがあげられる．すなわち，膝を屈曲して重心を下げることで，被検者自身の重さが質量に加わりモーメント値を増大させる．しかし，Squat法

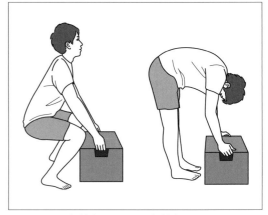

図　Squat法（左）とStoop法（右）

が生体力学的に不利であっても，Stoop法と比較した場合，安全な持ち上げ方法であることは議論するまでもない．それは，脊柱起立筋のみならず椎間板，前縦靱帯，後縦靱帯，椎間関節，棘突起間黄色靱帯から構成される脊柱可動部の異常をきたしやすい損傷性組織である脊柱周辺の機能不全の原因にもなりかねないため，体幹前屈位となるStoop法は回避するのが賢明である．一方，Squat法は膝伸展筋の働きに依存することになるが，人体で最も強靱な筋であるため大きな負荷量にも耐えられる．

モーメント値は作用点の距離，剛体の質量，移動（持ち上げ）速度の影響を受けるため，この3つの要素に配慮することでモーメント値を減少させることが可能である．支点と作用点の距離を短くするために，重量物に極力近づくことが重要である．剛体の質量を軽減するには，重量物の分割を検討するとよい．そして，最も有効な手段は持ち上げ速度に配慮することである．特に，腰痛症の発症が多発しやすい持ち上げ初期において，急激に重量物を持ち上げる動作を避けることが損傷受傷を予防するうえで重要となる．

参考文献

1) Masahiko Fujimura, et al：Study of Personal Joint Moment in Heavy Object Lifting Action. 日本職業・災害医学会会誌，**54**：129-136, 2006.

コラム ④
ゴルフ動作の科学—コーチを行う際に対象の機能不全水準をどう考慮するか—

(浦辺幸夫)

ゴルフはあらゆる世代に人気のあるスポーツである．特に中高年の間では「社会参加」に活用され，生活の質(Quality of Life, QOL)向上の一役を担っている．片麻痺者の中には「死ぬまでにもう一度ゴルフがしたい」と願う人々も多い．

片麻痺者がゴルフを行う際に，求められる身体機能水準を考える．まず，立位保持の機能が十分あること．静的バランス能力に加え，傾斜地での立位やクラブのスイング時に平衡を保つ動的バランス能力が必要である．歩行能力については，屋外活動であるため，転倒を回避できることが求められる．特に内反尖足が強い人には何らかの対応を行う．あとは，一定以上の体力があること．立つ，歩く，打つという一連の動作が一定の時間繰り返されるため，巧緻性，筋力，持久性などを総合的に評価しておく必要がある．

片麻痺者の運動時の呼気ガス分析では，同年齢の人と同じ運動でも相対的に身体の負担が大きくなっているということが明らかになっているため，コーチする際に配慮する．スイング時には血圧上昇があるため，こちらにも相応の配慮を行う．手指の機能が不十分でクラブの把持が困難なときは，マジックテープでグローブとクラブのグリップの接触・安定を高める工夫をしている．

コーチを行う際には，前述のような評価やリスク管理を行ったうえで，図1，図2のように屋内でパターの練習をする．アプローチの長さによって体幹の回旋が大きくなっていくため，片麻痺者ではバランス機能の向上に役立つ．インパクトの強弱や打球方向の制御を学習していく過程で，片麻痺者と理学療法士の双方にさまざまな気づきが発生する．

次は，ゴルフレンジでの打ちっぱなしである．運動麻痺が比較的軽度であれば，1〜6番という長いクラブの使用が考えられるが，片麻痺者の場合はPW(ピッチングウエッジ)や8，9番のクラブ1本で距離を稼げるようにして，20〜40ヤード程度を目標としている．もともとゴルフ経験のある片麻痺者が多く，練習回数を重ねると早く上達することから，これが片麻痺者の自信や自己効力感の向上に役立っていると感じる．また，準備に向けて家族や友人との接点も増え，社会参加の向上へとつながる．

ゴルフコースでは電動カートを使用するため，自力での移動能力が低くても懸念することはない．しかし，100〜150ヤード以上の飛距離が出せるかということがポイントとなる．目標をミニゴルフコースでのゴルフにすると，おおよそ100ヤード程度なので片麻痺者のゴルフには適していると考える．

ミニゴルフコースでは，血圧測定など健康状態のチェック後に実際のプレーを開始する．片麻痺者は疲労しやすく，コーチする際には特に転倒予防に注意しておく．疲労の兆候は，足尖の引っかかりなどとして現れやすいので，装具の使用に加え，現場ではテーピングなどの簡易処置もできるようにしておくと良い．ここまで備えておけば，片麻痺者も理学療法士も一体になってそれぞれの目標に向かってゴルフを楽しめるようになるだろう．

片麻痺者には痙性があるため，スポーツ活動の参加に制約があることが多い．しかし，ゴルフのプレーを通じて機能の水準を高めることができることは，理学療法の醍醐味と思われるため，社会参加支援の一助としていきたいものである．

参考文献
1) Gerston J, Orr W：External work of walking in hemiparetic patients. *Scand J Rehabil Med*, 3(1)：85-88, 1971.
2) 森 英二：脳卒中片麻痺患者の基本動作に関する運動生理学的研究．リハビリテーション医学，33(1)：49-59, 1996.

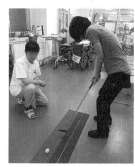
図1 右片麻痺患者のゴルフ練習の様子

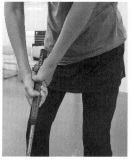
図2 筋緊張(痙性)を利用して，素手でクラブを把持している

コラム⑤
"精神疾患患者の理学療法"への挑戦

(加賀野井聖二)

●精神科を取り巻く現状

2014年の患者調査では,精神疾患患者数が392万人となり,2011年の調査から72万人増加している[1].医療機関にかかっている患者数は,うつ病,統合失調症,不安症,認知症の順に多く,中でもうつ病の著しい増加が社会的課題となっている.うつ病が増加した背景には,労働環境の悪化によって,過酷な労働状況に追い込まれた結果,うつ病を患う労働者が増えていることがあげられる.厚生労働省による「2012年度労働者健康状況調査」によれば,メンタルヘルスの不調を理由とした連続1か月以上の休業,または退職した労働者がいる事業所が増加し,今日では,企業にとってメンタルヘルスへの対策は避けて通れない課題である.

厚生労働省は,それまでの4疾病(がん,脳卒中,急性心筋梗塞,糖尿病)5事業に,2013年度から精神疾患を加えた5疾病5事業を医療計画に盛り込んだ.各都道府県は,精神疾患について地域でどのような医療が求められているのかの現状を把握し,各医療機関の役割や連携を明確にして,医療体制の整備を重点的に進めることになった.中でも精神疾患に身体疾患を合併している救急患者が増加しているため,一般科での受け入れが促進されており[2],今後はさらにその数が増加するものと推察される.

●精神疾患患者への理学療法の必要性・重要性

前述の現状をふまえ,理学療法士が実践する「運動療法」を手段として精神科領域で活躍できる3つの状況を提案する.

1つ目は,精神疾患に運動器疾患や脳血管疾患などを併存した対象者への理学療法である.これは理学療法士が在籍する精神科病院(34施設97人)によって現在も実践されている[2]が,一般科の受け入れについては,現状では対応が難しく困難をきたすことが多い.しかし,精神疾患の医療体制を抜本的に見直していることから,今後は一般科の受け入れが促進されるものと期待する.

2つ目は,抗精神病薬の副作用による肥満や脂質異常症の予防・改善,また転倒予防に対する理学療法である.これは転倒による骨折や脳血管疾患などの二次的合併症予防にも重要であると言える.細井ら[4]は,入院精神疾患患者を対象に転倒リスクの評価をもとに運動療法実施群と非実施群を比較した結果,運動療法非実施群の転倒の増加,転倒予防に対する運動療法の効果を報告している.

3つ目は,精神症状のコントロールを目的とした理学療法である.これは理学療法士として専門性を発揮するために最も重要な視点であり,理学療法士の主たる治療介入手段が「運動療法」であることを考えると,精神症状のコントロールに対する運動療法の効果を明確にすることが重要である.運動療法が薬物療法の代替え治療として使われるようになれば,多剤大量処方の内容も改善される可能性がある.山本ら[5]は,統合失調症患者に対して毎週1回,12週間の運動療法を主体とした理学療法介入を試み,身体面と精神面の両面において有効である可能性を示唆している.また青木[6]は,運動療法が不安およびうつ症状の軽減に効果があり,薬物療法や精神療法などの代替え治療法や補完治療法として有用性が高いと述べている.

精神科領域において理学療法士が活躍するためには,精神疾患の基本的な病態理解,対応の仕方,薬の知識,精神保健福祉法・障害者総合支援法の把握などが必要と思われる.今後は,根拠に基づいた基礎・臨床研究を進めるとともに,新たな運動療法の開発を含め,対象者,介入時期,運動の方法,実施頻度をこれまで以上に明確にする必要性がある.さらに,精神疾患患者の多くは65歳未満が多く,心身の機能不全のみでなく,多職種との連携を通じた就労支援にも理学療法士がどのように関わることができるのかを考えていく必要があるだろう.

参考文献

1) 厚生労働省「患者調査」(http://www.mhlw.go.jp/toukei/list/10-20.html)
2) 平成26年度検証調査より
3) (公社)日本理学療法士協会ホームページ(2016年3月末現在会員分布より)
4) 細井 匠・他:精神障害者の転倒事故分析とその対策.PTジャーナル,39(11):971-978,2005.
5) 山本大誠・他:統合失調症者に対する理学療法の有効性.理学療法学,18(1):55-60,2003.
6) 青木邦夫:運動の不安軽減効果及びうつ軽減効果に関する文献研究.山口県立大学大学院論集,3:37-45,2002.

コラム⑥
脊髄損傷者のトランスファー

(佐藤貴一)

　車いすを利用する脊髄損傷者のトランスファーは，座位のままでの移乗動作と立ち上がりを利用した移乗動作に大きく分類される．さらに座位のままでの移乗動作は，水平方向の移乗である前方アプローチや側方アプローチと，床から車いすに移乗するような垂直方向のアプローチに分類される．完全麻痺によって下肢機能のすべてを失った患者では，座位のままでの移乗動作を利用する．一方，不全損傷患者などで下肢機能をある程度有する患者では，立ち上がりを利用して移乗し，体幹・下肢の機能が十分な場合では上肢の支持がなくても立ち上がることが可能となる．

　トランスファー獲得の可否は，一般的に機能的な残存レベルに依存することが過去の研究によって明らかとなっている．運動完全四肢麻痺者(ASIA機能障害スケールAまたはB)において，残存レベルがC5よりも上位の場合，トランスファーが自立した例はない．一方，残存レベルがC6の場合，トランスファーが自立する例もある．残存レベルがC7よりも下位の場合では，ほとんどの患者においてトランスファーは自立する．いわゆるプッシュアップはトランスファーのための基礎的な動作である．過去の研究[1〜7]で，プッシュアップ時の殿部の高さは体型と筋力に影響され，プッシュアップの動作パターンは制御方法の違いであることが示された．また，肩関節の屈曲筋と肩甲骨の下制筋の働きがポイントであることが明らかになっている．上腕三頭筋に麻痺がある場合，閉運動連鎖(closed kinetic chain)機構を利用した上腕二頭筋と大胸筋による肘関節の固定モーメント(肘関節の伸展位ロック)が動作の鍵となる．さらに，プッシュアップ姿勢の保持には三角筋の制御が重要である．

　一方，ASIA機能障害スケールDの運動不全対麻痺者あるいは運動不全四肢麻痺者では，残存筋の筋力低下がトランスファーに影響することはほとんどないが，ASIA機能障害スケールCの運動不全四肢麻痺者では，神経学的残存レベル以下の残存筋力がトランスファーに影響する．立ち上がりをトランスファーに利用できない場合は，上肢と下肢による体重支持によって座位のまま側方移動するアプローチを考慮する．上肢支持のための手すりと，膝折れを抑制するための膝当てのついた立ち上がり補助デバイスなどを利用することにより，立ち上がりが可能になることもある．上肢のASIA運動スコアが30/50以上の患者ではトランスファーがほぼ自立するとするとの報告[8]もあるが，運動不全四肢麻痺者のトランスファーに関する研究は少ない．

　脊髄損傷者のトランスファーに関する動作分析の研究論文は，elearnSCI.orgにて紹介されているので参照願いたい(http://www.elearnsci.org/references.aspx?id=12)．

参考文献

1) 水上昌文：頸髄損傷四肢麻痺における機能レベルと移動・移乗能力の関係．PTジャーナル，25(5)：359-364，1991．
2) 菊谷　修・他：プッシュアップ動作の解析．理・作・療法，21(3)：162-168，1987．
3) Alison GT：Muscle activation patterns during transfers in individuals with spinal cord injury. *Australian Journal of Physiotherapy*, 41：169-176, 1995.
4) Harvey LA, et al：Biomechanical Analysis of s Weight-Relief Maneuver in C5 and C6 Quadriplegia. *Arch Phys med Rehabil*, 81：500-505, 2000.
5) 水上昌文：動作解析指標を用いた脊髄損傷者のプッシュアップストラテジの分類．理学療法学，27(2)：27-33，2000．
6) Nawoczenski DA, et al：Three-Dimensional Shoulder Kinematics During a pressure Relief Technique and Wheelchair Transfer. *Arch Phys med Rehabil*, 84：1293-1300, 2003.
7) Gagnon D, et al：Movement patterns and muscular demands during posterior transfers toward and elevated surface in individuals with spinal cord injury. *Spinal Cord*, 43：74-84, 2005.
8) Eiren T, et al：Functional evaluation using motor scores after cervical spinal cord injuries. *Spinal Cord*, 36：491-496, 1998.

コラム ⑦
車いすテニスの極意

(三木拓也)

2016年9月,筆者はリオデジャネイロパラリンピック出場のためブラジルにいた.パラリンピックは,1948年7月29日ロンドンオリンピックに合わせて英国のストーク・マンデビル病院で行われた大会が原点になったとされている[1].これは,戦争で負傷した兵士たちのリハビリテーションの一環として「手術よりスポーツを」との理念によって始められたものであり,車いすテニスがパラリンピックの正式種目になったのは1992年のバルセロナパラリンピックからである.

車いすテニスのルールは,ボールの2バウンドでの返球が認められている以外は健常者のテニスと同じである.このようにわかりやすい点から,現在ではテニスの世界四大大会にも車いすテニス部門が設けられ,注目度の高い競技となっている.また,国内の大会やイベントで健常者とダブルスを組んでプレーする「ニューミックス」と呼ばれる種目もあり,スポーツを通じて健常者と機能不全者とを融合する一翼を担っている.

筆者が車いすテニスを始めたのは,18歳のときに骨肉腫の摘出および人工膝関節の置換手術を受けた後であった.手術を受けた当時,スポーツができなくなったために喪失感に陥り,筆者はリハビリテーションに消極的になってしまった.しかし,下肢の機能を車いすに代えてみると,その爽快なスピードで必死にボールを追う体験の中で,まさにスポーツの醍醐味を感じることができた.車いすテニス競技を行うことにより,新たな目標をもてたことで,己のリハビリテーションへの姿勢も前向きになった.そしてそれは,そのような機会を与えてくれた理学療法士という職業に興味を抱いた瞬間でもあった.

その後,神戸学院大学に進学して理学療法士を目指すことになった.『理学療法士及び作業療法士法』の定義によると,"「理学療法」とは,身体に障害のある者に対し,主としてその基本的動作能力の回復を図るため,治療体操その他の運動を行わせ,及び電気刺激,マッサージ,温熱その他の物理的手段を加えることをいう"とある.だが,前述した筆者の体験からしても,基本的動作能力の回復だけではなく患者のリハビリテーションを通じて,当事者の夢や目標などを一緒に考えるなど心のリハビリテーションも並行して対応することによって,より有効な帰結が得られて回復後のQOLにつながるのではないだろうか.

理学療法士を目指すことを決めた筆者だったが,2010年に神戸市で開催された国際車いすテニス大会で,当時世界ランキング1位だった国枝慎吾氏と出会ったことが契機になり,神戸学院大学のクラス担任だった奈良 勲教授にも相談して大学を中退した後に,2012年のロンドンパラリンピックに出場することができた.現在は,国際大会出場のための遠征およびパラリンピックでのメダル獲得に向けて車いすテニス選手として活動している.

車いすテニスと健常者テニスの一番の相違点は,ラリーの途中で相手に背中を向けてボールを待つ場合があることである.車いすテニスでは,健常者とは異なり,サイドステップ(相手に正対したまま横に動く動作)ができない.車いすを横に向けてから動く必要があるため,ボールへの到達時間が遅れる.よって,後ろ向きになり懐を深くするのである(図).同じ理由から予測能力の高さが求められるため,健常者以上に戦術的に配球を工夫しなければ,すぐさま反撃されてしまう.

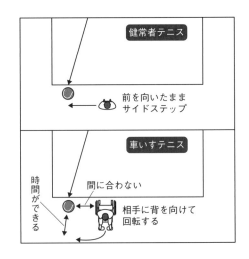

図1 健常者テニスと車いすテニスの大きな相違点

近年では切断や人工関節などの機能不全の選手らがトップクラスを占めるようになっている．そして，車いすの改良や座位における身体の使い方，理学療法士やアスレティックトレーナーなどの専門的な知識を取り入れることで，ラリーのスピードやテクニックが急速に進化して，ますます魅力的な競技になってきている．さらに，専門的なトレーニングによって，立位や歩行能力の向上がみられる選手も出場してきていることから，人間の心と身体機能の強さを感じずにはいられない．このように機能不全のある人々が，その壁を乗り越えて魅力的なスポーツの世界に挑戦することの大切さ，人体の可能性を，特に理学療法士を目指す学生時代から認知しておくことは重要なことであると考える．

参考文献
1) 日本パラリンピック委員会ホームページ．

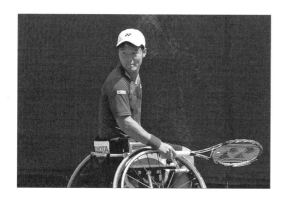
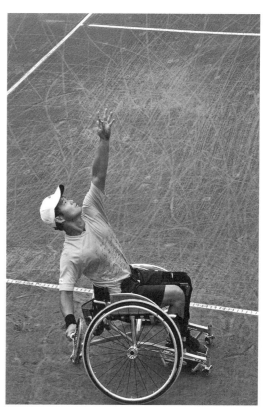

図2，3　車いすテニスプレー中の様子

コラム⑧
脳血管損傷者の自動車運転再開支援

(高間達也)

●自動車運転の現状

2015年現在,日本の自動車運転免許保有率は約8,200万人を超えている.また,申請による運転免許の取り消し件数や運転経歴証明書の交付は2014年から増加している[1].運転経歴証明書の交付の増加は,道路交通法の改正による影響も考えられる.

2016年6月に「一定の病気に係る運転者対策」として改正道路交通法が施行された.一定の病気に対しての質問などに関する規定,医師による診断結果の届出に関する規定,免許効力の停止に関する規定,再取得に係る試験の一部免除に関する規定の整備が行われた.

改正道路交通法の施行や何らかの持病や病気が原因と考えられる事故,高齢ドライバーの自動車運転事故が散見されることで自動車運転に対する世間の注目は高まっている.加藤らは,2013年の道路交通法改正によって,医師から運転中断を勧められた者がそのことを無申告で免許更新を行った場合の厳罰が規定され,疾病を有する人の運転に関して医療機関の役割は重要になってきていると述べている[2].改正道路交通法によって,自動車運転に対しての医療機関での役割が変化してきている.

●自動車運転再開支援の流れ

まず,自動車運転の可否を決めるのは公安委員会の役割である.さらに,一定の病気についての申告は質問紙に回答する自己申告制となっている.自己申告を行った際には医師の診断書の提出を求められることとなる.

公安委員会の役割について藤田は,各公安委員会には運転適性相談室が設置されており,目的は適性相談および適性検査の実施であると述べている.また運転適性相談室では,一般的には身体・運動機能の適性検査は警察職員が実施し,医学的適性検査は主治医や指定医の診断書を提出させることによって実施していると述べている[3].

一定の病気に罹患した患者の自動車運転再開に対する医療現場でのリハビリテーション職による評価やアプローチは,医学的適性検査による診断書の提出の一助となっている.

●当院の取り組み

当院周辺の地域では高齢化が進み,公共交通機関も不十分であるため,自動車運転は生活を営むうえで必須の移動手段の1つである.米本らは脳卒中による片麻痺の発生頻度は高く,特に高次脳機能不全は自動車運転の再開において大きな課題になると述べている[4].脳卒中患者が自動車運転を再開する際には,公安委員会へ提出する医師の診断書を必要とするが,その記載内容に当惑する医師の声も多く聞かれる.

当院ではリハビリテーション科医師(以下,リハ医)の処方を受けて作業療法士が中心となり神経心理学的検査,ドライビングシミュレーターを院内評価で実施し,自動車学校と連携した実車評価も実施して診断書を記載する際の判断材料としている.

神経心理学的検査

近年,脳卒中患者に対しての自動車運転再開のための高次脳機能について,評価項目やカットオフ値に関する報告が散見される[5〜7].当院の神経心理学的検査の項目は,これらの報告を参考にしてリハ医が設定している.当院の神経心理学的検査項目と基準を表に示す.

ドライビングシミュレーター

一杉によると,危険予測は実車練習で行われる.しかしその状況を設定すること自体に困難を伴うことがあるため,また地域特性から高速道路体験も容易でないことが多く,ドライビングシミュレーターは重要なツールであると述べている[8].

机上での神経心理学的検査のみでは評価が不十分であるため,当院では,本田技研工業(株)のセーフティナビを用いて,運転反応検査と総合学習体験による評価を行っている.

実車評価

当院では,近隣の自動車学校と連携し,実際の公道にて評価を実施している.実車評価では,自動車学校教官,作業療法士,患者家族が同席し,各視点からの評価を実施している.また,ドライブレコーダーを用いて,実車評価後のフィードバックも実施している.

院内での神経心理学的検査やドライビングシミュ

表　神経心理学的検査項目と当院カットオフ値

評価項目	カットオフ値
◎HDS-R	21点以上
◎TMT（日本版）	132秒以内 177秒以内
◎BIT　通常検査	144点以上
◎Kohs block design test（コース立方体組み合わせテスト）	I.Q. 80以上
◎かな拾い検査，浜松式	Hit率80％以上
◎Rey-osterrieth Complex Figure Test（Rey複雑図形検査）	32点以上
◎リバーミード行動記憶検査	17点以上
○WAIS-Ⅲ	動作性I.Q. 77以上 全体I.Q. 80以上
○WMS-R	各検査指数70以上
○BADS	70点以上

◎は必須検査項目，○は参考検査項目（リハ医処方にて実施）
長谷川式簡易式知能評価スケール改定（HDS-R），Trail Making Test（TMT），Behavioural Iattention Test（BIT），Wechsler Adult Intelligence Scale（WAIS），Wecheler Memory Scale-Reviced（WMS-R），Behavioural Assessment of the Dysexecutive Syndrome（BADS）．

レーターでは予測困難な課題が生じることもあり，実際に自動車運転を再開するうえで重要な評価である．また，評価のみではなく，練習としても実施している．

●今後の取り組み

　自動車運転に対する評価やアプローチは，他組織や他職種との連携が求められる．酒井らは，岡山県におけるつながりについて報告しており[9]，今後当院を含めた地域での取り組みの参考として他組織や他職種との連携を構築していきたいと考えている．

　2016年度に日本作業療法士協会は，「運転と作業療法委員会」を設置した．さらに，2017年1月には，「運転と認知機能研究会」，「障害者（ICFに準じた社会参加制約者）自動車運転研究会」，「自動車運転再開とリハビリテーションに関する研究会」の3研究会によって「第1回自動車運転に関する合同研究会」と称する研究会が開催された．次年度からは，「第2回日本安全運転・医療研究会」と名称を変更して継続されることとなった．これらの点から，今後も作業療法士として，自動車運転再開に向けた取り組みについて継続的に関与していく必要があると考える．

引用・参考文献

1) 警察庁交通局運転免許課：運転免許統計平成27年度版．（URL：https://www.npa.go.jp/toukei/menkyo/index.htm）
2) 加藤貴志・他：脳損傷者に対する神経心理学的検査による運転技能予測．作業療法ジャーナル，49：100-105，2015．
3) 藤田佳男・他：障害者に対する運転リハビリテーション総論．作業療法ジャーナル，49：94-99，2015．
4) 米本恭三：脳損傷者の自動車運転をどのように支援するか　連載にあたって．作業療法ジャーナル，45：1182-1187，2011．
5) 渡辺　修：脳損傷者の自動車運転をどのように支援するか　運転に求められる高次脳機能．作業療法ジャーナル，45：1280-1285，2015．
6) 大場秀樹・他：脳損傷者の自動車運転をどのように支援するか　運転再開に向けた東京都リハビリテーション病院の取り組み．作業療法ジャーナル，46：605-610，2012．
7) 加藤貴志・他：井野辺病院の取り組み［蜂須賀研二（編著）：高次脳機能障害者の自動車運転再開とリハビリテーション］．pp68-73，金芳堂出版，2014．
8) 一杉正仁：ドライビングシミュレータ（DS）による運転評価［武原格・他（編）：脳卒中・脳外傷者のための自動車運転　第2版］．pp76-83，三輪書店，2016．
9) 酒井英顕・他：障がい者の自動車運転における関係機関同士の理解と連携の輪．作業療法ジャーナル，49：117-123，2015．

コラム ⑨
コミュニケーション・ロボットを活用した認知症を呈する人々に対するケア

（井上　薫）

近年，ロボットの実用化が飛躍的に進み，医療・介護領域においても活用され始めている．ここでは，医療・福祉領域において活用されているコミュニケーション・ロボットを紹介する．コミュニケーション・ロボットは，一般的に言語的，非言語的手段をもって人とやりとりができるロボットとされ，さまざまなものを身近でみかけるようになった．それらは，魅力的な外観，おもしろい仕草や優れた音声認識機能，エンターテイメント機能など，それぞれが興味深い特徴をもって社会に貢献している．しかし，医療・福祉領域における活用に際してはそのエビデンスを重要視する必要もある．

PARO（パロ，株式会社知能システム，図）は，認知症を呈する高齢者へ適用可能な実用性の高い，高性能ロボットである．国立研究開発法人産業技術総合研究所において開発されたアザラシの赤ちゃん型ロボット（第9世代，約57cm，約2.5kg）であり，鳴き声を出し，本物の動物のような動きをする．会話や移動の機能はないが，優れた人工知能が装備されていて，人の名前を覚えるなどの学習機能をもち，かわいい仕草や鳴き声で飼い主の愛着心を引きつける．2002年以降，PAROは世界中で活用されており，ギネス世界記録においては「もっとも認知症セラピーに効果のあるロボット」として認定された．

制菌加工された毛皮，防磁機能など，集中治療室でも使用可能な高い安全性があり，2009年以降，米国食品医薬品局（Food and Drug Administration, FDA）に医療機器 Class II の Medical Device（Neurological Therapeutic Device, Bio-feedback Device）として認証を受けている．また，欧州においても医療機器として認証される予定である．

PAROを用いた効果として，認知症を呈する高齢者に対しては，うつやストレスの軽減，記憶力への働きかけ，不安や不穏な状態の改善，活動性の促進，コミュニケーションの活性化，高齢者が主体的に楽しく過ごせる時間を増やすことなどがあげられる．また，認知症以外の疾病を呈する対象者に対してもその有効性が報告されている．PAROに関する研究成果は欧米，オセアニアなどをはじめとする諸国で報告され実践導入されており，医療あるいは介護保険システムによるサービス供給や政府による購入資金助成の仕組みを構築した国と地域も多数存在する．PAROを活用した活動には前述したような効果が期待されているが，今後，PAROの治療的な有効性を高めるためには，医療・福祉や福祉用具関連専門職など専門的知識のある人々による協働支援が必要である．

現在，種々のロボットは人々の生活にとって身近な存在となり，中でもコミュニケーション・ロボットは生活を支援する機器として選択される時代となった．PAROのようなロボットは，人々によるケアをより有効に補助する役割を果たしていると言える．医療・福祉専門職は対象者の個別評価に基づき，ロボットの適切な活用法を判断して対象者の生活支援に活かしていくために，つねに新たな知識を学び，支援技術を磨いていく必要がある．

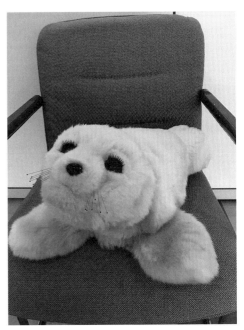

図　PARO

コラム ⑩
作業療法士が担う スプリント療法の現状と課題

(猪狩もとみ)

　作業療法士の担う装具療法の中でも，ハンドスプリントは手の機能低下の治療手段として広く用いられている．手の外科領域のみならず，上肢の機能不全に関連する拘縮予防，手の変形矯正，消炎を目的とした安静スプリントや，術後の治療用など幅広いニーズがある．このため養成校における義肢装具学の実習(演習)では，学生が2人1組となり，相手の学生を模擬患者として個々の手に合わせた装具を，低温熱可塑性プラスチック素材を用いて作製している．しかし，臨床現場でスプリント作製経験を有する作業療法士は少なく，教育現場でも学生が作製方法を十分に学ぶ機会は乏しいと山口[1]は述べている．

　このため，スプリント作製(実技)に関連する作業療法養成校のシラバスをインターネット検索し，公開されている30校について調査した．養成校の内訳は大学26校，短期大学3校，専門学校1校であった．講座名は義肢装具学実習，身体機能治療学演習，作業療法技術論などさまざまであり，実習(演習)枠は平均5コマ(1コマ90分と換算)で，装具の作製数は平均3個であった(装具の個数不明6校を除く)．学生が学内実習として基礎的な技術を一通り経験することはできるが，臨床家としてハンドスプリントを作製するには十分とは言えないと考える．

　これらの現状では，慣れていないためハンドスプリント作製を難しく感じ，材料費，作製に要する時間，完成度などを勘案すると義肢装具士に依頼せざるを得ないと考える作業療法士も多いであろう．また，装具作製について医師からの信頼が得られなければ，作業療法士に依頼は来ないという状況も推察される．

　しかし，外注で義肢装具士に装具作製を依頼した場合，発注から採型・完成までに短くても1〜2週間ほど時間を要するため，治療にタイムラグが生じる．患者の手指の拘縮や変形のリスクを考えれば，時間ロスの影響は大きい．医師の処方後すぐに作業療法士がスプリントを作製することのメリットは，適切な装着時期に効果的な装具を提供できることと，浮腫や腫脹など手の形状の変化に応じて随時形状を修正できる点にある．特に術後の手指は，浮腫の軽減などにより日々変化するため，頻回なチェックと修正が求められる．

　また手の外科的手技の進歩により，従来多く用いられた拘縮矯正を目的とした装具は減少し，術後早期から修復組織を保護しつつ運動可能なスプリントが激増している[2]．このためスプリント装着時の禁忌事項・取り扱いなどの患者教育や，術後の手指機能回復に伴う微調整も作業療法士の重要な役割となる．

　日本作業療法士協会では，スプリント作製の教育者の育成と実践力の向上を目的とした専門作業療法士制度の中に「手外科」を設置しており，日本ハンドセラピィ学会でも認定ハンドセラピスト制度を発足させている．そして，手の外科医師からの作業療法士への期待は大きい．手の外科領域のリハビリテーションの目標は，「使える手・生活する手」の獲得である．この課題は，作業療法士の生き残りをかけた生命線として確保しておく必要性があると考える．

　近年では症例・事例の協力による装具作製を実践している養成校も散見されるようになった．基本的なスプリントであれば，義肢装具士に委ねることなく処方に応じて作製できるように，養成校のカリキュラムについても今後再考する必要性があると考える．

参考文献
1) 山口　淳：写真で見る基本スプリントの作り方．p1，医歯薬出版，2007．
2) 野中信宏：手外科の進歩とスプリント療法．日本義肢装具学会誌，31(1)：23-27，2015．

コラム ⑪
入院期間の短い急性期病院における理学療法士と作業療法士の協働

（松村真裕美・亀井絵理奈）

　急性期におけるリハビリテーションの役割は，単なる「早期離床」ではない．早期からのリハビリテーション介入により，ICU-AW（ICU-acquired weakness，ICU関連筋力低下），廃用症候群やせん妄を予防し，早期離床を促すことで，より早いADL獲得や社会参加を目指すことである．何らかの病気を発症し救命や疾患の一次治療に専念する急性期病院においては，重篤な病態や外科的治療後の管理状態でのリハビリテーション介入となることが多く，安全かつ効率的にリハビリテーションを進めるうえで理学療法士と作業療法士が協働して介入する場合が多い．疾患によって介入方法はさまざまであるが，本項では当院の脳卒中リハビリテーションにおいて，理学療法士と作業療法士が行う協働介入の重要性について説明する．

　主治医から脳卒中リハビリテーションの依頼が出されると，まず，患者の病状，梗塞または出血の部位とその原因，治療方針を把握する．そして，離床を進めるうえでの注意事項やリハビリテーション中止基準を主治医と確認し，理学療法士・作業療法士で情報共有する．リスクについて共通認識をもつことは，離床を安全に進めるために必須である．

　ベッドサイドでは，バイタルサイン，頭蓋内圧亢進症状の有無，神経学的症候を観察・評価しながら離床を進めていく．意識レベル，麻痺の程度や体格などによって介助量の多い患者，人工呼吸器装着患者，不穏・せん妄の強い患者など，1人では対応困難な患者は理学療法士と作業療法士がともにベッドサイドへ行き，1人が安全性を確保し，他の1人がそれぞれの専門性を活かした評価・介入を実施する．また，高次脳機能の不全や一過性に発症する精神症状，どの程度動けるかを確認しようとする「ためし体験」などによって，発症早期に患者自身のみで離床しようとしてしまう例も少なくない．そのため，当院では理学療法士による移動能力の評価と作業療法士による判断力の評価，看護師による転倒アセスメントを統合し，ベッドサイドの環境設定を整え早期からの転倒転落予防に努めている．

　発症から1週間が経過する頃には脳卒中の原因検索や一次治療も落ち着き，転院が望ましいか自宅退院を目指せるのか，今後の方針を決定する時期に至る．医師，看護師，理学療法士，作業療法士，言語聴覚士，ソーシャルワーカーの参加する関連専門職カンファレンスで検討する際に，明確に現状が伝えられるよう事前に理学療法士と作業療法士でそれぞれの課題点の情報共有をしておくことはもちろん，理学療法士と作業療法士の視点を合わせた評価（例えば介助歩行時に高次脳機能がどれくらい影響しているか，回復した運動機能が病棟ADLに反映できているかなど）をしておくことも大切である．カンファレンスは今後の転機先を決めるだけでなく，回復期リハビリテーション病院への転院または自宅退院に向けての現在の課題点を再確認する場でもある．急性期のリハビリテーションを実施するうえでは，理学療法と作業療法の明確な境界はなく，その割合も決して半々ではない．運動機能は日常生活に支障はないが高次脳機能がADLに影響を及ぼしている場合は，理学療法場面でも高次脳機能に対処する．下肢機能不全が著しく介入頻度を増やしたい場合には，作業療法プログラムを立位で行うなど，患者にとって必要なことを優先し，柔軟に対応している．

　このように，理学療法士・作業療法士がそれぞれの専門性を活かした評価・介入を実施し，課題点や目標を共有することによってより早期にADL獲得や社会参加復帰ができると考えている．入院期間は年々短縮化しており，限られた日数の中で十分なリハビリテーションアプローチを行うためには，急性期からリハビリテーションを効率的に進めることが重要である．急性期と回復期の連携だけではなく，急性期からの理学療法士と作業療法士との「二人三脚による協働」は肝要である．

コラム ⑫
こども療育センターの役割の変遷に想う

（辻　清張・気谷祥子）

2012年，児童福祉法が改正され，肢体不自由児施設と重症心身障害児施設は医療型障害児入所施設として1つにまとめられた．故高木憲次先生が1942年に提唱された「療育」の名のもと，戦前戦後を通じて肢体不自由児の社会参加に寄与してきた肢体不自由児施設が行政区分上なくなった年でもある．

1950年代後半から全国各地に建設された肢体不自由児施設の多くは，昭和から平成に年号が変わる1980年代に療育センターと名前を変え，その療育対象は肢体不自由ではなく発達や成長に何らかの支障が生じたすべての子供となった．ただその頃は全国的に，NICUの整備と人工肺サーファクタントの普及による低出生体重児の生存率の上昇に伴う心身に重篤な機能不全を生じた子供の増加が社会的課題になっていた時期でもあり，すべての子供たちを対象としていたとは言い難い．2001年，国際生活機能分類（ICF）が制定された．社会における個人の困り感や生きづらさを個人の変調や疾病面から理解するのではなく，社会と個人双方向から考慮するこのモデルは，生活機能低下をきたす疾患だけでなく，発達に偏りをきたす疾患を有する人々の社会参加を推進する大きな後押しとなったことは言うまでもない．

本邦では，2004年12月に発達障害者支援法が発布された．"この法律において「発達障害」とは，自閉症，アスペルガー症候群その他の広汎性発達障害，学習障害，注意欠陥多動性障害その他これに類する脳機能の障害であってその症状が通常低年齢において発現するものとして政令で定めるものをいう"とあるが，2016年の改定版では，"「発達障害者」とは，発達障害がある者であって発達障害及び社会的障壁により日常生活又は社会生活に制限を受けるもの"と明記された．療育センターに勤務するリハビリテーション関連専門職種もこのことを強く意識して診療に臨まなくてはならない．

ポリオや内反足などの小児整形外科疾患と脳性麻痺が療育対象の中心だった時代，小児の理学療法の評価技法は筋力検査，関節可動域測定，反射・反応検査，筋緊張検査が主であった．今でも中枢神経疾患，筋疾患，染色体異常を問わず，「○○ちゃんは筋緊張が低いよね」などといった会話をよく耳にする．時代のニーズは運動ではなく行動と社会活動評価に移行しているにもかかわらず困ったものである．

一方，小児の作業療法はというと，1972年にA. Jean.Ayresが記した本が『感覚統合と学習障害』として1978年に本邦でも出版されたことを機に，学習障害という病態とそのことを評価・治療の対象とする感覚統合療法が日本中に広まり，その対象はしだいに自閉スペクトラム症と注意欠如・多動症に移っていった．現在では感覚面と行動面の両側面からの分析を行い，その情報を家庭，保育，教育といった生活場面そのもので活かせる支援の在り方が問われており，この分野については作業療法士に一日の長があるといった感がある．

アメリカ精神医学会による精神疾患の診断と統計マニュアル，DSM-5が2014年に本邦でも翻訳，出版された．日本精神神経学会による用語翻訳ガイドラインによると，ASDは自閉スペクトラム症/障害，AD/HDは注意欠如・多動症/障害，DCDは発達性協調運動症/障害と，症と障害を併記している．これは，「障害」という漠然とした概念を改革する時代のプラス思考への動向を感じる．今後はさらに「障害」が他の適切な用語に改訂されることを期待したい．

個人の誰もが対象になる国際生活機能分類では，変調・病気（疾患）によって生じたImpairments（心身機能・身体構造）・活動（生活機能低下）の改善から社会参加に至る過程において，人間の心的および社会の物的，制度的バリアーが解放されることで，今後のリハビリテーションはますます発展すると思える．子供に関わる療育センターに勤務する理学療法士と作業療法士には，この世に命を受け，これからいろいろな意味で大きく育つであろう，また育ってほしい赤ちゃんや子供と出会い，支える仕事に勤しめることを誇りに感じてほしい．

コラム⑬
回復期リハビリテーション病棟における理学療法士と作業療法士の二人三脚

（津田浩史・山田　唯）

　当院は1日9単位，365日リハビリテーション（以下，リハ）を提供する回復期リハ病院である．毎日リハを行うにあたり，患者の現在の身体能力や心理面，目標などの情報を全関連専門職と共有することは重要であるが，時にはうまく共有できておらず課題にあがることもある．その中で理学療法士と作業療法士の協働によってADL向上を認め，自宅退院に至った一症例を通し，理学療法士と作業療法士の二人三脚とは何かを考える機会になったため紹介したい．

　症例は80代男性，脳室内穿破を伴う右視床出血により救急搬送．発症から約50日後に当院入院となった．発症前ADL・IADLは自立，多趣味で頻繁に外出していた．

　当院入院時の状態は，運動麻痺がBrunnstrom Recovery Stage（以下，BRS）にて左上肢Ⅱ，手指Ⅲ，下肢Ⅱ，感覚は左上下肢が表在・深部覚とも軽度鈍麻，筋緊張はModified Ashworth Scale（以下，MAS）にて上腕二頭筋1，ハムストリングス1，バランスはBerg Balance Scale（以下，BBS）にて1/56点であった．認知機能はMini Mental State Examination（以下，MMSE）にて23/30点であった．ADLはFunctional Independence Measure（以下，FIM）にて運動項目24/91点，認知項目26/35点であった．起居動作は重度介助，Scale for Contraversive Pushing（以下，SCP）にて6.0/6.0点と座位保持・立位保持ともに重度のpushingを認めていた．

　理学療法士と作業療法士の間でまず退院時の目標を検討し，患者の希望である「排泄の自立」を目標にあげ，入院時カンファレンスにてチームで共有した．患者自身は何もできないことで自信をなくしていた．そこで患者の希望を目標として定め，その実現に向けて理学療法では身体機能改善，作業療法ではADL練習を行い，達成感と自信をもってもらうプログラムを計画した．

　具体的な治療として，理学療法ではpushingの改善による起居動作・座位保持能力向上を目指し，体性感覚入力による知覚循環を促すために寝返りやあぐら，横座り，パピー姿勢などの姿勢変換を練習した．また立位・歩行練習を行うため，長下肢装具を当院入院から1週間以内に作製し，日常生活でも短下肢装具を使用した．作業療法では排泄に必要な下衣の上げ下げ動作や，靴・装具の着脱動作の練習をした．また，できる能力を病棟職員へ伝達し，自主トレーニングへとつなげていった．

　発症から約100日後には，基本動作・セルフケアが見守り～軽介助で行えるようになった．しかし，患者自身はまだ自信がもてず介助に依存していた．そのため理学療法士と作業療法士が協働し，立位が安定した時期に自己有能感を高めていけるように企画されたデモンストレーション・プログラムを病棟職員に教示して，その内容を患者自身で練習してもらった．その結果，患者が主体的に取り組めるようになり，「自分でやってみる！」という前向きな発言も増え，患者の希望である「排泄の自立」が達成できた．まさにこの出来事が，患者が自信を取り戻し，新たな意欲をもつきっかけになったと感じている．

　その後は家屋調査を実施し，新たな目標となった「畑仕事の再開」に向けて，理学療法士は屋外や不整地での歩行練習，床上動作練習，そして，作業療法士は物品の選定や家族指導を行い，家庭での役割を再獲得した．

　当院退院時（発症から約200日）の身体機能はBRSが左上肢Ⅱ，手指Ⅲ，下肢Ⅲ，感覚は表在覚正常，深部覚軽度鈍麻，MASは変化なし，SCPは0点，BBSは31/56点，認知機能はMMSE 25/30点であった．ADLはFIM運動項目64/91点，認知項目32/35点まで改善を認めた．退院後の生活は，日中は自宅内歩行（4点杖，短下肢装具），排泄自立となり，「畑仕事の再開」も家族とともに行えるようになった．

　当院では理学療法士と作業療法士とが早出・遅出勤務によって，病棟生活のケア場面を通して患者のADLを評価している．また朝・夕は全関連専門職が集まり，患者の生活状況やリハ内容についての申し送りを実施し，情報を共有している．私たちは，回復期リハ病棟における理学療法士と作業療法士の二人三脚とは，相互の専門性を理解してキュアとケアを進めることであると考える．それに加え，日々の患者の症候・病態の情報に基づいてADLを変容するためのプログラムをともに立案して，身体機能と生活機能との両面から患者の意思や行動を引き出すことだと確信している．

コラム ⑭
介護老人保健施設における理学療法士と作業療法士の二人三脚

(須子智浩・矢野浩二)

介護老人保健施設(以下,老健)は介護保険領域におけるリハビリテーションの中核施設であり,その役割は,①包括的ケアサービス施設,②リハビリテーション施設,③在宅復帰施設,④在宅生活支援施設,⑤地域に根ざした施設である.生活期のリハビリテーション(以下,リハ)において理学療法士・作業療法士は心身機能へのアプローチのみならず,活動や社会参加へのアプローチにも焦点を当て,それぞれの要素にバランス良く働きかけ,その人らしい生活の自己実現に向けた支援を行うことが求められる.そこで老健では,生活場面において利用者のもつ能力を最大限に発揮できるリハ・ケアを提供するために多専門職間の協働によるチームアプローチを基盤として関与していくことを前提としている.

老健において理学療法士・作業療法士が協働して介入するケースでは,①医療機関(急性期病院や地域包括ケア病棟,回復期リハ病棟などを経由して老健に入所)からの在宅復帰,②在宅療養中の生活機能低下の改善と在宅生活の再継続,③長期入所での生活機能の維持などを目的としている.まず,入所前後の関与として生活機能低下の要因分析および予後予測を行うための評価,情報収集を行う.情報収集の内容は,生活機能低下の以前の暮らしぶり,例えば解剖学的・運動学的・神経学的所見などや移動能力を含めたセルフケア能力,地域での暮らしにおける活動と社会参加の状況,家族の心理状況などがあげられる.加えて,入所時の評価に基づいた生活機能の変化の内容や変化に影響を及ぼした可能性のあるエピソードなどの確認,入所に至るまでの期間やその間の在宅サービスの種類と質・量(リハの関与の有無も含む)なども必要であろう.そして,これからのその人らしい暮らしを再構築するうえで,これまでの人生を見据えた「人となり」を理解することは重要となる.その意味では入所前後の訪問は,暮らしぶりを知るうえで有効と考える.

老健では理学療法士・作業療法士が個別的に関与するリハの提供量は,病院と比較すると圧倒的に少ない.そこで入所中の関与は,漫然としたリハの提供にならないためにも課題解決の優先順位を総合的に判断し,心身機能,ADL,環境(物的,人的)などの改善の可能性を見極める必要がある.そして,生活機能の改善や在宅復帰への可能性を追求する姿勢が求められる.また,生活目標を共有し,リハプログラムとケアプランに整合性をもたせることも多専門職間での協働によるチームアプローチには欠かせない.さらに,本人のもつ能力を生活場面で発揮するためには,理学療法士・作業療法士は直接的に生活場面で基本動作練習や歩行練習,ADL・IADL練習などを実施し,併せて実際のケアを日々支援する看護師,介護福祉士へ,理学療法士・作業療法士のもつリハ知識・技術を連動させて活用し自立支援促進のケアにつなげる必要がある.

在宅復帰・在宅生活を支援する施設として,本人はもとより家族への支援も重要である.特に,家族が介護に関する理解と自信を得られるように,介護方法への助言や練習を施設や自宅で実施し,必要に応じて福祉用具の導入や住宅改修などの環境調整への提言を行う.

一方,長期療養施設として生活支援および生命維持支援のリハが必要となるケースがある.入所者の多くは,重度の機能不全,認知症,多疾患の合併などさまざまな課題を抱えており,何らかのきっかけによって容易に廃用症候群が引き起こされる恐れがある.理学療法士・作業療法士も変調の早期発見および早期対応の視点をもつことが不可欠で,全身状態に合わせた関わりが求められる.異常筋緊張・姿勢のコントロールを行い,廃用症候群の予防と改善に努め,可能な限り座位生活を確保することが必要となるケースもある.そのためのシーティングやポジショニングにも,理学療法士・作業療法士の専門性を発揮しながら専門職間による包括的な対応をとることが不可欠となる.

老健に従事する理学療法士・作業療法士として,疾病,機能低下による活動制限があっても普通に暮らすことを保障し,かつ尊厳ある暮らしを支援して,地域で本人・家族が望む暮らしが実現できるよう努めていきたい.

コラム ⑮
在宅における理学療法士と作業療法士の二人三脚
―役割をもって在宅生活を送るための支援―

(金谷さとみ・横田里奈)

　人間は尊厳をもって生きるために，社会，家庭あるいは施設などの身近な集団の中で何らかの役割を担うことで，感謝される．そしてまた引き続き期待される．そのようなときに，人間は「己が役立つ存在として生きている」と実感するのである．だが，そのことに気づかず，良かれと思って対象者に何でもやってあげれば，何でもやってもらえる立場の人間は，生きていることの意義を見失ってしまうかもしれない．その観点から，わずかでも良いので誰かのためになる対象者の「役割」をみつけることは，在宅リハビリテーションを行ううえで重要なことである．その役割は有能感だけでなく安心感にもつながり，精神的に生活意欲を維持・向上しうる可能性を秘めている．さらに，その役割を続けることで身体活動量も維持できる．この役割を活かし支えることができるのが理学療法士と作業療法士である．

●事例
　ログハウス調の一軒家に住む80代の女性．夫と2人暮らしで子供はいないが，とても仲の良い夫婦である．海外旅行が好きで夫と各国を周り，自宅にはそのときに買ってきた食器がたくさん飾られている．2年前，パーキンソン症候群と診断され，1年前に大腿骨頸部骨折の既往歴がある(Hoehn Yahrの重症度分類2)．要介護1，在宅サービスは通所リハビリテーション(理学療法)を週2回，訪問看護事業所のリハビリテーション(作業療法)を週1回利用している．退院後，作業療法士が初めて訪問した際に夫から発言があった．「また転ぶと困るから座って安全に生活してくれるだけで良いのに，家事を手伝おうとするんですよ」．それを聞いていた当人は，「だって…，家にいるのに何にもしないなんて…」とことばを詰まらせた．それでもルーチンの評価を終えて，通所担当の理学療法士と訪問担当の作業療法士とで情報交換を行った．

ケースの活動や生活機能改善に関する検討の要点
①「配膳下膳と食器洗いと片づけはやりたい」との当人の希望あり．役割の喪失感から，生活意欲と身体活動量が低下し，結果的に生活機能低下をきたすことが懸念された．
②姿勢反射低下のため振り向き動作時に転倒するリスクがあったが，運動療法，作業療法，福祉用具の検討，環境調整によって，転倒リスクを少なくして，後片づけが可能になるようにするとの結論に至った．
③各動作について以下のように分析した．
　・配膳下膳：食器を運ぶ際の応用歩行の自立，テーブルや食器洗い場へのリーチ動作が必要となる．
　・食器洗い：食器洗いの際の立位耐久性や食器洗い用具などの使用，ゴム手袋や食器洗い場内ゴムマットの使用が必要となる．
　・食器棚への片づけ：食器を棚へ片づけるための振り向き，バランス動作が必要となる．

在宅プログラム計画の実施
　本事例の担当理学療法士と作業療法士が相談し，以下のように役割分担を図った．
①環境整備(訪問作業療法士が実施)：食器を置く位置や高さ，よく使うあるいは使わない皿の振り分けなどの環境調整を行った．配膳下膳動作時の安全確保(コード類の整理，座布団などの位置や指導)と台所周辺の環境調整(ゴム手袋やシンク内ゴムマット・シンク内補高の使用，台所内に立ち上がり補助手すり「たちあっぷ®」を設置)，食器の位置，使用する食器の選定などを聞きながら調整した．食器の選定では，思い入れのある食器はどれかなどの話を聞きながら信頼関係を構築し，大切な物をどこにしまうのか，長く毎日使うためにはどこに置いておくのが便利なのかを一緒に考えるようにした．
②理学療法(通所理学療法士が実施)：デイケアでは，マシントレーニング，集団体操，手芸(ちぎり絵など)，理学療法士による個別運動療法を実施した．全員を対象としたマシントレーニングやグループ体操を実施したうえで，個別トレーニングとして，階段昇降などの筋力強化，バランス練習，リーチ動作練習をプログラムに加えて行った．理学療法のポイントは，在宅での生活情報を得て，身体機能に焦点を当て，効率良く強化することであった(図1)．
③作業療法(訪問作業療法士が実施)：当人の家族との信頼関係づくりから始め，当人や家族の想いをくみとりつつ，活動と生活範囲を拡大したいと考え

た.「ここに物を置くと安全です」「ここは高くて危険です」などと一方的に環境を変えれば,信頼関係の構築には至らない.夫からの転倒の不安に対しても傾聴しつつ,何が必要なのかを相談しながら調整した.

頻回の調整

デイケア理学療法士と訪問作業療法士との間で頻回に情報交換を行った.理学療法士は作業療法士から皿洗いにどれくらいの時間がかかるか,痛みや疲れはあるのかを聞き,生活機能向上によって今後可能になる水準の予後予測を立て,プログラムを実施した.作業療法士は理学療法士からリーチ動作の許容範囲は現在どの程度か,今後バランスあるいは筋力向上は見込めるかを聞き,自宅での環境調整や福祉用具検討を行った.

現在,当人は希望であった「配膳下膳と食器洗いと片づけ」を自宅で継続できている.作業療法士が訪問すると,「お茶を入れるからね」と笑顔で食器棚からフランスで買ってきたティーカップとポットを出して紅茶を入れる.夫によれば毎食の配膳下膳や食器洗いと後片づけは当人の日課になっているとのことであった.紅茶を飲みながら当人は,「落ち葉が増えたから,今度はデッキの掃除ができるようになりたいわ」と笑顔で話した.その話をデイケア理学療法士に伝え,次の目標に含めて共有した.

二人三脚

当院ではリハビリテーション科職員の控室を理学療法士,作業療法士,言語聴覚士ごとに座席を分けていない.なぜなら,3職種は1人の患者のためにつねに情報交換する必要があるからだ.リハビリテーション科に隣接する在宅総合ケアセンターに配属されても,その頃の習慣で自然に3職種が連携するようになる.二人三脚とは,ふたりが歩調を合わせ,協力して物事をなし遂げようとするたとえの表現である.つまり,理学療法士と作業療法士とは歩調を合わせる必要がある.どちらかが速足であれば(あるいは遅足であれば)つまずいてしまう.お互いの専門性を理解しあったうえで,患者のメリットを最優先することがプロフェッションの重要な条件の1つであることを肝に命じ,理学療法士と作業療法士とが転ぶことなく二人三脚で歩く必要があると考える.

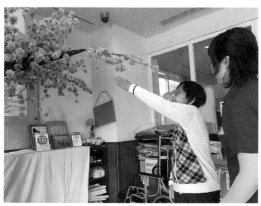

図1 デイケアで造花に手が届くかを確認している様子

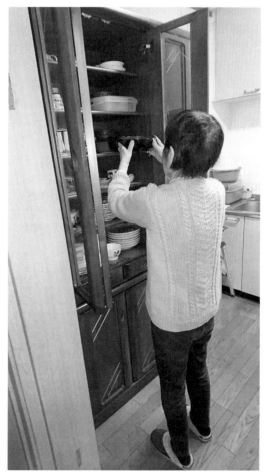

図2 食器棚に食器を並べる練習

コラム⑯ 認知症病棟における理学療法士と作業療法士の二人三脚

(山中裕司・長尾巴也)

当院では認知症病棟において認知症リハビリテーション(以下,認知症リハ),精神科作業療法士,病棟スタッフによる生活機能回復プログラムを実施している.その土台に追加し,認知症リハを開始することとなった.認知症リハについては,2014年4月から2017年2月までの間に100人以上の対象者を診てきた.介入は理学療法士,身体障害担当の作業療法士が協働し実施している.

当院の新規入院認知症患者の簡易認知機能検査(Mini Mental State Examination, MMSE)の平均は11点と認知機能低下が重度である.よって,リハの場面では患者への口頭教示の理解が得られにくく,個別の筋力強化などの運動機能向上プログラムは実施困難であるケースが多い.そのため,そのようなプログラム実施の場面では,ADL動作を中心としたプログラムを優先して,機能向上の効果を期待している.例えば,下肢の伸展筋群の強化運動を行いたい場合には,床に置いてある物品を繰り返し拾ってもらう動作を介することで,自ずと下肢の屈伸運動を誘導している.

また,認知症リハの介入は入院後1か月間,週に3回,1回の介入は20分との規定があるため,介入頻度は必然的に少なくなってしまう.このため,当院では看護部の協力を得てリハ時間帯以外にも看護師による歩行練習,トイレ動作練習を実施している.さらに,介入頻度が少ないことから,練習効果が得られる前にリハ期間が終了することもある.このため,リハ期間内に身体運動機能評価を並行して行い,リハ終了時に「認知症病棟リハ申し送り表」(表)を作成して病棟へ申し送りを行っている.この「申し送り表」には,それぞれのADLの介助レベルとリハ終了後の運動機能プログラムを記載しており,リハ終了後も病棟スタッフが適切な介助を行うことによってプログラムが遂行されるように引継ぐ役割も含まれている.

生活機能回復プログラムは,より具体的な内容にすべく手工芸などの個別的プログラムに加えて,集団による合唱,転倒予防体操,種々の楽しいゲーム,屋外歩行などを組み入れている.さらに,病院外の公園へバスで移動し,喫茶店などでお茶を飲むなどの外出プログラム,月に1回の誕生日会を行っており,身体面だけではなく,精神面に対してもアプローチを実施している.

コミュニケーションに関しては,聴力や理解力が低下している患者に対し,イラストを描いたコミュニケーションボードを作成し,トイレや入浴などのADLへの誘導を円滑に行うために使用している.毎週1回は医師,看護師,介護福祉士,精神社会福祉士,管理栄養士,心理療法士,作業療法士,理学療法士が集ってカンファレンスを実施し,情報共有を実施している.また,3か月に1回転倒予防カンファレンスを開催してスタッフ間で共有している.

認知症病棟リハ申し送り表(例)

氏名:○○ ○○様		入院日:平成 ○○年 ○月 ○日	評価者:○○
診断名:アルツハイマー型認知症		禁忌・リスク:転倒	
寝返り	ⓐ自立・介助・全介助	声掛けにて可能	
起き上がり	ⓐ自立・介助・全介助	声掛けにて可能	
座位保持	ⓐ自立・介助・全介助	後方へバランスを崩す可能性あり	
立ち上がり	自立・ⓐ介助・全介助	手引き介助の必要性あり	
立位保持	自立・ⓐ介助・全介助	後方へバランスを崩す可能性あり	
移乗動作	自立・ⓐ介助・全介助	方向転換時に転倒注意	
更衣動作	自立・ⓐ介助・全介助	下衣更衣時は座位,または臥位で行って下さい	
トイレ動作	自立・ⓐ介助・全介助	下衣の上げ下ろし動作に介助が必要	
入浴動作	自立・ⓐ介助・全介助	浴室内移動時は手引き介助.洗体は背中・臀部に介助が必要	
移動方法	自立・ⓐ介助・全介助	手引きにて歩行可能.膝折れに注意して下さい	

【まとめ】
● コミュニケーション・理解度:その場での指示理解は可能.短期記憶の低下があり,記憶の保持が困難
● 今後の方針:退院先未定.動作能力の維持・向上を目的に病棟でのリハ・作業療法プログラムに参加
● リハ終了後の運動プログラム:屋内散歩・精神科作業療法プログラムへの参加

コラム ⑰
緩和ケア病棟における理学療法士と作業療法士の二人三脚

（伊藤美希・俵屋真弥）

緩和ケアにおけるリハビリテーション（以下，リハ）の目的は「余命の長さにかかわらず，患者とその家族の要求（Demands）を十分に把握したうえで，その時期におけるできる限り可能な最高のADLを実現すること」に集約される[1]．一般に終末期とは「生命予後6か月以内と考えられる状態」と定義され，緩和ケア病棟に入院している患者の生命予後もさまざまで，死亡退院する患者だけではなく自宅や施設などへ退院する患者もいる．

比較的予後が長いと予想される患者には，理学療法では起居動作練習や歩行練習などを，作業療法ではADL動作練習，余暇活動などを実施する．患者はがんの進行により機能不全や能力低下が進行しつつあるため，理学療法士と作業療法士にはつねに情報共有しながら，効果的でより安全に動作を行える手段を早急に検討することが求められる．予後が短いと予想される患者には疼痛・苦痛の緩和が最優先となり，ポジショニングやリラクセーションなどを行う．本人や家族が不安や悲嘆を表出されることも多く，傾聴による心理的支持も必要となる[2]．

症例介入の実際について紹介する．

●N氏（80歳代，女性）

X−4年　左乳がん再発．頸部リンパ節・骨（前頭骨や腸骨，腰椎など）・皮膚転移あり
X年10月　骨転移による腰椎の痛みが増悪，精神的にも不安定，当院緩和ケア病棟への入院調整
X年12月　自宅で転倒し左大腿骨頸部骨折　人工骨頭置換術施行後，緩和ケア病棟転棟
X＋1年2月　介護付き有料老人ホームへ退院
X＋1年5月　状態悪化にともない再入院

1回目の入院
予後予測：比較的長期
N氏の希望：身の回り動作は自分でしたい
リハの内容
　理学療法：筋力強化運動，関節可動域運動，バランス練習，杖歩行練習など．骨転移による疼痛の増悪や病的骨折を防ぐために起立・着座動作練習
　作業療法：更衣動作練習，脱臼肢位をとらないようなADL動作の指導など

N氏はリハ中に「環境が変わるから思いどおりに動けるかどうか心配」と話し，施設に退院する不安があった．担当理学療法士・作業療法士は適宜N氏の訴えについて情報共有し，傾聴して統一した対応を行った．動作の不安については，骨転移による痛みの増悪に配慮した動作方法を検討し，反復練習することで対応した．

●2回目の入院
予後予測：1〜2か月
N氏の希望：穏やかに過ごしたい，体が動くうちはできるだけ身の回り動作は自分でしたい
リハの内容：気分転換や体力維持目的で杖歩行での病棟内の散歩，会話など．離床困難になってからは，倦怠感や疼痛軽減のため下肢マッサージや関節可動域運動，ポジショニング，会話など．

病状悪化に対する恐怖心や不安が強かったため，心理的支持をリハ介入の大きな目的とし，主に作業療法士が介入した．歩行状態が不安定になると，担当作業療法士から担当理学療法士に情報を提供して適切な移動方法や歩行補助具について検討した．

N氏は社交的で会話好きであり，離床困難となってからはマッサージを行いながら会話を交わした．本人も死期を自覚しており，人生や死についての話も傾聴した．ポジショニングは担当作業療法士と担当理学療法士とが相談して工夫した．

前述のとおりに緩和ケア病棟でのリハもその内容は多岐にわたる．理学療法士は主に身体機能面や基本動作能力の回復，作業療法士は主に応用動作能力や精神機能面の回復に関わるという特性がある．1人の患者に対して異なった視点で介入するため，単独では気づかない課題点や対応策について両者の視点から考えることができる．その強みを活かして，患者の希望に応えその人らしい生活をできるだけ長く過ごせるようにすることが，緩和ケア病棟におけるリハの重要な目的・意義であると考える．

文献
1) 辻　哲也，安達　勇：悪性腫瘍（がん）のリハビリテーション　緩和ケア病棟においてリハビリテーションに期待すること．総合リハビリテーション，31：1133-1140，2003．
2) 辻　哲也（編著）：緩和ケアにおけるリハビリテーション〔実践！がんのリハビリテーション〕．pp158-159，メヂカルフレンド社，2007．

コラム ⑱
褥瘡の予防と治療の進歩

(須釜淳子)

●褥瘡対策はチームで行う

　2002年度の診療報酬改定で導入された「褥瘡対策未実施減算」によって，それまで看護職のみで担っていた褥瘡対策が，チームで担う体制へと移行し劇的な変貌を遂げた．チームには専任の医師と看護職員に加えて，各施設の特性に応じて薬剤師，理学療法士，作業療法士，管理栄養士，事務職などの多職種が参加するようになった．その後数回の改定が重ねられ，2012年度診療報酬改定では，褥瘡対策は入院基本料の算定要件に組み込まれた．入院基本料の施設基準としては，褥瘡対策チームの設置，適切な褥瘡対策の診療計画の作成，実施および評価の体制がとられていること，褥瘡対策を行うための適切な設備を有していることが明記されている．さらに，2014年度の改定では医療機関における褥瘡の対策と発生状況などを報告することが明記されるようになった．つまり，褥瘡対策は，各医療機関の医療の質を評価する指標の1つとして利用されるまでになった．

●褥瘡の状態を表す共通言語 "DESIGN-R®"

　チームで褥瘡対策を円滑に実践するには，対策のターゲットとなる褥瘡状態を多職種で共有できるスケールが必要であった．この目的で開発されたのがDESIGN-R®である．これは日本褥瘡学会が2002年から2008年にかけて作成した褥瘡経過評価用スケールである[1]（表1）．各頭文字は褥瘡状態を評価する際の重要な観察項目となっている．DはDepth（深さ），EはExudate（滲出液），SはSize（大きさ），IはInflammation/Infection（炎症/感染），GはGranulation（肉芽組織），NはNecrotic tissue（壊死組織）を表す．また，Pocket（ポケット）が存在する場合のみPを付す．RはRating（評価）を意味している．項目別に採点を行い，D以外の項目得点の

表1 DESIGN-R®

DESIGN-R® 褥瘡経過評価用	カルテ番号( ) 患者氏名( )	月日	/	/	/	/	/	/
Depth 深さ 創内の一番深い部分で評価し，改善に伴い創底が浅くなった場合，これと相応の深さとして評価する									

d	0	皮膚損傷・発赤なし	D	3	皮下組織までの損傷
	1	持続する発赤		4	皮下組織を越える損傷
	2	真皮までの損傷		5	関節腔，体腔に至る損傷
				U	深さ判定が不能の場合

Exudate 滲出液

e	0	なし	E	6	多量：1日2回以上のドレッシング交換を要する
	1	少量：毎日のドレッシング交換を要しない			
	3	中等量：1日1回のドレッシング交換を要する			

Size 大きさ 皮膚損傷範囲を測定：[長径(cm)×長径と直交する最大径(cm)] *3

s	0	皮膚損傷なし	S	15	100以上
	3	4未満			
	6	4以上　16未満			
	8	16以上　36未満			
	9	36以上　64未満			
	12	64以上　100未満			

Inflammation/Infection 炎症/感染

i	0	局所の炎症徴候なし	I	3	局所の明らかな感染徴候あり（炎症徴候，膿，悪臭など）
	1	局所の炎症徴候あり（創周囲の発赤，腫脹，熱感，疼痛）		9	全身的影響あり（発熱など）

Granulation 肉芽組織

g	0	治癒あるいは創が浅いため肉芽形成の評価ができない	G	4	良性肉芽が，創面の10%以上50%未満を占める
	1	良性肉芽が創面の90%以上を占める		5	良性肉芽が，創面の10%未満を占める
	3	良性肉芽が創面の50%以上90%未満を占める		6	良性肉芽が全く形成されていない

Necrotic tissue 壊死組織 混在している場合は全体的に多い病態をもって評価する

n	0	壊死組織なし	N	3	柔らかい壊死組織あり
				6	硬く厚く密着した壊死組織あり

Pocket ポケット 毎回同じ体位で，ポケット全周（潰瘍面も含め）[長径(cm)×短径*1(cm)]から潰瘍の大きさを差し引いたもの

p	0	ポケットなし	P	6	4未満
				9	4以上16未満
				12	16以上36未満
				24	36以上

部位 [仙骨部，坐骨部，大転子部，踵骨部，その他（　　　　）]　　合　計*2

*1："短径"とは"長径と直交する最大径"である
*2：深さ(Depth：d,D)の得点は合計には加えない
*3：持続する発赤の場合も皮膚損傷に準じて評価する

©日本褥瘡学会/2013

（日本褥瘡学会ホームページ，文献8より）

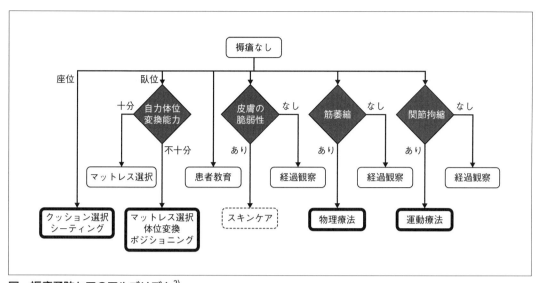

図 褥瘡予防ケアのアルゴリズム[2)]
太い枠線で囲まれた箇所が理学療法士・作業療法士の関与が期待されるケア

総点が褥瘡の重症度を表す．つまり，総点が高いほど重症度が高く，治癒に日数を要する．0点は治癒を示す．

DESIGN-R®によって，褥瘡状態に応じた局所治療が体系化され，『褥瘡予防・管理ガイドライン第4版』としてまとめられた[2)]．褥瘡の局所治療には，外用薬，ドレッシング材，外科的治療，物理療法がある．それらの中から創傷治癒促進に向けて適切な治療を選択しなくてはならない．創傷治癒理論に基づき，DESIGN-R®のどの項目に対し優先的に対処し，その重症度を下げるための局所管理法を選択すれば良いのかを，チームで共通理解しやすくなった．例えば，滲出液が多い場合，感染・炎症をともなう場合，壊死組織がある場合など，褥瘡の状態別に各治療法の選択肢の推奨度が『褥瘡予防・管理ガイドライン 第4版』には示されている．

さらに，信頼性と妥当性のあるスケールDE-SIGN-R®によって，褥瘡の治癒予測や褥瘡対策の質評価が客観的にできるようになった．DESIGN-R®総点が9点以下であれば約8割が1か月未満に治癒し，18点以下であれば，約6割は3か月未満に治癒すると報告されている[3)]．また，DESIGN-R® 1点に要する褥瘡管理費用を算出し，より費用対効果の高い褥瘡対策のシステムについて検証がなされている[4,5)]．今後，ますますDESIGN-R®を使用した褥瘡対策の臨床評価，特に経済的評価が行われ，その成果が診療報酬に反映されることが期待される．

● 褥瘡ケアのアルゴリズム

局所管理以外の褥瘡対策について，日本褥瘡学会はケアアルゴリズムを明示している[2)]．まず，対象者の全身観察，発生リスク評価，局所観察を行った後，褥瘡がない患者にはリスクに応じて，栄養状態と基礎疾患の管理を含めた全身管理と予防ケアを立案・実践する．予防ケアアルゴリズムには，理学療法士・作業療法士の専門的知識と技術が必要なケアが多く含まれている（**図**）．具体的には，自力体位変換能力の不十分な対象者への座位時のクッション選択，シーティングや臥位時のマットレス選択，体位変換・ポジショニングである．さらに廃用症候群に含まれる筋萎縮や関節拘縮のある対象者への物理療法，運動療法である．特に予防ケアに含まれた理学療法・作業療法に関連するクリニカルクエスチョン（CQ）と推奨ケア，推奨度を示した（**表2**）．

● 理学療法・作業療法に関連した褥瘡対策の今後の課題

ここまで述べてきたように，褥瘡対策はDE-SIGN-R®の開発とその使用による臨床評価研究，褥瘡予防・管理ガイドラインの策定と普及，そして診療報酬制度によって格段にその質が向上し，確実に成果をあげてきた．その一方で，廃用症候群の1

表2 理学療法・作業療法に関連した褥瘡予防のCQと推奨ケア[2)より一部改変]

Clinical Question（CQ）	推奨ケア	推奨度
連続座位時間を制限しても良いか	自分で姿勢変換ができない高齢者は，連続際時間の制限をしたほうが良い	B
座位姿勢変換はどのくらいの間隔で行えば良いか	自分で姿勢変換ができる場合には，15分ごとに姿勢変換を行っても良い	C1
座位姿勢を考慮することは有効か	座位姿勢のアライメント，バランスなどを考慮しても良い	C1
脊髄損傷者の褥瘡予防にはどのような方法が有効か	接触圧を確認しながら指導しても良い	C1
高齢者の座位における褥瘡予防においては，どのようなクッションを用いると良いか	高齢者には脊髄損傷者などに使用される体圧分散寝具を使用することが勧められる	B
筋萎縮に対して，どのような物理療法があるか	電気刺激を行っても良い	C1
関節拘縮に対して，どのような運動療法があるか	他動運動を行っても良い	C1

推奨度はA〜Dに設定されている．A：十分な根拠があり，実施することが勧められる，B：根拠があり，実施が勧められる，C1：根拠は限られているが，実施しても良い，C2：根拠がないので，勧められない，D：無効ないし組織侵襲の根拠があるため，実施しない

つである拘縮を有する高齢者に発生する褥瘡予防に関する対策は未だ不十分であると筆者は実感している．過去に理学療法または作業療法分野での取り組みが日本褥瘡学会誌に掲載されており[6,7]，今後このようなエビデンスが蓄積され，わが国のガイドラインにできるだけ早期に掲載されることが望まれる．

文献

1) Matsui Y, et al：Development of the DESIGN-R with an observational study. An absolute evaluation tool for monitoring pressure ulcer wound healing. *Wound Repair regeneration*, **19**(3)：309-315, 2011.
2) 日本褥瘡学会（編）：褥瘡予防・管理ガイドライン 第4版．褥瘡会誌，**17**(4)：487-557，2015.
3) Sanada H, et al：Clinical assessment using DESIGN-R total score can predict pressure ulcer healing. Pooled analysis from two multicenter cohort studies. *Wound Repair Regeneration*, **19**(5)：559-567, 2011.
4) Sanada H, et al：Evaluating the effect of the new incentive system for high-risk pressure ulcer patients on wound healing and cost-effectiveness：a cohort study. *Int J Nurs Stud*, **47**(3)：279-286, 2010.
5) Kaitani T, et al：Evaluation of an advanced pressure ulcer management protocol followed by trained wound, ostomy, and continence nurses：a non-randomized controlled trial. *Chronic wound care management and research*, **2**：39-51, 2015.
6) 西村幸盛，田端　修，小浦場祥夫：認知症患者の拘縮による手指褥瘡発生予防に対する取り組み．褥瘡会誌，**8**(4)：627-632，2006.
7) 布上大典，・他：褥瘡発生予防への理学療法士の役割−膝関節屈曲拘縮，円背および体位が仙骨部と踵部の体圧に及ぼす影響．褥瘡会誌，**10**(1)：44-49，2008.
8) 日本褥瘡学会ホームページ http://www.jspu.org/jpn/member/pdf/design-r.pdf

* * *

コラム⑲ 運動生理学的負荷量の調整

(関川清一)

　生理学は，生命現象あるいは生体機能の機序を解明する学問であり，その多くは静的(安静)状態を対象としている．一方，運動生理学は，主に動的(運動負荷)状態での生体機能を対象としている．

　理学療法・作業療法の臨床場面において，心肺機能や体力の低下などを呈する対象者への，運動に対する生体の応答と運動による生体の適応を考慮することは，体力向上のためのトレーニングプログラムの立案や，運動時リスク管理の観点からも重要となる．また理学療法・作業療法における評価・治療は，骨格筋機能だけでなく呼吸循環機能を対象にすることも多く，運動生理学的負荷の調整方法を知ることは重要である．ここでは，骨格筋ならびに呼吸循環系の運動生理学的負荷の基礎知識について概説する．

●運動負荷と骨格筋機能
骨格筋の構造と骨格筋収縮のためのエネルギー供給

　骨格筋は筋外膜と称する結合組織に包まれている．筋外膜の内部では，数百本もの筋線維がまとまって筋線維束(筋束)を形成し，筋周膜と称する結合組織に包まれている．筋線維はアクチンとミオシンという2つの蛋白質フィラメントを含み，筋節を構成する．この2つのフィラメントがアデノシン三リン酸(adenosine triphosphate, ATP)分解のエネルギーによって互いに引き合うことで，骨格筋収縮が生じる．

　このATPの骨格筋中貯蔵はわずかであるため，運動を継続するためにはATPを絶えず供給しなければならない．このATPを供給するエネルギー代謝機構には，酸素を必要としない無酸素性代謝機構と酸素を必要とする有酸素性代謝機構とがある．さらに，無酸素性代謝機構は，クレアチンリン酸機構と解糖系機構に分類される．呼吸によって肺に取り込まれた酸素は糖質と脂質とを利用して大量ATPを再合成する．その過程が有酸素性代謝機構である．

筋線維タイプと骨格筋トレーニング

　筋線維は遅筋線維(赤筋，タイプⅠ)と速筋線維(白筋，タイプⅡ)に大別される．速筋線維はさらにタイプⅡaとタイプⅡbに分類される．遅筋の収縮は遅く，発揮する力は小さく耐久性があり，収縮エネルギーは有酸素性代謝機構における利用が中心となる．速筋は速く収縮し発揮する力は大きいが疲労しやすい．速筋収縮のためのエネルギー供給は無酸素性代謝機構における利用が中心となる．

　骨格筋機能向上の方法として，筋持久力と筋力トレーニングとがある．筋持久力とは，局所的な筋活動が一定の負荷に長時間耐える能力である．筋持久力トレーニングでは，遅筋線維を効率的に刺激する必要があり，有酸素運動のように中強度の運動を長く継続する必要がある．筋の肥大を目的とした筋力トレーニングでは，速筋線維を刺激することが重要であるため，短時間内で高負荷の運動を行うことがより有効となる．

局所運動負荷時のリスク管理

　骨格筋トレーニングのリスクとして，過大な負荷や回数設定によるオーバーワーク，誤った運動方法による筋肉や関節へのストレスによって筋疲労，筋肉痛などが生じることがある．過度な筋疲労および筋肉痛出現や骨格筋損傷を防止するために，運動負荷前・中・後に疼痛や疲労感の確認をし，トレーニング方法を調整することが重要である．

●運動負荷と呼吸循環機能

　運動負荷時には，多量の酸素や栄養素を筋や他の組織・細胞に供給し，また運動の結果生じた炭酸ガスや乳酸などの老廃物の処理・分解，およびエネルギー再合成のために，酸素をさらに取り入れる調整を行う必要性がある．これらの調整は呼吸循環系の運動負荷時の適応現象でもあり，大切なことである．

　口や鼻から取り入れられた空気は肺に送られ，肺と血液との間で酸素と二酸化炭素が交換される．これは，呼吸機能が担っている．また血液は，筋や組織に送られ，血液と筋との間で酸素と二酸化炭素の交換が行われる．血液を供給するシステムは，循環機能が担っている．この双方の作用が呼吸循環機能である．

全身運動負荷による呼吸循環指標の反応

呼吸反応の指標には，呼吸の「深さ」としての1回換気量と，「数」としての呼吸数がある．また，呼吸の「量」として，これらの積である分時換気量がある．負荷が徐々に増加する運動において，中等度負荷までは主に1回換気量が増加する．運動負荷がさらに強くなると1回換気量の増加が鈍くなり，呼吸数が増加して分時換気量が増える．

循環反応の指標には，一定の時間内に心臓が拍動する「数」としての心拍数と，心臓が1回拍動する際の「血液量」としての1回拍出量がある．さらにこれらの積として一定の時間内に心臓から運び出される血液量の総和として「心拍出量」がある．漸増運動において，心拍数および心拍出量は，その運動強度に比例してほぼ直線的に増加する．1回拍出量は，軽度から中等度の運動負荷の間では運動強度と比例して増加し，中等度では安静時の2倍近くになる．それ以上の運動強度では1回拍出量の増加がみられず，心拍出量の増大は心拍数の増加によって生じる．運動強度が一定の運動の場合，運動の強さによって心拍数の様相が変化する．軽度・中等度の運動では，ある程度増加した後，その運動に適した心拍数で安定し，定常状態になる．しかし，高強度の一定運動負荷の場合には，定常状態に至ることなく運動中でも上昇を続ける．

血圧とは，血液が血管を圧迫する力のことを指し，心臓収縮期にかかる圧は収縮期血圧（最大血圧），心臓拡張期にかかる圧は拡張期血圧（最低血圧）である．歩行，ランニングなどの全身運動の場合，運動強度の増加にほぼ比例して収縮期血圧は上昇するが，拡張期血圧の上昇は軽度である．一方，静的運動では，心拍数の上昇に比して血圧上昇が著明であり，収縮期血圧，拡張期血圧ともに上昇するのが特徴である．

運動をしているときは，生体に必要な酸素の量が増える．通常，運動強度が増加するにつれて，酸素摂取量はあるところで最大に達する．これを最大酸素摂取量と称し，全身持久力（心肺持久力）の指標となる．最大酸素摂取量は，歩行や自転車運動などのように大きい筋肉の活動によって全身運動を最大負荷にした状況で，呼気ガス分析装置を使用して実測する方法と，心拍数と運動負荷量が酸素摂取量と直線関係にあることを利用して，心拍数や運動負荷量から推定する方法がある．

全身持久力トレーニングの効果

全身持久力とは，全身的作業を持続的に遂行するための能力である．全身持久力を高めるトレーニング方法は，一般的に歩行や自転車運動を中等度の負荷にて20〜30分持続的に行う．全身持久力トレーニングによって最大酸素摂取量が増加し，呼吸循環機能が改善する．呼吸系に対する効果としては，運動時の最大分時換気量の向上がある．循環系に対する効果としては，運動によって活動する骨格筋へ酸素を供給するための心臓のポンプ機能や血流などの循環機能の改善を図る方法がある．また，呼吸循環機能の改善だけはなく，運動筋による酸素の取り込み能力を高めることによって骨格筋代謝能が改善する．

全身運動負荷時のリスク管理

理学療法・作業療法プログラムは，安全かつ効果的に実施する必要がある．プログラム中の安全管理として，転倒・転落による整形外科的損傷防止への対策が求められる．しかし，近年では急性期における呼吸循環器疾患併存例も多く，運動器系だけではなく呼吸循環機能に対しても安全管理対策を講じる必要がある．

全身運動負荷時のリスク管理では，運動刺激の適応状態として呼吸循環機能の安定性，不安定性を評価する．つまり，呼吸補助筋活動や狭心痛の出現などの対象者の容態や，パルスオキシメーターによる呼吸機能の指標，心電図，血圧および心拍数などの循環機能の指標に基づいて安定した反応を示しているのか否かを判定する．対象者が不安定な反応を示している場合には，運動負荷量を低下させるか，中断することが大切である．

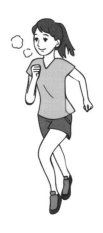

コラム⑳
運動器疾患の基礎科学的病態を診る

（森山英樹）

　理学療法士・作業療法士が対象とする運動器疾患は数多くあるが，紙面の都合で，すべてについて述べることはできない．それらは拙著[1]に譲り，本コラムでは，理学療法士と作業療法士がともに対象とする運動器疾患の代表として，大腿骨頸部骨折と大腿骨転子部骨折を取り上げ，基礎科学的視点から概括する．

● 大腿骨頸部／転子部骨折の発生原因

　わが国では従来，大腿骨近位部の骨折は，大腿骨頸部内側骨折（滑膜性関節包内骨折）と大腿骨頸部外側骨折（滑膜性関節包外骨折）とに分類され，双方を合わせて大腿骨頸部骨折と呼ばれてきた．後述するように，手術療法と痛みを基礎科学的視点からみる場合，内側骨折と外側骨折という名称は，その理解を助ける．しかし近年では，『大腿骨頸部／転子部骨折診療ガイドライン』[2]に基づき，大腿骨頸部内側骨折は大腿骨頸部骨折，大腿骨頸部外側骨折は大腿骨転子部骨折と呼ばれるようになったため，本コラムでもそれに倣う．

　大腿骨近位部骨折のほとんどが骨粗鬆症を基盤として発生するため，高齢者，特に女性に多い．受傷機転の約90％が転倒であり，受傷場所は屋内が約70％を占めている．日本の在宅高齢者の1/5〜1/4が毎年転倒していることからも，大腿骨近位部骨折の発生が増加している理由がうかがえる．また高齢者では，大腿骨転子部骨折の発生率は大腿骨頸部骨折の1.3〜1.7倍である．

● 大腿骨頸部／転子部骨折の治療

　大腿骨頸部と転子部骨折には保存療法と手術療法とがあるが，手術を行うことが一般的である．大腿骨頸部骨折は滑膜性関節包内の骨折であり，関節包内には骨細胞のもとになる骨芽細胞や間葉系幹細胞を豊富に含む骨膜がない．また，滑液が存在するために骨折の修復を担う因子の産生源である血腫が形成されにくい．これらのことから，大腿骨頸部骨折は骨癒合に不利な環境にある．加えて，骨折時に大腿骨頭の栄養血管である上支帯動脈・下肢帯動脈・大腿骨頭靱帯動脈が損傷されると，骨壊死が生じやすい[3]．そのため，転位が少ない場合には骨接合術手術が行われることもあるが，ほとんどのケースでは大腿骨頭を人工骨頭インプラントで置換する人工骨頭置換術（Bipolar Hip Arthroplasty，BHA）が行われる．

　一方，大腿骨転子部骨折は関節包外の骨折であることから，骨膜があり，血腫が形成されやすい．そのため，骨癒合が得られやすいことから，骨接合術が推奨され，compression hip screw（CHS）などのsliding hip screwやガンマネイル（γ-nail）などの近位髄内釘法が行われる．

● 大腿骨頸部／転子部骨折の痛み[4]

　大腿骨頸部骨折よりも，大腿骨転子部骨折の方が，患者の痛みの訴えが強いことを経験する．痛みを感知する侵害受容器である自由神経終末は，関節包・骨膜・腱・靱帯・筋に豊富に存在するが，特に骨膜に多い．つまり，基礎科学的視点からみると，骨膜を含む大腿骨転子部骨折が，骨膜を含まない大腿骨頸部骨折よりも，痛みを強く感じることは当然と言える．

● 人工骨頭置換術後の脱臼

脱臼の原因

　人工骨頭置換術後の合併症として，脱臼（2〜7％），人工骨頭インプラント周囲の骨折（1〜3％），異所性骨化（約20％）などがあるが，リハビリテーション医療において最も注意しなければならないものは脱臼である．脱臼の原因として，大きく分けて，手術のアプローチ方法，人工骨頭インプラントのインピンジメント（挟み込み），股関節の安定性の低下の3つがある．

手術のアプローチ方法[5]

　人工骨頭置換術のアプローチ（展開）方法には，皮膚切開の位置から，後外側アプローチ・前外側アプローチ・外側アプローチに分けられる．アプローチ方法の違いにより，禁忌肢位（脱臼を起こしやすい肢位）が異なる．これは，切離される筋と温存される筋が異なるためである．

【後外側アプローチの禁忌肢位】

　股関節後方の外旋筋群と後方関節包を切離するために，術後に後方脱臼しやすい．禁忌肢位は，股関

節屈曲・内転・内旋の複合運動である.

【前外側アプローチと外側アプローチの禁忌肢位】

前外側アプローチでは，筋の切離を最小限に留め，すべての操作を筋間から行うminimally invasive surgery (MIS)が近年主流となっている．これにより術後の股関節由来の疼痛が少ないため活動性の回復が早く，脱臼率も低くなるが，後外側アプローチと比較して，手術の難易度は高い．外側アプローチでは，中殿筋を部分的に切離するため，術後の筋力の回復にやや時間を要する．いずれのアプローチ方法でも，後方の軟部組織が温存されるため後方脱臼のリスクは低く，前方脱臼に注意を要する．禁忌肢位は，股関節伸展・軽度内転（または外転）・外旋の複合運動である．

人工骨頭インプラントのインピンジメント

前述の禁忌肢位では，単一の方向で脱臼することは稀で，複合運動によって脱臼のリスクが高まる．一方，特に後外側アプローチでは，股関節の深屈曲（手術により異なるが，一般的には股関節屈曲90°以上）は単独で禁忌となる．これは，股関節の深屈曲により，人工骨頭インプラントと関節包とのインピンジメントが生じ，そこが支点となり脱臼しやすいためである．

股関節の安定性の低下

健常な股関節では，股関節周囲の筋・靱帯・関節包といった軟部組織によって股関節の安定性が高められている．手術が施行されると軟部組織が侵襲を受けるため，股関節の安定性が低下し，脱臼しやすい状態となる．このことが，ほとんどの脱臼は術後3か月以内に起こるとされる理由である．術後経過とともに，侵襲を受けた軟部組織の治癒が進み，股関節の安定性が回復する．つまり，脱臼予防のためには，禁忌肢位をとらないことは当然であり，早期より軟部組織の回復を高めていくことが効果的といえる．

●人工骨頭置換術後の脱臼予防と日常動作

前述のとおり，術後間もない時期は，股関節の安定性が低いため，日常生活において禁忌肢位ならびに股関節深屈曲は避ける必要がある．以下に，手術のアプローチ方法ごとに禁忌肢位となる具体的な日常生活での動作を述べる．ただし，禁忌肢位となる動作を恐れるあまり過度に生活が制限されると，身体能力は改善しにくく，要介護状態や寝たきりにつながる．術後経過とともに脱臼しにくくなるため，活動性を高めることに意識を向けたい．

後外側アプローチの禁忌となる日常動作

正座・横座り・とんび座りを受傷前より習慣的に行っていた人は特に注意を要する．正座だけであれば脱臼のリスクは低いが，足が痺れるなどして，禁忌肢位そのものであるとんび座りや（術側が上側の）横座りになった場合には脱臼のリスクが高まる．また，座位で身体をかがめて靴を履く際に，股関節が内転・内旋位であると禁忌肢位になる．靴を履く際には，股関節外転位となるように足を広げて履くか，靴ベラを使うなどしたい．

これ以外にも多くの禁忌となる動作があるが，共通することは股関節が深く屈曲した状態で，膝関節が内側に入らないようにすることである．

前外側アプローチと外側アプローチの禁忌となる日常動作

後外側アプローチと比べて，日常生活で禁忌肢位の姿勢になる場面は少ない．例えば，高い所の物を取るとき，電球を取り替えるとき，術側を後ろに残したまま振り返ったときである．

脱臼は，前外側アプローチと外側アプローチよりも，後外側アプローチで圧倒的に多いとされる．これは，日本での人工骨頭置換術は後外側アプローチが主流であることもあるが，前外側アプローチと外側アプローチの禁忌肢位が，日常生活ではあまりとらない姿勢であることも関係していると思える．

参考文献

1) 奈良　勲（監修），森山英樹，木藤伸宏（編）：運動器疾患の病態と理学療法．医歯薬出版，2015．
2) 日本整形外科学会/日本骨折治療学会（監修）：大腿骨頸部/転子部骨折診療ガイドライン　改訂第2版．南江堂，2011．
3) 工藤慎太郎（編）：運動器疾患の「なぜ？」がわかる臨床解剖学．医学書院，2012．
4) 嶋田智明・他（編）：大腿骨頸部骨折　何を考え，どう対処するか．文光堂，2009．
5) 島田洋一，高橋仁美（編）：整形外科　術後理学療法プログラム　改訂第2版．メジカルビュー社，2013．

コラム ㉑
個々人のニーズに応えるための身体の理解とフィールドワークの意義

(浜村明徳)

筆者が関わってきたリハビリテーション(以下,リハ)の変化を概略すると,当初は,「リハ＝機能回復」であった.回復期リハの誕生で,リハは「ADLの自立と家庭復帰」に重きを置くようになった.そして,これからの地域包括ケアの時代では,「社会参加や地域とつながりのある生活の創造」が課題となる.これらのすべてがリハの目標となることは論を待たないが,ここでは,生きて暮らすことに視点を置いた身体の理解に関する私論および現在取り組んでいる地域活動からフィールドワークの意義について考えてみたい.

● 生きる身体とリハ

「身」について

学生時代に,医学における身体は物質的で画一的かつ分析可能な「生物」として教えられたので,その視点で眺めて接してきた.だが,この身体が一度機能不全に陥ると,日常生活すべてに影響が及ぶばかりではなく,個々人の生きる目標さえ失ってしまう現実がある.では,生き物としての身体に生じた機能不全から,人としての生きようの不確かさや生活目標の喪失に至る過程を説明することができるだろうか.若い頃から抱いてきたいわゆる「身体機能不全」の実相への問いである.リハが身体に生じた機能不全の改善を起点に,活動や参加といった人間の実存自体にも関わるのであれば,身体のもつ意味を解き明かすことに援助の質や広がりを高める鍵があるのではないかと思い続けてきた.

身体を理解するための手がかりを探すうちに,「身(み)」ということばに向き合う必要性があった.古来,日本人は身体を実に深く把やして成長の糧にしてきた民族らしく,「身」には西欧の心身二元論を超越する以上の意味あいをもたせているとされる.中村は,私たち日本人にとっての身は,「具体的な人間存在としての身体,心身合一的な身体」[1]であると述べている.

小学館の『日本国語大辞典』によれば,「身」には12通りの解釈があった.そこで,独断的ではあるが,筆者なりに身体を次のように整理してみた.

①物質的・生物的身体:いわゆる動物の体,肉体を指す場合
②対他的身体:「身に覚えのない罪」などと用いるときで,体の意味から転じて,その人自身,特に他者に対する自己との向き合いに使われる場合
③社会的身体:「相手の身になって…」などと用いるときで,その人自身のありよう・位置・立場・身の上などを指す場合や,「身に余る光栄」など,その人の地位・自己の力量・身分などの意味をもつ場合
④精神的身体:「身を尽くす」など生命やまごころなど精神的なものに比重を置いた身
⑤関係的身体:「身内」などと用いるように,その人に関係のある者,己の側に属する人など

身体をこのように理解してみると,麻痺などによって生物的身体が機能不全に陥ること,他人に対する己の存在が不明瞭となること,立場や身分など社会的な存在も不安定となること,生きがいさえ失いかねず,家族や仲間も不安にすることは,個人の「身」そのものに起こる出来事であると考えられる.つまり,身体に機能不全を負うことは,身体のさまざまな側面において多大な課題を抱え込むことにほかならない.とすれば,日々を生きて暮らす身体への働きかけがリハの役割ということになろう.

身体の機能不全と生活

私たちは健康なときには,個々人の生活空間でくつろぎ,自らの行動をコントロールしていながらそれを意識することは少ない.しかし,身体に生じた機能不全に起因する活動制限は,普段の生活を一挙に不可能にする.食事や排泄行為を他者に依存せざるを得ない状態になると,それらの行為が,人の尊厳を損なうほど本質的な意義をもっていたことを思い知らされる.また,突然,家族の一員が機能不全をきたすことになれば,家族全員にも緊張感やさまざまな葛藤が起こり,失われた大切なことの大きさに当惑する場面は多い.それに加えて,個人が所属していた集団や社会とのつながりも脅かす[2].これらのすべての出来事は,個人の身体に生じた疾病と機能不全に起因することである.それらの現実的な現象に対して,生物的あるいは心理的・社会的な側面から理解して対応する活動がリハ臨床現場の実態である.

身体を生物的にとらえるだけではなく,「具体

に実存する人間の身体」として統合的に受容して，個々人のニーズとは暮らしの現実から生じる人間自体の不確実性そのものであると理解したい．その認識に基づいた個々人への接近はより人間的ぬくもりをもち，対象者とその家族の社会参加への支援も機能不全に陥った心身の総合的復活を目指す一環として取り組むことになろう．

●リハにおけるフィールドワークの意義

このような視点でリハにおけるフィールドワークの意義を考えると，社会参加の「場」である地域社会を単なる外部要因として対象者個人から切り離すのではなく，心身と密接に関わる人々が生きて暮らす「場」として解釈することが妥当であろう．

ちなみに，地域リハの先駆者たちは直接的に地域に出向き，個々人が求めるものとは何かを知ろうとしてきたように感じる．病と生活機能の低下をきたした状態で，地域社会で生きていくことの困難さを知ろうとしていた．そのような実体験を通じてリハに何が求められ，何が不足しているのかを認知して，制度やサービスの枠組みを超えて対象者の支援のあり方を模索してきたと考える．そのような先駆者たちの業績に学び，地域リハ推進課題[3]の1つである「リハの啓発と地域づくりの支援」などのフィールドワーク，プロボノ（Pro bono, done for the public good without compensation，代償なしで公益のために行われる）は，各分野の専門家が，職業上もっている知識・スキルや経験を活かして社会貢献するボランティア活動全般の意味である．筆者自身も専門的業務を通じて培ったスキルや知識を社会的・公共的な目的のために提供するボランティア活動[4]を試みている．

プロボノの活動を始めて3年が経過した．未だ成果を問う段階ではないが，大変ながらも日常業務では得られない達成感と地域住民の身近なニーズの把握が深まり，かつ日常業務のあり方などに関する意見などを卒直に述べる職員も増えてきた．職員が困惑しながらも主体的で楽しそうに活動する姿をみていると，進むべき方向性の確かさを感じる．また，地域住民との距離感も縮まり，プロボノを受け容れようとする雰囲気も生まれてきた．「プロボランティア」と呼ばれることもあり，地域住民には馴染みのないプロボノであるが，専門的サービスと地域住民の活動が一体化して地域全体の支援力が増幅すれば，生活機能が低下したり認知症になったりしても，個々人なりに暮らせる地域を創生できるのではないかと夢見ながら活動している[5]．

このフィールドワークでは，さまざまな人や場面に遭遇するが，そのとき，専門的スキルだけでは対応できず，己のもてるものを総動員する他に術はない．場合によっては，己がいかに非力であるかを思い知らされる機会ともなる．このような体験を繰り返すことで，己自身のことばで語るコミュニケーション力が洗練されていくことを覚える[6]．

リハ診療時間に縛られる日常から，地域社会に住むひとりとして普段着でフィールドワークに関与すると，地域で生きるためのリハに何が求められるかを考える機会を得ることができる．「地域包括ケア」の時代においてリハに求められる課題を考え，それらのニーズに応えるために，可能な限り数手先の駒の動きを読みながら人工知能を上回る成果を上げることを願っている．それと同時に，ゼミ形式の討論会も開催し，人間の実存に関わる根源的な命題についても語り合っている．フィールドワークを通じて，人々が生きて暮らす実際の「場」を心身ともに体験し，明日のリハの理想的なあり方を創出できればと希望している昨今である．

参考文献

1) 中村雄二郎：術後集―気になる言葉―．pp96-100，岩波新書，1981．
2) 浜村明徳：リハビリテーションとからだ．病院，144(9)：765，1985．
3) 浜村明徳：地域リハビリテーションの定義改定について．地域リハビリテーション，12(4)：2017．
4) 嵯峨生馬：プロボノ―新しい社会貢献　新しい働き方―．pp24-27，勁草書房，2011．
5) 浜村明徳：プロボノ活動による地域貢献〔高齢者ケア実務研究会：高齢者ケア実践事例集〕．第一法規，2017．
6) 山極寿一：多様性が新しいものを生む．朝日新聞，2015年11月18日．

索 引

和文索引

あ
アウェアネス 303
アライメント 109
安定筋（固定筋） 89

い
痛み感覚の上行経路 70
痛みの機序 67
位置知覚 244
インターナルインピンジメント 236
インターバル速歩法 82

う
動きの質モデル 301
うつ病 295, 303
運動イメージ 60
　——と大脳皮質血流量 60
　——の定量化 61
運動学 85
　——の重要性 107
運動学習 104
運動器疾患 402
運動生理学的負荷量 400
運動耐容能 223
運動単位（モーターユニット） 94
運動中枢 39
運動トレーニング 77, 79
運動のコントロール 101
運動の指令のしくみ 97
運動プログラム 296
運動連鎖 233

え
栄養 306
　——状態 128
エネルギー代謝 313
円背 112

お
応用行動分析学（ABA） 288
オーラルフレイル 131
起き上がり 152, 153
オペラント行動 279
オペラント条件づけ 279, 282

か
臥位からの立ち上がり 148, 152
介護老人保健施設 391
階段昇降 200
　——動作 200, 201, 202, 204, 208
階段の勾配 210
回転モーメント 178
回復期リハビリテーション病棟 390
解剖学 2
　——総論 2
学習 279
下肢の関節と靱帯 24
下垂体後葉ホルモン 73
下垂体前葉ホルモン 72
片足立ち 148
　——の原理 106
肩関節損傷群 235
肩にとって優しい投げ方 235
片麻痺 323
加齢 77
　——に伴う筋萎縮 78
　——に伴う生理機能の変化 77
関節学各論 18
関節構成体の基礎知識 13
関節の可動範囲 96
関節の基本構造と付属装置 14
関節の分類 16
関節パワー 206
関節モーメント 205
関節リウマチ 324
観念失行 362, 364, 366
間脳 100
関連痛 70
緩和ケア病棟 395

き
拮抗筋 90
機能的アセスメント 286
嗅覚 328
急性期病院 388
胸郭 31
強化子の有効性 285
共同筋 89
筋萎縮 114
　——予防 118
筋血管運動の調節 59
筋収縮タンパクの微細構造 54
筋収縮のしくみ 54, 55
筋増強剤 95
筋断裂 111
筋膜炎 111
筋力増強の原則 92
筋力を高めるしくみ 92

く
空間認知機能 360
空腹と満腹 312
車いす 160, 164

――クッションの特性　167
――座位　160
――テニスの極意　382
――の選択　165

け

血圧変動　157
肩関節　107
　　――の機能不全　107
　　――のしくみ　107
肩甲上腕リズム　108
言語機能　262
　　――の発達と獲得　262
言語聴覚士　262
言語的コミュニケーション機能　262
腱のエネルギー　95
腱の役割　95

こ

更衣・整容　342
　　――の行動学習　345
　　――の行動制御　342
構音機能不全　272
高次脳機能　360
甲状腺　73
降段動作　200
工程分析を行う意義　258
後天性難聴　268
行動査定　286
行動随伴性　277, 278
行動分析学　276
興奮-収縮連関　56
高齢者　129
　　――の歩行　182
股関節　108
呼吸調節　126
国際生活機能分類　138
骨　6
　　――の基礎知識　6
　　――の機能　11

――の発生とリモデリング　8
――の模式図　9
――の連結　13
骨萎縮　121
　　――の経過　122
骨格筋　76, 85
　　――の構造　85
　　――の特徴　54
コップの水を飲む動作　376
こども療育センター　389
コミュニケーション・ロボット　386
ゴルフ動作の科学　379
コンタクトスポーツ　109

さ

座位　239, 243, 246
在宅　392
作業活動　293, 296
　　――の領域　260
作業工程分析　257, 258
作業遂行向上プラン表　260
作業分析学　254, 256
作業療法　292
作業療法士　387
サルコペニア　130

し

軸脚　229
刺激性制御　285
自己感覚　302, 303
支持基底面　148, 149
視床下部　72
自助具　324
姿勢制御戦略　188
姿勢制御と筋活動　249
姿勢制御の機構　190
姿勢調節機能　127
姿勢による血圧の変動　157
姿勢保持と制御　239

疾患による特異的な歩容　182
実験デザイン　286
失語症　264
　　――と間違えやすい疾患　267
　　――のタイプ　265
社会生活技能トレーニング（SST）　297
重心移動　177, 214
重心線　149
就労支援　296
主動作筋　89
循環血液量　64
　　――減少と心筋萎縮　125
循環調節系　62
上位中枢による運動制御　45
消化　309
消化管　309
消化機能　127
消化腺　309
消去　283
衝撃緩衝　219
上肢の関節と靱帯　18
昇段動作　200
小児の歩行　182
小脳　101
情報と制御　104
上腕骨の後捻　236
食事　306
　　――動作　360
褥瘡の予防と治療　396
植物状態　100
自律神経系　50
自律中枢　50
侵害受容器　69
神経　97
神経系の機能　38
人工股関節置換術　132
人工内耳　269
心疾患　134
身体運動の調節　97

索引　407

身体重心　148, 149, 202
　　──移動　201
人体内部環境の調節　62
身体の運動・動作　85
身体の構造　2
身体の作用・機能　38
心理教育　296

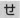

膵ホルモン　73
ステップ　188, 193
　　──動作　190
スプリンティング　216, 217, 218
スプリント療法　387

せ

生活行為向上マネジメント　258
制球　237
精神およびメンタルヘルス関連疾患の理学療法　298
精神科病院　299
精神疾患　299
精神疾患者　292
　　──の作業療法　292
　　──の理学療法　380
精神認知機能不全に対する作業療法　293
精神領域における理学療法　302
性腺ホルモン　75
正の強化刺激　280
生理学　38, 350
脊髄　101
脊髄視床路　254
脊髄損傷者のトランスファー　381
脊柱　31
　　──の後弯　112
摂食嚥下機能　127, 306

先行変数　285
洗体　357
先天性聴覚機能不全　267

そ

臓器と器官　5
走行　212
　　──時の筋力特性　216
　　──周期　212, 213
　　──動作の分析　212
足圧中心　202
足角　174
組織　2

た

体液量　64
体温調節系　66
体温と血圧調整　350
体幹の動き　112
代謝機能　128
対人関係（ラポール）　290
体性神経系　39
大脳　98
大脳皮質運動野の興奮性変化　60
タイムアウト　286
単関節筋　86, 87
タンパク質摂取　82

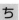

肘関節損傷群　235
中枢性聴覚不全　271
聴覚系　267
聴覚失認　271
聴覚低下　267
長距離走行　220
重複歩距離　174
調理　320
　　──動作　320, 322
　　──方法　322

つ

痛覚のゲートコントロール　70

て

テイクバック時点　233
テコ　90
手続き記憶　104

と

トイレ動作　258, 367
　　──工程分析表　258
動機づけ操作　285
投球動作　228
　　──の連鎖性　233
投球腕の肩肩肘ライン　231
道具の操作機能　361
統合失調症　294, 303
動作の予測　104

な

内臓感覚　312
内分泌系　72
投げる　226
　　──動作の分析　226
　　──動作のリズム　237
軟骨　12

に

二関節筋　86, 87
二足一段昇降動作　210
日常生活活動　256
入浴　350
　　──動作の分析　353
認知行動療法（CBT）　297
認知症　386
　　──病棟　394

の

脳幹　100
脳血管損傷者の自動車運転再開

支援　384
脳死　100
脳卒中　196
　　——片麻痺　132
　　——簡易評価システム　142
脳と身体の連動　255

は

パーキンソン病　197
排泄動作　368, 369
排尿　330
　　——のメカニズム　330
排便　330
　　——のメカニズム　336
廃用症候学　114
廃用症候群　95, 114
　　——のメカニズム　114
廃用性筋萎縮　114, 117
　　——の経過　118
罰　283, 284
発声発語系　272
バランス　105
　　——維持　177
　　——反応　105
半側空間無視　361, 363, 365

ひ

膝の機構　109
皮質脊髄路　254
非投球側の役割　231
皮膚の感覚器　352

ふ

フィールドワーク　404
副甲状腺ホルモン　73
副腎髄質　74
負の強化刺激　280, 282
プリズム眼鏡　366
振出脚　228
不良姿勢　111
フレイル　130
　　——サイクル　131

へ

米国心理学会（APA）　289
片脚立位　154
変形性膝関節症　198
扁平足　111

ほ

ボールリリース時　233
歩隔　174
歩行　173, 216
　　——時の筋活動　180
　　——周期　175
　　——動作　174
　　——と比較した走行の特徴　214
　　——率　175
歩幅　174

ま

跨ぎ　188
跨ぎ動作　193
　　——の姿勢調節　192
慢性疼痛　71
慢性腰痛　133

み

味覚　328

耳の構造　105

め

メンタルヘルス　298

も

「持ち上げ」動作の科学　378

よ

予測的姿勢制御　250

ら

ランニング　216, 218

り

理学療法からみた精神疾患　300
リズミックスタビリゼーション（Rhythmic Stabilization）　94
リズム　176
立位　148, 154, 239, 244
立位姿勢保持　249
リバースアクション　88
臨床推論　145

欧文索引

ATP合成機構　57
FP時　235
ICF　138
　　——コアセット　140
　　——の概要　138
　　——の活用　142
Pusher現象　367, 368, 369

【編著者代表略歴】

奈良　勲
（なら　いさお）

1964年　鹿児島大学教育学部卒業
1969年　Loma Linda大学理学療法学部卒業（米国）
　　　　Los Angeles整形外科病院理学療法士
1970年　カリフォルニア州理学療法士免許取得
　　　　Pacific Home Health Care Agency 理学療法士
1971年　三愛会伊藤病院理学療法科主任
1974年　理学療法士免許取得
1976年　甲風会有馬温泉病院理学療法科科長
1979年　金沢大学医療技術短期大学部教授
1983年　金沢大学医学部にて博士号取得
1989年　日本理学療法士協会会長（〜2003年）
1993年　広島大学医学部保健学科教授
2004年　広島大学大学院保健学研究科教授
2005年　広島大学名誉教授
同　年　神戸学院大学総合リハビリテーション学部教授
2012年　金城大学学長
2015年　金城大学大学院リハビリテーション学研究科長
2017年　金城大学特任教授

解剖学・生理学・運動学に基づく
動作分析

ISBN978-4-263-26550-5

2018年1月25日　第1版第1刷発行

編著者代表　奈良　勲
発行者　白石泰夫

発行所　医歯薬出版株式会社

〒113-8612　東京都文京区本駒込1-7-10
TEL.（03）5395-7628（編集）・7616（販売）
FAX.（03）5395-7609（編集）・8563（販売）
https://www.ishiyaku.co.jp/
郵便振替番号 00190-5-13816

乱丁，落丁の際はお取り替えいたします．　　　　印刷・真興社／製本・皆川製本所
© Ishiyaku Publishers, Inc., 2018. Printed in Japan

本書の複製権・翻訳権・翻案権・上映権・譲渡権・貸与権・公衆送信権（送信可能化権を含む）・口述権は，医歯薬出版（株）が保有します．
本書を無断で複製する行為（コピー，スキャン，デジタルデータ化など）は，「私的使用のための複製」などの著作権法上の限られた例外を除き禁じられています．また私的使用に該当する場合であっても，請負業者等の第三者に依頼し上記の行為を行うことは違法となります．

JCOPY ＜（社）出版者著作権管理機構　委託出版物＞
本書をコピーやスキャン等により複製される場合は，そのつど事前に（社）出版者著作権管理機構（電話03-3513-6969，FAX 03-3513-6979，e-mail:info@jcopy.or.jp）の許諾を得てください．